*Neuroorthopädie 4*

# Erkrankungen des zervikookzipitalen Übergangs
# Spondylolisthesis
# Wirbelsäule in Arbeit und Beruf

Herausgegeben von

D. Hohmann · B. Kügelgen · K. Liebig

Unter Mitarbeit von

R. Fahlbusch · A. Hillemacher · B. Neundörfer

Mit 256 Abbildungen

Springer-Verlag
Berlin Heidelberg New York
London Paris Tokyo

Professor Dr. med. D. HOHMANN, Orthopädische Universitätsklinik, Waldkrankenhaus, Rathsberger Straße 57, D-8520 Erlangen

Dr. med. B. KÜGELGEN, Nervenkrankenhaus, Neurologische Abteilung, Cottenbacher Straße 23, D-8580 Bayreuth

Privatdozent Dr. med. K. LIEBIG, Orthopädische Universitätsklinik, Waldkrankenhaus, Rathsberger Straße 57, D-8520 Erlangen

Professor Dr. med. R. FAHLBUSCH, Neurochirurgische Klinik mit Poliklinik der Universität, Schwabachanlage 6, D-8520 Erlangen

Dr. med. A. HILLEMACHER, Nervenkrankenhaus, Neurologische Abteilung, Cottenbacher Straße 23, D-8580 Bayreuth

Professor Dr. med. B. NEUNDÖRFER, Neurologische Universitätsklinik, Schwabachanlage 6, D-8520 Erlangen

ISBN 3-540-17410-9 Springer-Verlag Berlin Heidelberg New York
ISBN 0-387-17410-9 Springer-Verlag New York Berlin Heidelberg

CIP-Titelaufnahme der Deutschen Bibliothek.

Erkrankungen des zervikookzipitalen Übergangs mit Beteiligung des Nervensystems, Spondylolisthesis, Wirbelsäule in Arbeit und Beruf / hrsg. von D. Hohmann . . . Unter Mitarb. von R. Fahlbusch . . . – Berlin ; Heidelberg ; New York ; London ; Paris ; Tokyo : Springer, 1988
(Neuroorthopädie ; 4)
ISBN 3-540-17410-9 (Berlin . . .) Gb.
ISBN 0-387-17410-9 (New York . . .) Gb.
NE: Hohmann, Dietrich [Hrsg.]; GT



Satz, Druck- und Bindearbeiten: Konrad Triltsch, Graphischer Betrieb, 8700 Würzburg
2122/3130/543210

# Vorwort

Mit diesem Band legen die Herausgeber die wichtigsten Referate der 4. Arbeitstagung „Fortschritte auf dem Gebiete der Neuroorthopädie" in geraffter Form vor. Die Tagung fand (wiederum in Erlangen) vom 10.–12. 04. 1986 statt.

Die sehr komplexen Funktions- und Störmechanismen des zerviko-okzipitalen Übergangs fordern immer wieder zu erneuter Bestandsaufnahme der funktionell-anatomischen und neurophysiologischen Grundlagen heraus, um allmählich die z. T. noch spekulativ geführte Diskussion zu verlassen und auf verläßlicheren Grund zu gelangen. In der klinischen Diagnostik ermöglichen daneben bildgebende Verfahren mehr und mehr auch eine Objektivierung geklagter Beschwerden und Störungen durch die heute zunehmend erarbeitete Technik der Darstellung von Weichteilstrukturen und ihrer funktionellen Beanspruchung.

Neben dieser nicht nur für den Kliniker, sondern gerade auch für den Praktiker wichtigen Diskussion war es wesentlich, abgrenzend auf vital bedrohliche Fehlbildungen, Erkrankungen und Verletzungen der oberen Halswirbelsäule und ihre zeitgemäße Behandlung einzugehen.

Das 2. Arbeitsthema: „Spondylolisthesis" wurde gewählt, weil Krankheitswert und Prognose dieser Erkrankung und vor allem auch die Indikation zu konservativer und operativer Therapie häufig unterschiedlich und auch unzutreffend beurteilt werden. Die Behandlung dieses Themas, das sich mehr an den Kliniker wendet, durch hervorragende Sachkenner hat zu sehr klaren Stellungnahmen geführt.

Wirbelsäulenschäden im Arbeitsleben kommt eine zunehmende Bedeutung zu. Biomechanische Kenntnisse über Funktion, Belastung und Beanspruchung des Bewegungssegmentes stellen heute eine recht verläßliche Basis zur Beurteilung von speziellen Lastfällen dar. Allen diesen Erkenntnissen zum Trotz haben sich im modernen Arbeitsleben, z. B. in der Bauwirtschaft, Techniken entwickelt, die zwar die Effizienz der Arbeitskraft enorm gesteigert haben, deren Auswirkungen auf die Wirbelsäule zumindest besorgniserregend sind. Die Arbeitsabläufe werden zunehmend inhumaner.

Von hervorragenden Experten aus Schweden, der DDR und der Bundesrepublik wurden unter der erfahrenen Leitung des Altmeisters der deutschen Arbeitsmedizin, Prof. H. Valentin, diese brennenden Fragen der Prävention chronischer Wirbelsäulenschäden diskutiert.

Die Veranstalter möchten an dieser Stelle wiederum den zahlreichen Referenten für ihre Mitarbeit, vor allem für die mühevolle Erstellung eines druckreifen Manuskriptes, danken.

Ein besonderer Dank gilt nicht zuletzt Herrn Prof. R. FAHLBUSCH, dem ärztlichen Direktor der Neurochirurgischen Univ. Klinik Erlangen, und Herrn Prof. B. NEUNDÖRFER, dem ärztlichen Direktor der Neurologischen Univ. Klinik Erlangen, für ihren vielfältigen Rat und die Unterstützung bei der Gestaltung der Tagung.

D. HOHMANN, Erlangen
B. KÜGELGEN, Bayreuth
K. LIEBIG, Erlangen

# Inhaltsverzeichnis



---

* Unter Mitarbeit von M. GERBER, J. HAYEK, M. M. PANJABI, B. RAHN, P. SALDINGER, E. SCHNEIDER und W. WICHMANN. Für diese Arbeit erhielt der Autor den Neuroorthopädie-Preis 1986

**Spondylolisthesis**

**Wirbelsäule in Arbeit und Beruf**

**Begutachtung**

# Mitarbeiterverzeichnis


AECKERLE, J., Dr; Orthopädische Universitätsklinik, D-6650 Homburg/Saar

ASSHEUER, J., Dr.; Institut für Kernspintomographie, Genovevastraße 24, D-5000 Köln-Mühlheim

BECK, E., Univ.-Doz. Dr.; Unfallchirurgische Universitätsklinik, Anichstraße 35, A-6020 Innsbruck

BERGER, M., Univ.-Doz. Dr.; Universitätsklinik für Neurologie, Anichstraße 35, A-6020 Innsbruck

BERTALANFFY, H., Dr.; Neurochirurgische Universitätsklinik, Hugstetter Straße 55, D-7800 Freiburg

BÜCHL, N., Dr.; Staatliche Orthopädische Klinik München, Harlachinger Straße 51, D-8000 München 90

CHRIST, B., Prof. Dr.; Institut für Anatomie der Universität, Abteilung für Entwicklungsbiologie, Universitätsstraße 150, D-4630 Bochum

CLAR, H.-E., Prof. Dr.; Klinikum Ingolstadt, Neurochirurgische Klinik, Krumenauerstraße 25, D-8070 Ingolstadt

COTTA, H., Prof. Dr.; Orthopädische Universitätsklinik, Schlierbacher Landstraße 200a, D-6900 Heidelberg-Schlierbach

DANDEKAR, R., Dr.; Neurologische Klinik und Poliklinik, Klinikum Großhadern, Marchioninistraße 15, D-8000 München 70

DANIAUX, H., Priv.-Doz. Dr.; Unfallchirurgische Universitätsklinik, Anichstraße 35, A-6020 Innsbruck

DICK, W., Priv.-Doz. Dr.; Orthopädische Universitätsklinik, Kinderorthopädische Abteilung, Römergasse 8, CH-4000 Basel

DIETERICH, M., Dr.; Neurologische Klinik und Poliklinik, Klinikum Großhadern, Marchioninistraße 15, D-8000 München 70

DÖHRING, S., Dr.; Orthopädische Universitätsklinik, Moorenstraße 4, D-4000 Düsseldorf 1

DREESBACH, H., Dr.; Neuroradiologische Abteilung der Krankenanstalten Köln-Merheim, Ostmerheimer Straße 200, D-5000 Köln 91

DUPUIS, H., Prof. Dr. agar.; Institut für Arbeits- und Sozialmedizin der Universität, Obere Zahlbacher Straße 67, D-6500 Mainz

DUSPIVA, W., Prof. Dr.; Klinikum Ingolstadt, Unfallchirurgische Klinik, Krumenauerstraße 25, D-8070 Ingolstadt

DVORAK, J., Dr.; Neurologische Abteilung, Klinik W. Schulthess, Neumünsterallee 9, CH-8008 Zürich

EGGERT, H. R., Dr.; Neurochirurgische Universitätsklinik, Hugstetter Straße 55, D-7800 Freiburg

ENGLUND, A., Dr.; Bygghälsan, Svärdvägen 9, Box 94, S-18211 Danderyd

FROWEIN, R. A., Prof. Dr.; Neurochirurgische Universitätsklinik, Joseph-Stelzmann-Straße 9, D-5000 Köln 41

FUCHS, G. A., Priv.-Doz. Dr.; Klinikum Bayreuth, Orthopädische Klinik, D-8580 Bayreuth

GALLINAT, H.; Bibertstraße 96, D-8500 Nürnberg 60

GEBAUER, D., Prof. Dr. med. Dr. Ing.; Staatliche Orthopädische Klinik München, Harlachinger Straße 51, D-8000 München 90

GERBER, M., M.D.; Klinik W. Schulthess, Neumünsterallee 10, CH-8008 Zürich

GERSTENBRAND, F., Univ.-Prof. Dr.; Universitätsklinik für Neurologie, Anichstraße 35, A-6020 Insbruck

GILSBACH, J., Dr.; Neurochirurgische Universitätsklinik, Hugstetter Straße 55, D-7800 Freiburg

GROB, D., Dr.; Orthopädische Abteilung, Klinik Wilhelm Schulthess, Neumünsterallee 3, CH-8008 Zürich

GROTE, W., Prof. Dr.; Neurochirurgische Universitätsklinik, Hufelandstraße 55, D-4300 Essen

GSCHWEND, N., Prof. Dr.; Klinik Wilhelm Schulthess, Neumünsterallee 3, CH-8008 Zürich

HAAG, M., Dr.; Abteilung Orthopädie im Zentrum Chirurgie der Universität, Hugstetter Straße 55, D-7800 Freiburg

HAMMERSCHMIDT, E., Dr.; Klinik Markgröningen, Orthopädisches Rehabilitationskrankenhaus, D-7145 Markgröningen

HARMS, J., Prof. Dr.; Rehabilitationskrankenhaus Karlsbad-Langensteinbach, D-7516 Karlsbad

HAYEK, J., M.D.; Weinbergstraße 160, CH-8006 Zürich

HECKL, R., Dr.; Rehabilitationskrankenhaus Karlsbad-Langensteinbach, D-7516 Karlsbad

HEDTMANN, A., Dr.; Orthopädische Universitätsklinik im St.-Josef-Hospital, Gudrunstraße 56, D-4630 Bochum 1

HEGER, R., Dr.; Klinik Markgröningen, Orthopädisches Rehabilitationskrankenhaus, D-7145 Markgröningen

HEISEL, J., Dr.; Orthopädische Universitätsklinik, D-6650 Homburg/Saar

HEYDEN, U. VON, Dr.; Abteilung für Medizinische Soziologie, Stefan-Meier-Straße 17, D-7800 Freiburg

HIRSCHFELDER, H., Dr.; Orthopädische Universitätsklinik, Waldkrankenhaus, Rathsberger Straße 57, D-8520 Erlangen

HOFMANN, F., Dr.; Arbeitsmedizin-Personalärztliche Untersuchungsstelle, der Universität, Hugstetter Straße 55, D-7800 Freiburg

HÜLSE, M., Prof. Dr.; Universitäts-HNO-Klinik, Theodor-Kutzer-Ufer 1, D-6800 Mannheim

JACOB, H. A. C., Dr.; Orthopädische Universitätsklinik Balgrist, CH-8008 Zürich

JACOB, H. J., Dr.; Institut für Anatomie der Universität, Abteilung für Entwicklungsbiologie, Universitätsstraße 150, D-4630 Bochum

JENSEN, H.-P., Prof. Dr.; Neurochirurgische Universitätsklinik, Weimarer Straße 8, D-2300 Kiel

JÖRG, J., Prof. Dr.; Klinikum Barmen, Neurologische Klinik, Heußnerstraße 40, 5600 Wuppertal 2

KALFF, R., Dr.; Klinik und Poliklinik für Neurochirurgie, Hufelandstraße 55, D-4300 Essen

KARIMI-NEJAD, A., Prof. Dr.; Neurochirurgische Universitätsklinik, Joseph-Stelzmann-Straße 9, D-5000 Köln 41

KNÖRINGER, P., Dr.; Neurochirurgische Abteilung der Universität Ulm, Bezirkskrankenhaus, Ludwig-Heilmeyer-Straße 2, D-8870 Günzburg

KOCK C., Dr.; Anatomisches Institut der Universität, Otto-Hahn-Platz 10, 2300 Kiel

KOEBKE, J., Prof. Dr.; Anatomisches Institut der Universität Köln, Joseph-Stelzmann-Straße 9, 5000 Köln 41

KOLB, H., Dr.; Orthopädische Universitätsklinik, Pattbergstraße 1–3, D-4300 Essen 16

KONERMANN, H., Dr.; Orthopädische Universitätsklinik, Pattbergstraße 1–3, D-4300 Essen 16

KOSCHOREK, F., Dr.; Neurochirurgische Universitätsklinik, Weimarer Straße 8, D-2300 Kiel

KOULOUSAKIS, A., Dr.; Neurochirurgische Universitätsklinik, Joseph-Stelzmann-Straße 9, D-5000 Köln 41

KRÄMER, J., Prof. Dr.; Orthopädische Universitätsklinik im St.-Josef-Hospital, Gudrunstraße 56, D-4630 Bochum 1

LAURIG, W., Prof. Dr. Ing.; Institut für Arbeitsphysiologie an der Universität, Ardeystraße 67, D-4600 Dortmund

LEWANDOWSKY, L.; Mitglied des Bundesvorstandes der Industriegewerkschaft Bau-Steine-Erden, Abteilung für Sozialpolitik und Recht, Bockenheimer Landstraße 73/77, D-6000 Frankfurt/Main 1

LEWIT, K., Priv.-Doz. Dr.; Vinohrady, Italská 37, CSSR-12000 Praha 2

LINDBLAD, Å., Dipl.-Ing.; Technischer Direktor, Bygghälsan, Svärdvägen 9, Box 94, S-18211 Danderyd

LOEW, F., Prof. Dr.; Neurochirurgische Universitätsklinik, D-6650 Homburg/Saar

LUTTMANN, A., Dr.; Institut für Arbeitsphysiologie an der Universität, Ardeystraße 67, D-4600 Dortmund

MAGERL, F., Dr.; Klinik für Orthopädische Chirurgie, Kantonsspital, CH-9007 St. Gallen

MERGNER, T., Dr.; Neurologische Universitätsklinik, Hansastraße 9, D-7800 Freiburg

MOLL, H., Dr.; Klinik Markgröningen, Orthopädisches Rehabilitationskrankenhaus, D-7145 Markgröningen

MORSCHER, E., Prof. Dr.; Orthopädische Universitätsklinik, Burgfelder Straße 101, CH-4055 Basel

NEUNDÖRFER, B., Prof. Dr.; Neurologische Universitätsklinik, Schwabachanlage 6, D-8520 Erlangen

NOACK, W., Prof. Dr.; Orthopädische Klinik im Rehabilitationskrankenhaus, Oberer Eselsberg 45, D-7900 Ulm

PANJABI, M. M., Ph.D.; Section of Orthopedic Surgery, Swiss Research Institute, CH-7270 Davos

PFAFFENRATH, V., Dr.; Leopoldstraße 59, D-8000 München 40

PÖLLMANN, W., Dr.; Neurologische Klinik und Poliklinik, Klinikum Großhadern, Marchioninistraße 15, D-8000 München 70

PREGER, R., Dr.; Klinikum Ingolstadt, Neurochirurgische Klinik, Krumenauerstraße 25, D-8070 Ingolstadt

PUHL W., Prof. Dr.; Orthopädische Klinik im Rehabilitationskrankenhaus, Oberer Eselsberg 45, D-7900 Ulm

RAHN, B., M.D.; Laboratory for Experimental Surgery, Swiss Research Institute, CH-7270 Davos

Reichel, W., Priv.-Doz. Dr.; Orthopädische Universitätsklinik, Paul-Meimberg-Straße 3, D-6300 Gießen

Rodegerdts, U., Prof. Dr.; Orthopädische Klinik Seepark, DRK-Krankenanstalten Wesermünde, D-2857 Langen-Debstedt

Roosen, K., Prof. Dr.; Neurochirurgische Universitätsklinik, Hufelandstraße 55, D-4300 Essen

Saldinger, P., M.D.; Laboratory for Experimental Surgery, Swiss Research Institute, CH-7270 Davos

Schneider, E., Dr.; Orthopädische Universitätsklinik, Schlierbacher Landstraße 200a, D-6900 Heidelberg-Schlierbach

Schneider, E., Ph.D.; M.E.-Müller-Institut für Biomechanik, Universität Bern, CH-3000 Bern

Schreiber, A., Prof. Dr.; Orthopädische Universitätsklinik Balgrist, Forchstraße 340, CH-8008 Zürich

Schüepp, J., Dr.; Falkensteinstraße 14, CH-9000 St. Gallen

Schulitz, K. P., Prof. Dr.; Orthopädische Universitätsklinik, Moorenstraße 5, D-4000 Düsseldorf 1

Schumacher, M., Prof. Dr.; Zentrum Radiologie, Sektion Neuroradiologie der Universität, Hauptstraße 5, D-7800 Freiburg

Seemann, P., Dr.; Klinik für Orthopädische Chirurgie, Kantonsspital, CH-9007 St. Gallen

Seifert, K., Prof. Dr.; Arzt für Hals-, Nasen- und Ohrenheilkunde, Großflecken 72, D-2350 Neumünster

Seifert, R., Dr.; Institut für Anatomie der Universität, Abteilung für Entwicklungsbiologie, Universitätsstraße 150, D-4630 Bochum

Seykora, P., Dr.; Unfallchirurgische Universitätsklinik, Anichstraße 35, A-6020 Innsbruck

Skorpik, G., Dr.; Neurologische Universitätsklinik, Orthopädisches Spital und Orthopädische Ambulanz, Speisingerstraße 109, A-1134 Wien

Solymosi, L., Dr.; Neurochirurgische Universitätsklinik, Neuroradiologische Abteilung, Sigmund-Freud-Straße 25, D-5300 Bonn-Venusberg

Soyka, D., Prof. Dr.; Neurologische Universitätsklinik, Niemannsweg 147, D-2300 Kiel

Spannhake, B., Dr. phil.; Projektgruppe „Arbeitsbedingungen in der Bauwirtschaft“, Alte Straße 65, D-4600 Dortmund 1

Steffen, R., Orthopädische Universitätsklinik im St.-Josef-Hospital, Gudrunstraße 56, D-4630 Bochum 1

STEHLE, P., Medizinalrat Dr.; Zentrale Poliklinik der Bauarbeiter/Arbeitshygienisches Zentrum des Bauwesens der DDR, Allee der Kosmonauten 47, DDR-1140 Berlin

STÖHR, M., Prof. Dr.; Neurologische Klinik mit Abteilung für Neurophysiologie, Zentralklinikum Augsburg, Stenglinstraße, D-8900 Augsburg

STÖSSEL, U., Dr.; Abteilung für Medizinische Soziologie der Universität, Hauptstraße 5, D-7800 Freiburg

STROWITZKI, M., Dr.; Neurochirurgische Universitätsklinik, D-6650 Homburg/Saar

SUEZAWA, Y., Dr.; Orthopädische Universitätsklinik Balgrist, Forchstraße 340, CH-8008 Zürich

TERWEY, B., Dr.; Radiologisches Institut, Gottropstraße 3, D-2900 Oldenburg

THODEN, U., Prof. Dr.; Neurologische Universitätsklinik, Abteilung Klinische Neurologie und Neurophysiologie, Hansastraße 9, D-7800 Freiburg

TILSCHER, H., Prim. Univ.-Doz. Dr.; Abteilung für kons. Orthopädie und Rehabilitation des Orthopädischen Spitals und Orthopädische Ambulanz der Neurologischen Universitätsklinik, Speisingerstraße 109, A-1134 Wien

TRAUSCHEL, A., Dr. Ing.; Neurochirurgische Universitätsklinik, Hufelandstraße 55, D-4300 Essen

WACKENHEIM, A., Prof. Dr.; Radiologisches Institut der Universität, 11, Rue Humann, F-67085 Strasbourg Cedex

WALKER, N., Prof. Dr.; Orthopädische Klinik II, Rehabilitationskrankenhaus Markgröningen, D-7145 Markgröningen

WAPPENSCHMIDT, J., Prof. Dr.; Neurochirurgische Universitätsklinik, Neuroradiologische Abteilung, Sigmund-Freud-Straße 25, D-5300 Bonn-Venusberg

WASMER, G., Dr.; Staaatliche Orthopädische Klinik München, Harlachinger Straße 51, D-8000 München 90

WEBER, U., Prof. Dr.; Orthopädische Universitätsklinik, Paul-Meimberg-Straße 3, D-6300 Gießen

WICHMANN, W., M.D.; Neuroradiologische Klinik, Universitätsspital Zürich, CH-8001 Zürich

WÖRSDÖRFER, O., Priv.-Doz. Dr.; Zentrum für Chirurgie, Steinhövelstraße 9, D-7900 Ulm

WOLFF, H. D., Dr.; Gartenfeldstraße 6, D-5500 Trier

# Neurologie plus Orthopädie = Neuroorthopädie?

K. Lewit

Noch vor kurzem herrschte die Meinung: Die Problematik des Bewegungssystems wäre so umfangreich, daß ihr nur ein Team von Fachärzten auf dem Gebiet der Neurologie und Neurochirurgie, Orthopädie, Rheumatologie gerecht werden könnte. Alles käme auf gute Zusammenarbeit an. Es zeigt sich jedoch, daß viele Ärzte das Bedürfnis empfinden, eine Synthese zu schaffen, die dann u.a. als „Orthopedic Medicine", „Vertebroneurologie", oder „Neuroorthopädie" bezeichnet wird. Was motiviert diese Entwicklung? Nicht so sehr die schweren Fälle, die in Spitälern und Universitätskliniken liegen, an denen ein Team von Fachärzten gut funktionieren kann. Es ist die große Masse ambulanter Patienten mit Beschwerden im Bewegungssystem. Es sind jene Patienten, die von Jayson [3] so bezeichnend als „Non specific backache" bezeichnet wurden, d.h. als Patienten „ohne Befund". Gemeint dabei ist, ohne *pathomorphologisch* nachweisbaren Befund. Das sind die Patienten ohne neurologische Ausfallserscheinungen, ohne (morphologischen!) Röntgenbefund und mit normalen Laborbefunden. In diesem Niemandsland zwischen Neurologie, Orthopädie und Rheumatologie befinden sich allerdings zumindest 90% unserer ambulanten Patienten mit Beschwerden im Bewegungssystem.

Gerade bei diesen Patienten „ohne Befund", die von einem Facharzt zum anderen wandern, hat uns die manualtherapeutische Funktionsdiagnose weitergeholfen, wofern wir diese bei der Chirotherapie konsequent betreiben. Diese Einschränkung ist deshalb nicht bedeutungslos, weil sich auch darin die Manualtherapeuten unterschiedlich verhalten [9]. Hier scheiden sich nämlich die Geister! Wer jedoch die segmentale Funktionsdiagnostik einmal beherrscht, kann sich jedesmal davon überzeugen, ob es gelungen ist, eine normale Funktion wiederhergestellt zu haben. Das führte nun zur grundlegenden Erkenntnis, daß nicht ein „Zurechtrücken", sondern die Beseitigung einer Fehlfunktion mit dem Nachlassen von Schmerzen einhergeht. Die weiteren Konsequenzen ergaben sich folgerichtig für muskuläre Funktionsstörungen im Sinne von Muskelverspannungen (Trigger points) [13] und im Sinne von Muskelfehlsteuerungen [2] (Stereotypien), und endlich für Störungen der Statik. Das „Leitmotiv" – Funktionsstörung und Schmerz – führt also zu einer Synthese, deren Grundlage die Neurophysiologie und die funktionelle Anatomie und Biomechanik bildet.

Das erscheint auf den ersten Blick lapidar einfach, es erscheint mir jedoch schon an dieser Stelle notwendig zu zeigen, wie schwierig das funktionelle Umdenken fällt und möchte dies an Beispielen beleuchten.

Beginnen wir mit der Röntgenstatik nach Gutmann [1]. Es handelt sich darum, wie Statik und damit auch die Wirbelsäulenkrümmungen zu beurteilen sind. Mir ist nur ein rationelles Kriterium, und zwar nach Rash und Burke [12] bekannt. „Bei normaler Statik liegt der Schwerpunkt eines Körperabschnittes oberhalb seiner Unterstützungsfläche und zwar womöglich über ihrer Mitte", d.h. daß zur Aufrechter-

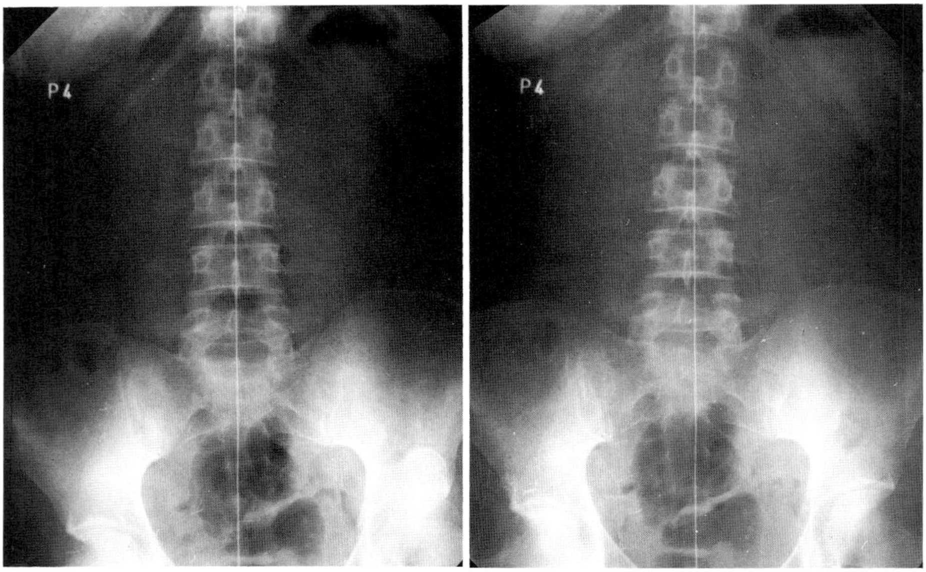


a b

**Abb. 1. a** Schiefes Becken, das Kreuzbein steht jedoch gerade und auch die LWS verläuft im Lot. **b** Nach „Korrektion“ des Beckens Schiefstand des Kreuzbeins und Deviation der LWS nach links mit leichter Linksskoliose

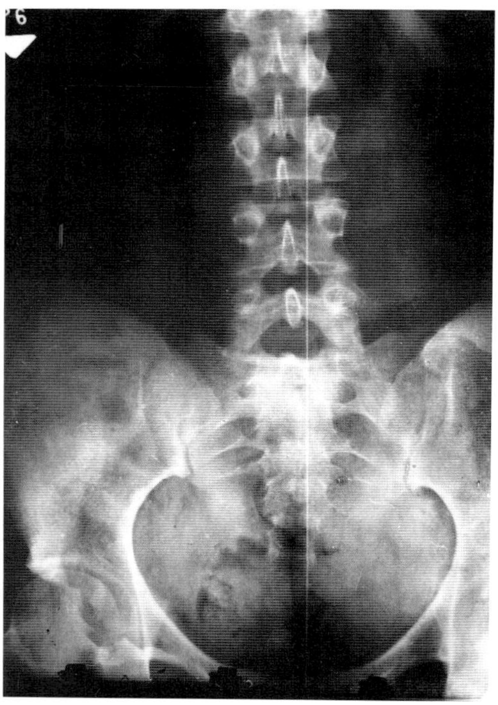

**Abb. 2.** Schiefes Becken mit diagonal „gerade“ verlaufender statisch dekompensierter LWS ohne Ausgleichsskoliose

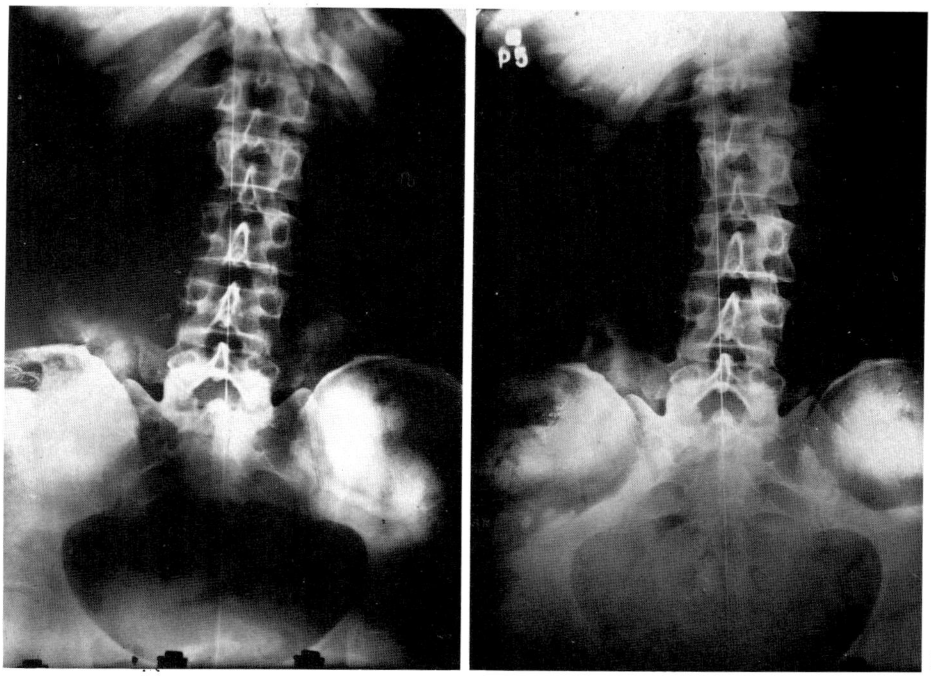

a b

**Abb. 3. a** Gerades Becken, Schiefstand von L5 und leicht diagonal verlaufender LWS ohne Ausgleichsskoliose. **b** Nach Korrektion: Beckenschiefstand, Ausgleichsskoliose mit normaler Statik

haltung des statischen Gleichgewichts ein Minimum von Muskelaktivität ausreicht. Es ist leicht zu zeigen, daß ein Beckenschiefstand (Beinlängendifferenz) im Sinne der Statik belanglos sein kann (Abb. 1a, b). Dagegen kann eine vollkommen gerade Wirbelsäule statisch dekompensiert sein (Abb. 2, 3a, b). Eine kyphotische HWS kann statisch im Gleichgewicht sein (Abb. 4). Wir sollten also statische Funktionsdiagnose und nicht Wirbelsäulenkosmetik betreiben: Mehr Krümmung bedeutet weniger Beweglichkeit und mehr Stabilität, wenig Krümmung Hypermobilität und Labilität [5]!

Nun zum Schmerz: Es ist meist sinnlos, bei Funktionsstörungen am Schmerzort zu behandeln, und kein Wundermittel kann dies ändern. Dazu ein Fall mit Kreuzschmerzen und statischer Störung infolge von Beckenverwringung: Ursache und Behandlung lag an den Kopfgelenken (Abb. 5a–c).

Als weiteres Beispiel: Das Skalenussyndrom – es wird aufgrund eines recht typischen neurologischen Befundes diagnostiziert und lokal chirurgisch angegangen. Dabei wird eigenartigerweise die Verspannung des Skalenus selbst nicht geprüft, obzwar das gar nicht schwierig ist (Abb. 6), und er wird auch nicht entspannt, was ja das Einfachste wäre! Leider ist die Verspannung des M. scalenus meist das Ergebnis einer funktionellen Verkettung [6]: Blockierung der 1. Rippe, diese wieder abhängig von einer Blockierung am zervikothorakalen Übergang und diese von den Kopfgelenken. Sowohl die Verspannung der Skaleni, wie auch die Kopfgelenksblockierung

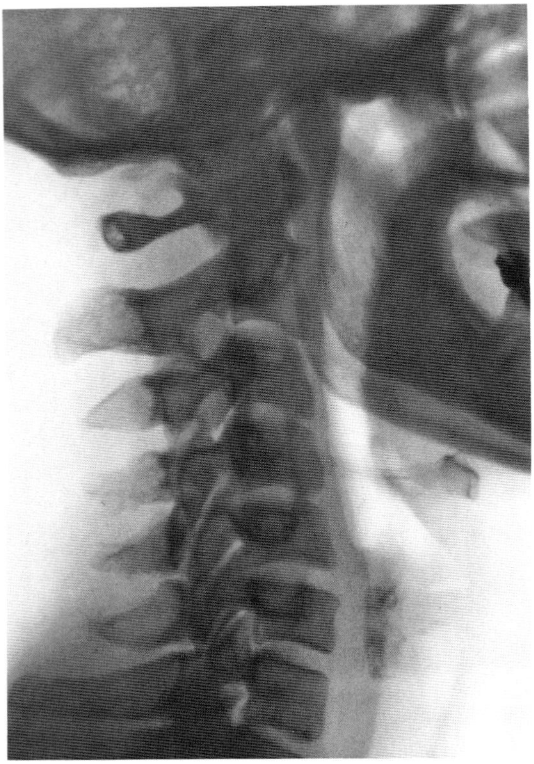

**Abb. 4.** Kyphotische mittlere HWS bei (fast) horizontalem C7 im statischen Gleichgewicht (äußerer Gehörgang und Dens axis oberhalb C7)

sind häufig Folge einer Hochatmung [11], bei der der Patient förmlich seine Atmung „an der Halswirbelsäule aufhängt" (Abb. 7). In der Regel sind gleichzeitig auch die übrigen „oberen Fixatoren" des Schultergürtels verspannt. Nur die Diagnose und Analyse dieser funktionellen Verkettung führt zu einer adäquaten Therapie, wobei die Befunde im Einzelfall unterschiedlich und auch unsymmetrisch sein können.

Ähnliches gilt für das „Quadrantensyndrom", das, abgesehen von meist malignen lokalen Prozessen, nicht durch „Irritation" des sehr überschätzten Ganglium stellatum verursacht wird, weshalb auch seine Infiltration meist wenig nützt, weil es sich auch hier wiederum um typische, meist einseitig verlaufende funktionelle Verkettungen handelt: Kaumuskulatur, Temporomandibulargelenk, Kopfgelenke, M. sternocleidomastoideus, zervikothorakaler Übergang, obere Rippen, oft wieder Hochatmung mit Skalenusverspannung und Pektoralisverspannung.

Was wissen wir ungefähr von diesen Verkettungen? Sie entsprechen den grundlegenden Funktionen des Bewegungssystems: Schreiten, Greifen, Statik von Rumpf und Hals, Atmung und Nahrungsaufnahme. Störungen dieser Stereotypen sowie reflektorische Auswirkungen aus inneren Organen führen zu solchen komplizierten Verkettungsmustern.

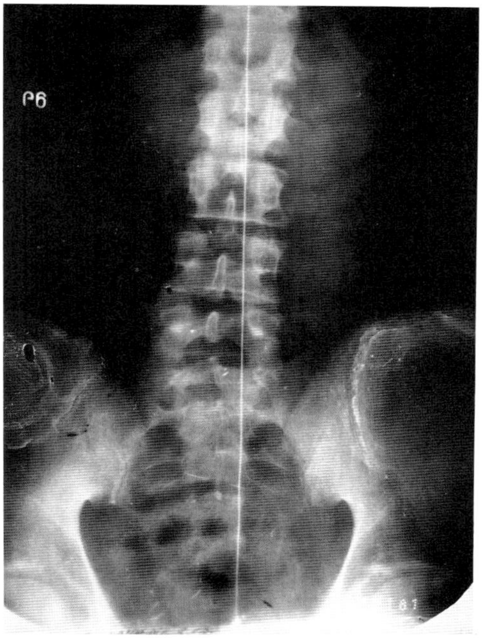


a

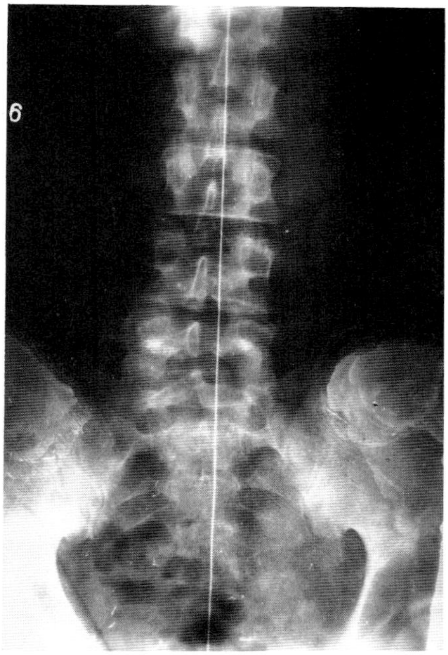


b

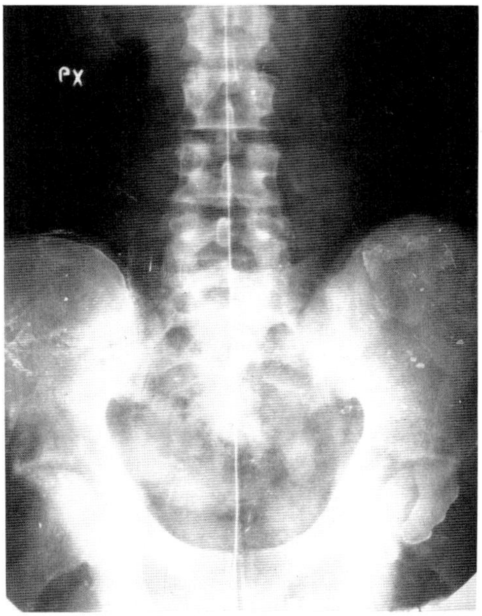


c

**Abb. 5. a** Gerade Beckenabwinklung von LWS und Kreuzbein ohne statische Ausgleichskoliose bei Beckenverwringung. **b** Beinunterlage ohne jegliche Wirkung **c** Nach Lösung einer Blockierung von C 0/1 normales Becken und normale Statik

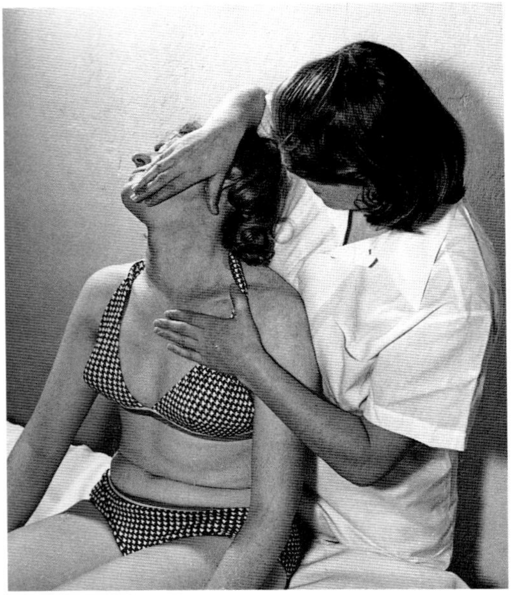

**Abb. 6.** Prüfung und auch postisometrische Relaxation des M. scalenus

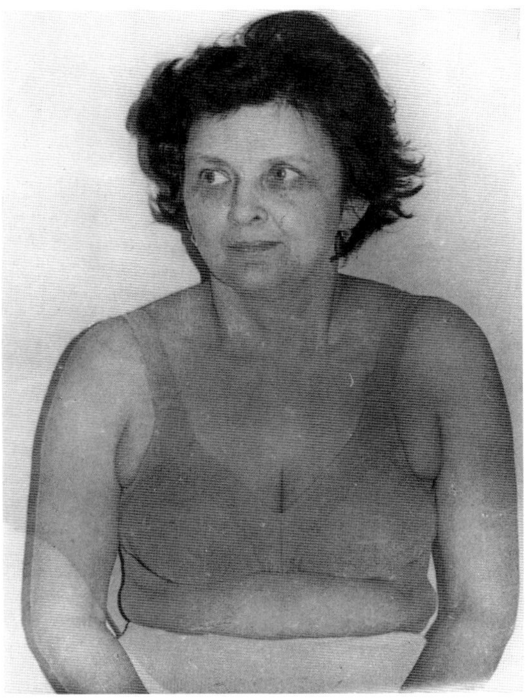

**Abb. 7.** Hochatmung mit Verspannung der Mm. sternocleidomastoidei u. trapezii

Kehren wir nun zum Kernproblem, dem Schmerz zurück. Wir hören immer wieder, daß es für dieses häufigste klinische Symptom keine befriedigende Erklärung gibt. So erklärte Nachemson [10] anläßlich einer Kreuzschmerztagung in Wien im November 1985, es wäre unmöglich in den meisten Fällen die Ursache des Schmerzes festzustellen – in der zweiten und dritten Dekade die Bandscheibendegeneration, in der vierten und fünften die Wirbelbogengelenke, aber wenn die nur wenig innervierten Bandscheiben degenerieren, dann verschlimmert sich auch die Überlastung der Gelenke, wo dann sekundär Schmerz entsteht.

Wir betonten schon, daß Fehlfunktion Schmerz verursacht: Wenn Sie beim Vortrag lange unbequem sitzen, empfinden Sie zunächst Unbehagen und nach einiger Zeit zwingt Sie der Schmerz, Ihre Lage oder Haltung zu korrigieren, und wenn dies gelingt, klingt der Schmerz ab, denn es wurde eine Fehlfunktion korrigiert.

Fehlfunktion führt nämlich zu Überlastung durch vermehrte Spannung und diese wird zum nozizeptiven Reiz. Wo im Bewegungssystem Schmerz besteht, finden wir auch vermehrte Spannung. Das hat ja Sinn: Die drohende Gefahr der Überlastung wird zum nozizeptiven Reiz. So schützt das Nervensystem den Bewegungsapparat, nicht indem es selbst „irritiert" wird, aber indem es mit Hilfe von Rezeptoren die Gefahr erkennt und meldet. Deshalb sitzen die Rezeptoren dort, wo es zu vermehrter Spannung kommt: in Muskeln, Sehnen- und Bänderansätzen und Gelenkkapseln u.a. Die Redundanz ist dabei so groß, daß die Frage, in welcher Struktur der Schmerz entsteht, nur wenig relevant ist. Ähnliches gilt auch für die Propriozeption aus Gelenken *und* Muskeln, weshalb auch der Zervikalschwindel sowohl aus Gelenken, wie auch aus Muskeln stammen kann. Nur vom Standpunkt der Fehlfunktion ist zu verstehen, warum das Bewegungssystem die häufigste Schmerzursache ist: denn es unterliegt unserem Willen und schützt sich gegen Mißbrauch, indem es Schmerz verursacht.

Der nozizeptive Reiz bewirkt reflektorische Veränderungen in Muskeln und Geweben, die in vermehrter Spannung bestehen und dadurch seine Objektivierung klinisch ermöglichen (Abb. 8).

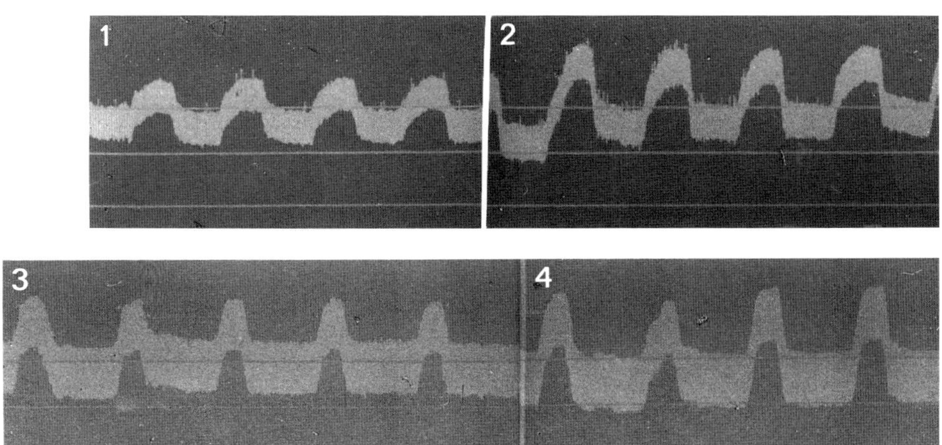


**Abb. 8.** Dehnungswiderstand der Haut gemessen nach Berger

Die Funktionsstörungen des Bewegungssystems mit ihren reflektorischen Auswirkungen bilden unserer Überzeugung nach den eigentlichen, oder wesentlichsten Gegenstand der Neuroorthopädie, nämlich die „Funktionelle Pathologie des Bewegungsapparates". Sie ist zur Zeit das größte Niemandsland und Neuland der klinischen Medizin.

Hauptziel unserer Therapie ist es also, die Funktion mit den adäquatesten Mitteln wiederherzustellen. Die Methode wird also aufgrund einer „Pathogenetischen Aktualitätsdiagnose" nach Gutmann [1] gewählt. Dabei scheint die Muskulatur eine überaus große Rolle zu spielen, weshalb aktive Methoden, d.h. Methoden der Rehabilitation zur Geltung kommen. Dabei ist zu bedenken, daß die zahlreichsten Kranken vor allem Funktionsstörungen haben, daß jedoch auch Kranke mit vorwiegend pathomorphologischen Läsionen in der Regel auch Funktionsstörungen aufweisen, die es zu behandeln gilt. Davon lebt ja die Rehabilitation! An dieser Stelle ist auch zu betonen, daß wir zwar in der Erkennung der Funktionsstörungen unser Hauptziel erblicken, deshalb jedoch die organischen Erkrankungen nie vernachlässigen dürfen und ihre Diagnostik beherrschen müssen.

Abschließend sehen wir in der Neuroorthopädie die Fachrichtung, die das Niemands- und Neuland der Funktionsstörungen des Bewegungssystems erschließen wird und damit auch das Problem der größten Anzahl von Schmerzpatienten lösen sollte. Die Aufgabe ist erfolgversprechend, da es sich ja um funktionell-reversible Veränderungen handelt, bei denen die Möglichkeit einer Restitutio ad integrum besteht. Die so häufigen Mißerfolge sind ein Armutszeugnis! Hier liegt also die große Chance der Neuroorthopädie.

Es handelt sich dabei allerdings um eine der schwersten Aufgaben, die es zu lösen gibt. Das Bewegungssystem ist ja unvergleichlich komplexer als jegliche zur Zeit denkbaren künstlichen Steuerungssysteme. Der größte Anteil des Nervensystems dient ja der Steuerung des Bewegungsapparates! Deshalb reifen erst in der letzten Zeit die Bedingungen heran, die Funktionen des Bewegungssystems nicht nur empirisch, sondern auch wissenschaftlich einigermaßen zu erfassen und damit auch sukzessive zu entschlüsseln.

## Literatur

1. Gutmann G (1970) Klinisch-röntgenologische Untersuchungen zur Statik der Wirbelsäule. In: Wolff HD (Hrsg) Manuelle Medizin und ihre wissenschaftlichen Grundlagen. Physikalische Medizin, Heidelberg, S 109–127
   Die pathogenetische Aktualitätsdiagnostik. In: Lewit K und Gutmann G (Hrsg) Funktionelle Pathologie des Bewegungssystems, Rehabilitácia Suppl. 10–11, Obzor, Bratislava 1975, S 15–24
2. Janda V (1971) Zur Muskelfunktion am Achsenorgan des Rumpfes. Die Wirbelsäule in Forschung und Praxis, Bd 52, Hippokrates, Stuttgart, S 30–38
3. Jayson MIV (1970) The problem of backache. Practitioner, Symposium on the Rheumatic Diseases 205:615
4. Lewit K (1983) Manuelle Medizin im Rahmen der medizinischen Rehabilitation, 4. Aufl., Urban und Schwarzenberg, München Wien
5. Lewit K (1982) Röntgenologische Kriterien statischer Störungen der Wirbelsäule. Man Med 21:26–35
6. Lewit K (1983) Die postisometrische Relaxation in der Diagnose des Scalenus-Syndroms. Man Med 21:27–30

7. Lewit K (1984) Schmerzen bei Funktionsstörungen im Bewegungsapparat. In: Berger M, Gerstenbrand F und Lewit K (Hrsg) Schmerzstudien 6, Schmerz und Bewegungssystem. G Fischer, Stuttgart New York, S 43–54
8. Lewit K (1975) Functional Pathology of the Motor System. In: Lewit K, Gutmann G (Hrsg) Funktionelle Pathologie des Bewegungssystems, Rehabilitácie Suppl 10–11, Obzor, Bratislava, S 25–28
9. Maigne R (1968) Douleurs d'origine vertébrale et traitment par manipulations. Expansion Scientifique, Paris
10. Nachemson A (1985) cit. BAMM Newsletter, December 1985, S 3–4
11. Parow GW (1953) Funktionelle Atemtherapie. Thieme, Stuttgart
12. Rash PJ, Burke RK (1971) Kinesiology and Applied Anatomy. Lea and Febiger, Philadelphia
13. Travell JG, Simons DG (1983) Myofascial Pain and Dysfunction. The Trigger Point Manual. Williams and Wilkins, Baltimore

# Zervikookzipitaler Übergang und Nervensystem

# Über die Entwicklung der zervikookzipitalen Übergangsregion

B. Christ, H. J. Jacob und R. Seifert

## Einleitung

Die Entwicklung der Strukturen, die sich aus der zervikookzipitalen Übergangsregion herleiten, ist für den Embryologen und den Kliniker von besonderem Interesse. Das liegt zum einen darin begründet, daß die Skelettstücke wie auch die Bänder in dieser Region lokalspezifische Ausprägungen erfahren, deren Entstehungsweise kontroverse Diskussionen ausgelöst und das Verständnis der in dieser Übergangsregion relativ häufig vorkommenden Fehlbildungen erschwert hat. Zum anderen ist Anlagematerial der zervikookzipitalen Übergangsregion an der Entwicklung verschiedener Muskelgruppen, an der Bildung des Urogenitalapparates sowie an der Entstehung der Bursa pharyngea beteiligt. Kirby et al. (1983) haben darüber hinaus eindeutige experimentelle Belege dafür geliefert, daß Neuralleistenzellen aus der zervikookzipitalen Übergangsregion für die Septierung der Ausflußbahn des Herzens von ausschlaggebender Bedeutung sind.

Auf die Fehlbildungen bzw. Varianten der Skelettstücke in der zervikookzipitalen Übergangsregion des Menschen ist von verschiedenen Autoren immer wieder hingewiesen worden (vergleiche Minderhoud et al. 1969; Putz 1974; Karimi-Nejad 1984 und Wackenheim 1974, 1978). Das Vorkommen eines isolierten os odontoideum scheint dabei ein besonders häufiger röntgenologischer Befund zu sein.

Im Hinblick auf die Entwicklung der Skelettstücke dieser Region sind insbesondere das Schicksal des transitorisch nachweisbaren Proatlas sowie die Herkunft und Bildung des Dens axis unterschiedlich beurteilt worden (Hayek 1927; Reiter 1944; Ludwig 1953, 1957; Kladetzky 1954).

In der vorliegenden Untersuchung wird Befundmaterial über die zervikookzipitale Übergangsregion vorgestellt, das an menschlichen Embryonen von 1,6 mm bis 35 mm Scheitel-Steiß-Länge (SSL) gewonnen worden ist. Ergänzend werden deskriptive und experimentelle Ergebnisse einbezogen, die an Embryonen verschiedener Tierspezies erarbeitet wurden und die unsere Vorstellungen vom Ablauf der Wirbelsäulenentwicklung geprägt haben.

## Befunde

Die Frühentwicklung des intraembryonalen Mesoderms ist dadurch gekennzeichnet, daß es vorübergehend epithelial organisiert ist (Abb. 1) und sich in verschiedene Abschnitte zergliedern läßt. Das lateral gelegene Seitenplattenmesoderm begrenzt das intraembryonale Coelom und ist über das intermediäre Mesoderm, dem

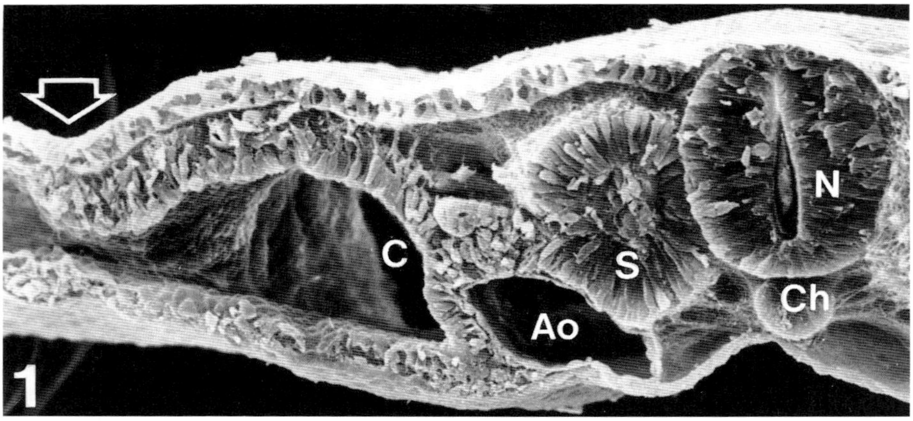
C
S
N
Ao
Ch
1

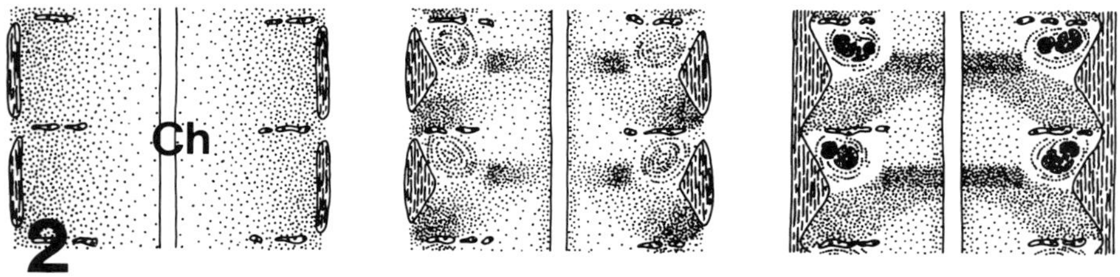
Ch
2

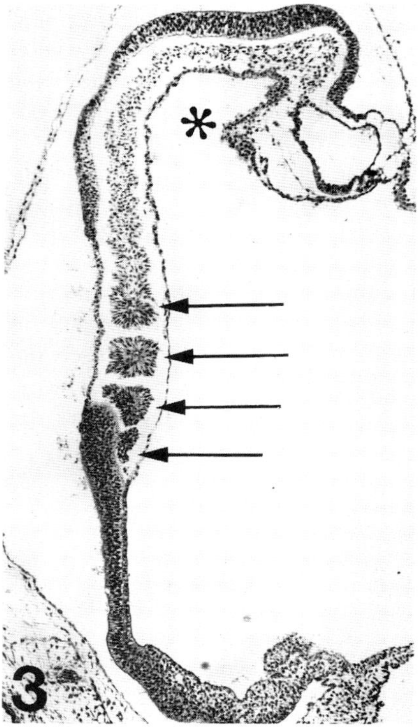
*
3

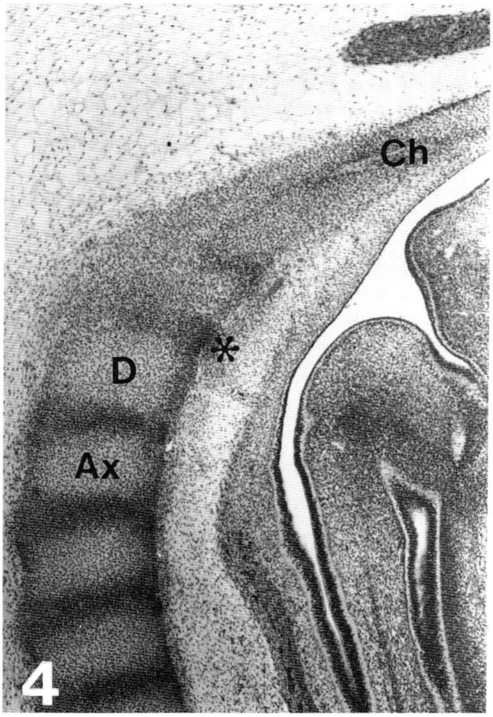
Ch
*
D
Ax
4

der aus dem zervikookzipitalen Anlagegebiet stammende Nierengang aufliegt, vom Segmentplattenmesoderm getrennt, das sich fortschreitend von kranial nach kaudal in segmentale Baueinheiten, die sogenannten Somiten, untergliedert (Abb. 1 u. 3). Durch die Bildung der Somiten wird in der frühembryonalen Körperwand ein Metameriemuster etabliert, das über segmentale Gefäße, Spinalganglien und Spinalnerven gleichsam fortgeschrieben wird (Abb. 2).

Das aus den Somiten hervorgehende mesenchymale Anlagematerial der Wirbelsäule erscheint segmentübergreifend. Lediglich die intersegmental verlaufenden Gefäße sowie die intrasegmental gelegenen Myotome markieren die ursprünglichen Somitengrenzen.

Bei der Frühentwicklung der Wirbelsäule lassen sich zwei räumlich und zeitlich getrennte Prozesse unterscheiden (Abb. 2). Die Entwicklung beginnt lateral, unmittelbar an die Myotome angrenzend, mit einer mesenchymalen Verdichtung in der unteren Hälfte des ursprünglichen Segmentes. Im kranialen Teil des Segmentes treten die Spinalnervenanlagen mit dem sie umgebenden Gefäßbindegewebe immer deutlicher in Erscheinung. Im axialen Anlagegebiet wird das perichordale Mesenchym zu der zunächst noch nicht segmental gegliederten Perichordalröhre verdichtet. Es werden dann unmittelbar oberhalb der kraniokaudalen Mitte des ursprünglichen Segmentes Gewebsverdichtungen nachweisbar, die sich zu den metamer angeordneten Bandscheiben weiterentwickeln und die Anlagen der Wirbelkörper begrenzen. Die lateralen Verdichtungszonen, aus denen die Bogen, Pediculi, Rippen und Rippenhomologen hervorgehen, gewinnen Anschluß an die kranialen Abschnitte der Wirbelkörper. Damit ist die definitive Gliederung des Wirbelsäulenblastems abgeschlossen und es beginnen die Differenzierung und das Wachstum der für die Wirbelsäule typischen Bauelemente (Abb. 2, 5 u. 6).

Die Besonderheiten der Entwicklung der zervikookzipitalen Übergangsregion liegen zum einen darin, daß sich die axialen Mesenchymanteile der ersten 5 Somiten zu einem segmentübergreifenden Blastem, dem Basiokzipitale, verschmelzen

◀

**Abb. 1.** Rasterelektronenmikroskopische Aufnahme eines Querbruchs in Höhe der prospektiven oberen Extremität von einem Hühnerembryo am Ende des 2. Bebrütungstages. Der *Pfeil* markiert den Übergang des embryonalen in das extraembryonale Gewebe. *N* = Neuralrohr; *Ch* = Chorda dorsalis; *S* = Somit; *Ao* = Aorta; *C* = Coelom. ca. ×320

**Abb. 2.** Schematische Darstellung der Wirbelsäulenentwicklung nach Christ et al. (1984) und Verbout (1976, 1985). *Links:* Zustand nach Auflösung der epithelialen Somiten, das paraxiale Mesenchym ist nicht mehr segmentiert. Nur die segmentalen Gefäße und die Myotome markieren die ursprünglichen Segmentgrenzen; *Ch* = Chorda dorsalis. *Mitte:* Beginn der Wirbelsäulenentwicklung im lateralen Anlagegebiet. Die kaudalen Segmenthälften sind verdichtet, in den kranialen Segmenthälften werden die Spinalnervenanlagen nachweisbar. Im axialen Anlagegebiet beginnt die Bildung der Bandscheiben. *Rechts:* Die nunmehr bis an die Chorda dorsalis heranreichenden Bandscheiben begrenzen die Wirbelkörper, deren kraniale Anteile sich mit den lateralen Verdichtungszonen verbinden

**Abb. 3.** Menschlicher Embryo von 1,6 mm SSL (Scheitel-Steiß-Länge) mit den ersten 4 Somitenpaaren (*Pfeile*); paramedianer Sagittalschnitt; *Stern:* obere Darmpforte. Präparat aus der Sammlung menschlicher Embryonen des Histologisch-Embryologischen Instituts der Universität Wien. ca. ×70

**Abb. 4.** Menschlicher Embryo vom 13 mm SSL aus der Sammlung des Histologisch-Embryologischen Instituts der Universität Wien; paramedianer Sagittalschnitt; *Ch* = Chorda dorsalis; *D* = Dens axis; *Ax* = Corpus axis; *Stern:* vorderer Atlasbogen. ca ×50

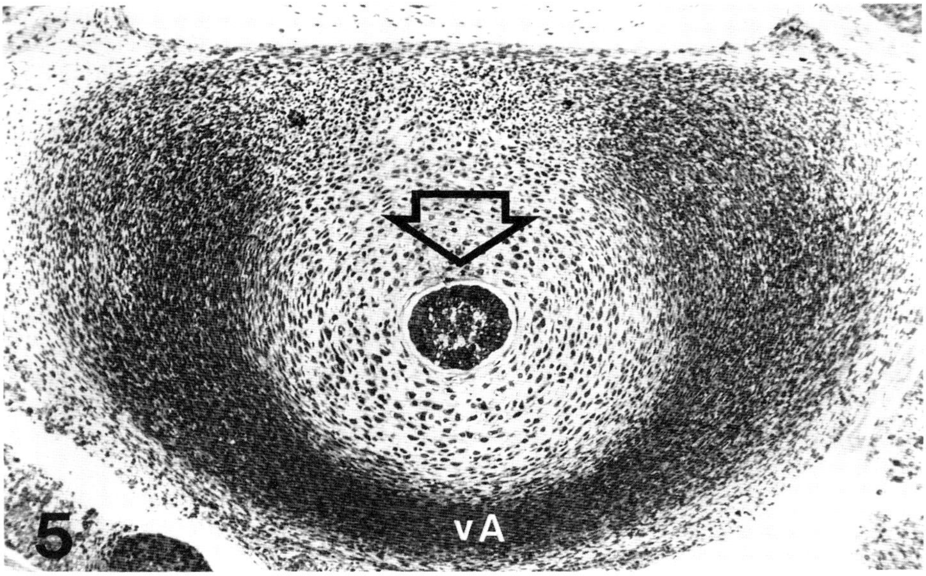


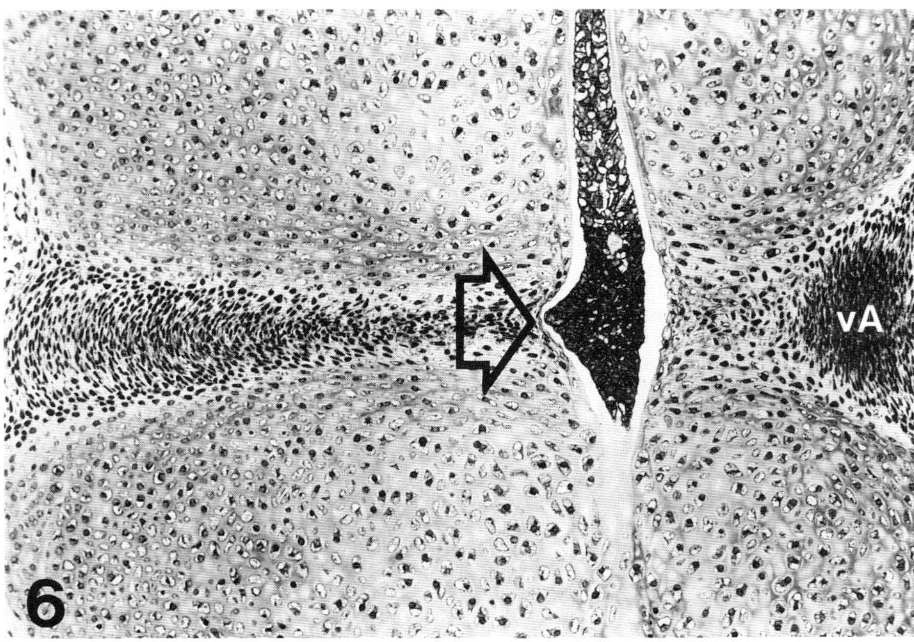


**Abb. 5.** Transversal geführter Semidünnschnitt durch eine thorakale Bandscheibe eines 25–30 mm großen menschlichen Embryos. *Pfeil:* Chorda dorsalis; *vA* = ventraler Anteil des Anulus fibrosus. ca. × 90

**Abb. 6.** Median geführter Semidünnschnitt durch die thorakale Wirbelsäule eines 25–30 mm großen menschlichen Embryos. *Pfeil:* verdichtetes, möglicherweise degenerierendes Chordagewebe im Bereich der Bandscheibe; *vA* = ventraler Anteil des Anulus fibrosus. ca. × 150

(Abb. 4 u. 12). Bezogen auf die ursprüngliche Somitenmetamerie liegt damit die Grenze zwischen Kopf und Wirbelsäule normalerweise zwischen dem 5. und 6. Somiten. Von den 5 okzipitalen Somiten nimmt der erste insofern eine Sonderstellung ein, als er kein Myotom bildet.

Mit dem Beginn der Knorpelbildung (Abb. 7–11) ist das Anlagematerial der Skelettelemente im zervikookzipitalen Übergang in seiner typischen Gliederung zu erkennen. Das Basiokzipitale wird von der Chorda dorsalis von dorsal nach ventral schräg durchsetzt. In ihrem weiter nach rostral gerichteten Verlauf verläßt die Chorda dorsalis vorübergehend das Skelett der Schädelbasis (Abb. 7 u. 11).

Angrenzend an das Basiokzipitale ist ein kleiner Knorpelkern zu identifizieren (Abb. 7 u. 8), der von der Chorda dorsalis durchsetzt wird und der kranialen Hälfte des axialen Blastems vom 6. Somiten entsprechen dürfte. Dabei handelt es sich um den Proatlas, der beim Menschen im Verlauf der weiteren Entwicklung als Apex bzw. ossiculum terminale in den Dens axis einbezogen wird. Beim Embryo von 35 mm SSL (Abb. 10) ist der Proatlas nicht mehr als selbständiges Skelettelement vorhanden.

Der Dens axis entwickelt sich aus dem axialen Anlagematerial der kaudalen Hälfte des 6. Somiten und der kranialen Hälfte des 7. Somiten. Es kann weiterhin davon ausgegangen werden, daß der Axiskörper aus der kaudalen Hälfte des 7. und der kranialen Hälfte des 8. Somiten hervorgeht. Hinsichtlich der Genese des Dens axis ist von Interesse, daß vorübergehend zwischen Dens und Corpus axis eine Bandscheibe nachweisbar ist (Abb. 9). Dieser Umstand legt den Schluß nahe, daß der Dens als Körper des Atlassegmentes gebildet wird und sekundär mit dem Corpus axis verschmilzt (Abb. 10).

Aus dem lateralen Anlagematerial des Atlassegmentes entwickeln sich die Massae laterales sowie die Bogenelemente. Der vordere Bogen ist bei jungen Embryonen als sogenannte Hypochordalspange nachweisbar (Abb. 7 u. 8), die später als knorpliges Bogenelement deutlich hervortritt (Abb. 10).

Besondere Beachtung verdient noch das Verhalten der Chorda dorsalis in Höhe des Basiokzipitale. Es war bereits weiter oben davon die Rede, daß die Chorda dorsalis das Basiokzipitale schräg durchsetzt und eine bestimmte Strecke ventral vom Basiokzipitale gelegen ist. Diese Verlaufsstrecke ist weiterhin dadurch charakterisiert, daß sich zellhaltige Fragmente aus der Chorda dorsalis nach ventral abgliedern (Abb. 11). Dabei sind sehr häufig Interaktionen zwischen Chordaanteilen und dem Rachendachepithel nachweisbar, die nicht selten zu einer schlauchförmigen Einsenkung des Rachendachepithels führen, die dann bis an die Schädelbasis heranreicht. Die Öffnung einer derartigen Bursa pharyngea liegt in den Fällen, in denen diese persistiert, hinter der Tonsilla pharyngea.

Wie die Abb. 13 ausweist, kann es im zervikookzipitalen Übergangsgebiet zu Fehlbildungen der Chorda dorsalis führen. Möglicherweise durch die im Verlauf der Knorpelbildung auftretende Kompression kann Chordamaterial aus den Skelettstücken herausgedrückt werden. Ob auf diese Weise entstehende „Chordasäcke“ weitere Fehlbildungen oder gar Geschwülste veranlassen können, ist nicht bekannt.

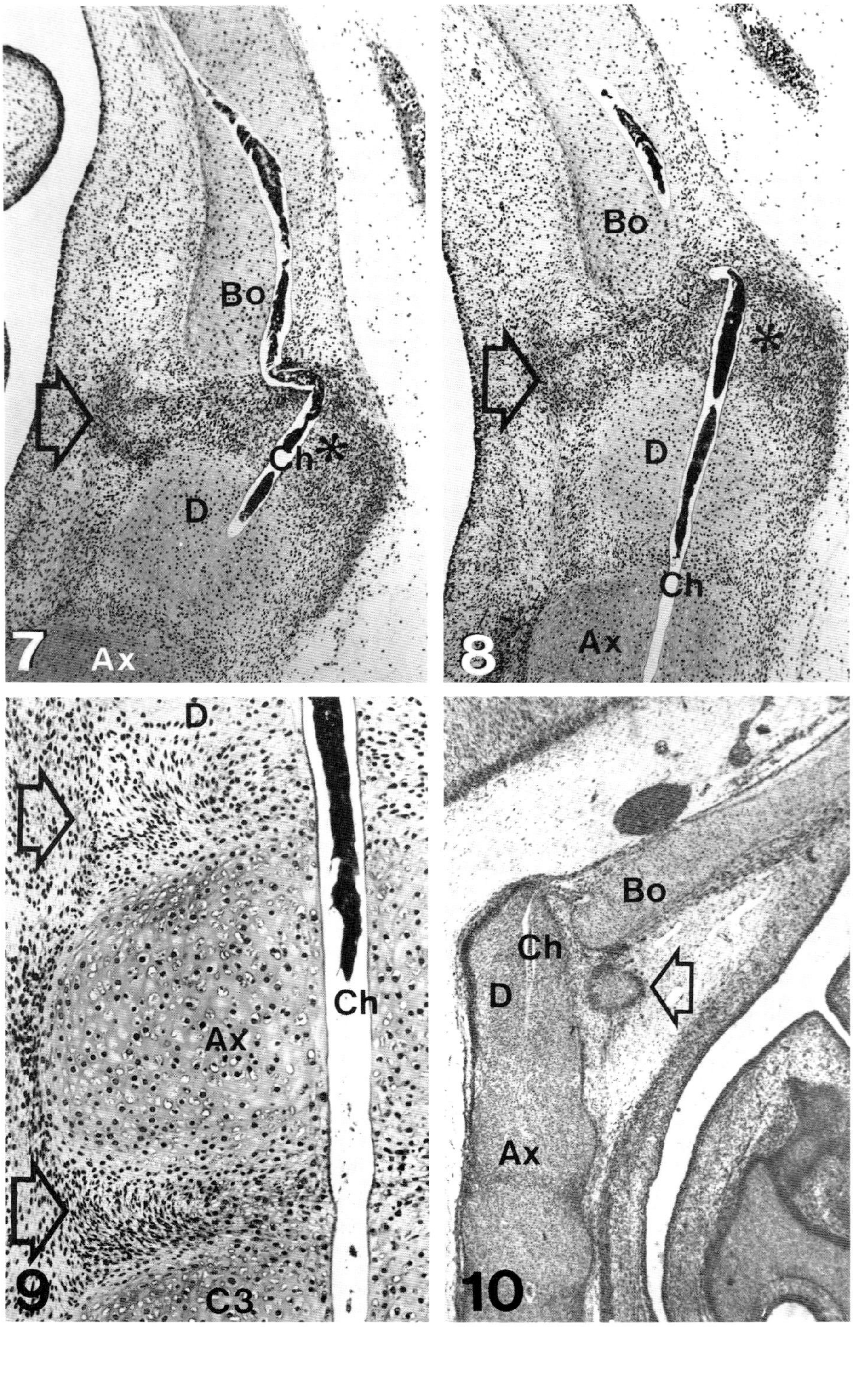
Bo
Ch
D
Ax
7
Bo
D
Ch
Ax
8
D
Ch
Ax
C3
9
Bo
Ch
D
Ax
10

## Diskussion

Die vorgelegten Ergebnisse zeigen, daß die Somitenmetamerie für die Frühentwicklung der zervikookzipitalen Übergangsregion von morphogenetischer Bedeutung ist. Es finden die Befunde von Reiter (1944) insofern eine Bestätigung, als die Kopfhalsgrenze intersegmental zwischen dem 5. und 6. Somiten gefunden wird. Die ersten fünf Somiten verschmelzen möglicherweise aufgrund einer frühen Reduktion der Intersegmentalgefäße (Reiter 1944) zu einem segmentübergreifenden Blastem, dem Basiokzipitale. Wir stimmen auch darin mit Reiter (1944) überein, daß der sogenannte Proatlas der kranialen Hälfte des ersten Halssegmentes entspricht. Hier ist allerdings zu präzisieren, daß es sich um das axiale Anlagematerial des 6. Somiten handelt.

Der Proatlas wird normalerweise in den Dens axis als dessen Spitze (ossiculum terminale) aufgenommen (Hayek 1927; Reiter 1944). Ist die Fusion zwischen Dens und Proatlas gestört, so persistiert ein selbständiges Skelettstück, das von den Klinikern als os odontoideum bezeichnet wird.

In bezug auf die Entwicklung des Dens axis stimmen wir mit Kladetzky (1954) überein, der den Dens mit dem Körper des 1. Halssegmentes (Atlas) homologisiert. Die vorübergehend zwischen dem Dens und dem Axiskörper nachweisbare Bandscheibe stützt diese Auffassung. Die von Ludwig (1953 und 1957) aufgestellte Hypothese, daß sich der Dens aus paarigen Fortsätzen des Axiskörpers entwickle, halten wir daher für wenig wahrscheinlich.

Eine nicht regelmäßig, jedoch häufig vorhandene Struktur der zervikookzipitalen Übergangsregion stellt die Bursa pharyngea dar. Nach den van Hayek (1931) und Slipka (1972) erhobenen Befunden tritt separiertes Chordamaterial („Hypochorda") in Wechselwirkung mit dem Rachendachepithel. Dabei entsteht ein „notochordo-epithelial node". Diese Struktur stellt das Ausgangsmaterial für die blind endende, schlauchförmige Einsenkung des Rachendachepithels dar, die als Bursa pharyngea bezeichnet wird und in ihrer klinischen Bedeutung von Tornwaldt (1885) beschrieben worden ist.

Es ist von Interesse, daß die Chorda dorsalis in der zervikookzipitalen Übergangsregion beträchtliche individuelle Varianten aufweisen kann. Angesichts der Chordazellnester, die sich unterhalb des Basiokzipitale nachweisen lassen, ist es

◄

**Abb. 7 u. 8.** Paramedianer Sagittalschnitt eines menschlichen Embryos vom 24 mm SSL. *Pfeil:* Hypochordalspange (vorderer Atlasbogen); *Stern:* Proatlas; *Ax* = Axiskörper; *D* = Dens axis; *Bo* = Basiokzipitale. Beachte den Verlauf der Chorda dorsalis (*Ch*). ca. ×60

**Abb. 9.** HWS eines menschlichen Embryos (SSL 24 mm), entsprechend den vorhergehenden Abbildungen. Schnittebene annähernd median. Der *obere Pfeil* verweist auf die transitorisch vorhandene Bandscheibenanlage zwischen Axiskörper (*Ax*) und Dens axis (*D*). *Unterer Pfeil:* Bandscheibe zwischen C 2 und C 3; *Ch* = Chorda dorsalis. ca. ×150

**Abb. 10.** Annähernd medianer Sagittalschnitt eines menschlichen Embryos von 35 mm (SSL) aus der Sammlung des Histologisch-Embryologischen Instituts der Universität Wien. Die Chorda dorsalis (*Ch*) zwischen Dens axis (*D*) und dem Basiokzipitale (*Bo*) verläuft entsprechend dem späteren Ligamentum apicis dentis. *Ax* = Axiskörper; *Pfeil:* vorderer Atlasbogen. ca. ×50

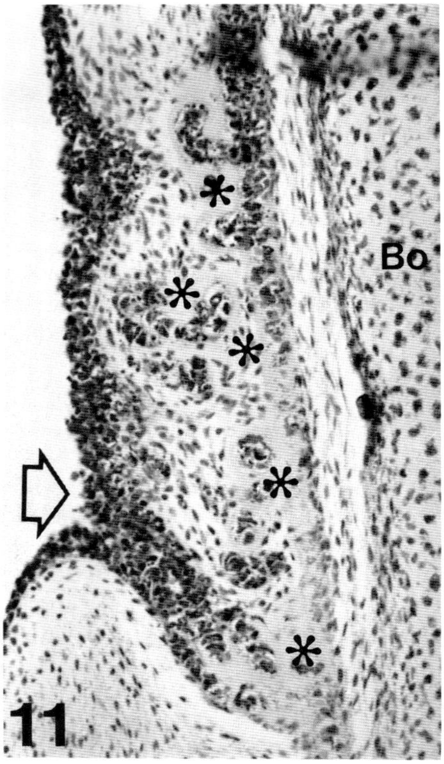


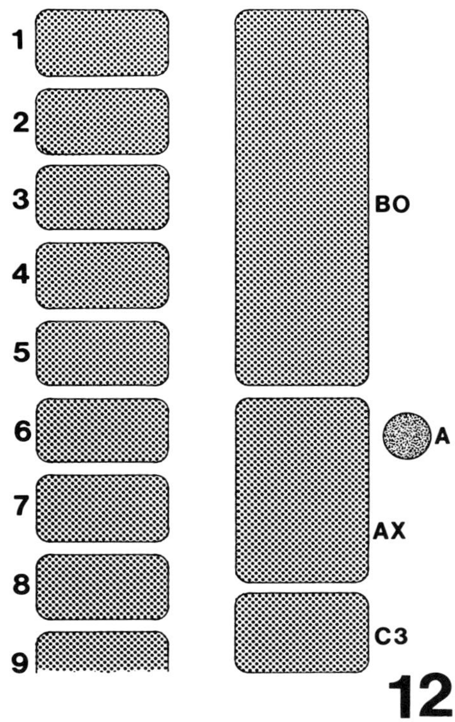


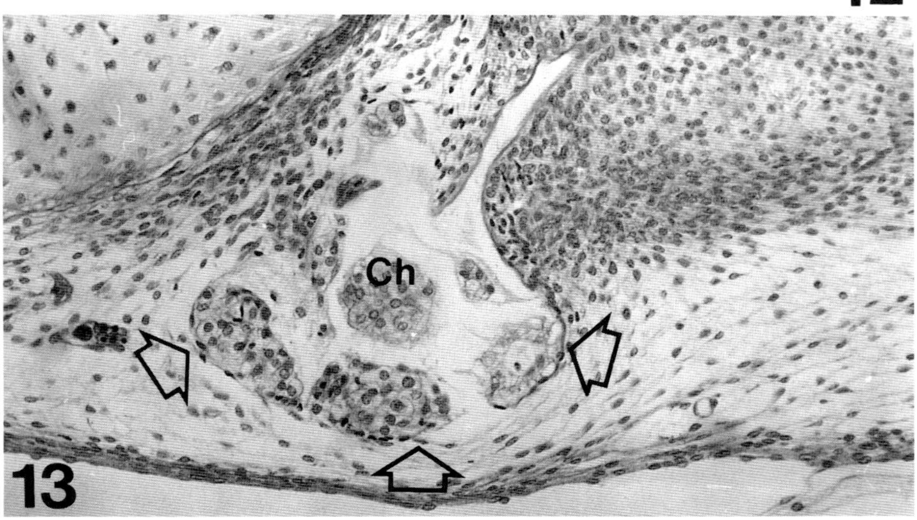


**Abb. 11.** Medianschnitt durch einen menschlichen Embryo (21 mm SSL). Zwischen Basiokzipitale und dem epithelialen Rachendach liegen Inseln von Chordagewebe (*Sternmarkierungen*). *Pfeilmarkierung:* Bursa pharyngea. Präparat aus der Sammlung von Herrn Professor K. Hinrichsen, Bochum. ca. × 180

nicht verwunderlich, daß bei mangelhafter Degeneration von diesem Material später Chordome entstehen können.

Wie die Analyse experimentell gebildeter Vogelchimären ergeben hat, sind die okzipitalen Somiten u.a. an der Bildung der kurzen Nackenmuskeln, der Zungenmuskulatur, der infrahyalen Muskulatur und auch der Kehlkopfmuskulatur beteiligt (Schemainda 1981; Noden 1984; Christ et al. 1986).

Der Urogenitalapparat erhält ebenfalls morphogenetisch wichtiges Anlagematerial aus der zervikookzipitalen Übergangsregion. Aus dem intermediären Mesoderm dieser Region entwickelt sich, als segmental übergreifendes Blastem, der Nierengang (Jacob u. Christ 1978), der dann nach kaudal auswächst, die Entwicklung der Ur- und Nachniere induziert und das Material für Harnleiter, Nierenbecken, Sammelrohre, Ductus epididymidis, Ductus deferens sowie den Gartnerschen Gang liefert.

Schließlich ist auf einen wichtigen Zusammenhang zwischen der zervikookzipitalen Übergangsregion und der Herzentwicklung zu verweisen, der durch experimentelle Ergebnisse von Kirby et al. (1983) mit Vogelchimären aufgeklärt worden ist. Neuralleistenzellen aus der Höhe der ersten drei Okzipitalsomiten sind ganz wesentlich an der Septierung der Ausflußbahn des Herzens beteiligt. Sind diese Zellen nicht vorhanden, so werden regelmäßig Fehlbildungen der Ausflußbahn beobachtet. Entweder ist die Bildung des aorticopulmonalen Septums gehemmt oder es kommt zu einer Transposition der großen Gefäße.

Fehlbildungen des Bewegungsapparates der zervikookzipitalen Übergangsregion können daher mit Entwicklungsstörungen des Herzens und der Niere kombiniert sein.

## Literatur

Christ B, Verbout AJ, Jacob HJ (1984) Untersuchungen zur Wirbelsäulenentwicklung bei der Maus. Verh Anat Ges 78:283–284

Christ B, Jacob HJ, Jacob M, Seifert R, Hinrichsen K (1987) Über die Entwicklung der kraniozervikalen Übergangsregion. Befunde an Vogelchimären und menschlichen Embryonen. Verh Anat Ges 81:565–566

Hayek H v (1927) Untersuchungen über Epistropheus, Atlas und Hinterhauptsbein. Morphol Jb 58:269–347

Hayek H v (1931) Darmdach, Chorda und Hypochorda, Bursa pharyngea und ähnliche Bildungen in der Reihe der Wirbeltiere. Z Anat 94:293–344

Jacob HJ, Christ B (1978) Experimentelle Untersuchungen am Exkretionsapparat junger Hühnerembryonen. XIXth Morphological Congress Symposia Charles University Prague 1978 S 219–225

**Abb. 12.** Segmentbezogene Darstellung des axialen und hypochordalen Anlagematerials der zervikookzipitalen Übergangsregion beim Menschen. *Links:* Somiten 1–9. *Rechts:* die aus den Somiten hervorgehenden definitiven Strukturen. *Bo* = Basiokzipitale; *A* = vorderer Atlasbogen; *Ax* = Axis mit dens; *C3* = Körper des 3. HW

**Abb. 13.** Ein zwischen Hinterhaupt und HWS pathologischerweise gelegener Chordasack (*Pfeilmarkierungen*); *Ch* = Chordazellen. Der Embryo (19 mm SSL) entstammt der Sammlung von Herrn Professor Dr. K. Hinrichsen, Bochum. ca. × 180

Karimi-Nejad A (1983) Indications and technique for the operative treatment of hypoplastic deformities of the odontoid process. Neurosurg Rev 6:221–227
Kirby ML, Gale ThF, Stewart DE (1983) Neural crest cells contribute to normal aorticopulmonary septation. Science 220:1059–1061
Kladetzky J (1954) Zur Entwicklung des Dens epistrophei. Morphol Jb 94:520–550
Ludwig KS (1953) Die Frühentwicklung des Dens epistrophei und seiner Bänder beim Menschen. Morphol Jb 93:98–112
Ludwig KS (1957) Die Frühentwicklung des Atlas und der Occipitalwirbel beim Menschen. Acta Anat (Basel) 30:444–461
Minderhoud JM, Braakman R, Penning L (1969) Os odontoideum. Clinical, radiological and therapeutic aspects. J Neurol Sci 8:521–544
Noden DM (1984) The use of chimeras in analysis of craniofacial development. In: LeDouarin N, MacLaren A (eds) Chimeras in Developmental Biology. Academic Press, London, pp 241–280
Putz R (1975) Zur Manifestation der hypochordalen Spangen im cranio-vertebralen Grenzgebiet beim Menschen. Anat Anz 137:65–74
Reiter A (1944) Die Frühentwicklung der menschlichen Wirbelsäule. II. Mitteilung: Die Entwicklung der Occipitalsegmente und der Halswirbelsäule. Z Anat Entw-Gesch 113:66–104
Schemainda H (1981) Experimentelle Untersuchungen zur Entwicklung der Zungenmuskulatur beim Hühnerembryo. Verh Anat Ges 75:501–502
Slipka J (1972) Early development of the Bursa pharyngea. Folia Morphol (Praha) 20:138–140
Tornwaldt GL (1885) Über die Bedeutung der Bursa pharyngea für die Erkennung und Behandlung gewisser Nasenrachenraum-Krankheiten. J.F. Bergmann, Wiesbaden
Verbout AJ (1976) A critical review of the „Neugliederung" concept in relation to the development of the vertebral column. Acta Biotheor (Leiden) 25/4:219–258
Verbout AJ (1985) The development of the vertebral column. Adv Anat Embryol Cell Biol 90:1–122
Wackenheim A (1974) Roentgendiagnosis of the cranio-vertebral region. Springer, Berlin Heidelberg New York
Wackenheim A (1978) La dynamique de l'odontoide mobile. J Radiol Electrol 59/2:107–108

# Anmerkungen zur Entwicklungsgeschichte (Phylogenese) des zervikookzipitalen Überganges

H. D. Wolff

Das Übersichtsreferat beschäftigt sich mit folgenden Fragen:

1. Seit wann gibt es bei Vertebraten Kopfgelenke?
2. In welcher Folge entstehen die Teile dieses Gelenkaggregates und wie werden sie modifiziert?
3. Hat der Kopfgelenkbereich mehr als nur gelenkmechanische Aufgaben?

## I. Phylogenetische Voraussetzungen

Vorweg einige kurze Daten zur Phylogenese der Vertebraten:

Im *Wasser* entwickelten sich aus den Chordaten die Vertebraten, die in der Erdgeschichte vor ca. 400–500 Mill. Jahren erstmals auftauchten.

Die Längsversteifung durch Chorda und Wirbelsäule bewirkte u.a. eine Streckung des Körpers und damit die Ausbildung des kaudalen Endes als Antrieb (Flossen, Schwanz) und des kranialen Endes als Kopf, dem Ort der Nahrungs- und Sauerstoffaufnahme, der weitreichenden Sinnesorgane sowie zentraler neuraler Steuerungsinstanzen.

Hydromechanisch übernahm der Kopf die Aufgabe, das Wasser bei der Vorwärtsbewegung zu durchteilen. Besonders bei schnellen Schwimmern mußte der Kopf mit dem Antriebsaggregat Körper fest verbunden sein. Für die formale und funktionelle Einheit von Kopf und Körper reichte das vestibuläre Sinnesorgan als Orientierung im Raum aus.

Von Crossopterygiern (Quastenflosser), die auch über Lungenanlagen verfügten, weist die Entwicklung zu den Landvertebraten. Nach- und miteinander entstehen *Amphibien* (Frösche, Lurche u.ä.) und *Reptilien* (Echsen, Saurier, Krokodile) (Abb. 1). Nach dem Aussterben der großen Echsen vor etwa 65 Mill. Jahren beginnt die Vorherrschaft der Säugetiere. Über Ahnformen, denen das noch lebende Spitzhörnchen (Tupaia) am ähnlichsten sein dürfte, weist die weitere Entwicklung über baumlebende Insektivoren zu den Primaten und Hominiden.

Die Vielfalt der Fische unterteilt sich in die Knorpel- und die Knochenfische.

Ob frühe Chordaten, ob Latimeria, die über eine nicht eingeschnürte Corda dorsalis mit einem Durchmesser von 3,5–4 cm verfügte, ob horizontal schwimmende Knorpel- oder Knochenfische: Immer ist der Kopf entweder ligamentär oder knöchern fest an den Rumpf fixiert. Ein beweglicher Kopf-Hals-Übergang existiert nicht.

Lediglich bei einigen Knorpelfischen, z.B. bei den Rochen, und bei den Plattfischen, die zu den Knochenfischen gehören (Schollen, Flundern, Heilbutt u.ä.) ist es

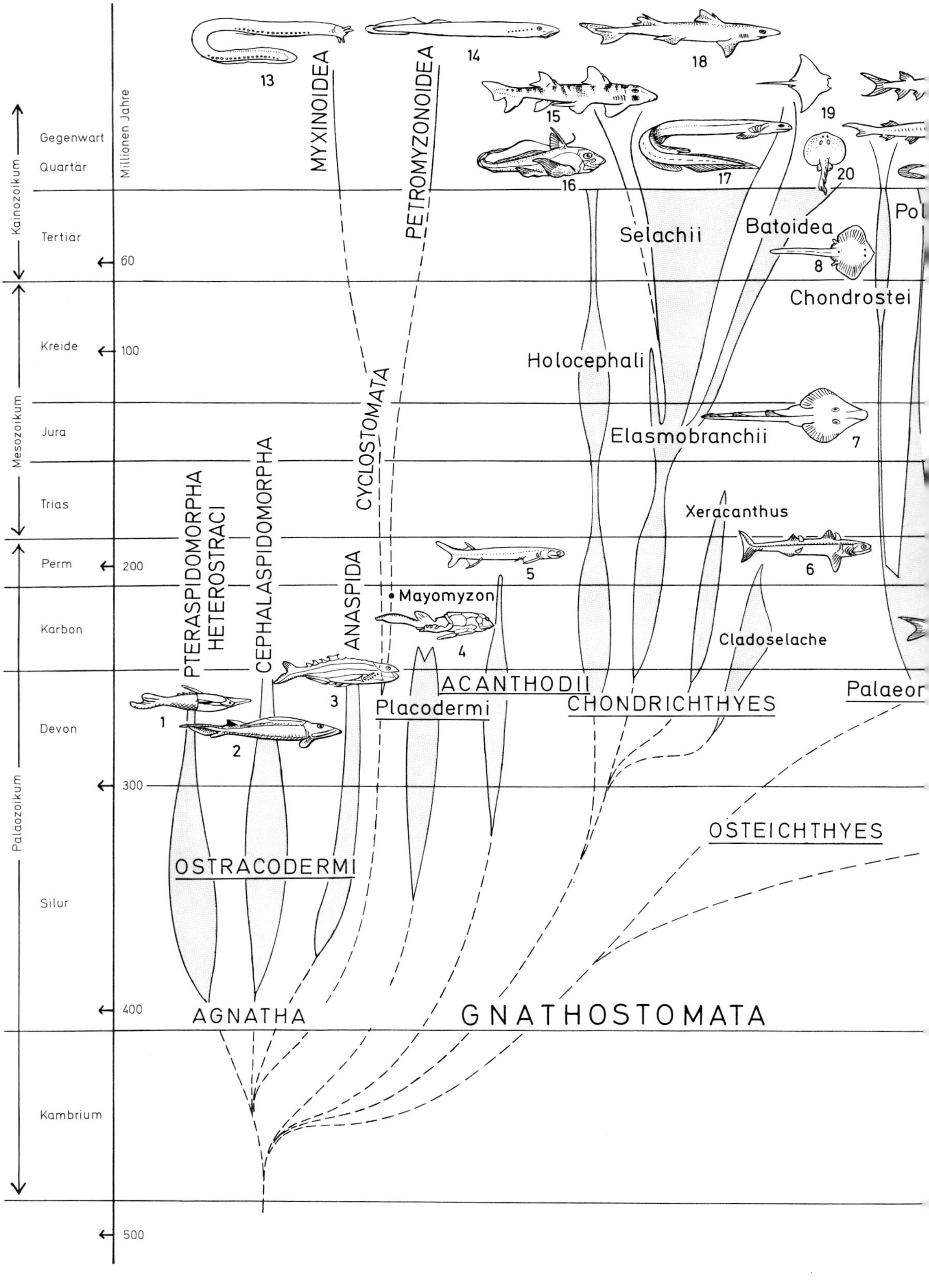
Millionen Jahre
Kainozoikum
Gegenwart
Quartär
Tertiär
60
Mesozoikum
Kreide
100
Jura
Trias
Paläozoikum
Perm
200
Karbon
Devon
300
Silur
400
Kambrium
500
MYXINOIDEA
PETROMYZONOIDEA
CYCLOSTOMATA
PTERASPIDOMORPHA
HETEROSTRACI
CEPHALASPIDOMORPHA
ANASPIDA
Mayomyzon
OSTRACODERMI
AGNATHA
GNATHOSTOMATA
Placodermi
ACANTHODII
CHONDRICHTHYES
Holocephali
Elasmobranchii
Selachii
Batoidea
Xeracanthus
Cladoselache
OSTEICHTHYES
Palaeor
Chondrostei
Pol
1
2
3
4
5
6
7
8
13
14
15
16
17
18
19
20

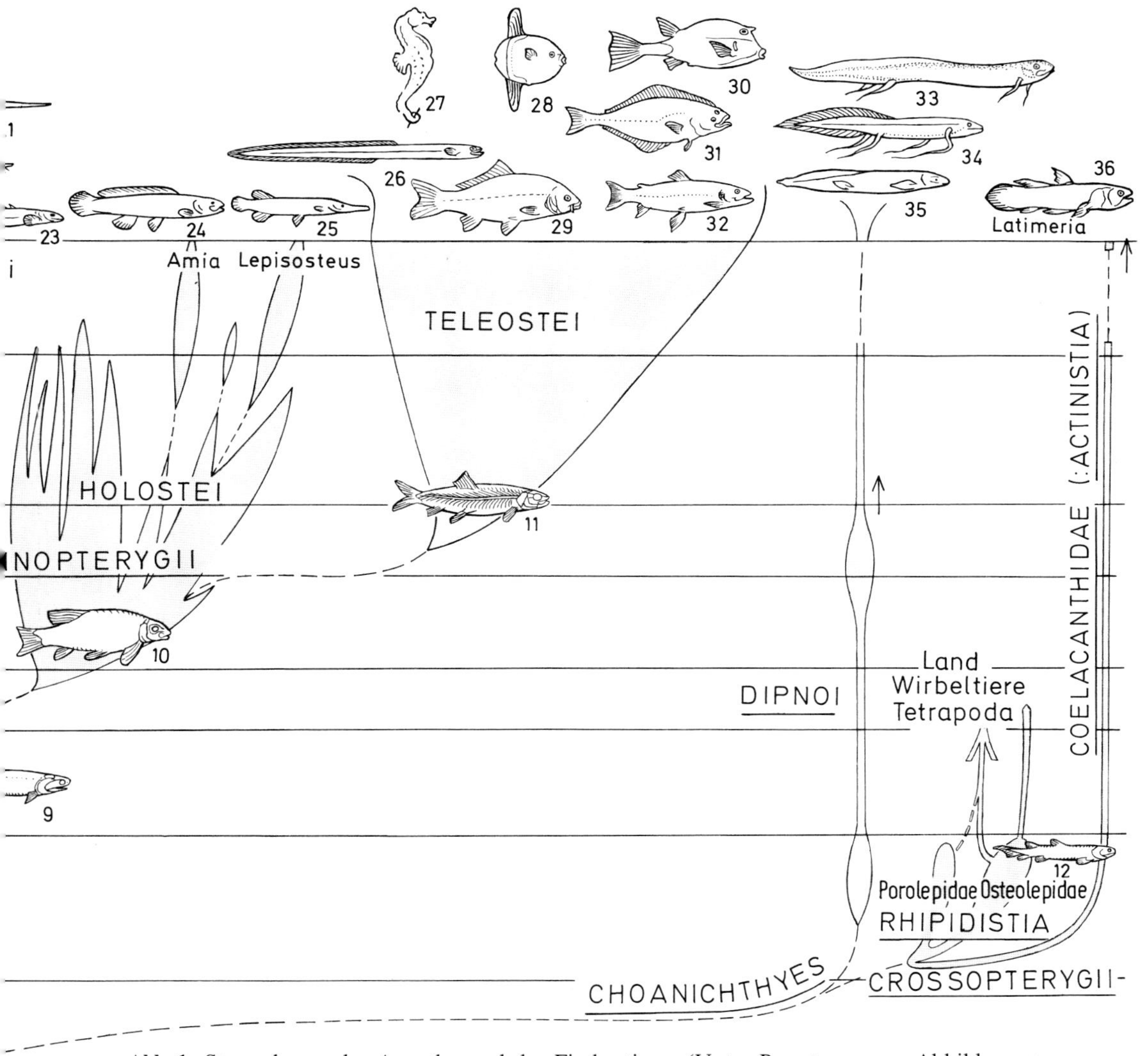


**Abb. 1.** Stammbaum der Agnatha und der Fischartigen. (Unter Benutzung von Abbildungen von W. K. Gregory, 1933; Klausewitz, 1962, und A. S. Romer, 1950; verändert und ergänzt, aus Starck 1978)

*1 Pterapsis*
*2 Hemicyclapsis*
*3 Birkenia*
*4 Bothriolepis*
*5 Acanthodes*
*6 Cladoselache*
*7 Rhinobatis*
*8 Raja*
*9 Palaeoniscus*
*10 Lepidotus minor*
*11 Leptolepis dubius*
*12 Osteolepis*
*13 Myxine glutinosa*
*14 Petromyzon marinus*
*15 Heterodontus japonicus*
*16 Chimaera*
*17 Chlamydoselachus anguineus*
*18 Squalus acanthias*
*19 Manta birostris*
*20 Torpedo*
*21 Polyodon spathula*
*22 Acipenser*
*23 Polypterus*
*24 Amia calva*
*25 Lepisosteus*
*26 Anguilla*
*27 Hippocampus*
*28 Mola*
*29 Cyprinus carpio*
*30 Lactophrys*
*31 Hippoglossus*
*32 Salmo irideus*
*33 Lepidosiren*
*34 Protopterus*
*35 Neoceratodus*
*36 Latimeria chalumnae*

anders. Bei diesen Fischen ist der Körper horizontal eingestellt und ihre Bewegungen laufen vertikal. Der Kopf muß sich bei Nahrungsaufnahme und beim Schwimmen um eine horizontale Achse bewegen mit dem Ergebnis, daß jetzt eine gelenkartige Verbindung zwischen Kopf und kranialem Ende der WS nachweisbar wird.

## II. Entstehung des Kopfgelenkbereiches

Der Wechsel vom Wasser an Land war in jeder Hinsicht der fundamentalste phylogenetische Einschnitt in der Weiterentwicklung der Vertebraten. War im Wasser die straffe Fixierung zwischen Kopf und Körper, die durch die Schienung der Kiemen verstärkt wurde, besonders beim schnellen Schwimmen von hohem Nutzen, so wurde es an Land jetzt von Vorteil, wenn der Kopf vom schwerfällig gewordenen Körper abgekoppelt wurde. Das hatte wesentliche Vorteile bei der Orientierung, bei Kampf und Nahrungsaufnahme. In einer *ersten Entwicklungsstufe* finden sich daher bei den Amphibien am Okziput zwei kondylenartige Ausstülpungen, die in einem flachen echten Gelenk auf dem obersten HWK erste Eigenbewegungen des Kopfes ermöglichen.

In einer *2. Entwicklungsstufe* wird bei den Reptilien – gleichzeitig mit der HWS- und Thoraxbildung – die Kopfbeweglichkeit in allen 3 Ebenen zunehmend ausgeweitet. Dieser funktionelle Zwang war so groß, daß es nicht bei einer Weiterentwicklung der Atlantookzipitalgelenke blieb, sondern daß auch die nächste Etage konstruktiv mit in Anspruch genommen wurde.

Es kam zu einer der überraschendsten Wandlungen in der Entwicklung der Wirbelsäule. Es entstand als Achse der Kopfrotation der Dens von C2 und zwar auf folgende Weise: Bei Amphibien und Reptilien entstehen die Wirbelkörper aus zwei Anlagen: Einem eher ventral-kranial gelegenen Hypozentrum und einem mehr dorsal-kaudal liegenden Pleurozentrum. Diese entwickeln sich in verschiedenen Verschmelzungs- oder Verdrängungsprozessen zum Wirbelkörper. Zwischen Atlas und Axis vereinigen sich nun nicht *Hypozentrum I* und *Pleurozentrum I* miteinander, sondern *Pleurozentrum I* findet unter Opferung der Bandscheibe Kontakt zum *Pleurozentrum II*.

Auch das Pleurozentrum des frühzeitig verlorengegangenen Proatlas beteiligt sich an der Bildung des Dens, wo es die Densspitze bildet. Die Ligamenta alaria können daher der Atlas- und der Proatlas-Anlage zugeordnet werden.

Das Hypozentrum I bleibt als hypochordale Spange der Embryologie und als vorderer Atlasbogen erhalten. Die frühere Zäsur zwischen Hypozentrum I und Pleurozentrum I wird zum vorderen Densgelenk (Abb. 2 u. 3).
Durchgehend finden wir von jetzt ab:

1. die Paarigkeit der durchweg konvexen Okziputkondylen an der vorderen Umgrenzung des Foramen magnum,
2. die konkaven Gelenkpfannen auf den Massae laterales,
3. den weit ausladenden Querfortsatz der Ringfigur des Atlas,
4. den Dens und den großen Dornfortsatz von Axis.

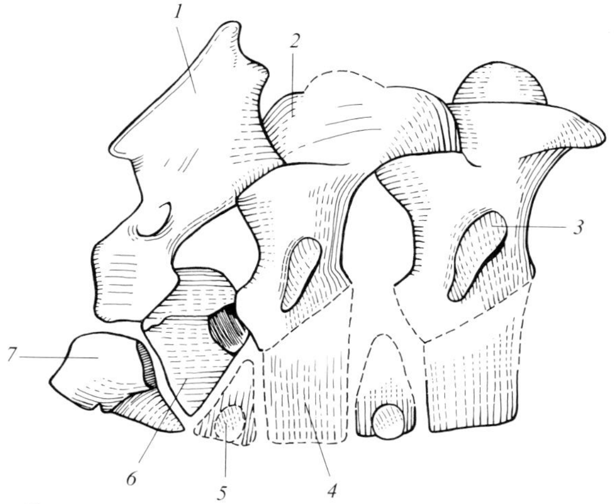


2

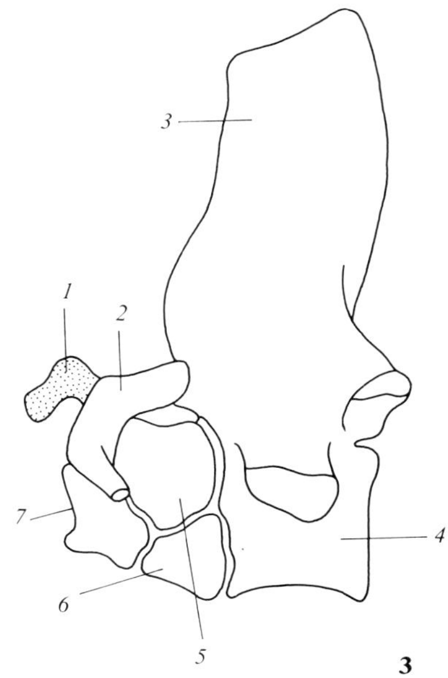


3

**Abb. 2.** Die drei ersten Halswirbel von †*Seymouria* von links. (Nach Watson aus Saban, aus Starck 1979)

*1* Neuralbogen des Atlas
*2* Neuralbogen des Axis
*3* Diapophyse (Rippenanlagerung)
*4* Pleurozentrum II
*5* Hypozentrum II
*6* Pleurozentrum I
*7* Hypozentrum I

**Abb. 3** Atlas und Axis eines säugerähnlichen Reptils (†*Dimetrodon*) von links. (Nach Evans, aus Starck 1979)

*1* Proatlas
*2* Neuralbogen des Atlas
*3* Neuralbogen des Axis
*4* Pleurozentrum axis
*5* Pleurozentrum I
*6* Hypozentrum II
*7* Hypozentrum I

Leider ist es noch kaum möglich, die Beschreibung des frühen Modells der Kopfgelenke durch die Darstellung der subokzipitalen Muskulatur zu ergänzen. Noch weniger liegen in der Literatur Angaben über die neurale Ausstattung und die zentralen neurophysiologischen Verknüpfungen dieses Bereiches vor.

Es kann aber davon ausgegangen werden, daß die Abkoppelung des Kopfes bei Landvertebraten auch neurophysiologische Konsequenzen hatte. Die im Kopf gelegenen Sensoren konnten jetzt nur noch ausreichende Informationen über die Stellung des Kopfes, nicht aber über die Stellung des Rumpfes liefern. Auch die allgemeine Somato-Sensorik, die ja auch schon bei Fischen existierte, konnte über die Kopf-Nacken-Bewegungen nicht hinreichend präzise informieren. Parallel zur Differenzierung des Skelettes des Kopfgelenkbereiches dürfte sich auch die Somato-Sensorik des KGB differenziert und an Einfluß auf die Gleichgewichtssteuerung gewonnen haben. Befunde bei Mensch und lebenden Tieren können diese These stützen.

## III. Modifizierungen des Kopfgelenkbereiches (KGB)

Genetisch liegt dieser Bauplan seit über ca. 200 Mill. Jahren fest. Er ist nun in den folgenden Erdzeitaltern seinerseits zum Objekt der evolutionären Kräfte geworden. Für ein besonders anschauliches Kapitel zum Thema der Modifizierbarkeit sorgte die immer wieder auftretende Situation, daß von einer Tierart eine Linie an Land blieb (terrestrische Form) und eine andere sich wieder an ein Leben im Wasser anpassen mußte (aquatile Form). Am bekanntesten sind hier die Beispiele der Meeressäugetiere wie z. B. die *Cetaceen,* zu denen die Wale, Delphine und Tümmler gehören, die *Pinnipedia,* zu denen die Walrosse, Seelöwen, Robben, Seehunde usw. gehören und die *Mustelliden* (Marder, Iltis usw.), zu denen der Fischotter und der Seeotter als besonders gute Schwimmer gehören.

Von Kneese (1936) liegt eine umfangreiche Studie über die Unterschiede im KGB vor, die sich zwischen den jeweiligen terrestrischen und aquatilen Formen von Säugern herausgebildet haben.

Hier nur einige Ergebnisse seiner Untersuchungen: Nicht der Übergang vom Laufen zum Schwimmen erwies sich als der prägende Faktor, sondern vielmehr die Art *wie* geschwommen wurde.

Knese unterscheidet dabei die Schwimmformen der *Horizontalschwimmer, Vertikalschwimmer* und *Pudler.*

Ferner war von Bedeutung, ob es sich um schnellschwimmende, meistens räuberische Hochseeschwimmer mit Heckantrieb oder langsame, vegetarische Uferbewohner mit Frontalantrieb handelte.

Bei den Vertikalschwimmern vergrößerten sich die sagittal eingestellten Okziputkondylen, da das Vertikalschwimmen eine vermehrte Inanspruchnahme der Ante- und Retroflektion des Kopfes bedingt. Besonders bei Schnellschwimmern ist Seitneigung und Rotation nicht nur wenig beansprucht, sondern geradezu hinder-

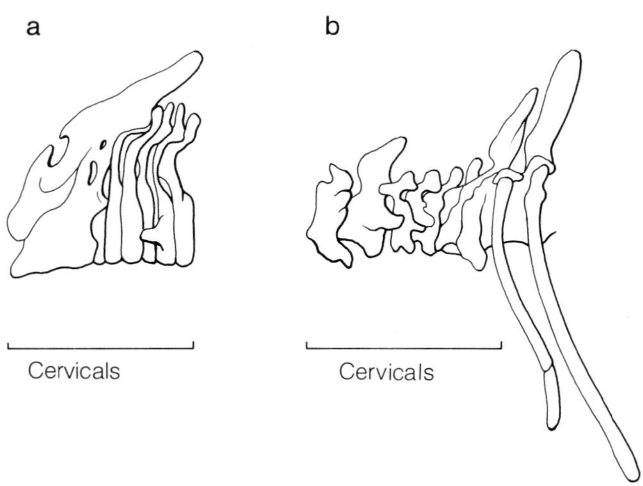


**Abb. 4 a, b.** Seitliche Ansicht der HWS von **a** Delphinus delphis (schneller Hochseeschwimmer) **b** Platanista gangetica (langsamerer Flußbewohner) (Nach Pilleri)

lich, da beim schnellen Schwimmen jedes Abweichen des Kopfes aus der Körperlängsachse stört.

Die weitere Folge ist, daß die klassische HWS nicht nur durch Verkürzung an Mobilität verliert, sondern bei einigen Arten sogar völlig synostiert ist (Abb. 4a u. b). Auch die Atlas-Axis-Gelenke verlieren ihre Funktion. Beim Braunfisch (Phocaena) bildet sich sogar eine Platte zwischen den Massae laterales von Atlas aus, die neben den großen Pfannen im O/C 1-Gelenk die hohen Drücke beim Schwimmen aufnimmt.

Die von den Knorpel- und Knochenfischen bekannte Fixierung und Stabilität zwischen Kopf und Körper ist mit neuen Mitteln wieder hergestellt.

## IV. Spezielle Aspekte

Auf zwei besondere Gesichtspunkte sei noch kurz eingegangen:

### 1. Variationen der Gelenkhöhlen des KGB

Bei vielen Vertebraten ist der ganze KGB von einer einzigen Gelenkhöhle eingeschlossen. Hierauf hat vor allem Gaupp (1908) hingewiesen. Dieser „monozöle" Typus findet sich seit den Reptilien bis zu frühen Primaten. Dabei finden sich nicht nur beide Kondylen in einer Gelenkkapsel, sondern gleichzeitig sind auch beide Atlanto-Axialgelenke in einer Gelenkhöhle miteinander verbunden und beide Gelenkräume kommunizieren wiederum durch eine „Brücke", die das vordere Densgelenk einschließt. Diese Konstruktion erlaubt eine große Gelenkbeweglichkeit und muß sich phylogenetisch gut bewährt haben.

Unabhängig von der phylogenetischen Aszendenz kommt es zu Variationen dieses einheitlichen monozölen Typs. Durch Abschottung der einzelnen Etagen oder Gelenke voneinander kommt es zum dizölen, trizölen und pentazölen Typ. Lediglich für den vierteiligen Typ haben sich bisher keine Repräsentanten finden lassen (Abb. 5a–e).

Mit seinem pentazölen Typ steht der Mensch ziemlich allein da. Wahrscheinlich wird dabei eine größere Bewegungsgenauigkeit durch einen Verlust an Bewegungsspielraum erkauft. Amüsant ist, daß ausgerechnet das Faultier, das zumindest phy-

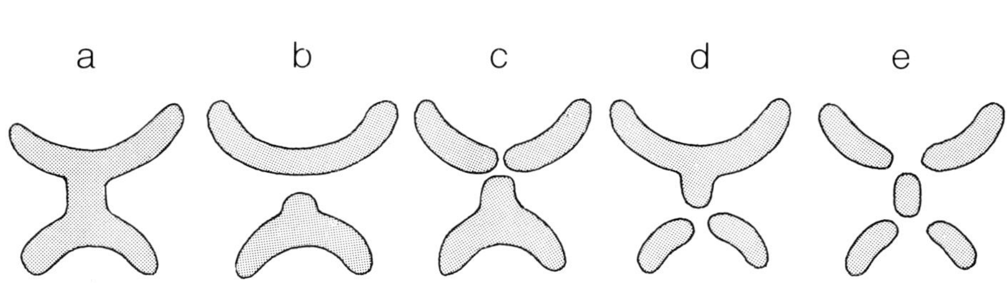


**Abb. 5a–e.** Schematische Darstellung des Verhaltens der Kopfgelenke bei verschiedenen Säugern. **a** Monozöler Typus (Echidna, Halmaturus, Petrogale, Erinaceus, Canis, Felis, Pteropus, Lemur, Stenops). **b** Dizöler Typus (Bos taurus), **c** Trizöler Typus a (Sus, Equus, Cavia, Lepus). **d** Trizöler Typus b (Dasypus). **e** Pentazöler Typus (Bradypus, Homo). (Aus Gaupp 1908)

logenetisch nicht mit Homo sapiens verwandt ist, einer der wenigen Vertebraten ist, die ebenfalls über den pentazölen Typ verfügt. Die weit verbreitete Einkammerigkeit des Kopfgelenkbereiches kann als weiteres Indiz für eine gewiße Autonomie des Kopfgelenkbereiches dienen.

### 2. Kauorgan und Kopfgelenkbereich

Kneese (1936) richtete die Aufmerksamkeit auf die engen Beziehungen, die bei fast allen Vierfüßlern zwischen der Nahrungsaufnahme bzw. dem Nahrungserwerb und dem Kopf-Nacken-Übergang bestehen.

Besonders bei Raubtieren werden oft enorme Kräfte beim Kampf, beim Reißen, Beißen und Kauen im Vorderschädelbereich eingesetzt. Sie können nur dann voll wirksam werden, wenn der Nacken tonisch stabilisiert wird bzw. die Nackenmuskulatur mitarbeitet.

Kneese verweist darauf, daß „die Zerr- und Reißbewegungen beim Fressen ... zum größten Teil im Kopfgelenkbereich durchgeführt werden, während die Kauwerkzeuge nur die Nahrung festhalten".

Im Hinblick darauf, daß klinische Beziehungen zwischen dem myofaszialen Syndrom (Costen-Syndrom) und Funktionsstörungen im KGB zu beobachten sind, sollte man diesen Aspekt nicht aus den Augen verlieren.

## V. Schlußbemerkung

Der kurze Exkurs in die Phylogenese läßt folgende Feststellungen zu:

1. Der Wechsel vom Wasser an Land ist für die frühen Vertebraten der entscheidende Auslöser für die Entstehung von Gelenken zwischen Schädel und WS. Der Kopf muß beweglicher sein als der schwerfällig gewordene Rumpf.
2. Die Abkoppelung des Kopfes geschieht zuerst im Atlantookzipitalgelenk. Schon bei Amphibien findet sich dort konstant eine gelenkige Verbindung.
3. Die Einbeziehung der Etage C 1/2 in den KGB geschieht in einem 2. Schritt bei den Reptilien. Das Pleurozentrum I von Atlas wird zum Dens von Axis. Bis hinauf zu den Primaten befindet sich bei vielen Vertebraten das ganze Gelenkaggregat in einer einzigen Gelenkhöhle.
4. Trotz aller evolutionären Wandlungen wird bei allen Säugern das einmal entwikkelte Modell beibehalten. Am meisten wird es bei den Cetaceen (Wale, Delphine u. ä.) verändert. Immer aber bleibt das Atlantookzipitalgelenk voll erhalten.
5. Beim Fisch reicht die Orientierung im Raum durch den peripheren Vestibularapparat und z. T. durch die Augen zur Steuerung von Haltung und Bewegung aus, da Kopf und Körper eine formale und funktionelle Einheit bilden.
6. Die Beweglichkeit des Kopfes gegen den Rumpf in einer eigenen Gelenkformation macht nicht nur die Entwicklung einer speziellen subokzipitalen Muskulatur erforderlich, sondern bedingt dort auch die Entstehung eines speziellen somatosensorischen Systems. Dieses muß das Gleichgewichtsteuerungs-Zentrum über die Stellungsänderungen zwischen Kopf und oberer HWS unterrichten.

## Literatur

Brocher JEW (1955) Die occipito-cervicale Gegend. Thieme, Stuttgart
Gaupp E (1908) Über die Kopfgelenke der Säuger und des Menschen in morphologischer und funktioneller Beziehung. Anat 32:184–192
Kneese KH (1936) Das Kopfgelenk der aquatilen Säuger. Gegenbauers Morphol Jahrb 78:314–376
Pilleri G (1972) Comparative Anatomy of the throat of Platanista indi with reference to the sonar system investigation on Cetacea. Vol III, Bern, p 72
Romer AS (1976) Vergleichende Anatomie der Wirbeltiere. Paul Parey, Hamburg Berlin
Starck D (1978–1982) Vergleichende Anatomie der Wirbeltiere, Bd I (1978), Bd II (1979), Bd III (1982). Springer, Berlin Heidelberg New York
Stofft E (1978) Zur Morphologie und Funktion der zerviko-okzipitalen Übergangsregion. In: Meinecke FW (Hrsg) Pathologie und Klinik der Okzipitalregion. Hippokrates, Stuttgart
Torklus D v, Gehle W (1970) Die obere Halswirbelsäule. Thieme, Stuttgart
Wolff HD (1987) Phylogenetische Anmerkungen zur Sonderstellung des Kopfgelenkbereiches. In: Wolff HD (Hrsg) Die Sonderstellung des Kopfgelenkbereiches. Springer, Berlin Heidelberg New York Tokyo

# Gelenke und Gelenkmechanik des zervikookzipitalen Überganges

J. KOEBKE und C. KOCK

Die Gestalt von Hinterhaupt, Atlas und Axis erlaubt die morphologische und funktionelle Unterscheidung eines oberen und eines unteren Kopfgelenkes. Hauptbewegungen im Atlantookzipitalgelenk finden in der Sagittalebene statt. Hierbei ist zwischen der einfachen Nickbewegung und der komplexeren Beugebewegung des Kopfes zu unterscheiden (Abb. 1a, b). Bei einer ventral gerichteten Nickbewegung, bei der das Kinn in Richtung Kehlkopf wandert, wird durch die Lageveränderung allein des Kopfes die Distanz zwischen Okziput und hinterem Atlasbogen größer. Der Atlas ist unbeweglich. Bei einer Anteflexion des Kopfes hingegen, bei der die gesamte Halswirbelsäule mitbeteiligt ist, verringert sich nach Lewit und Krausova (1962) sowie nach Gutmann (1968) der Abstand zwischen okzipitaler Hinterhauptsschuppe und dem Arcus posterior des Atlas. Es kommt bei diesem Bewegungsablauf zu einem ruckartigen Kippen des Atlas in der Horizontalen. Das Atlaskippen ist mechanisch folgendermaßen zu erklären: Bei aufrechter Haltung des Kopfes werden die zentralen Anteile der oberen Atlasgelenkflächen beansprucht. Mit zunehmender Flexion kommt es, unter anderem bedingt durch die Schwerpunktverlagerung des Kopfes nach ventral-kaudal, zu einer Druckübertragung zwischen Hinterhauptskondylen und den vorderen, ansteigenden Teilen der Atlasgelenkflächen. Dieser belastete Gelenkflächenanteil wirkt nun als Hebel und bedingt das individuell sehr unterschiedliche Kippen des Atlas.

Die kranialen Gelenkflächen des Atlas werden durch eine Resultierende beansprucht, die sich aus dem Kopfgewicht und aus den gleichgewichthaltenden Muskel- und Bandkräften zusammensetzt. Bei Bewegungen des Kopfes ändert die Re-

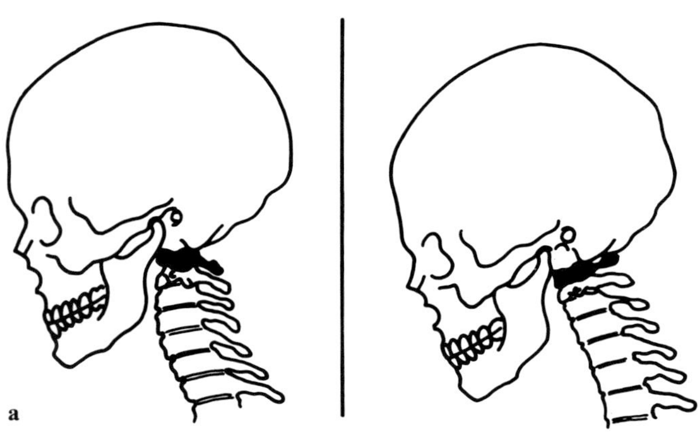

a b

**Abb. 1a, b.** Verhalten des Atlas beim Nicken (**a**) und Beugen (**b**) des Kopfes nach ventral, schematisch

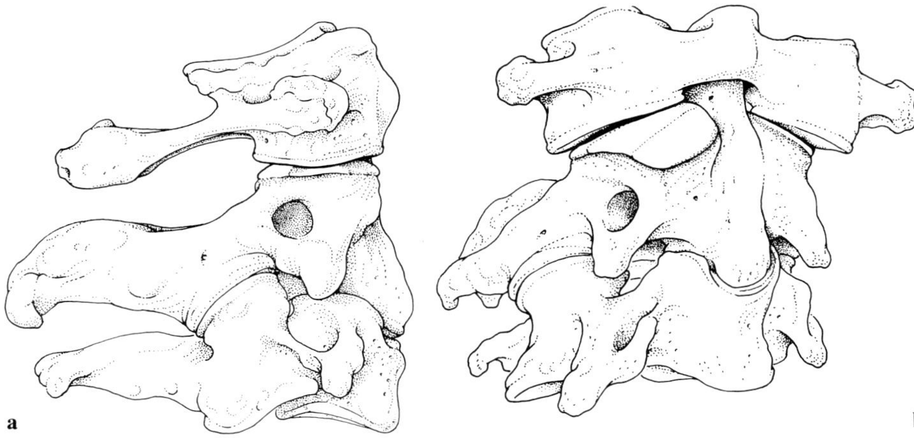

a b

**Abb. 2a, b.** Mittelstellung des lateralen Atlantoaxialgelenks (**a** Ansicht von lateral). Die Drehung zwischen Atlas und Axis (**b**) ist eine typische Schraubenbewegung. Nach Koebke und Brade (1982), Anat Embryol 164:265–275

sultierende ihre Lage, Richtung und Größe. Eine sprunghafte Lageveränderung der Resultierenden in den Bereich der vorderen oder hinteren Gelenkflächenanteile steht im Zusammenhang mit dem Kippen des Atlas bei der Ante- und Retroflexion. Einen morphologischen Hinweis auf ein nicht gleichmäßiges Durchwandern der Gelenkresultierenden stellen die häufig zu beobachtenden Unterteilungen der Artikulationsflächen dar (Tillmann und Lorenz 1978).

Hauptbewegung im unteren Kopfgelenk ist die Drehbewegung, bei der Atlas und Okziput eine Einheit bilden. Bei Betrachten der seitlichen atlantoaxialen Gelenkflächen wird deutlich, daß diese Rotation in Form einer Schraubenbewegung ablaufen muß. Auffallend ist eine in der Mitte der Artikulationsflächen ausgebildete Erhabenheit, die an der insgesamt konvexen Axisfläche besonders ausgeprägt ist. Hier bildet sie ein typisch keilförmiges Plateau mit nach medial gerichteter Keilspitze. Zum flächigen Kontakt der Plateaus an Atlas und Axis kommt es in Mittelstellung des Kopfes (Abb. 2a, b). Bei dieser Haltung klafft der Gelenkspalt dorsal und ventral beträchtlich. Bei beispielsweise einer Drehung nach rechts gleitet der vordere Anteil der Atlasgelenkfläche nach hinten auf den nach dorsal abfallenden Flächenanteil des Axis. Auf der linken Seite rückt der Atlasflächenanteil nach vorne kaudal. Durch diese Art der schraubigen Rotation haben die flacheren Atlasgelenkflächen nur mit relativ kleinen Anteilen Kontakt zu den beiden Axisflächen. Bei extensiver Drehung (Abb. 3) kommt es vor, daß der Atlas während der Drehung zunehmend nur auf der der Rotation gleichsinnig gelagerten Axisfläche Druck überträgt und die Gegenseite entlastet ist (Boever und Hennebert 1953). Für eine solche einseitige Beanspruchung der dorsalen und lateralen Flächenanteile und der damit gegebenen Reduktion der kraftübertragenden Fläche sprechen die dort gehäuft auftretenden arthrotischen Veränderungen des Gelenkknorpels.

Das mechanische Zentrum des unteren Kopfgelenkes bildet der Axiszahn. Durch Messungen an seitlichen Röntgenaufnahmen von isolierten Axes ist festzustellen, daß der Dens axis gegenüber dem Körper des zweiten Halswirbels in unter-

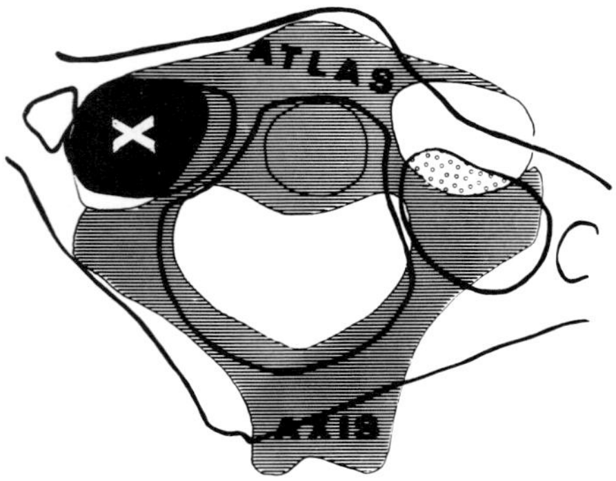


**Abb. 3.** Bei extensiver Drehung des Atlas (im Schema nach rechts) liegt nach Boever und Hennebert (1953) das Drehzentrum (×) inmitten des kontralateralen Gelenks, das entlastet wird. Im rechten Gelenk wird nur über eine kleine, dorsale Kontaktfläche (*Kreise*) erhöht belastet

schiedlichem Maße nach dorsal geneigt ist (Koebke und Saternus 1986). Meßergebnisse an Axes von Erwachsenen beiderlei Geschlechts im Alter von 36–87 Jahren zeigen eine mittlere Neigung von 12° nach dorsal. Extremwerte liegen bei 0° und 30°. Es stellt sich die Frage, ob und in welcher Weise diese Densneigung, ähnlich wie die Ausbildung der lordotischen Krümmung der Halswirbelsäule, das Ergebnis einer funktionellen, statischen und dynamischen Beanspruchung ist, die dann einsetzt, wenn ein Kind den Kopf zu heben beginnt, dann sitzen lernt und schließlich sich aufrichtet.

Vermessungen an Axes von Säuglingen und Kleinkindern im Alter von 0–37 Monaten zeigen, daß der Dens axis bei bis zu 2 Monate alten Säuglingen nicht oder nur mäßig nach dorsal geneigt ist (Abb. 4). Bis zu 16 Monaten nimmt die lordoti-

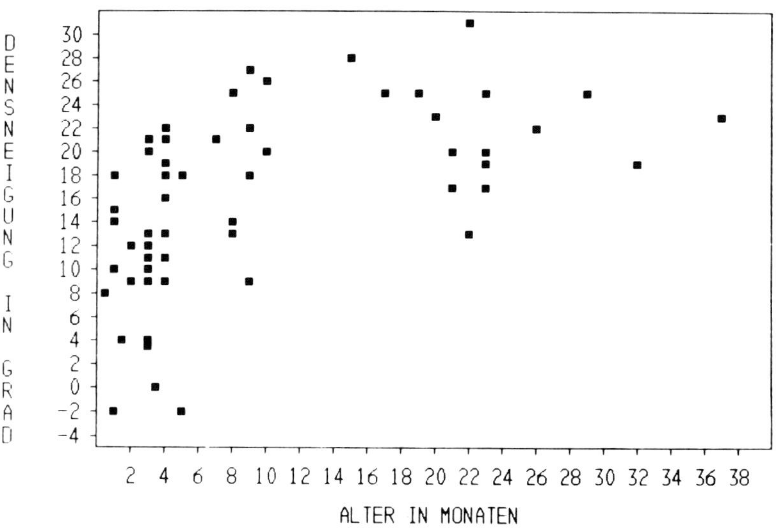


**Abb. 4.** Densneigung bei Säuglingen und Kleinkindern im Alter on 0–37 Monaten. In zwei Fällen ist der Dens kyphotisch nach ventral (–2 Grad) geneigt. Bis ca. 16 Monate nimmt die dorsale Neigung zu, um sich schließlich um einen Wert von + 20 Grad zu stabilisieren

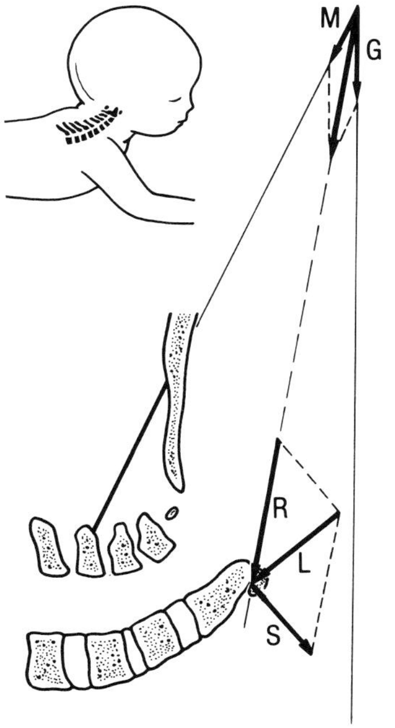


**Abb. 5.** Beanspruchung der Densgelenke beim Säugling, in Bauchlage den Kopf hebend

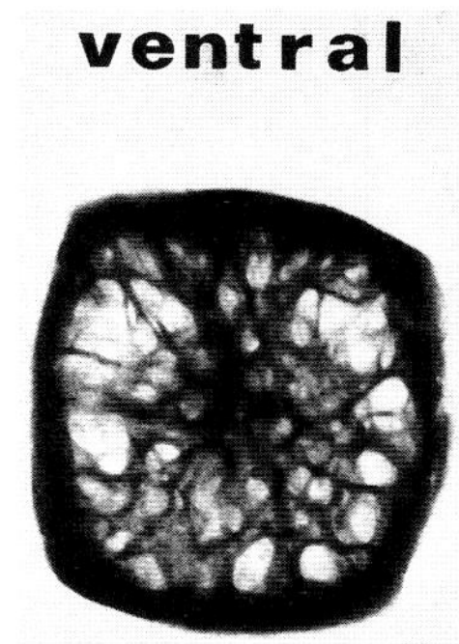


**Abb. 6.** Röntgenbild eines Querschnitts durch einen nur gering dorsalgeneigten Dens in Höhe der beiden Gelenkflächen

sche Abknickung des Axiszahnes deutlich zu, um Werte von 25° und mehr zu erreichen. Bei Kindern im Alter von 17–37 Monaten schließlich reduziert sich die dorsale Abknickung, um auf Werte um 20° einzupendeln.

Diese Befunde sind wie folgt zu interpretieren: Die in den ersten Lebensmonaten rasch zunehmende Densneigung ist die biologische Reaktion auf Kräfte, die auf den Dens einwirken, wenn das Kind in Bauchlage den Kopf anhebt (Abb. 5). Kopfgewicht und die sich kontrahierende Nackenmuskulatur bilden Kraftvektoren, die sich zu einer Resultierenden *R* zusammensetzen. Die Resultierende trifft schräg auf die atlantoaxialen Gelenke, so auch auf vorderes und hinteres Densgelenk. Für diese läßt sich *R* in eine Längskraft *L* und eine Schubkraft *S* zerlegen. Die Schubkraft *S* hat die Tendenz, den Atlas nach ventral zu verlagern. Durch das Ligamentum transversum atlantis wird der Ventralschub gebremst und es kommt zur Druckeinwirkung auf den Dens von dorsal. Auf diese Biegung reagiert der Dens mit Gegenbiegung; durch seine lordotische Krümmung stellt er sich annähernd in Richtung der Resultierenden *R* ein. Die an die in der Kopfhebe- und auch in der Sitzphase zu beobachtende Hyperlordierung der HWS angepaßten starken Dorsalkrümmungen des Dens werden später, wenn das Kind läuft, reduziert.

Ein ausgeprägt lordotisch gekrümmter Dens im Säuglingsalter kann per se zu primär engen Raumverhältnissen im Spinalkanal führen. Myelographische Bestimmungen des intraduralen Sagittaldurchmessers in Höhe von $C_2$ bestätigen dies. Darüber hinaus zeigt sich in einzelnen Fällen bei gehaltener maximaler Dorsalflexion der HWS eine Verminderung des Durchmessers um fast die Hälfte der Ausgangsweite (Saternus und Koebke, im Druck).

Am Dens axis des Erwachsenen, der entweder schwach oder mäßig, in wenigen Fällen stark dorsalgekrümmt ist, läßt sich feststellen, daß mit zunehmender Dorsalneigung des Zahnes die Position von vorderer zu hinterer Densgelenkfläche alteriert wird (Koebke 1979). Beim nahezu geraden Dens liegen die beiden Flächen auf gleicher Höhe und haben in der Sagittalen eine fast gleich große Ausdehnung. Das Ligamentum transversum atlantis umfaßt die hintere Fläche mantelartig breit. Beim dorsalgeneigten Dens hingegen liegen die beiden Flächen versetzt, die ventrale reicht höher nach kranial als die dorsale. Die hintere Fläche verliert in der Sagittalebene an Höhe, das Ligamentum transversum ist jetzt schmal und liegt der hinteren Fläche gürtelartig an. Bezüglich der physiologischen Beanspruchung des Dens in der Sagittalen wird man davon ausgehen können, daß über die beiden Gelenkflächen axiale Druckkräfte übertragen werden. Knorpelbedeckung und Verdichtung des subchondralen Knochenmaterials sind entsprechende morphologische Hinweise. Simuliert man im spannungsoptischen Modellversuch die diametrale Druckeinwirkung auf gleicher Höhe, so wie sie beim fast geraden Dens gegeben ist, dann steigt die Ordnungszahl der Isochromaten, d.h., das relative Maß der Spannungen, von peripher nach zentral an. Eine entsprechende Querschnittsscheibe zeigt im Röntgenbild in Anpassung an die zentral hohen Spannungen eine Knochenverdichtung (Abb. 6). Von den Gelenkflächen gehen Spongiosabälkchen senkrecht ab und strahlen in die zentrale Verdichtung. Anders ist die Situation beim dorsalgeneigten Dens mit versetzten Gelenkflächen. Im Modell verlaufen Drucktrajektorien von der ventralen Fläche auf die mehr kaudal gelegene hintere Fläche und auf die dorsale Kortikalis zu. Gekreuzt werden die Drucktrajektorien von Zugtrajektorien, die von der Spitze des Dens hin an die ventrale Kortikalis ziehen. Die Ausrichtung der Spongiosabälkchen im sagittalen Schnitt des Dens stimmt mit dem Verlauf der maßgeblichen Trajektorien überein. Zusammenfassend läßt sich sagen, daß der Dens, abhängig von seiner Dorsalneigung, eine unterschiedliche Beanspruchung erfährt und sich an diese in seiner Architektur anpaßt.

## Literatur

Boever F, Hennebert P (1953) Les dislocations non traumatiques de la colonne cervicale. Rev Chir Orthop 39:24–36

Gutmann G (1968) Schulkopfschmerz und Kopfhaltung. Ein Beitrag zur Pathogenese des Anteflexions-Kopfschmerzes und zur Mechanik der Kopfgelenke. Z Orthop 105:497–515

Koebke J (1979) Morphological and functional studies on the odontoid process of the human axis. Anat Embryol (Berl) 155:197–208

Koebke J, Saternus K-S (1986) Inclination of the odontoid process in children and adults – an anatomical and functional investigation. Adv Neurosurg Vol. 14:165–169

Lewit K, Krausová L (1962) Beitrag zur Flexion der Halswirbelsäule. Fortschr Röntgenstr 97:38–44

Saternus K-S, Koebke J (1986) Neck extension as a cause of SIDS. J Foren Sci Int 31:167–174

Tillmann B, Lorenz R (1978) The stress at the human atlanto-occipital joint. I. The development of the occipital condyle. Anat Embryol (Berl) 153:269–277

# Rotationsinstabilität der oberen Halswirbelsäule*

J. Dvorak

Unter Mitarbeit von: M. Gerber, J. Hayek, M. M. Panjabi, B. Rahn, P. Saldinger, E. Schneider und W. Wichmann

## 1. Einleitung

Jährlich werden bei der SUVA (Schweizerische Unfallversicherungsanstalt) ca. 3500 Patienten, die eine Verletzung der Halswirbelsäule erlitten haben, angemeldet. Etwa die Hälfte der Verletzungen geht auf das Konto von Verkehrsunfällen, die restlichen resultieren aus Sportunfällen, Stürzen, Schlägen etc. 90% aller Verunglückten laufen unter der Diagnose „HWS-Distorsion" bzw. „Weichteilverletzungen der Halswirbelsäule". Bei 10% der Patienten wird eine Halswirbelfraktur nachgewiesen, meistens Wirbelkörper- einschließlich Prozessus uncinatus-Frakturen, ferner Dornfortsatz- und Querfortsatzabriß. Etwa ¼ der Verletzten mit Halswirbelfrakturen erleiden zugleich eine Rückenmarksverletzung. Für die initiale Beurteilung und für die spätere Begutachtung stellen Patienten mit Frakturen kein größeres Problem dar. Hingegen zeigen jene Patienten, die eine sog. „harmlose Weichteilverletzung" der Halswirbelsäule erlitten haben, laut Umfrage (Dvorak et al. 1987) einen protrahierten Verlauf. Zwar werden in der Folge nur 1,5% der Patienten mit Weichteilverletzung der Halswirbelsäule berentet, doch leidet etwa ⅓ aller Patienten auch vier bis sieben Jahre nach dem Unfall noch an behandlungsbedürftigen und möglichweise mit dem Unfall in Zusammenhang stehenden Beschwerden der Schulter-Nackenregion. Diese sind gekennzeichnet durch Zervikobrachialgien, okzipitale Kopfschmerzen, unter Belastung und Rotation der HWS auftretende Schwindelzustände sowie eine Reihe von psychischen Symptomen wie depressive Entwicklung, Herabsetzung der allgemeinen Leistungsfähigkeit, Konzentrationsschwierigkeiten, Schlafstörungen etc.

Es stellt sich die Frage, ob nicht ein Teil der therapieresistenten Patienten an funktionellen Störungen der oberen Halswirbelsäule leidet, welche bis dahin nur ungenügend oder gar nicht diagnostiziert worden sind.

Die beinahe horizontal angeordneten Gelenkflächen zwischen Atlas und Axis (Abb. 1) und die 45° um die X-Achse geneigten Gelenkflächen der mittleren und unteren Halswirbelsäule (Abb. 2) bestimmen weitgehend die Bewegungen im jeweiligen Segment. Über die Rotation im Atlanto-Okzipitalgelenk bestehen in der Literatur unterschiedliche Angaben: Fielding (1957 und 1978), White et al. (1975), White und Panjabi (1978) und Penning (1968) verneinen eine Rotation; nach Depreux und Mestaagh (1974) besteht hingegen eine Rotation von ca. 5°, welche sich insbesondere nach einer atlantoaxialen Fusion erheblich vergrößern kann. Caviezel (1976) untersuchte klinisch die „passive Schlußrotation" des Atlas im Federungstest.

---

* Gewidmet: Prof. Marco Mumenthaler und Norbert Gschwend zum 60. Geburtstag.

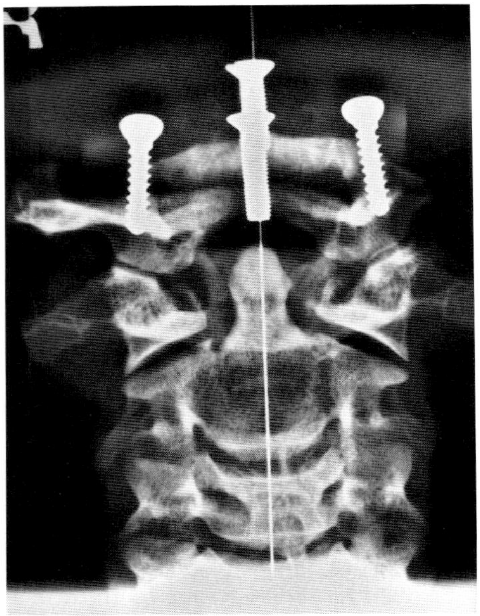


**Abb. 1.** Orientierung der Gelenkflächen im kraniozervikalen Übergang. Der frontale Gelenkachsenwinkel der Condyli occipitales (nach Stoff 1976) beträgt bei Männern 124 Grad, bei Frauen 127 Grad. Die atlantoaxialen Gelenke sind beinahe horizontal angeordnet

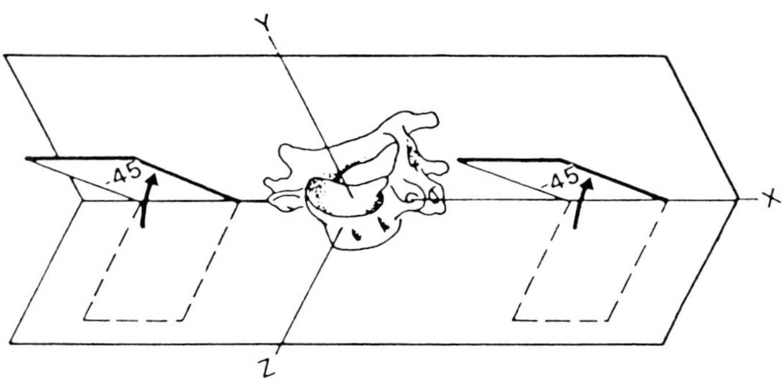


**Abb. 2.** Darstellung der Gelenkflächenneigung und der Bewegungsachsen des Dreikoordinatensystems am Beispiel des C4 (nach White u. Panjabi 1978)

Im atlantoaxialen Gelenk ist die axiale Rotation von je ca. 40° (Rotation um die Y-Achse) die dominierende Bewegung. Im Bereiche der mittleren und unteren Halswirbelsäule steht die Flexion–Extension (Rotation um die X-Achse) und die Lateralflexion (Rotation um die Z-Achse) im Vordergrund. Funktionell sind die Begleitbewegungen (Coupling, Patterns) von Bedeutung. Die Seitneigung wird durch eine gleichsinnige axiale Rotation begleitet (White u. Panjabi 1978), (Abb. 3), und umgekehrt.

Bei der funktionellen Untersuchung der Halswirbelsäule sollen der kranio-zervikale Übergang bzw. die Kopfgelenke und die mittlere Halswirbelsäule gesondert beurteilt werden (Dvorak u. Dvorak 1987). Für die funktionelle radiologische Untersuchung der Halswirbelsäule werden Flexions-Extensions-Aufnahmen im seitli-

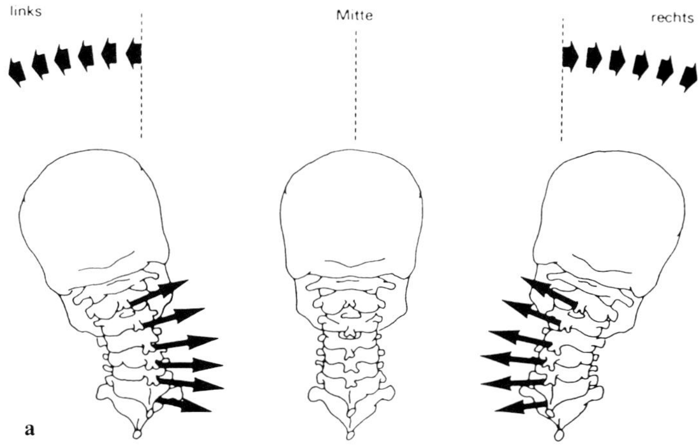


a

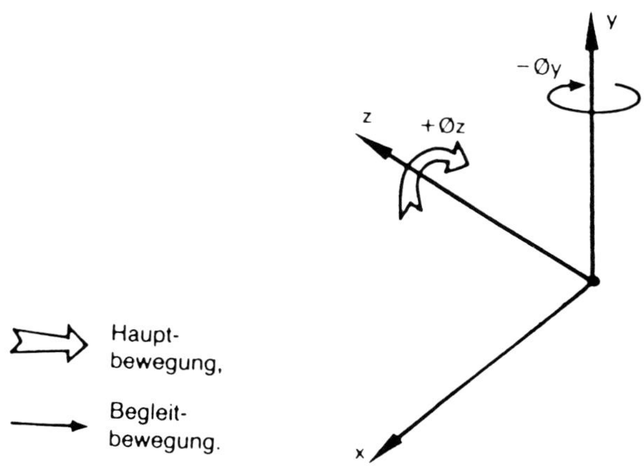


b

**Abb. 3. a** Begleitbewegungen an der Halswirbelsäule. (Nach White u. Panjabi 1978). **b** Die Seitneigung (positive Rotation um die Z-Achse) wird von einer axialen Rotation (negative Rotation um die Y-Achse) begleitet. (Aus Dvorak u. Dvorak 1985)

chen Strahlengang und Lateralflexionsaufnahmen im ap-Strahlengang benützt (Penning 1968; Reich u. Dvorak 1986; Kamieth 1983; Jirout 1973, 1974, 1981). Die Flexionsaufnahmen der Halswirbelsäule vermitteln indirekte Informationen über den Funktionszustand des Ligamentum transversum atlantis und der Membrana tectoria. Keine der obengenannten Methoden gibt allerdings Auskunft über die axiale Rotation.

Das Akzelerations-Dezerelationstrauma kann nicht nur eine ossäre Läsion der Halswirbelsäule, sondern auch, und dies wahrscheinlich viel häufiger als bisher angenommen, eine Läsion des Bandapparates zur Folge haben. Saternus (1981, 1982) untersuchte post mortem 427 Fälle mit Verletzungen der Halswirbelsäule. Nur in 57 Fällen konnte eine Fraktur nachgewiesen werden, wohingegen in 340 Fällen eine Läsion des Bandapparates der oberen Halswirbelsäule gefunden wurde. Aufgrund dieser pathologisch-anatomischen Untersuchung dürften Weichteilverletzungen einschließlich des Bandapparates häufiger vorkommen, als bisher klinisch bei Verletzungen der Halswirbelsäule angenommen wurde.

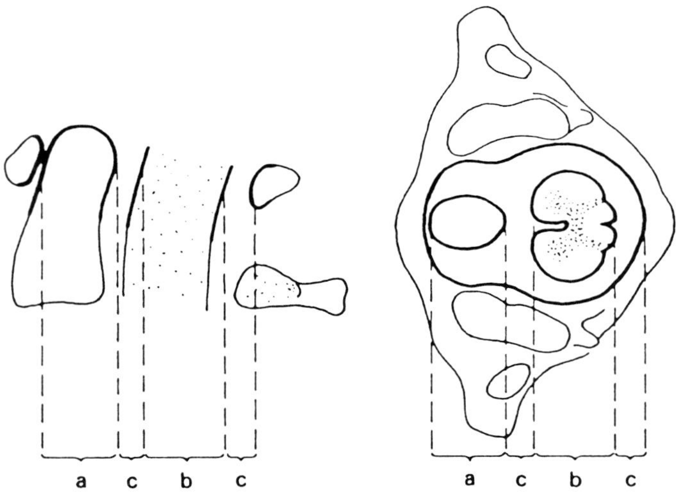


**Abb. 4.** Drittelregel nach Steel (1968) (schematisch: a = b = 2 c = ⅓ (a + b + 2 c)). *a* = Dens axis, *b* = Rückenmark, *c* = Sicherheitszone

Bei unerwarteter und indirekter Gewalteinwirkung auf die Halswirbelsäule, wie dies am häufigsten bei Auffahrtkollisonen der Fall ist, trifft das Trauma eine weitgehend entspannte subokzipitale Muskulatur. Die Flexionsbewegung der Halswirbelsäule wird dann zur Hauptsache durch die Membrana tectoria, das Ligamentum longitudinale und Ligamentum transversum atlantis gebremst. Halten diese Strukturen nicht stand und kommt es zu ihrer Zerreißung, so wird das weitere Gleiten des Okziput und Atlas gegenüber dem Axis durch die Ligamenta alaria verhindert (Lanz 1979; Fielding 1974). Diese pathologische Situation wird auf den seitlichen funktionellen Röntgenaufnahmen der Halswirbelsäule ersichtlich. Bei der Auswertung erweist sich die Drittelregel nach Steel (1968) als nützlich (Abb. 4). Ist allerdings der Kopf des Verletzten im Moment der Auffahrtskollision leicht rotiert, kommt es durch die Krafteinwirkung zunächst zur maximalen Rotation (Hinz 1970), was naturgemäß zur Belastung anderer Weichteile führt. Dieser Unfallmechanismus wurde bis heute nicht genügend untersucht, jedoch zur Evaluation vorgeschlagen von Ommaya (1984).

## 2. Arbeitshypothesen und offene Fragen

2.1 Funktionelle Anatomie der Ligamenta alaria als limitierende Struktur der axialen Rotation in der oberen Halswirbelsäule.

2.2 Histologische Bestimmung der Fasern der Ligamenta alaria und des Ligamentum transversum atlantis.

2.3 Bestimmung der Dehnfähigkeit und Reißfestigkeit der Ligamenta alaria und des Ligamentum transversum atlantis.

2.4 Wenn die Ligamenta alaria die axiale Rotation der oberen Halswirbelsäule limitieren, sollte eine selektive Durchtrennung des einen Ligamentum alare eine Zunahme der axialen Rotation des Okziput-Atlas-Komplexes zur kontralateralen Seite zur Folge haben.
2.5 Sollte eine Rotation zwischen Okziput und Atlas nachgewiesen werden können, wäre ebenfalls eine Zunahme dieser Rotation nach einseitiger Durchtrennung des Ligamentum alare in die andere Richtung zu erwarten.
2.6 Es wird angenommen, daß die Ligamenta alaria die axiale Rotation limitieren und eines von beiden ist bereits beim Erreichen der physiologischen Bewegungsgrenze maximal gedehnt. Somit wäre es denkbar, daß eine zusätzliche Flexion des Kopfes eine irreversible Überdehnung oder gar Ruptur des Bandes verursachen könnte. Dieser Mechanismus wird häufig bei Patienten nach Auffahrtkollisionen beobachtet.
2.7 Können die Ligamenta alaria durch die computertomographische Untersuchung dargestellt werden?
2.8 Kann die axiale Rotation zwischen Okziput-Atlas und zwischen Atlas-Axis mittels funktionell durchgeführten Computertomogrammen gemessen werden?
2.9 Kann die funktionelle computertomographische Untersuchung der oberen Halswirbelsäule bei der Diagnostik der Rotationsinstabilität nützlich sein?

## 3. Funktionelle Anatomie der Ligamenta alaria

Die in der Literatur vorliegenden Angaben über die Anatomie der Ligamenta alaria sind nicht einheitlich. Der überwiegende Teil der Autoren beschreibt die Ligamenta alaria als eine Verbindung zwischen Dens, Axis und Condylus occipitalis (Arnold 1845; Althoff 1979; Daniels et al. 1983; White u. Panjabi 1978; Sherk u. Parke 1983). Dem stehen Arbeiten von Cave (1933/34), Ludwig (1952) und Lang (1979) gegenüber, welche zwei Teile des Ligamentum alare beschreiben, nämlich einen, der den Dens axis mit dem Condylus occipitalis, und einen zweiten, der den Dens axis mit dem vorderen Atlasbogen verbindet. Ludwig (1952) vergleicht das Ligamentum alare mit einem unregelmäßigen vierseitigen Pyramidenstumpf. Die viereckige Basis ist den kranialen ⅔ der Densseitenfläche angelagert. Die kraniale, dorsale und die ventrale Fläche verbinden den Dens mit dem Condylus occipitalis, die kaudale und laterale Fläche verbinden hingegen den Dens mit der Massa lateralis atlantis. Cave (1933/34) hat stets straffe dentoatlantale Faserbündel gefunden, die vom Dens zum Recessus praetubercularis atlantis hinziehen.

Wir haben 19 frisch entnommene Präparate der oberen Halswirbelsäule untersucht. Das Os occipitale wurde V-förmig ausgeschnitten und der hintere Atlasbogen reseziert. Die Membrana tectoria, die Längsfaszikeln sowie das Y-Ligament (Ligamentum Arnoldi) wurden in der Mittellinie durchgeschnitten und von Okziput und Atlas wegpräpariert (Abb. 5). Die Fasciculi longitudinales des Ligamentum cruciforme wurden durchtrennt und soweit nach kaudal abpräpariert, bis die Ligamenta alaria vollständig dargestellt wurden. Vor der Weiterpräparation wurden alle möglichen Rotationsbewegungen um die jeweiligen Axen des dreidimensionalen Koordinatensystems induziert, um die limitierende Funktion der Ligamenta alaria zu evaluieren.

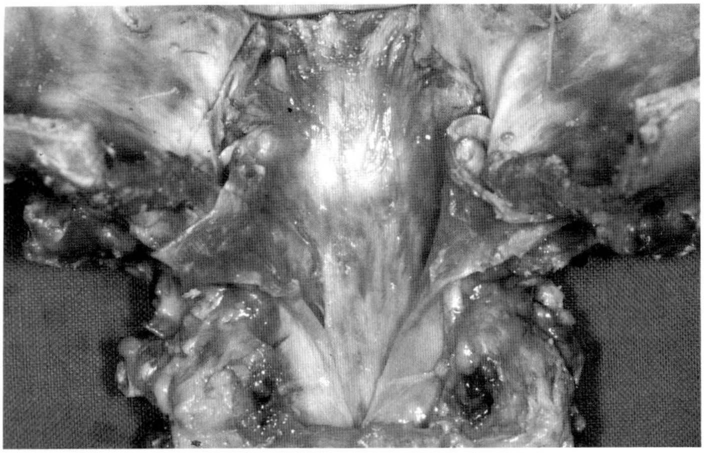

**Abb. 5.** Präparatorischer Zugang zum Bandapparat der oberen Halswirbelsäule (dorsoventrale Ansicht, das Os occipitale wurde V-förmig abgetragen)

Der schwierigste Teil der Präparation war die Freilegung der atlantalen Portion des Ligamentum alare. Der vordere Atlasbogen wurde in der Mittellinie mit der hochoszillierenden Säge durchtrennt, und die Gelenkkapsel der Articulatio atlantodentalis medialis sowie der Articulationes atlanto-dentales laterales durchschnitten. Länge, Durchmesser sowie Ursprung und Insertionsfelder wurden gemessen und Biopsien sowohl vom Ligamentum alare wie auch vom L. transversum atlantis für die histologische Untersuchung entnommen.

### 3.1 **Deskriptive Anatomie** (Dvorak et al. 1987)

In der Sagittalebene waren die Ligamenta alaria symmetrisch angelegt, mit einer durchschnittlichen Länge von 11 mm (variiert von 7–16 mm), proximal gemessen, und 13 mm (variiert von 10–18 mm), kaudal gemessen. Der elliptische Querschnitt betrug im Durchschnitt $3{,}2 \times 6$ mm.

Der viereckige, nach dorsal exzentrische Ursprung des Bandes am lateralen Aspekt des Dens axis flachte an der Insertion in den vorderen ⅔ der Condyli occipitales ab. Bezogen auf die Condyli occipitales und den in der Mitte stehenden Dens axis bildeten die Ligamenta alaria bei 12 Präparaten einen Winkel von 180°, bei 7 Präparaten einen flachen Winkel von 150–170° (Abb. 6). Die Orientierung der Fasern in der Sagittalebene hing weitgehend von der Höhendifferenz zwischen der Spitze des Dens axis und der Condyli occipitales ab. In 9 Präparaten verliefen die Fasern in cranio-kaudaler, in 6 in horizontaler und in 4 in kaudo-kranialer Richtung (Abb. 7).

In 12 Präparaten fanden wir eine ligamentäre Verbindung zwischen dem Dens axis und dem vorderen Atlasbogen als Teil des Ligamentum alare. Die Fasern, ca. 3 mm lang, zogen schräg in kraniokaudaler Richtung vom Dens zum vorderen Atlasbogen. In 7 Präparaten konnte diese Verbindung nicht mit Sicherheit nachge-

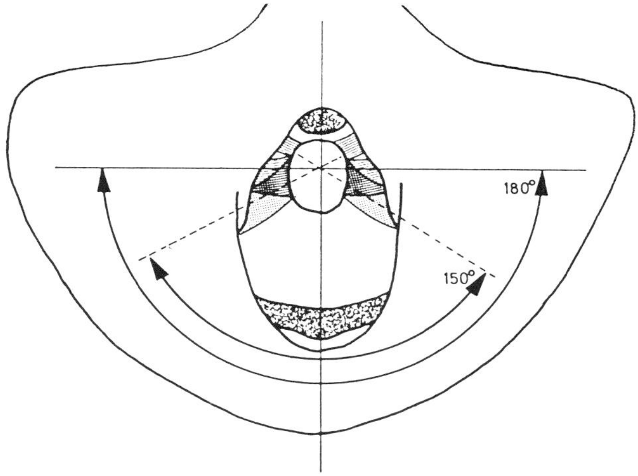


**Abb. 6.** Schematische Darstellung der Faserorientierung der Ligamenta alaria in Horizontalebene

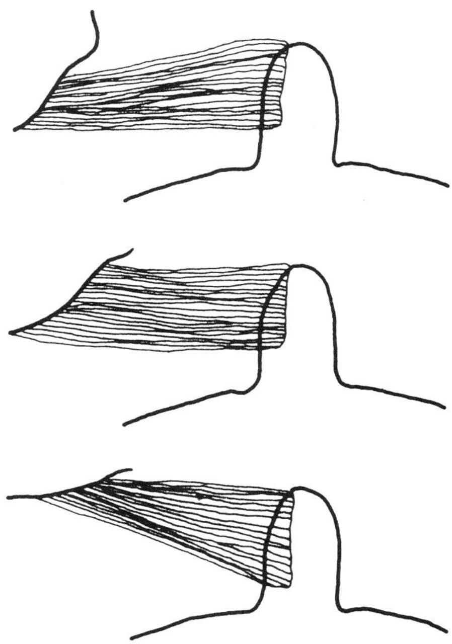

**Abb. 7.** Faserorientierung der Ligamenta alaria in der Sagittalebene (Beschreibung s. Text)

wiesen werden (Abb. 8 u. 9). Eine ligamentäre Verbindung zwischen der Basis des Dens axis und vorderen Atlasbogen (Ligamentum atlantoaxiale anterius) wurde bei 2 Präparaten beobachtet (Abb. 9), ein Band, das Barrow (1841) beschrieben hatte. Bei 2 Präparaten lag ein Ligamentum occipito-occipitalis als Variation des Ligamentum alare vor. Diese Variation ändert die Biomechanik der oberen Halswirbelsäule maßgeblich (Abb. 10).

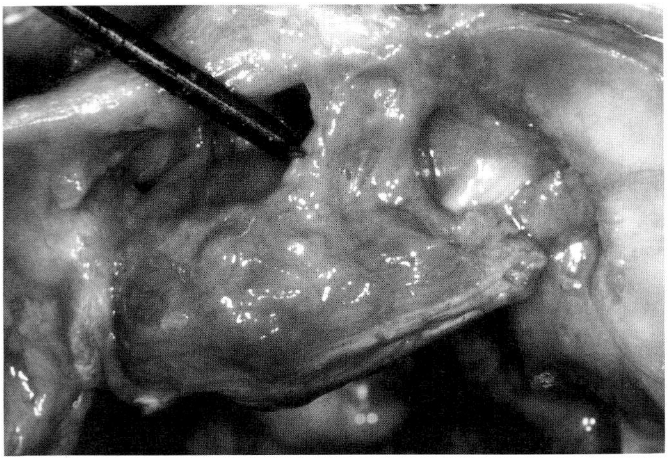

**Abb. 8.** Atlantale Portion des Ligamentum alare (mit Sonde gezeigt)

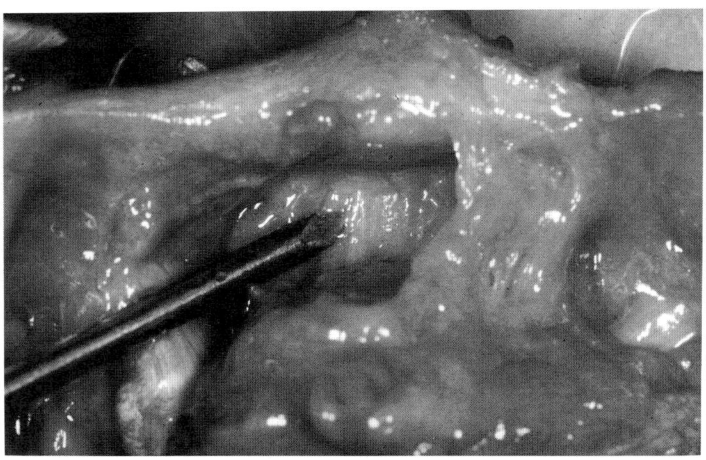

**Abb. 9.** Ligamentum atlantoaxiale anterius (mit Sonde bezeichnet)

In 3 Präparaten konnten Ossa odontoidea nachgewiesen werden. In einem war das Os odontoideum doppelt angelegt. Eine Asymmetrie der Condyli occipitales sowie der oberen Gelenkflächen des Atlas wurde in 3 Fällen gefunden. Es ist klar, daß solche anatomische Varianten die Funktion bzw. den physiologischen Ablauf von Bewegungen der oberen HWS entscheidend beeinflussen können.

## 3.2 Funktion der Ligamenta alaria

Die Funktion der Flügelbänder kann weitgehend durch den Ursprung und Ansatz sowie die Verlaufsrichtung der Fasern zu den Condyli occipitales sowie zum Atlas

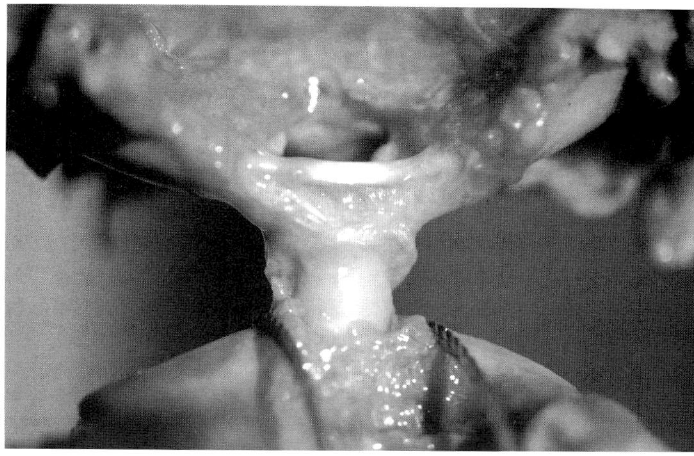

**Abb. 10.** Ligamentum occipito-occipitale – ein Teil des Ligamentum alare verläuft durchgehend vom einen zum anderen Condylus occipitalis, ohne am Dens axis zu inserieren

abgeleitet werden. Als Hauptfunktion limitieren die Ligamenta alaria die axiale Rotation der Kopfgelenke. Die Rechtsrotation wird durch das linke, die Linksrotation durch das rechte Ligamentum alare limitiert (Abb. 11). Bei der Rotation ist jeweils das kontralaterale Band entspannt.

Während der Seitneigung (Rotation um die Z-Achse) ist die homolaterale okzipitale Portion entspannt, die atlantale Portion hingegen angespannt, wodurch das Gleiten des Atlas in die Richtung der Seitneigung limitiert wird. Ebenfalls angespannt ist die kontralaterale okzipitale Portion, wodurch das Gleiten der Condyli occipitales in die entgegengesetzte Richtung begrenzt wird (Abb. 12). Die angespannte okzipitale Portion des Ligamentum alare mit ihrem dorsal exzentrischem Ursprung am Dens axis einerseits und die atlantale Portion mit ihrem ventral exzentrischem Ursprung am Dens axis auf der anderen Seite induzieren eine „Zwangsrotation“ des Axis in die Richtung der Seitneigung (der Dornfortsatz des Axis wandert in die kontralaterale Richtung bzw. in die Richtung der Konvexität) (Reich u. Dvorak 1986). Aufgrund der vorliegenden Befunde kann jedoch nicht abschließend beurteilt werden, ob die Ligamenta alaria die einzigen für die Zwangsrotation des Axis verantwortlichen Strukturen sind bzw. wie weit die Anordnung der Gelenkflächen die Zwangsrotation ebenfalls zu induzieren vermag.

Die Flexion im Bereich der oberen Halswirbelsäule ist zur Hauptsache durch das Ligamentum nuchae, das Ligamentum longitudinale posterius, die Membrana tectoria, die Fasciculi longitudinales des Ligamentum cruciforme und, unterstützt als letzte Bremse, durch die Spannung der Ligamenta alaria begrenzt. Die Extensionsbewegung ist zur Hauptsache durch die transversal orientierten Ligamenta alaria limitiert.

Die Ligamenta alaria stehen unter der größten Spannung und werden demzufolge am ehesten irreversibel überdehnt oder gar zerrissen, wenn der Kopf maximal rotiert ist (Rotation um die Y-Achse) und zusätzlich eine Flexions-/Extensionsbewegung (Rotation um die X-Achse) erfolgt.

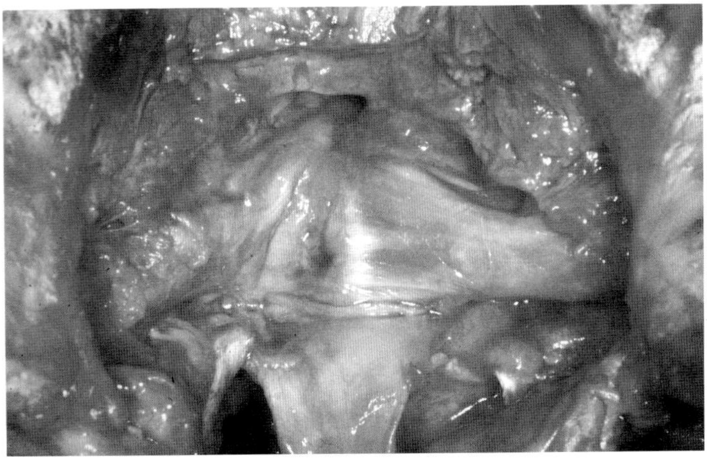

a

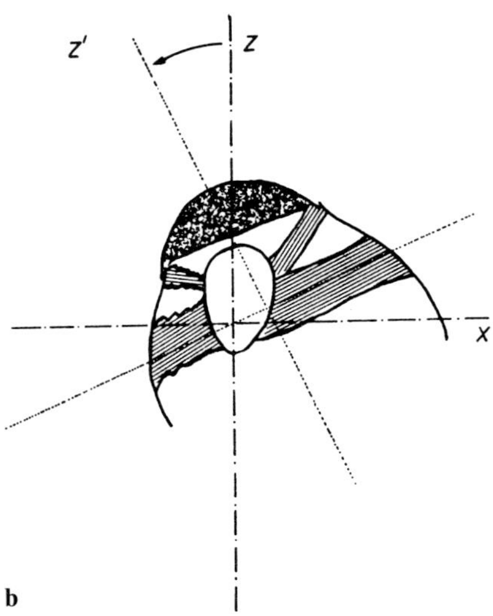


b

**Abb. 11 a–d.** Ligamenta alaria in dorsoventraler Ansicht bei Rechtsrotation (**a** u. **b**) und bei Linksrotation des Kopfes (**c** u. **d**)

Dieser Mechanismus wird häufig bei den unerwarteten Auffahrtkollisionen angetroffen. Es ist denkbar, daß dieser Unfallmechanismus eine Läsion der Ligamenta alaria zur Folge haben könnte, ohne daß das Ligamentum transversum atlantis in Mitleidenschaft gezogen werden müßte. (Eine gerichtsmedizinische bzw. pathologisch-anatomische Untersuchung der oberen Halswirbelsäule dürfte nähere Angaben zu dieser Problematik bringen).

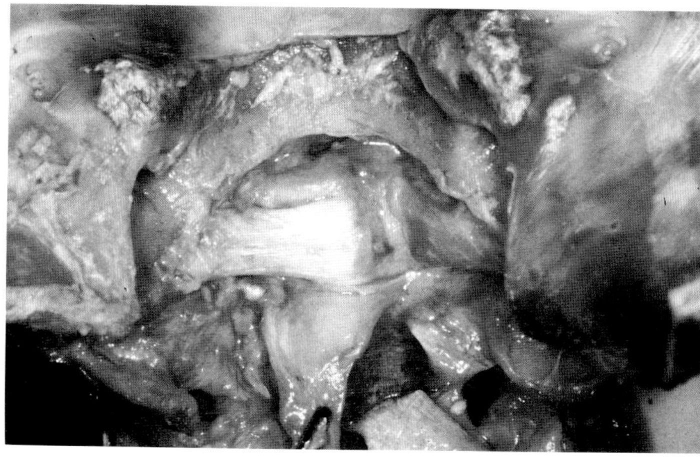

c

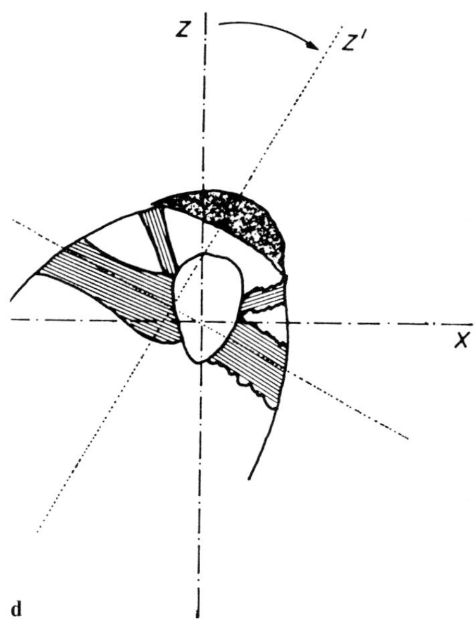


Abb. 11 c, d. d

## 4. Histologie der Ligamenta alaria und des Ligamentum transversum atlantis

Das mechanische Verhalten von Ligamenten hängt von drei Faktoren ab:

- der Faserorientierung,
- dem Verhältnis zwischen kollagenen und elastischen Fasern und
- den mechanischen Eigenschaften der kollagenen und elastischen Fasern.

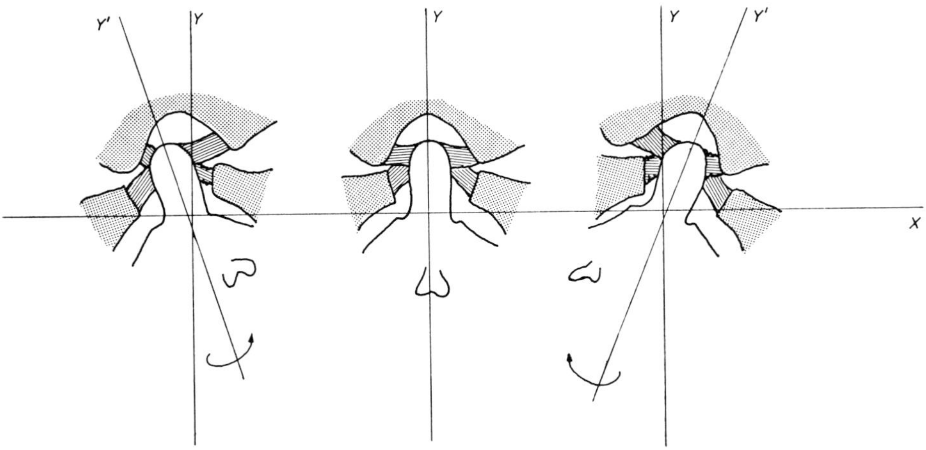


**Abb. 12.** Funktion der Ligamenta alaria während Seitneigung der oberen Halswirbelsäule (näheres s. Text)

Die Fasern sind in Bändern mehr oder weniger parallel in Zugrichtung ausgerichtet. Kollagene Fasern können sich um 6–8% dehnen, danach folgt eine irreversible Überdehnung und schließlich zerreißen sie (Abrahams, 1967). Elastische Fasern können sich hingegen bis um 200% ihrer ursprünglichen Länge dehnen und danach, im Gegensatz zu den kollagenen Fasern, abrupt zerreißen. Somit sind die kollagenen Fasern praktisch nicht dehnbar.

### 4.1 Morphologie des Ligamentum transversum atlantis

Das Ligament besteht zur Hauptsache aus kollagenen Fasern. Einzelne elastische Fasern können in den Randpartien gefunden werden, der innere Teil des Bandes ist praktisch frei von elastischen Fasern. Die kollagenen Faserbündel verlaufen in Insertionsnähe parallel, um gegen die Mitte zu in ein Scherengittergeflecht überzugehen. Dabei nehmen die Bündel an Querschnitt zu und quellen auf. Eine Umwandlung des Bandes zu Faserknorpel findet vor allem auf der dem Dens zugewandten Seite statt. In den Querschnitten konnten nebst den Faserbündeln auch Nerven und Blutgefäße beobachtet werden (Salchinger et al. 1987).

### 4.2 Morphologie der Ligamenta alaria

Im Horizontalschnitt reicht das Ligamentum alare ventral bis zum Gelenkknorpel des Dens. Dorsal inserieren beide Bänder sehr nahe beieinander oder vereinigen sich sogar hinter dem Dens zu einem durchgehenden Faserzug. Diese Stelle wird von einer lockeren Bindegewebsschicht nach dorsal abgedeckt (Abb. 13).

Das Ligament besteht fast ausschließlich aus kollagenen Faserbündeln. Vereinzelt können elastische Fasern im Randgewebe gefunden werden. Die Faserbündel

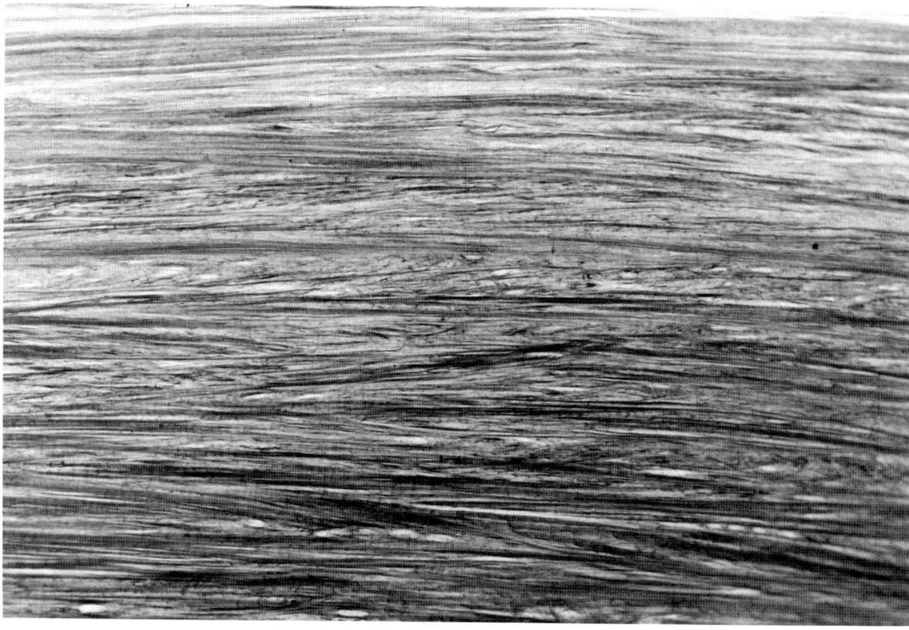

**Abb. 13.** Histologischer Schnitt des Ligamentum alare. Färbung nach Gomori, ×125

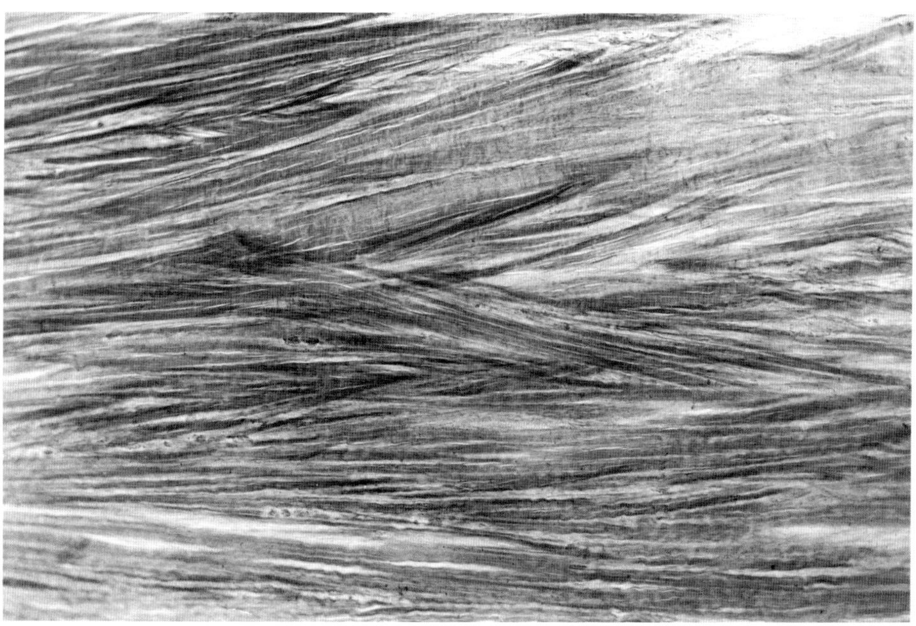

**Abb. 14.** Histologischer Schnitt des Ligamentum transversum atlantis. Gomori-Färbung. ×125

verlaufen an den Enden parallel, in der Mitte besteht eine kleine Tendenz zur Scherengitterbildung, die bei weitem nicht so ausgeprägt ist wie beim Ligamentum transversum (Abb. 14). Bei 2 untersuchten Präparaten war der Dens arthrotisch verändert, die dazugehörenden Bänder wiesen Einlagerungen zwischen den Faserbündeln auf und bindegewebige Auflockerungen konnten festgestellt werden.

## 5. Biomechanik der Ligamenta alaria und des Ligamentum transversum atlantis (Dvorak et al. 1987)

Im allgemeinen hängt die Dehnfähigkeit und Reißfestigkeit eines Ligamentes weitgehend von der Anzahl und Dicke der Fasern ab, der Anzahl in Zugrichtung quer gerichteter Fasern und der Geschwindigkeit, mit der der Zug angebracht wird. Das Alter mag ebenfalls die elastischen Eigenschaften des Bandes beeinflussen. Im Alter werden Kalkablagerungen beobachtet, was wiederum die Dehn- und Reißeigenschaften des Bandes vermindert.

Fielding et al. (1974) untersuchte die biomechanischen Eigenschaften des Ligamentum transversum atlantis. Der Atlas wurde in der Transversalebene nach vorne gezogen. Eine Zerreißung des Bandes konnte bei Belastung von ca. 40–110 kp festgestellt werden. Der Atlas bewegte sich 12 mm nach ventral. Spence et al. (1970) fand bei 10 Präparaten eine Zerreißung des Ligamentum transversum atlantis bei einer Krafteinwirkung von 38–104 kp.

In der vorliegenden Untersuchung wurden 7 Präparate der oberen Halswirbelsäule auf die biomechanischen Eigenschaften der Ligamenta alaria und transversum atlantis untersucht. Die Bänder wurden freipräpariert, ohne die Insertionen zu verletzen. Zur Fixierung der Ligamenta alaria (Abb. 15) wurde die Halswirbelsäule einschließlich des Axis in eine spezielle Vorrichtung der 1270 INSTRON-Untersu-

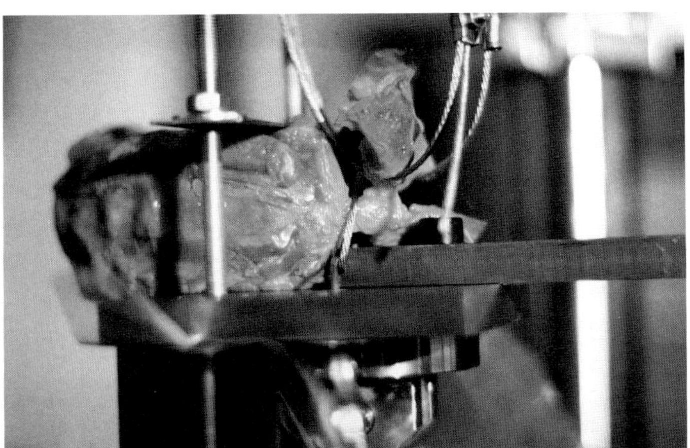

**Abb. 15.** Fixation der oberen Halswirbelsäule zur Testung der Dehn- und Reißfestigkeit der Ligamenta alaria (1270 Instron)

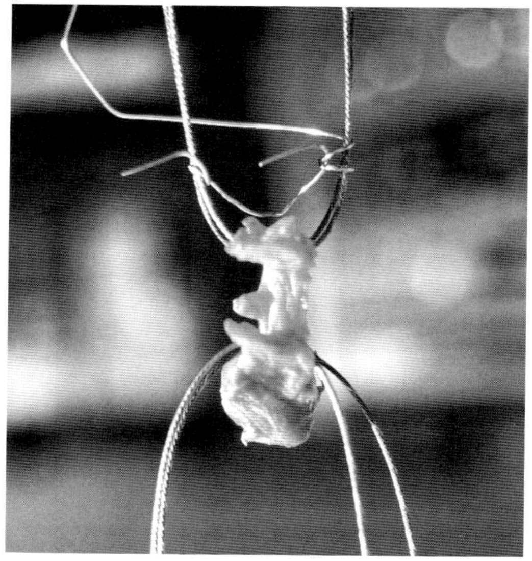

**Abb. 16.** Fixationsvorrichtung zur Testung der Dehn- und Reißfestigkeit des Ligamentum transversum atlantis

chungsmaschine eingespannt. Der Condylus occipitalis einschließlich des Os occipitale wurde mittels zweier Metallkabel mit dem Rahmen der Untersuchungsmaschine verbunden.

Das Ligamentum transversum atlantis wurde durch zwei paarig angelegte Metallkabel am Rahmen und die Tischplatte der INSTRON-Maschine fixiert (Abb. 16). Die in Richtung des Faserverlaufes applizierte axiale Belastung wurde mit einer Geschwindigkeit von 1,5 mm/s vorgenommen. Als Reißfestigkeit für jedes einzelne Ligament wurde jener höchste Wert der Belastung angenommen, der vor der Zerreißung registriert werden konnte.

Insgesamt 11 Testungen der Ligamenta alaria wurden vorgenommen. Die durchschnittliche Reißfestigkeit des rechten Ligamentum alare betrug 198 Newton, des linken 212 Newton (variiert von 70–290 Newton). Die Reißfestigkeit des Ligamentum transversum atlantis betrug durchschnittlich 354 Newton (variiert von 170–400 Newton). Aufgrund der histologischen Untersuchung der zerissenen Bänder konnten die Ausrisse in der Knochenknorpelinsertionszone bzw. in der Übergangszone des mineralisierten und nicht mineralisierten Knorpels (Saldinger et al. 1987) festgestellt werden.

## 6. Funktionelle CT-Untersuchung der rotatorischen Instabilität der oberen Halswirbelsäule (Dvorak et al. 1987)

*Experimentelle Untersuchung*

Computertomographische Untersuchungen in maximaler Flexion wurden von Roach et al. (1984) beschrieben. Bei Patienten mit chronischer Polyarthritis ist diese Technik zur Diagnostik der nach ventral gerichteten Subluxation eine geeignete

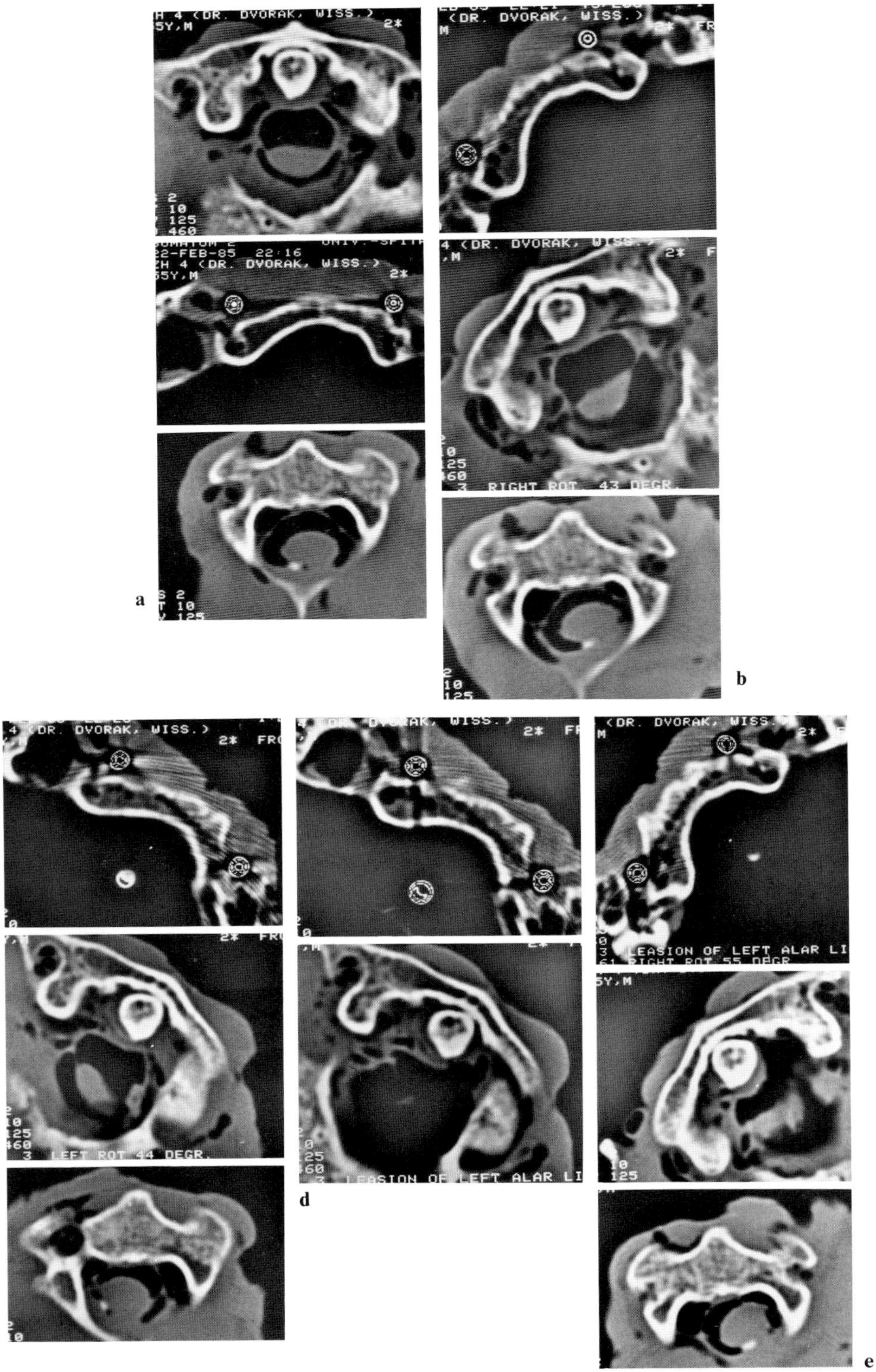

(DR. DVORAK, WISS.)
22-FEB-85 22:16
RIGHT ROT. 43 DEGR.
LEFT ROT 44 DEGR.
LEASION OF LEFT ALAR LI
RIGHT ROT 55 DEGR
a
b
c
d
e

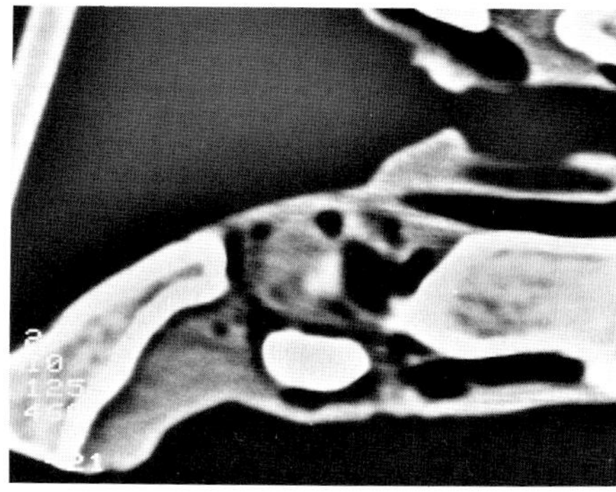

**Abb. 18.** Koronare Schnittführung paramedian an der oberen Halswirbelsäule. Mittels paradentaler Luftinstillation konnte der Bandapparat am Präparat klar dargestellt werden

Untersuchung. Allerdings ergeben sich durch diese Untersuchung keine Angaben über die axiale Rotation bzw. Rotationsinstabilität.

Um Hinweise über die Möglichkeiten der computertomographischen Untersuchung der oberen Halswirbelsäule bei gleichzeitig ausgeführter passiver Rotation zu gewinnen, wurden 12 Präparate der oberen Halswirbelsäule untersucht. Von der Untersuchung wurden Patienten mit Schädel-Hirntrauma und Patienten mit bekannter chronischer Polyarthritis ausgeschlossen.

Das Os occipitale sowie der 3. Halswirbelkörper wurden möglichst horizontal geschnitten und mittels Kortikalisschrauben auf eine Plexiglasplatte geschraubt. In der Folge wurde das Präparat in einer speziellen Plexiglasbox fixiert. Diese Vorrichtung erlaubte es, die Rotation über ein Kardangelenk manuell auszuführen, bei gleichzeitiger Fixation des kaudalen Teiles. Die Plexiglasbox lag auf einer Holzplattform, welche es ermöglichte, das Präparat in beliebiger Ebene und Richtung zu plazieren, um eine optimale orthograde Schnittführung zu erreichen.

Im ersten Schritt der Untersuchung wurden CT-Schnitte auf Höhe von C 2, C 1 und Okziput in Mittelstellung ausgeführt. Darauf wurde manuell eine maximale Rotation nach beiden Seiten ausgeführt und jeweils eine Serie von Bildern auf gleichem Niveau vorgenommen. In einem zweiten Schritt wurde selektiv und vollständig bei allen Präparaten das linke Ligamentum alare durch den Autor durchgetrennt und das Präparat erneut in eine maximale Rotation nach rechts und links rotiert, um wiederum jeweils eine Serie von CT-Bildern anzufertigen (Abb. 17 a–e).

Abschließend wurde das Präparat so gelagert, daß axiale, koronare und sagittale Schnittführungen vom Präparat möglich waren. Die Weichteile, einschließlich der Ligamenta alaria und des Ligamentum transversum atlantis, konnten klar dargestellt werden (Abb. 18).

◄

**Abb. 17 a–e.** Computertomographische Untersuchung eines Präparates der oberen Halswirbelsäule. Schnittführung auf Höhe vom Okziput. Atlas und Axis in Neutralstellung **a**, maximale Rotation nach rechts **b**, maximale Rotation nach rechts nach selektiver Durchtrennung des linken Ligamentum alare **c**, in maximaler Linksrotation **d** und maximaler Linksrotation nach selektiver Durchtrennung des rechten Ligamentum alare **e**

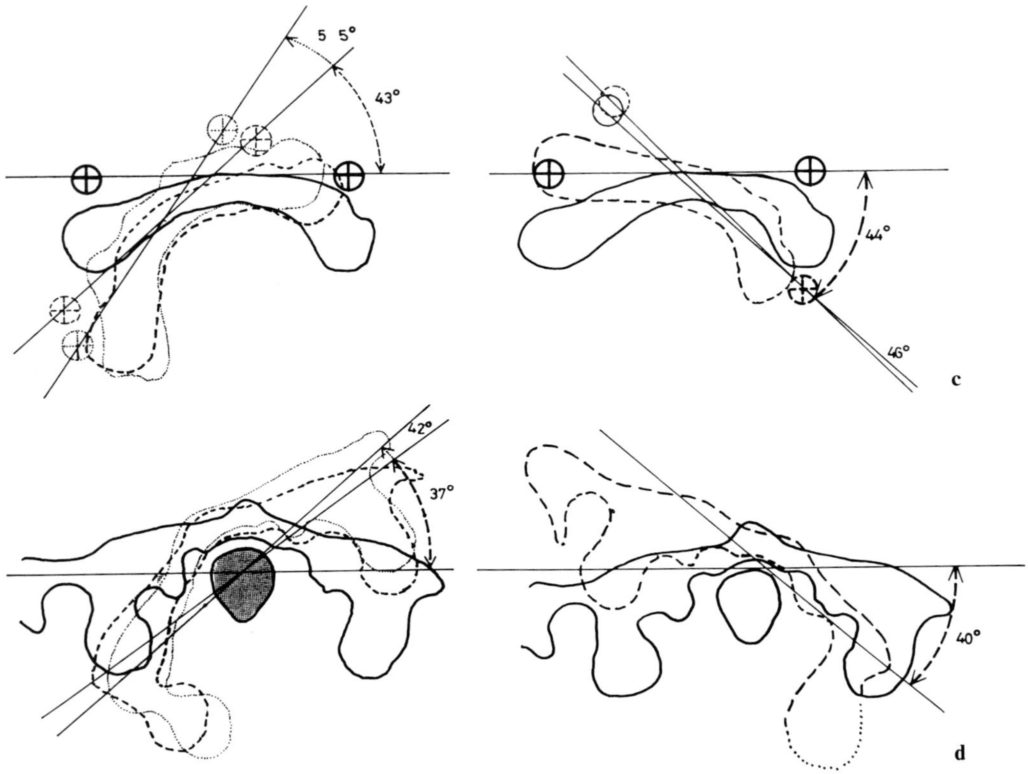


**Abb. 19 a–d.** Meßtechnik der Rotation im Bereich des kraniozervikalen Überganges bei Rechtsrotation auf Höhe des Okziput **a**, des Atlas **b** und bei Linksrotation auf Höhe des Okziput **c** und Atlas **d**. Mit der ausgezogenen Linie die Neutralstellung, mit der gestrichelten Linie die maximale Rotation und mit der unterbrochenen Linie die maximale Rotation nach Durchtrennung des linken Ligamentum alare

## 6.1 Meßtechnik und Winkel der Rotation zwischen Okziput, Atlas und Axis

Da die Computertomogrammschnitte auf weitgehend gleichem Niveau vorgenommen wurden, war die Links- und Rechtsrotation vergleichbar. Der Bewegungsausschlag (axiale Rotation) wurde gemessen in Relation zur Neutralposition auf der Höhe des Axis, Atlas und Okziput. Als Referenzpunkte wurden die identischen Landmarken bzw. am Okziput die Metallschrauben gebraucht (Abb. 19 a–d).

Die durchschnittliche Rotation zwischen Okziput und Atlas nach rechts betrug 4,35° und nahm nach Durchtrennung des linken Ligamentum alare auf 9,4° zu. Die Rotation zwischen Atlas und Axis betrug 31,4°, nach Durchtrennung des linken Ligamentum alares 37,2°. Die totale Zunahme der Rechtsrotation, gemessen anhand der CT-Bilder im Bereich des kranio-zervikalen Überganges betrug 10,8° bzw. 30% der ursprünglichen Rotation. Die axiale Rotation nach links wurde durch die Läsion des linken Ligamentum alare nur wenig beeinflußt (Dvorak et al. 1987).

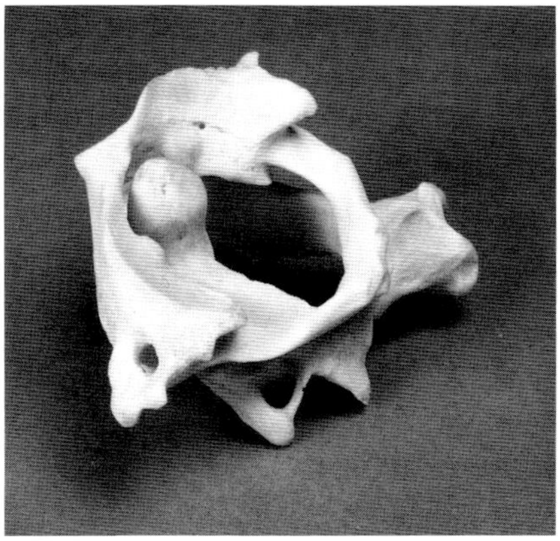
a

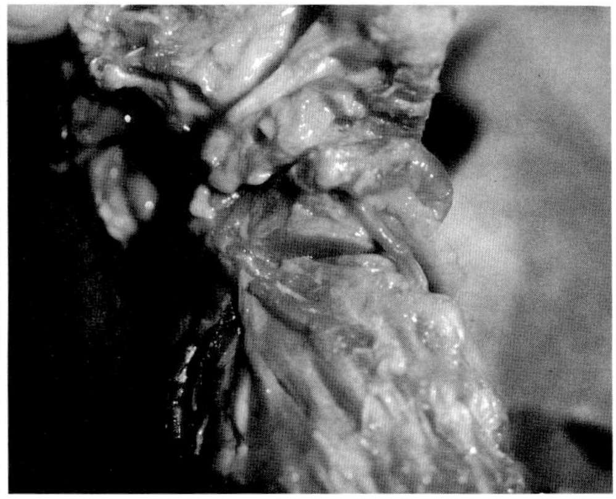
b

**Abb. 20a, b.** Die Beziehung der linken A. vertebralis zum linken atlantoaxialen Gelenk bei Rechtsrotation

Es ist denkbar, daß eine Zunahme der Rotation um ca. 11° bzw. 30% des ursprünglichen Bewegungsausschlages eine unterschiedliche Belastung der Weichteilstrukturen bzw. eine Änderung des physiologischen Bewegungsablaufes zur Folge haben könnte. Es ist bekannt, daß die A. vertebralis bereits bei physiologischer Rotation in der Schlaufe zwischen C 1/C 2 komprimiert wird (Fielding 1957). Eine Hypermobilität oder gar Instabilität dürfte zur mechanischen Reizung nicht nur der A. vertebralis, sondern auch des N. vertebralis und Mechano- und Nozizeptoren der Wirbelbogengelenke führen (Dvorak 1985) (Abb. 20a–d).

## 7. CT-funktionelle Untersuchung bei gesunden Erwachsenen und Patienten mit Verdacht auf Instabilität der oberen Halswirbelsäule

Gestützt auf die Methodik der experimentellen CT-Untersuchung wurden 8 gesunde Erwachsene und 20 Patienten mit Verdacht auf traumatisch bedingte Rotationsinstabilität der oberen Halswirbelsäule untersucht.

Die zu untersuchende Person lag auf dem Rücken auf dem CT-Tisch (in dieser Untersuchung GE-8800). Der Kopf des Patienten wurde mit einem breiten adhärenten Band fixiert. Eine Serie von 5 mm dicken Schnitten wurde proximal des dritten Halswirbels bis auf Höhe des Foramen occipitale magnum vorgenommen. In der Folge wurde durch den Untersucher eine maximale Rotation des Kopfes nach beiden Seiten ausgeführt, der Kopf wiederum mit einem breiten Band auf der Unterlage fixiert und jeweils eine neue Serie von CT-Schnitten gelegt (Dvorak et al. 1987a). Für die Ausmessung der Rotationsausschläge wurden, ähnlich wie bei den Präparaten, identische ossäre Landmarken genommen, auf dem Niveau des Foramen occipitale magnum, des Atlas und des Axis (Abb. 21a u. b).

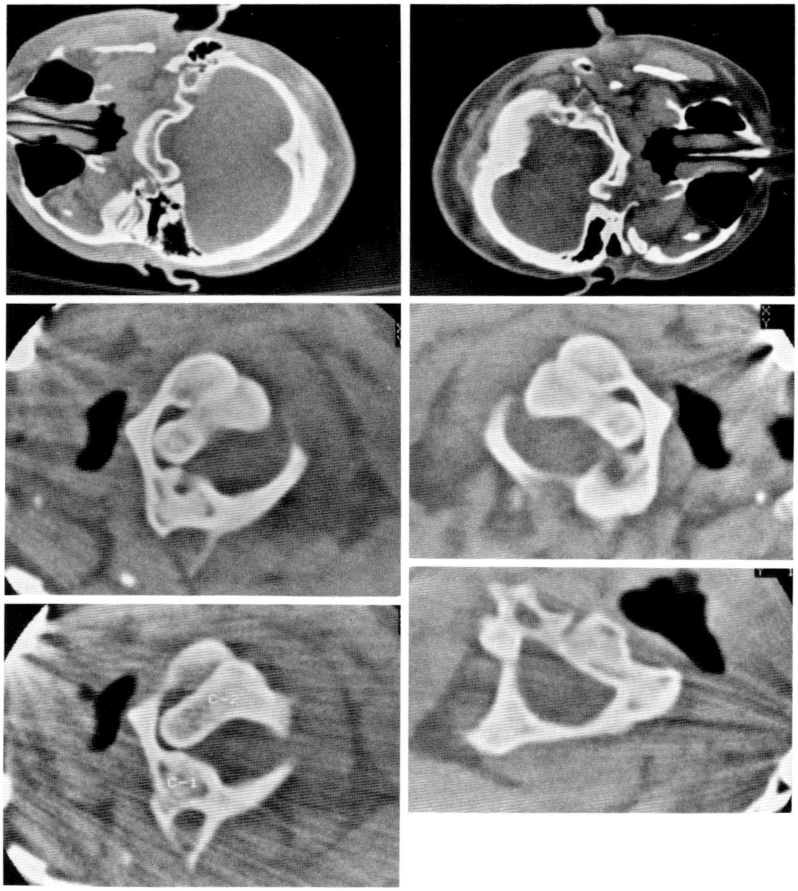

b

a

**Abb. 21 a, b.** Funktionstomographische Untersuchung eines 35jährigen gesunden Mannes in Rechts- **a** und Linksrotation **b**. Die Rotationsausschläge betrugen C0/1 rechts 6 Grad, C0/1 links 5 Grad, C 1/2 rechts 39 Grad und links 42 Grad

In der Gruppe der acht gesunden Erwachsenen (durchschnittliches Alter 32 Jahre) konnten wir eine durchschnittliche Rechtsrotation zwischen Okziput und Atlas von 4,5° und nach links von 4,1° nachweisen. Der Unterschied zwischen Links- und Rechtsrotation betrug bei einzelnen Probanden 2,1°. Die Rotation zwischen Atlas und Axis nach rechts betrug 41,5° und nach links 44° (variiert von 32–50°). Der Unterschied zwischen Links-/Rechtsrotation betrug durchschnittlich 3,1° (variiert von 1–7°).

Gestützt auf die Rotationsausschläge der Normalgruppe wurden vorläufige Werte, welche auf eine Hypermobilität bzw. Instabilität hinweisen könnten, festgelegt. Links-/Rechtsunterschied größer als 8° der axialen Rotation zwischen Okziput und Atlas bzw. eine einseitige Rotation größer als 9° wurden als pathologisch bezeichnet (die Grenze wurde berechnet durch Addition eines Drittels der maximalen Rotation bzw. durch Addition von 100% des Links-/Rechtsunterschiedes). Ein Unterschied in

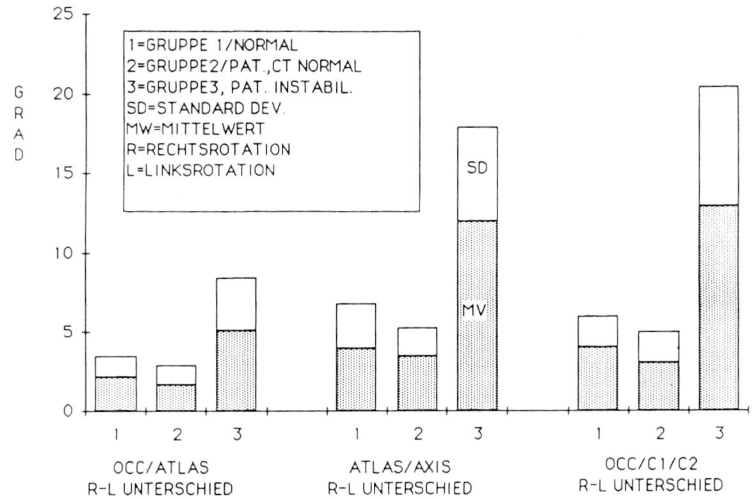


**Abb. 22.** Durchschnittlicher Rechts-/Linksunterschied der Rotation im Bereich der oberen Halswirbelsäule der drei untersuchten Gruppen

**Tabelle 1.** Durchschnittliche Werte der passiven Rotation zwischen Okziput und Atlas, und Atlas und Axis bei einer Gruppe von gesunden Erwachsenen, bei Patienten nach HWS-Trauma und keiner Instabilität und bei Patienten (Gruppe 3) nach traumatischer Läsion der Halswirbelsäule und Verdacht auf eine Instabilität bzw. Hypermobilität der oberen Halswirbelsäule.

| Patient | Alter | C0/1R | C0/1L | O/1D | C1/2R | C1/2L | 1/2D | DT | C2/3R | C2/3L | C2/3D |
|---|---|---|---|---|---|---|---|---|---|---|---|
| Gruppe 1: Acht gesunde Erwachsene | | | | | | | | | | | |
| Mittelw. | 30,5 | 4,5 | 4,1 | 2,1 | 41,5 | 45 | 3,88 | 4 | 27 | 25,6 | 3,8 |
| Min. | 17 | 2 | 2 | 0 | 32 | 34 | 1 | 1 | 17 | 16 | 1 |
| Max. | 49 | 6 | 4,1 | 4 | 49 | 50 | 9 | 6 | 36 | 35 | 8 |
| Stdev. | 11,6 | 1,7 | 1,1 | 1,25 | 6,047 | | 2,85 | 2 | 6,98 | 6,76 | 2,7 |
| Gruppe 2: Neun Patienten nach HWS Trauma, funktionelles CT normal | | | | | | | | | | | |
| Mittelw. | 32 | 3,8 | 1,8 | 1,6 | 45 | 44 | 3,4 | 3,4 | 27 | 30 | 3,4 |
| Min. | 24 | 3 | 1 | 0 | 43 | 38 | 1 | 1 | 20 | 20 | 0 |
| Max. | 39 | 4 | 3 | 3 | 47 | 50 | 5 | 6 | 36 | 35 | 12 |
| Stdev. | 5,8 | 0,5 | 1,1 | 1,3 | 1,8 | 5,8 | 1,8 | 1,9 | 6,6 | 6 | 4,9 |
| Gruppe 3: Elf Patienten nach HWS Trauma, funktionelles CT – Verdacht Instabilität | | | | | | | | | | | |
| Mittelw. | 39 | 7,6 | 4,3 | 5,1 | 37 | 42 | 12 | 13 | 30 | 29 | 5,3 |
| Min. | 22 | 4 | 0 | 0 | 29 | 18 | 5 | 0 | 14 | 16 | 1 |
| Max. | 47 | 13 | 13 | 12 | 46 | 54 | 21 | 23 | 48 | 41 | 10 |
| Stdev. | 7,7 | 3,9 | 4,5 | 3,3 | 7 | 12 | 6 | 7,5 | 11 | 7,5 | 3,1 |

der Rotation zwischen Atlas und Axis größer als 12° wurde ebenfalls als pathologisch bezeichnet. Gestützt auf diese zunächst präliminäre Wertung wurden die 20 Patienten nach traumatischer Läsion der Halswirbelsäule in zwei Gruppen eingeteilt: in Patienten, die aufgrund der computertomographischen funktionellen Aufnahmen keine Hinweise für eine Instabilität zeigten (N = 9) und in Patienten mit Verdacht auf eine Instabilität bzw. Hypermobilität (N = 11). (Tabelle 1 und Abb. 22).

Die funktionelle computertomographische Untersuchung der oberen Halswirbelsäule dürfte als eine nützliche Untersuchungsmethode bei Verdacht auf eine Rotationsinstabilität bezeichnet werden. Für die Funktion ist nicht nur der absolute Grad der Rotation wichtig, sondern auch der Links-/Rechtsunterschied. Da eindeutig eine Rotation zwischen Okziput und Atlas nachgewiesen werden konnte, sollten die zwei Bewegungssegmente des kraniozervikalen Überganges, nämlich Okziput/Atlas und Atlas/Axis, separat beurteilt werden.

Die limitierenden Faktoren dieser Untersuchung sind einerseits die Meßtechnik und andererseits die Verspannung des Patienten während der Untersuchung. Gerade die muskuläre Anspannung kann deutlich die maximale passive Rotation limitieren. Eine Fehlerquelle bei der Ausmessung (z. B. bei nicht identischer Schnittführung) könnte durch rekonstruktive Aufnahmen zur Identifikation der gleichen Landmarken reduziert werden.

Bei Patienten mit Verdacht auf posttraumatische Hypermobilität bzw. Instabilität der oberen Halswirbelsäule kann aufgrund der vorliegenden Studie folgender Abklärungsgang vorgeschlagen werden:

- neuroorthopädische Untersuchung der Halswirbelsäule einschließlich der funktionellen Diagnostik der segmentalen Beweglichkeit;
- funktionelle Röntgenaufnahmen der Halswirbelsäule im lateralen und ap-Strahlengang (Reich u. Dvorak 1986);
- funktionelle Röntgenaufnahmen im axialen Strahlengang der oberen Halswirbelsäule mit Zentrierung auf das Foramen occipitale magnum;
- funktionelle computertomographische Untersuchung in maximaler passiver Rotation der oberen Halswirbelsäule;
- diagnostische Stabilisierung der Halswirbelsäule mit Minervagips, Plastozotkragen, Halojacke etc.;
- neurophysiologische Untersuchung einschließlich EEG, EMG, ENG (Elektronystagmographie), AEP (akustisch evozierte Potentiale).

Bei nachgewiesener Rotationsinstabilität ist eine chirurgische Stabilisierung mittels hinterer Spondylodese zwischen Atlas und Axis bzw. zwischen Okziput/Atlas und Axis in Betracht zu ziehen.

## 8. Konklusion

- Eine Rotation zwischen Okziput und Atlas als Teil der komplexen rotatorischen Bewegung der oberen Halswirbelsäule konnte nachgewiesen werden.

- Der Ausschlag der axialen Rotation zwischen Okziput und Atlas wie auch zwischen Atlas und Axis kann nach traumatischer Läsion der Ligamenta alaria größer werden.
- Der Bewegungsausschlag der axialen Rotation zwischen Okziput und Atlas und zwischen Atlas und Axis kann mittels funktioneller computertomographischer Untersuchung ausgemessen werden.
- Bei Verdacht bzw. Nachweis einer Instabilität der oberen Halswirbelsäule, verifiziert durch funktionelle computertomographische Untersuchung, könnte die chirurgische Stabilisierung der oberen Halswirbelsäule diskutiert werden.

## Literatur

Abrahams, M (1967) Mechanical behaviour of tendon in vitro. Med Biol Eng 5:433
Althoff BO (1979) Fracture of the odontoid process. An experimental and clinical study. Acta Orthop Scand [Suppl] 177
Arnold F (1845) Handbuch der Anatomie. Bd I
Barrow (1841) zitiert von Lang J (1983) Funktion einer Anatomie der Halswirbelsäule und des benachbarten Nervensystems. S 1–118. In: Hohmann D, Kügelgen B, Liebig K, Schirmer M (Hrsg) Neuroorthopädie 1, Halswirbelsäulenerkrankungen mit Beteiligung des Nervensystems. Springer, Berlin Heidelberg New York, S 1–118
Cave JE (1933/34) On the occipito-atlanto-axial articulations. J Anat 68:416
Caviezel H (1976) Klinische Diagnostik der Funktionsstörung an den Kopfgelenken. Schweiz Rundsch Med Prax 65:1037
Daniels DL, Williams AL, Haughton VM (1983) Computed tomography of the articulations and ligaments at the occipito-atlantoaxial region. Radiology 146:709–716
Depreux R, Mestaagh H (1974) Anatomie gonetionette de l'articulation sous occipitale. Lille Med 19:122
Dvorak J (1985) Neurological and biomechanical aspects of back pain. In: Buerger AA (ed) Empirical approaches to the validation of spinal manipulation. Ch. C Thomas Publ
Dvorak J, Dvorak V (1987) Manuelle Medizin: Diagnostik. 3. Auflage. Thieme, Stuttgart
Dvorak J, Panjabi M (1987) Functional anatomy of the alar ligaments. Spine 12:183–189
Dvorak J, Hayek J, Zehnder L (1987a) CT-functional diagnostics of the rotatory instability of the upper cervical spine. Part 2. An evaluation on healthy adults and patients with suspected instability. Spine (in print)
Dvorak J, Panjabi M, Wichmann M, Gerber M (1987b) CT-functional diagnostics of the rotatory instability of upper cervical spine. Spine 12:197–205
Dvorak J, Schneider E, Rahn B, Saldinger P (1987c) Biomechanics of the cranio-cervical region: the alar and transverse ligaments. J Orthop Res (in print)
Dvorak J, Valach L, Schmid S (1987d) Verletzungen der Halswirbelsäule in der Schweiz. Orthopädie 16:2–12
Fielding JW (1957) Cineroentgenography of the normal cervical spine. J Bone Joint Surg [Am] 39:1280–1288
Fielding JW, Cochran GVB, Lawsing III JF, Hohl M (1974) Tears of the transverse ligament of the atlas. J Bone Joint Surg [Am] 56:1683–1691
Fielding JW, Hawkins J, Hensinger RN, Francis WR (1978) Deformities. Orthop Clin North Am 2:955
Frank P (1980) Röntgenologische Diagnose und Differentialdiagnose von Verletzungen der oberen Halswirbelsäule. Röntgenblätter 33:67–76
Hinz P (1970) Die Verletzung der Halswirbelsäule durch Schleuderung und durch Abknikkung. Die Wirbelsäule in Forschung und Praxis Bd 47. Hippokrates, Stuttgart
Jirout J (1973) Changes in the atlas–axis relations on lateral flexion of the head and neck. Neuroradiology 6:215–218
Jirout J (1974) The dynamic dependence of the lower cervical vertebrae on the atlanto-occipital joints. Neuroradiology 7:249–252

Jirout J (1981) Die Beziehung zwischen dem klinischen und röntgenologischen Befund der synkinetischen Rotation der Axis bei Seitneigung. MM 19:58–59
Kamieth H (1983) Röntgenbefunde von normalen Bewegungen in den Kopfgelenken. In: Die Wirbelsäule in Forschung und Praxis Bd 101. Hippokrates, Stuttgart
Lang J (1979) Kopf. In: von Lanz T, Wachsmuth W (Hrsg) Praktische Anatomie Bd 1 B. Springer, Berlin Heidelberg New York, S 330–354
Ludwig KS (1952) Über das Ligamentum alare dentis epistrophei des Menschen. Z Anat Entw-Gesch 116:442–445
Ommaya AR (1984) Kinematics and brain injury mechanisms. In: Aldman B, Chapon A (eds) The biomechanics of impach trauma. Elsevier Science Publishers, Boston pp 117–138
Penning L (1968) In: Functional pathology of the cervical spine. Excerpta Medica Foundation, Amsterdam, New York
Reich Ch, Dvorak J (1986) The functional evaluation of craniocervical ligaments in sidebending using x-rays. J Manual Med 2:108–113
Roach JW, Dunneau D, Wenger DR, Maravilla A, Maravilla K (1984) Atlanto-axial instability and spinal cord compression in children – diagnosis by computerized tomography. J Bone Joint Surg [Am] 66:708–714
Saldinger P, Dvorak J, Rahn BA, Perren SM (1987) Histology of the alar and transverse ligaments (submitted)
Saternus KS (1981) Verletzungen der Occipito-Atlanto-Axis-Region. Z Orthop 119:662–664
Saternus KS (1982) Zur Mechanik des Schleudertraumas der Halswirbelsäule. Übersichtsreferat. Z Rechtsmed 88:1–11
Sherk HH, Parke WW (1983) In: The cervical spine normal adult anatomy. Lippincott, Philadelphia, pp 8–22
Spence KF, Decker S, Sell KW (1970) Bursting atlantal fracture associated with rupture of the transverse ligament. J Bone Joint Surg [Am] 52:543–549
Steel H (1968) Anatomical and mechanical consideration of the atlanto-axial articulation. J Bone Joint Surg [Am] 50:1481
Stoff E (1976) Zur Morphometrie der Gelenkflächen des oberen Kopfgelenkes. Verh Anat Ges [Jena] 70:565
Werne S (1960) Über normale Atlasbewegungen und Atlasfehlstellungen. Z Orthop 93:205–213
White AA, Panjabi MM (1978) In: Clinical biomechanics of the spine. Lippincott Company, Philadelphia
White AA, Johnson RM, Panjabi MM (1975) Biomechanical analysis of clinical stability in the cervical spine. Clin Orthop 10:85

# Eine andersartige Pathogenese des Odontoïdeum mobile: Das zu kurze Ligamentum transversum

A. Wackenheim

In dieser Mitteilung wird eine andersartige Pathogenese des Odontoïdeum mobile diskutiert. Allgemein wird angenommen, daß das Odontoïdeum mobile auf eine Ossifikationsstörung zurückzuführen sei, ohne daß bis heute der eigentliche Grund dieser Störung bekannt geworden ist. Das Defizit dieser Ossifikation führt zur Entwicklung eines selbständigen kranialen Teiles, das eigentliche Odontoïdeum mobile, und zu einem kaudalen, basalen Teil, welcher mit dem Axiskörper verschmolzen bleibt. Diese anatomischen Vorgänge sind in der Abb. 1 geschildert.

Wir bemerken auch beiläufig, daß diese Ossifikationsstörung zu verschiedenen Varianten führen kann, die kurz in der Abb. 2 schematisiert sind.

Der Ossifikationsprozeß beim Odontoïdeum mobile führt merkwürdigerweise zu einer Spalte, wo sich das Ligamentum transversum befindet. Unsere Hypothese ist es zu behaupten, daß diese Trennung durch das zu kurze Ligamentum transversum hervorgerufen werden kann. In der Abb. 3 ist die Hypothese dargestellt.

Das zu kurze Ligamentum teilt den Epistropheus in 2 Teile wegen seines schneidenden Widerstandes, der noch durch die Beugungsbewegungen des Kopfes gesteigert wird (Abb. 4).

Als Argument dafür gilt die Feststellung, die wir bei einem erwachsenen Patienten machen konnten. Die anatomischen Verhältnisse des Odontoïdeum mobile dieses Patienten sind in der Abb. 5 gegeben.

Das zu kurze Ligamentum transversum befindet sich zwischen den beiden Teilen des Epistropheus-Zahnes und seine separatierende Wirkung ist besonders gut im axialen Tomogramm zu sehen. Die sagittale konventionelle Schichtaufnahme (Abb. 6) kann schon auf den Trennungseffekt des Ligamentes hinweisen.

Der Leser wird jedoch in der Abb. 7b genau den Verlauf des Ligamentes erfassen und seine abnorme Kürze wahrnehmen, im Vergleich zum Normalfall (Abb. 7a).

Die Pathogenese des Odontoïdeum mobile durch ein zu kurzes Ligamentum transversum scheint sehr wahrscheinlich und durch unsern ersten Fall objektiv dokumentiert zu sein. Wir hoffen, daß andere Fälle beschrieben werden können.

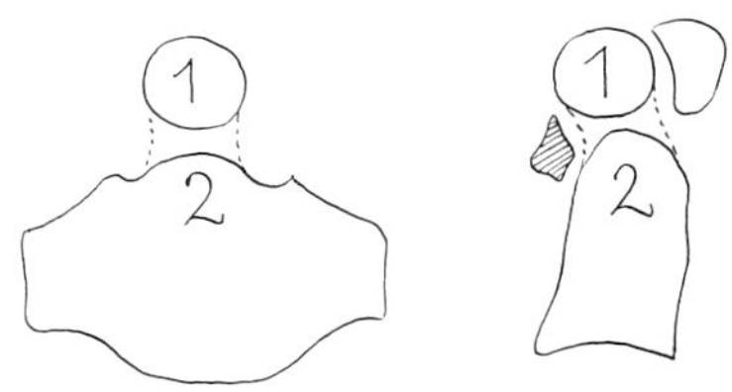


**Abb. 1.** Die klassische Theorie der Entwicklung eines Odontoïdeum mobile ist die Ossifikationsstörung, die zu einem kranialen Teil *(1)* und zu einem kaudalen, mit dem Axiskörper verschmolzenen Teil *(2)* führt. Bemerkenswert ist, daß das Ligamentum transversum an der Stelle der Ossifikationsstörung liegt

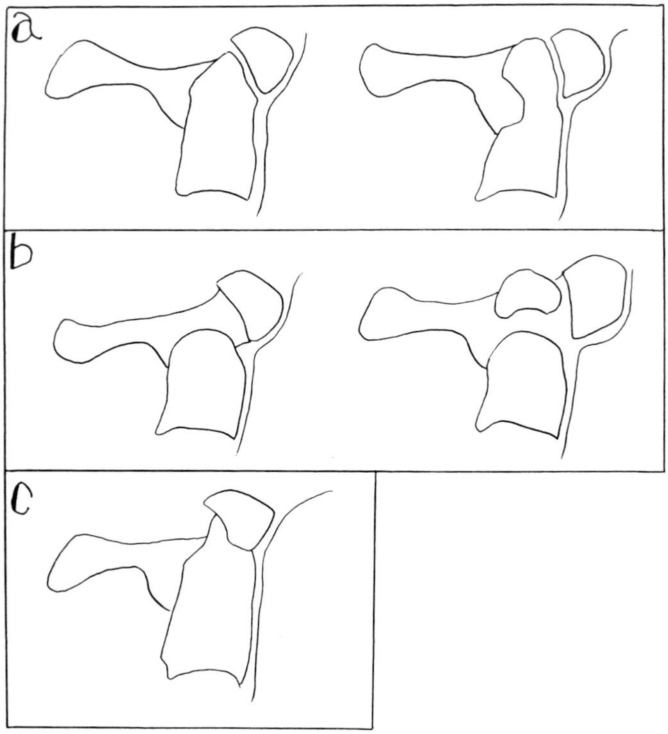


**Abb. 2a–c.** Schematische Darstellung der Formen eines Odontoïdeum mobile. **a** Ossifikationsdefekt am Apex (*links*) oder an der Basis (*rechts*). **b** Densaplasie (*links*), Odontoïdeum mobile (*rechts*). **c** Fusion des vorderen Atlasbogens mit dem Axisstumpf

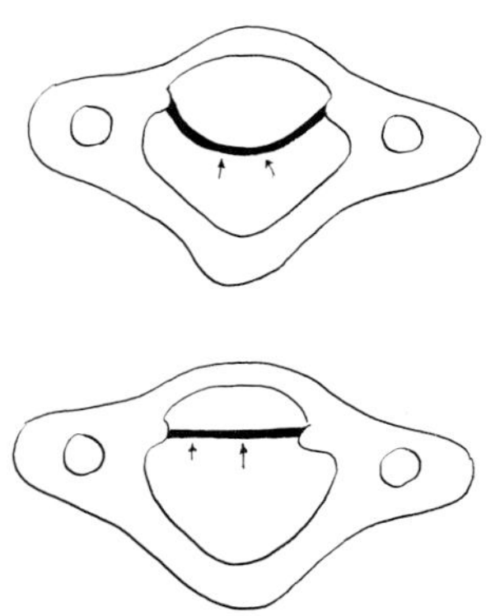

**Abb. 3a, b.** **a** Normales Ligamentum transversum. **b** Zu kurzes Ligamentum transversum

**Abb. 4.** Pathogenese des Odontoïdeum mobile durch ein zu kurzes Ligamentum transversum. *Oben: normale Entwicklung:* Axiskörper und Zahn beim Neugeborenen (*1*), beim Kinde (*2*) und beim Erwachsenen (*3*). *Unten: Pathogenese des Odontoïdeum mobile:* Das zu kurze Ligamentum transversum liegt in der Odontoïdeum-Anlage (*4*), hindert die Verknöcherung (*5*) und führt zur Trennung (*6*)

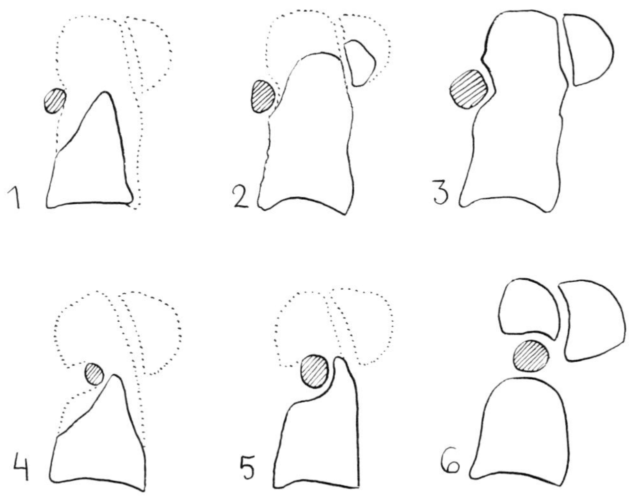


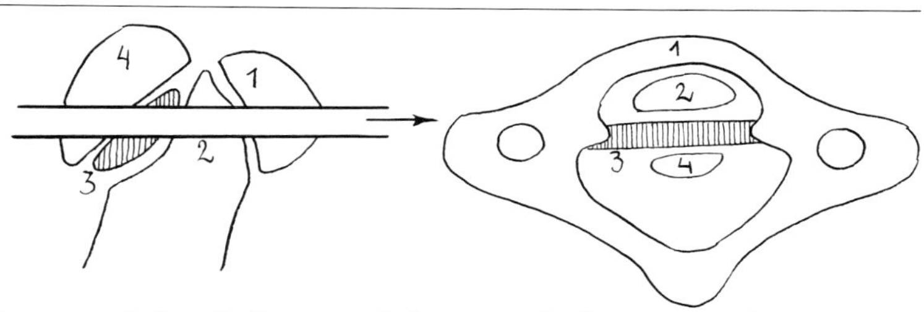


**Abb. 5.** Schema der anatomischen Bedingungen bei unserem Patienten: *1* vorderer Atlasbogen, *2* Stumpf des Odontoïdeum, *3* zu kurzes Ligamentum transversum, *4* freies Odontoïdeum mobile

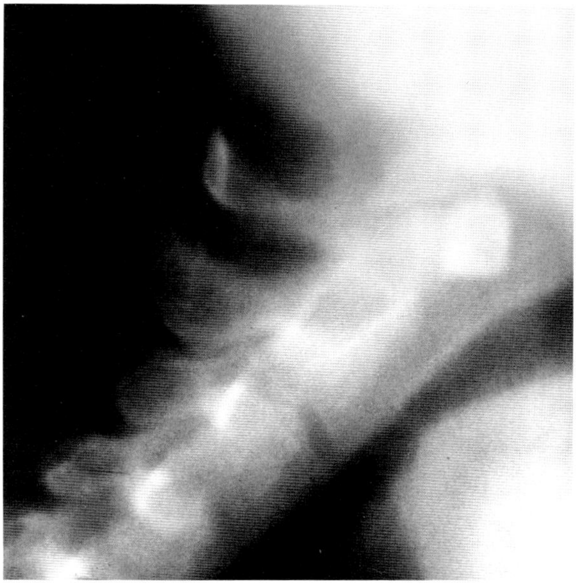

**Abb. 6.** Konventionelle Schichtaufnahme, die in der Abb. 5 links schematisiert ist

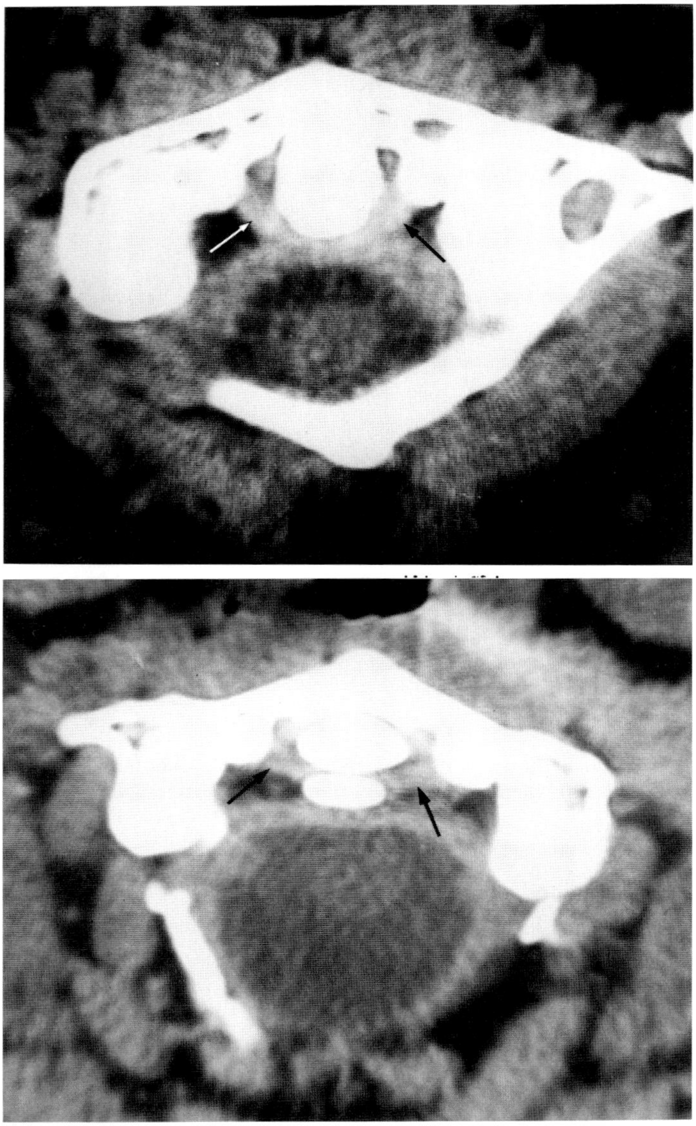

a

b

**Abb. 7. a** Normalfall. Das Ligamentum transversum (*Pfeile*) hat den in der Abb. 3 oben schematisierten Verlauf. **b** Zu kurzes Ligamentum transversum (*Pfeile*), das in der Abb. 3 unten dargestellt ist

## Literatur

Burguet JL, Sick H, Dirheimer Y, Wackenheim A (1985) CT of the main ligaments of the cervico-occipital hinge. Neuroradiology 27: 112–118

Wackenheim A (1986) Section of the odontoid process by a shortened transverse ligament (a possible etiology for the mobile odontoid). Neuroradiology (in press)

# Röntgenologische und biometrische Befunde beim oberen Zervikalsyndrom

M. Berger

## Einleitung

Das obere Zervikalsyndrom mit den Symptomen vertebragener Kopfschmerz, pseudotrigeminaler Gesichtsschmerz und vertebragener Schwindel (Gerstenbrand et al. 1974) ist häufig durch Kopfgelenkstörungen verursacht (Berger 1985). Diese Funktionsstörungen können als Gelenkblockierungen und/oder Muskelverspannungen infolge lokaler Irritationen, Prozesse oder Verletzungsfolgen auftreten.

Mittels manueller Untersuchung ist bei Kopfgelenkstörungen eine Änderung der passiven segmentalen Beweglichkeit, sowie teils der passiven und aktiven Kopfbewegung festzustellen. Provokationsphänomene wie z. B. Schmerz oder Schwindel weisen auf den aktuellen pathogenetischen Stellenwert dieser Störungen hin. Die Objektivierung dieser Funktionsstörungen mit apparativen Methoden ist allerdings schwierig. Den röntgenologischen und biometrischen Untersuchungsmethoden kommt sowohl für die Forschung, als auch für die klinische Diagnostik und Begutachtung, insbesondere im Hinblick auf Verletzungsfolgen (z. B. Schleudertraumen der Halswirbelsäule) ein wichtiger Stellenwert zu.

## 1. Biomechanik der Halswirbelsäule

Die Kopfgelenke sind sowohl anatomisch als auch biomechanisch die komplexesten Gelenke der Wirbelsäule (White u. Panjabi 1978). Folgende biomechanische Gesetzmäßigkeiten sind für die Funktionsbeurteilung wichtig:

### 1.1 Kopfrotation

Bei aktiver Kopfbewegung erfolgt keine wesentliche Rotation im Segment O/C 1. Die Kopfrotation beginnt im Segment C 1/C 2, nachfolgend in den kaudalen Segmenten.

Die Rotation der mittleren und unteren Halswirbelsäule stellt eine dreiachsige Bewegung der Wirbel dar (Rotation, Seitneigung, Flexion/Extension). Die dadurch entstehenden Schiefebenen werden teils im Kopfgelenkbereich kompensiert, um eine aufrechte Kopfhaltung zu gewährleisten (Kapandji 1974).

### 1.2 Flexion

Die Nickbewegung des Kopfes erfolgt hauptsächlich im Segment O/C 1 und C 1/C 2.

Die Flexion/Extension erfolgt in der gesamten Halswirbelsäule, wobei bei maximaler Anteflexion teils eine inverse Bewegung des Atlas stattfindet (Lordosierung O/C 1).

Bei Beurteilung der Halswirbelsäulen-Statik sollte berücksichtigt werden, daß sich in aufrechter Sitzposition das Lot durch den Porus acusticus externus hinter der vorderen Wirbelkörperkante von C 7 befinden sollte. Störungen der Flexion/Extension der mittleren und unteren Halswirbelsäule werden teils im Kopfgelenksbereich kompensiert.

### 1.3 Lateroflexion

Bei Seitneigung und beim Seitnicken tritt eine homolaterale Verschiebung des Atlas bzw. kontralaterale Verschiebung der Kondylen gegenüber dem Atlas und eine homolaterale Rotation des Axis auf. Die Rotationsstellung des Axis überträgt sich auf die kaudalen Wirbel (Jirout 1977) meist unterschiedlich: bei Rechtsneigen bis in die mittlere Halswirbelsäule, bei Linksneigen bis in die obere Brustwirbelsäule. Häufig geht die aktive Seitneigung des Kopfes auch mit einer Rotation des Kopfes zur Gegenseite einher, was zur gegenläufigen Rotation von C 1 und C 2 führt (Jirout 1981).

## 2. Röntgenologische Untersuchungsmethoden

Bei der röntgenologischen Untersuchung der Halswirbelsäule ist zwischen morphologischer und funktioneller Beurteilung zu differenzieren. Routineröntgen (Halswirbelsäule ap/seitl., Einsichtsaufnahmen) sind primär zur Abgrenzung pathomorphologischer Schäden geeignet und für die Beurteilung der Halswirbelsäulenfunktion nur bedingt brauchbar. Technische Fehler, die zu Verprojektion, Unschärfe und unvollständiger Darstellung der Kopfgelenke führen, erschweren zusätzlich die Beurteilung.

Für die Untersuchung der Halswirbelsäulenfunktion sind daher spezifische, standardisierte Röntgenmethoden einzusetzen. Zu beachten ist, daß „statische" Röntgenbilder Momentaufnahmen darstellen und kaum Aussagen über den Ablauf der Bewegung zulassen. Die Stellung einzelner Wirbel zueinander entspricht jedoch den Gesetzmäßigkeiten, die auch den dynamischen Ablauf bestimmen, weshalb bei standardisierter Methodik Hinweise auf Funktionsstörungen der Halswirbelsäule erhalten werden können. Da idente pathologische Befunde im Röntgenbild nicht unbedingt einem identen klinischen Symptom entsprechen (Gutmann 1984) muß die klinische Relevanz jeweils untersucht werden.

## 2.1 „Statische" Röntgenmethoden

Für die funktionelle Röntgendiagnostik der Halswirbelsäule in einer Ruhehaltung ist die Methode von Sandberg/Gutmann (Gutmann 1984) zu empfehlen, da durch Darstellung der gesamten Halswirbelsäule die teils komplexen Funktionszusammenhänge und deren Störungen erkannt werden können. Die Methode liefert reproduzierbare Ergebnisse und ist auch in der Routinepraxis gut anwendbar.

Aufnahmetechnik nach Sandberg/Gutmann (ap/seitlich):

- Die AP-Aufnahme im Liegen erfaßt transoral die Kopfgelenke und die kaudale Halswirbelsäule. Durch mehrmaliges Hinlegen und Aufrichten auf dem Röntgentisch wird die Gewohnheitshaltung des Kopfes ermittelt, wobei der Patient geradeaus blickt und der Kopf horizontal gelagert wird. Der Zentralstrahl verläuft bei geöffnetem Mund einen Finger breit unterhalb der oberen Prämolaren und einen Fingerbreit oberhalb der tastbaren Unterfläche des Hinterhaupts in der Mittellinie (Abb. 1).
- Die seitliche Aufnahme erfolgt im Sitzen in entspannter Haltung und Blick in Augenhöhe. Der Kopf soll weder geneigt noch rotiert sein. Der Zentralstrahl wird auf die Spitze des Warzenfortsatzes gerichtet.
- Ein pathologischer Befund mit Rotation von C 1 ist in Abb. 2 dargestellt. Zu beachten ist die Vielzahl von Kriterien, die auf die Funktionsstörung hinweisen.

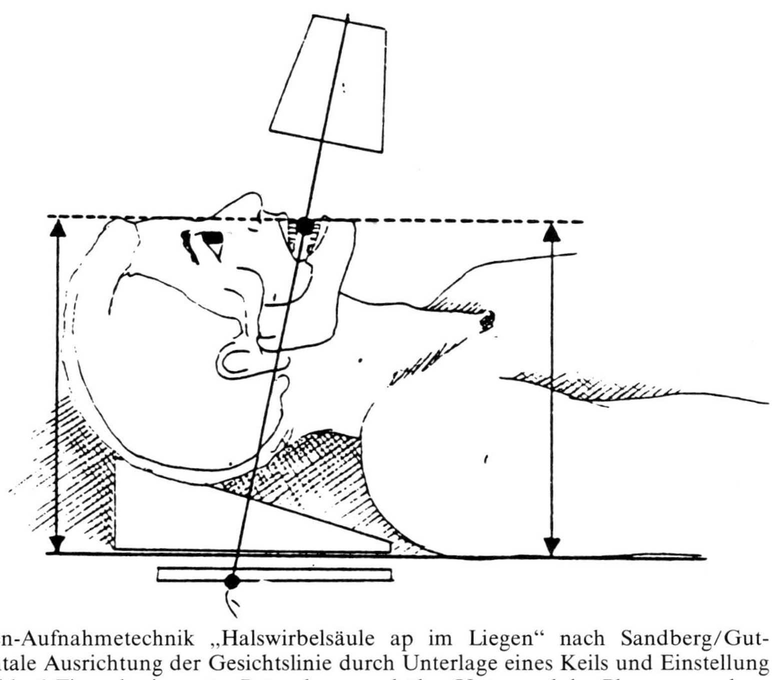

**Abb. 1.** Röntgen-Aufnahmetechnik „Halswirbelsäule ap im Liegen" nach Sandberg/Gutmann: Horizontale Ausrichtung der Gesichtslinie durch Unterlage eines Keils und Einstellung des Zentralstrahls. 1 Fingerbreite unter Prämolaren und über Unterrand des Planum nucchae. Aus: Gutmann (1984)

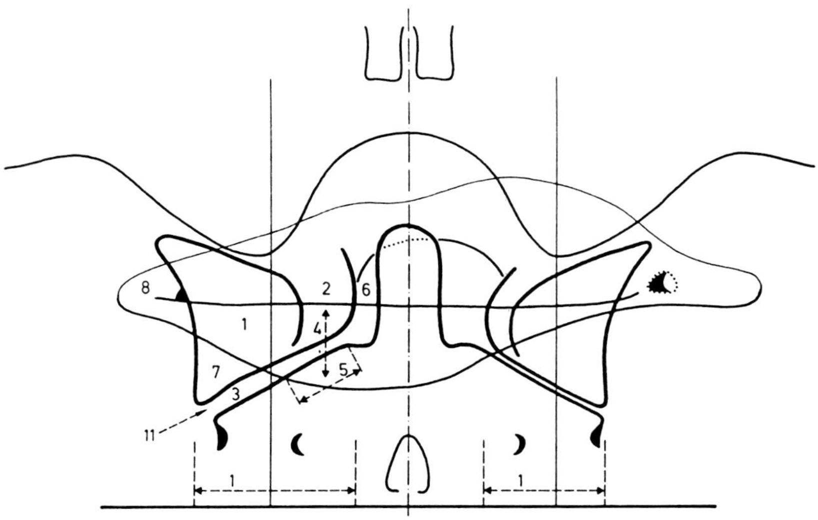


**Abb. 2.** Isolierte Rotation von C 1 in ap Projektion. Hinweisend sind rechts folgende charakteristische Kriterien: Verbreiterung der Massa lateralis und der medialen Aufhellung (*1, 2*), verbreiterter Gelenkspalt C1/C2 (*3*), Arcus dorsalis höher (*4*), asymmetrische Überschneidung des Gelenkspaltes C1/C2 durch Arcus dorsalis (*5*), Distanz Dens–C1 kleiner (*6*), laterales unteres Dreieck der Massa lateralis kleiner (*7*), Processus transversarius kleiner (*8*). Aus: Gutmann (1984)

## 2.2 Funktionsaufnahmen

Während die „statischen" Röntgenuntersuchungen teils sehr differenzierte Hinweise auf mögliche Funktionsstörungen ergeben, sind bei Aufnahmen in endlagiger Stellung Aussagen über die Beweglichkeit bzw. über die erfolgte Bewegung einzelner Wirbel möglich, nicht aber über den Bewegungsablauf und die Drehachsen etc.

### *2.2.1 Anteflexion/Retroflexion*

Methoden durch Ausmessung und graphische Darstellung der Beweglichkeit einzelner Bewegungssegmente wurden von Buetti-Bäumler (1959), Penning (1978), Gutmann (1984), Arlen (1979) und anderen beschrieben. Bei der Methode nach Arlen wird die intersegmentale Beweglichkeit zwischen aufrechter Kopfhaltung und maximaler Ante- bzw. Retroflexion in allen Segmenten der Halswirbelsäule gemessen und graphisch dargestellt. Eine deutliche Verminderung der segmentalen Motilität, insbesondere ein stark unharmonischer Kurvenverlauf ergeben Hinweise auf mögliche Funktionsstörungen. Gut darstellbar sind auch hypermobile Bewegungssegmente und paradoxe Bewegungen. In Abb. 3 ist ein pathologisches Diagramm mit Retroflexionshemmung in den Segmenten C1/C2 und C2/C3 dargestellt.

### *2.2.2 Rotation*

Die Untersuchung der Rotationsbeweglichkeit des Segments C1/C2 kann am sitzenden Patienten transoral bei rotiertem Kopf und kaudokranialer Neigung des

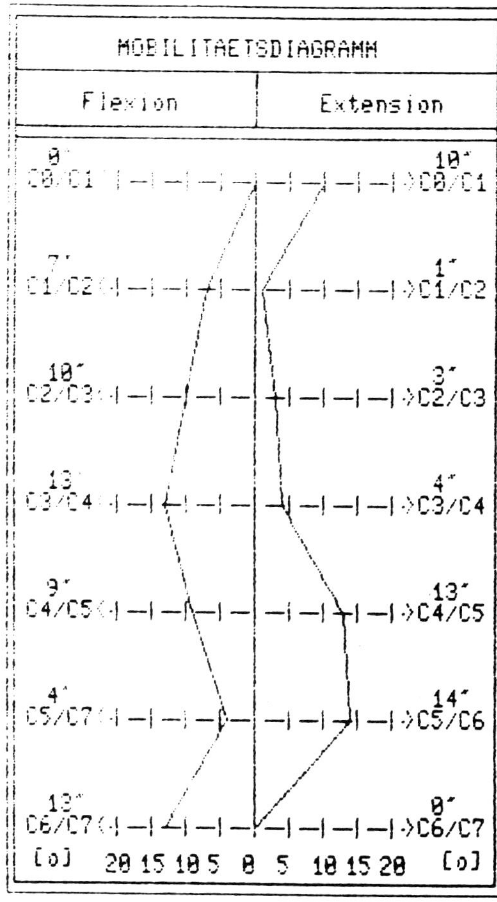


**Abb. 3.** Segmentale Motilität der Halswirbelsäule zwischen aufrechter Haltung, Ante- und Retroflexion (Methode nach Arlen, Computerauswertung nach Berger): Hemmung der Anteflexion O/C 1 und der Retroflexion C 1/C 2 und C 2/C 3 mit unharmonischer Bewegung der kaudalen Halswirbelsäule (gleiche Patientin wie Abb. 5 und 8)

Zentralstrahls (ca. 10°) erfolgen. Eine vorzeitige Mitrotation und Seitneigung des Axis kann auf Funktionsstörungen hinweisen.

### *2.2.3 Seitnicken/Seitneigen*

Das passive Seitnicken des Kopfes führt gesetzmäßig zu verschiedenartiger Bewegung der oberen Halswirbel (s. 1.1 Biomechanik). Funktionsstörungen der Kopfgelenke können sich in Asymmetrien und Abweichungen äußern (Lewit 1967, 1970). Jirout (1972; 1979) hat Seitneigungsbewegungen eingehend untersucht und dabei zugleich mit der auftretenden homolateralen Rotation auch minimale Begleitbewegungen in der Sagittalebene als leichtes Kippen nach ventral oder dorsal beschrieben und mißt diesen synkinetischen Kippbewegungen eine entscheidende Bedeutung beim Zustandekommen der Wirbelblockierung bei (Abb. 4).

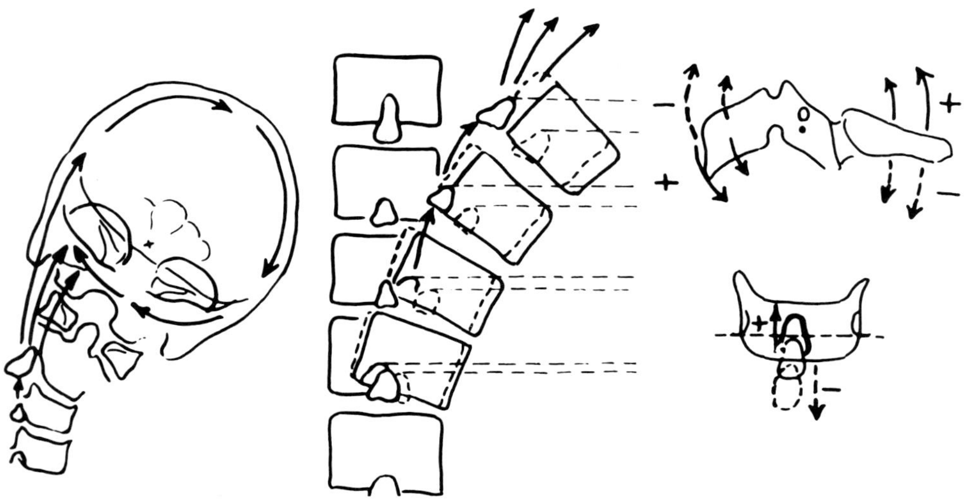


**Abb. 4.** **a** Kräfte und Bewegungen bei Seitneigung von Kopf und Halswirbelsäule (im Sitzen). **b** Kranialer Zug an Proc. spinosi mit resultierender Kippbewegung. **c** Ventrales (+) und dorsales (–) Kippen eines Wirbels in Seitenansicht (*oben*) und ap Projektion (*unten*). Aus: Jirout (1972)

### 2.3 Cinematographische Studien

Untersuchungen über Bewegungsablauf und Drehachsen, die mittels Röntgenbildern in endlagigen Positionen der Wirbel nicht erfolgen können, sind mit modernen röntgenologischen Durchleuchtungsverfahren und hochwertigen Videorecordern bei relativ geringer Strahlenbelastung möglich. Wir haben ein Verfahren entwickelt, mit dem die Stellung des Kopfes in drei Achsen registriert (s. 3, Cervicomotographie) und die Meßwerte in den Röntgen-Video-Monitor eingeblendet werden. Im Standbild kann dadurch bei definierter Kopfstellung die Stellung der Wirbel gemessen und EDV-unterstützt errechnet werden. Durch die Ausmessung mehrerer Bewegungsphasen kann der Bewegungsablauf von Kopf und Halswirbelsäule graphisch dargestellt werden (Abb. 5), was unter anderem die Abgrenzung von Kopfgelenkstörungen ermöglicht.

## 3. Biometrische Methoden

Bewegungsstörungen der Halswirbelsäule und oberen Brustwirbelsäule äußern sich teils in geänderten Kopfbewegungen. Zur Registrierung der Kopfbewegung in drei Achsen wurden von uns Apparatur und Methode der Cervicomotographie entwickelt (Berger 1986, Int. Pat. ang.). Die Apparatur besteht aus einem Meßhelm, der mittels drei Rotationsfühlern und Teleskopstange gelenkig mit der Decke des Unter-

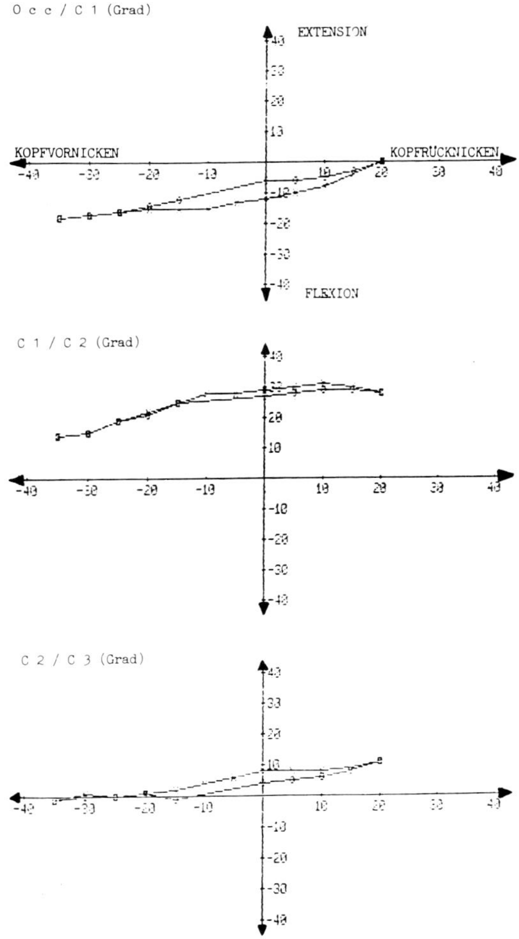


**Abb. 5.** Computerunterstützte Röntgencinematographie der Halswirbelsäule: Aktive Vor- und Rücknickbewegung des Kopfes (*Pfeile*) mit Darstellung der Extensions- und Flexionsbewegung der Bewegungssegmente Okziput/C 1, C 1/C 2 und C 2/C 3. (Berger, unveröffentlicht). Leichte Differenz zwischen Vor- und Rückbewegung („Bewegungsresiduum")

suchungsraumes verbunden ist (Abb. 6). Der Helm ist leicht gebaut und erlaubt eine freie Bewegung des Kopfes. Die Meßergebnisse werden computerisiert ausgewertet und numerisch und graphisch dargestellt. Die Untersuchung, die in 12 Minuten von einem Assistenten durchgeführt werden kann, umfaßt langsame und schnelle Willkürbewegungen, akustisch und optisch induzierte Bewegungen, sowie die Untersuchung der passiven segmentalen Rotationsmotilität und der passiven endlagigen Bewegung (Rotation, Flexion/Extension, Seitneigung). Das Cervicomotogramm einer gesunden Versuchsperson ist in Abb. 7 dargestellt. Einen pathologischen Befund zeigt Abb. 8.

Die Untersuchung, die ohne Strahlenbelastung einhergeht und daher Verlaufskontrollen etc. erlaubt, gibt erstmals differenzierte Einblicke in die Dynamik der Kopfbewegung und somit auch in die Wirbelsäulendynamik. Im Bereich der Kopf-

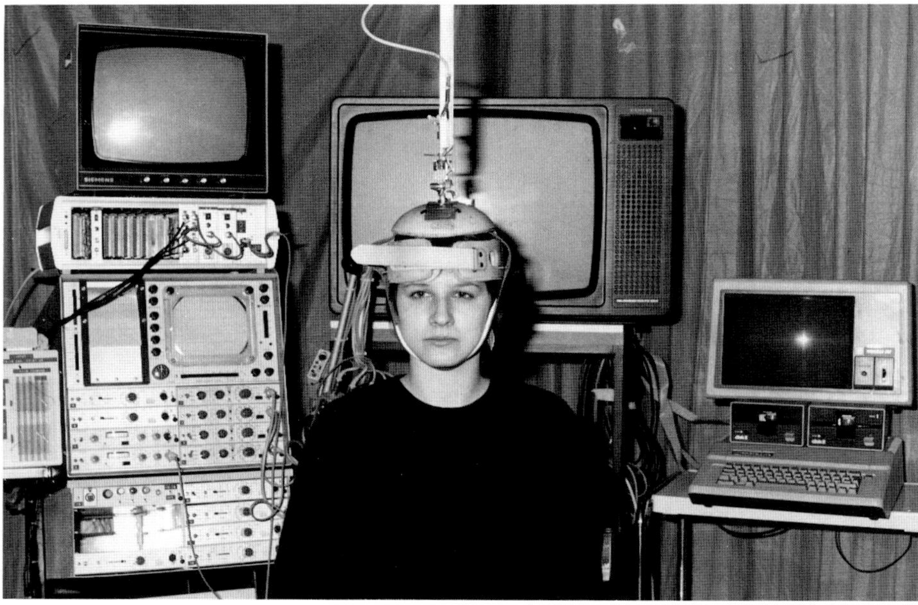

**Abb. 6.** Cervicomotographieapparatur mit Meßhelm, EDV-Verarbeitung und Gerät für simultane EMG Messungen

gelenke sind folgende Störungen direkt oder indirekt abgrenzbar:

- gestörte Nickbewegung (bei Folgebewegung des Kopfes nach einem Pendel).
- gestörte passive Rotationsmotilität C 1/C 2, C 2/C 3, C 3/C 4 (bei manueller Fixierung des kaudalen Wirbels).
- Rotationsstörung mit verminderter endlagiger Rotation und veränderten Nebenbewegungen des Kopfes.

Eine ätiologische Zuordnung von Bewegungsstörungen ist teils möglich:

- Darstellung von Schmerzhemmungsphänomenen (nach Trauma, Entzündung etc.).
- Differenzierung zwischen morphologischen und funktionell bedingten Bewegungshemmungen (Untersuchung vor und nach segmentaler Mobilisierung).
- Darstellung von Bewegungsstörungen zentraler Genese wie z. B. Parkinsonsyndrom, Dystonie, Torticollis spasticus etc.

**Abb. 7.** Cervicomotographie-Diagramm: 35jg. Testperson, weiblich. *I* = Rotation, *II* = Flexion/Extension, *III* = Lateralflexion. *RML 1* = Langsame Kopfrotation, Augen offen. *RML 2* = Rotation mit Stop (1/sec) in Mitte-Rechts-Linksposition des Kopfes, Augen geschlossen. *CSR* = Langsame Rotation der HWS bei manueller Fixierung der Spina Th 1. *SEG* = Passive segmentale Rotationsmotilität. *VIT* = Rasche Rotation. *HFM* = Kopfnachfolgebewegung nach einem schwingenden Pendel. *FL* = Ante- und Retroflexion. *LFL* = Lateroflexion

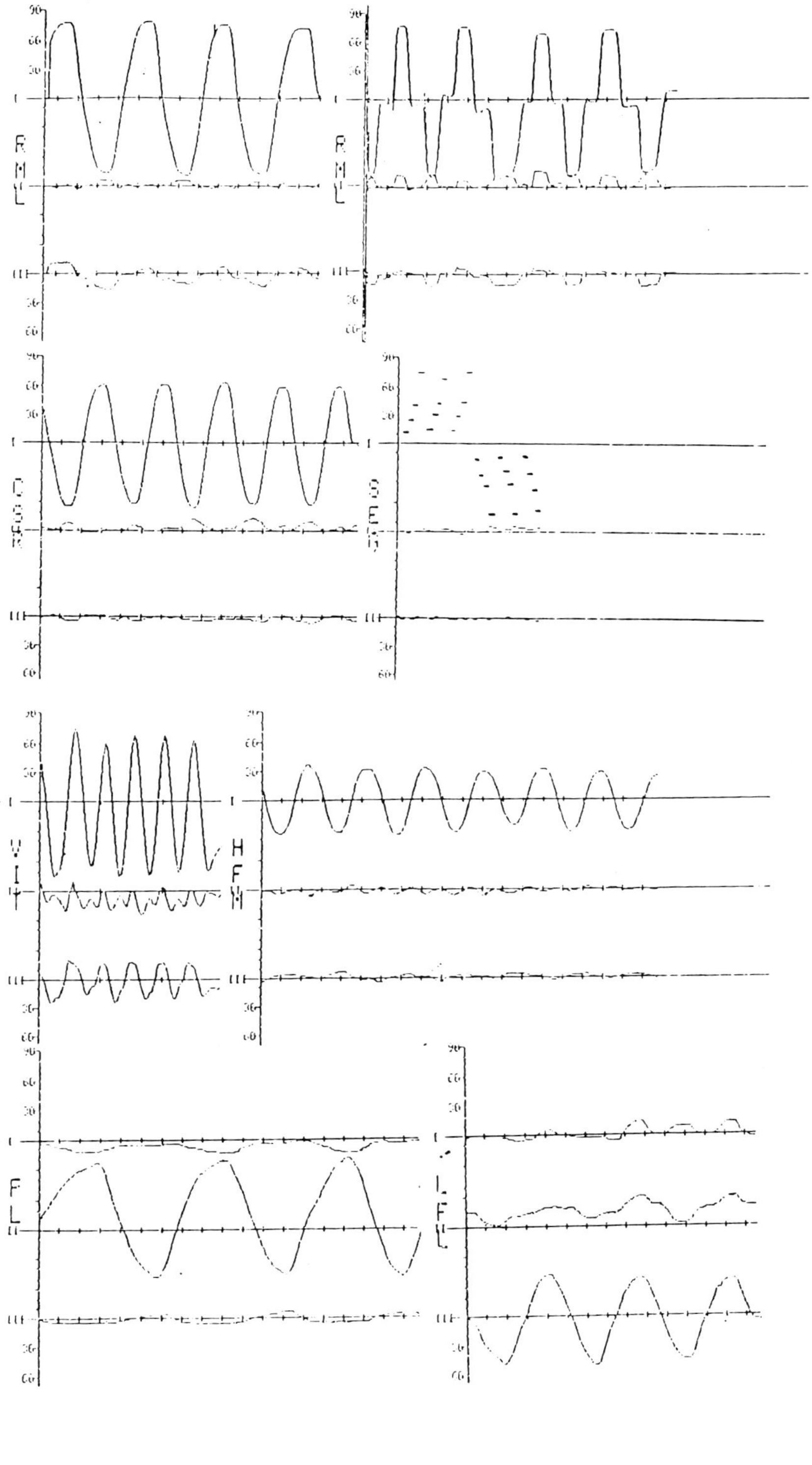

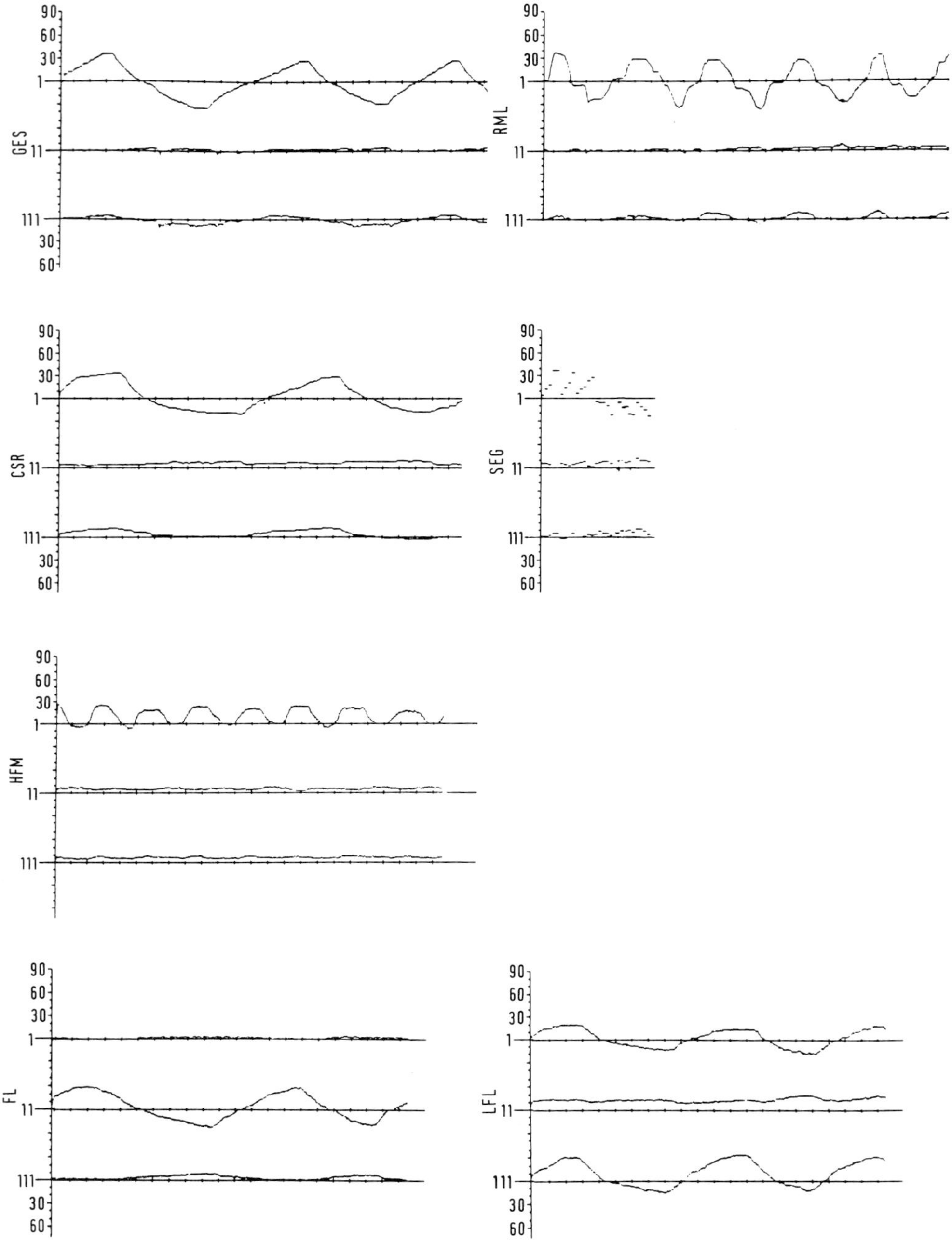
GES
RML
CSR
SEG
HFM
FL
LFL
90
60
30
1
11
111

◀ **Abb. 8.** Cervicomotographie-Diagramm: F. J., 56, männlich, 3 Jahre nach Schleudertrauma der HWS (Grad I nach Erdmann). *I* = Rotation (oben = rechts, unten = links). *II* = Anteflexion (oben), Retroflexion (unten). *III* = Seitneigung (oben = rechts, unten = links). *GES:* Bei langsamer Rotation endlagige Verlangsamung li > re. *RML:* Verlangsamte Winkelgeschwindigkeit und laufende Verminderung der Amplitude nach links. *CSR:* Bei manueller Fixation cervicothoracal Zunahme der Schmerzhemmung nach links (vgl. GES). *SEG:* Verminderte passive segmentale Rotationsmotilität der Bewegungssegmente C1/C2, C2/C3, C3/C4 sowie der passiven endlagigen Rotation. *HFM:* Bei Nachfolgebewegung nach einem hin- und herschwingenden Pendel fehlt die Rotationsbewegung zur linken Seite, ebenso die Nickbewegung (mittlere Abszisse). *FL:* Verminderung und endlagige Verlangsamung der Retroflexion > Anteflexion. *LFL:* Starke Verminderung der Seitneigung nach links mit Verlangsamung der Bewegungsgeschwindigkeit nach links

---

## Schlußbemerkungen

Den in diesem Beitrag genannten röntgenologischen und biometrischen Meßmethoden kommt bei der Diagnose von Störungen der Kopfgelenke ein jeweils spezifischer Stellenwert zu.

„Statische“ Röntgenaufnahmen, insbesondere unter funktionellen Gesichtspunkten, können indirekte Hinweise für Störungen der Kopfgelenke ergeben. Sogenanntes Funktionsröntgen, das einzelne Phasen einer geänderten Haltung erfaßt, gibt Auskunft über die erfolgte Bewegung (Bewegungsausmaß) sowie die Stellung der einzelnen Wirbel und kann dadurch direkt auf Kopfgelenkstörungen hinweisen.

Die Dynamik der Halswirbelsäule läßt sich aber letzten Endes nur durch Registrierung von Bewegungsabläufen kontrollieren. Die computerunterstützte röntgencinematographische Methode und die biometrische Cervicomotographiemethode erlauben die Analyse der Bewegung und die Abgrenzung von Bewegungsstörungen.

Der aktuelle pathogenetische Stellenwert der röntgenologischen und biometrischen Befunde im Bereich der Kopfgelenke kann jedoch nur unter Berücksichtigung der Anamnese und des klinischen Befundes bestimmt werden.

## Literatur

Arlen A (1979) Biometrische Röntgen-Funktionsdiagnostik der Halswirbelsäule. Schriftenreihe Manuelle Medizin, Bd 5. Fischer, Heidelberg

Berger M (1986) Kopfbewegung und Halswirbelsäule, biometrische Messungen mittels Cervicomotographie (Habilitationsschrift). Innsbruck

Berger M, Gerstenbrand F (1985) Cervicogenic headache. In: Vinken P, Bruyn G, Klawans H (eds) Handbook of Clinical Neurology, Vol 4 (48) Headache. Elsevier, Amsterdam New York, p 405–412

Buetti-Bäumler C (1959) Funktionelle Röntgendiagnostik der Halswirbelsäule. Thieme, Stuttgart

Gerstenbrand F, Kotscher E, Tilscher H (1974) Das obere Cervicalsyndrom. Z Orthop 112: 1249–1255

Gutmann G (1984) Die funktionsanalytische Röntgendiagnostik der Halswirbelsäule und Kopfgelenke. In: Gutmann G (Hrsg) Funktionelle Pathologie und Klinik der Wirbelsäule. Fischer, Stuttgart New York

Jirout J (1972) Motility of the cervical vertebrae in lateral flexion of the head and neck. Acta Radiol [Diagn] (Stockh) 13:919–927
Jirout J (1979) Persistence of the Synkinetic Patterns of the Cervical Spine. Neuroradiology 18:167–171
Jirout J (1981) Rotational Synkinesis of Occiput and Atlas on Lateral Inclination. Neuroradiology 21:1–4
Kapandji IA (1974) The Physiology of the joints. Vol 3. Churchill Livingstone, Edinburgh
Lewit K (1967) Mechanismus und Bewegungsausmaß in den Kopfgelenken bei passiven Bewegungen. Z Orthop 103:323–333
Lewit K (1970) Blockierung von Atlas–Axis und Atlas–Okziput in Röntgenbild und Klinik. Z Orthop 108:43–50
Lewit K (1984) Manuelle Medizin. Urban und Schwarzenberg, München Wien Baltimore
Penning L (1978) Normal movements of the cervical spine. Am J Roentgenol 1978:317–326
White A, Panjabi M (1978) The Clinical Biomechanics of the Occipitoatlantoaxial Complex. Orthop Clin North Am 9:867–879

# Kopfgelenkstörungen und Kopfschmerz: Vertebragener Kopfschmerz, vasomotorischer Kopfschmerz, Spannungskopfschmerz, Okzipitalneuralgie

F. GERSTENBRAND und M. BERGER

## Einleitung

Schmerzen im Bereich des zervikookzipitalen Überganges können zu Kopfschmerzen führen (Abb. 1). Beweisend dafür sind Effekte gezielter Therapie, sowie mechanische, chemische und elektrische Provokationsmanöver (Williams und Elkins 1942, Wolff 1972, Caillet 1977, Travell und Simons 1983, Lewit 1984). Auch Störungen kaudaler Abschnitte der Halswirbelsäule und oberen Thoraxpartie können, offensichtlich über Sekundärstörungen im Bereich des zervikookzipitalen Überganges, Kopfschmerzen auslösen.

Die Ursachen lokaler Schmerzen im Nackenbereich sind meistens Überlastungssymptome in Form von Funktionsstörungen des Bewegungssystems. Differentialdiagnostisch sind jeweils morphologische Prozesse wie Entzündung, Tumor oder Verletzungsfolgen auszuschließen. Eine Korrelation von sog. „degenerativen Veränderungen" der Halswirbelsäule (Osteochondrose, Spondylarthrose etc.) mit Schmerzzuständen ist statistisch nicht gesichert (Reischauer 1955, Friedensberg et al. 1959, Morscher 1980).

Von den Kopfschmerzen infolge zervikaler Funktionsstörungen („vertebragener Kopfschmerz"), ist der vasomotorische Kopfschmerz, der Spannungskopfschmerz und die Okzipitalneuralgie abzugrenzen. In der Praxis ist dies manchmal schwierig, da teils in Pathogenese und/oder Symptomatologie Mischbilder und Übergangsformen auftreten.

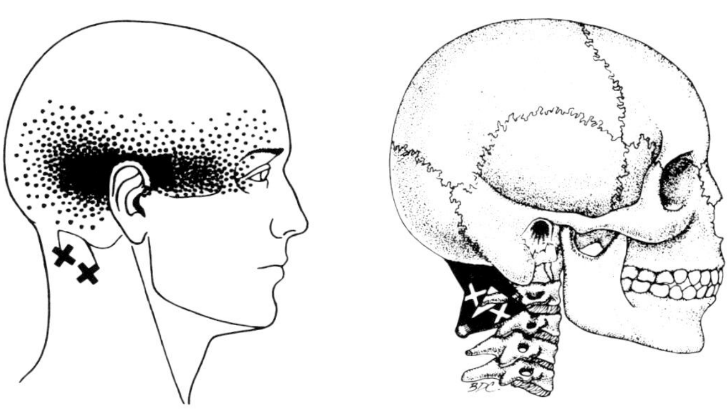

**Abb. 1.** Übertragungsschmerz in den Kopfbereich bei Reizung von Triggerpunkten der subokzipitalen Muskeln. Aus: Travell und Simons (1983)

# 1. Vertebragener Kopfschmerz

## 1.1 Nomenklatur

Für Kopfschmerzen durch Irritationssymptome der oberen Halswirbelsäule besteht im deutschen Sprachraum keine einheitliche Nomenklatur, so daß Bezeichnungen wie „spondylogener", „zervikogener", „zervikaler" oder „vertebragener" Kopfschmerz meist synonym verwendet werden. Aufgrund der Uneinheitlichkeit der Nomenklatur ist in allen Fällen eine zusätzliche Differenzierung der jeweils aktuellen pathogenetischen Faktoren zu empfehlen.

## 1.2 Symptomatik

Der vertebragene Kopfschmerz ist meist unilateral und kann auch in die Gesichtsregion ausstrahlen; teils bestehen helmartige und in seltenen Fällen auch diffuse Kopfschmerzen. Der Schmerz tritt intermittierend auf und ist nur in Ausnahmefällen als Dauerkopfschmerz vorhanden. Eine Abhängigkeit von Haltung, Bewegung oder Lagerung ist typisch. Die Schmerzintensität reicht von diffusem Druckgefühl bis zu starken drückenden oder stechenden Schmerzen. Prodrome in Form von unilateralem Spannungsgefühl oder Schmerz im Schulter-, Nacken- und Brustwirbelsäulenbereich, der sich nachfolgend als Kopfschmerz manifestiert, kommen vor. Begleitsymptome in Form von Schwindel, teils lage- und bewegungsabhängig als Dreh-, Schwank- oder Liftschwindel, teils aber auch als „Unsicherheit" können im Rahmen eines oberen Zervikalsyndroms auftreten. Vegetative Symptome wie Übelkeit und Erbrechen sind teilweise vorhanden (Gerstenbrand et al. 1974).

## 1.3 Ätiologie

Der vertebragene Kopfschmerz wird offensichtlich meist primär durch nozizeptive Afferenzen aus dem zervikookzipitalen Übergang ausgelöst. Die häufigsten Ursachen sind:

*1.3.1 Kopfgelenkstörungen,* d.h. Funktionsstörungen der Kopfgelenke im Sinne von Gelenkblockierungen mit Veränderung der passiven Beweglichkeit und teils der aktiven Bewegung dieser Gelenke, sowie meist Störungen in den entsprechenden segmentalen oder funktionell zugeordneten Muskeln.

*1.3.2 Muskuläre Funktionsstörungen,* wie Verspannung, Muskelspasmus, Insertionstendinose und Myogelose können aber auch ohne Gelenkstörungen vorhanden sein und Schmerzafferenzen auslösen.

*1.3.3 Lokale hyperalgetische Zone* in Haut und Unterhaut, die oft über Irritationen tiefer gelegener Strukturen (Gelenke, Muskeln etc.) aber auch reflektorisch (z. B. im Rahmen eines viszeralen Übertragungsschmerzes) auftreten.

*1.3.4 Neben den Irritationssymptomen im Bereich des zervikookzipitalen Überganges* können auch Irritationssymptome im Bereich der mittleren und unteren Halswirbelsäule, der oberen Brustwirbelsäule, der Schulter-Nackenregion und des oberen Thorax wesentliche pathogenetische Faktoren für den vertebragenen Kopfschmerz darstellen. Allerdings sind auch in diesen Fällen fast fakultativ zugleich zervikookzipitale Störungen nachweisbar, die anzunehmenderweise die eigentlichen Triggermechanismen des vertebragenen Kopfschmerzes sind.

Die genannten Funktionsstörungen können über Monate oder Jahre bestehen bleiben, sich spontan rückbilden oder zusätzlich sekundäre Funktionsstörungen in anderen Abschnitten des Bewegungssystems verursachen, die das klinische Bild verändern oder ausweiten (Berger und Gerstenbrand 1985).

Ursache der genannten Funktionsstörungen im Halswirbelsäulen- und Thoraxbereich sind in erster Linie Überlastungen im Rahmen von exogener Fehlbelastung, Fehlhaltung und Fehlbewegung (Fehlstereotype):

- Fehlhaltung im Sinne einer Kopfvorhaltung mit verstärkter Lordosierung des zervikookzipitalen Überganges (röntgenologisch liegt das Lot durch den äußeren Gehörgang vor dem Wirbelkörper C7).
- Fehlstereotyp mit Überaktivierung der Muskeln des oberen Schultergürtels bei Abschwächung der unteren Schultergürtelfixatoren.
- Fehlstereotyp im Sinne einer Hochatmung mit Heben des oberen Thorax bei Inspiration (Asthmatikeratmung).
- Zu beachten ist, daß Funktionsstörungen auch durch lokale morphologische Prozesse ausgelöst werden können.

Für das Verständnis pathogener Zusammenhänge im Zervikalbereich ist zu beachten, daß die Funktion der Halswirbelsäule nicht nur für die Haltung und Bewegung des Kopfes (Gestik, optische und akustische Nachfolgebewegung) besteht, sondern auch für die Atmung (Mm. scaleni) und für die Bewegung und Haltung des Schul-

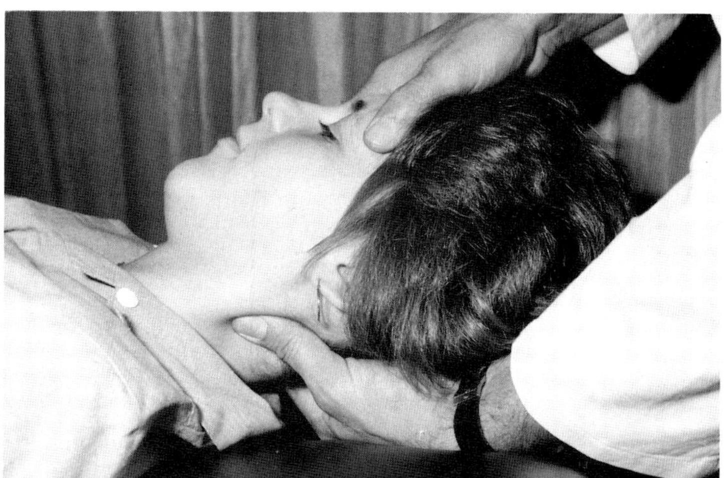

**Abb. 2.** Manuelle Untersuchung der Anteflexionsbeweglichkeit („Endfedern“) des oberen Kopfgelenkes mit Fixation des Atlasbogens von dorsal und passiver Vornickbewegung des Kopfes

tergürtels und der oberen Extremität. Auch Kauen, Sprechen und Schlucken sind Funktionen, in die die Halswirbelsäule integriert ist. Krankheiten und Schäden des Nervensystems, die zu Koordinationsfehlern führen, können deshalb, z. B. im Rahmen eines „minimal brain damage" schon bei geringer neurologischer Symptomatik zu einer erhöhten Anfälligkeit für Funktionsstörungen des Bewegungssystems führen (Janda 1978).

### 1.4 Diagnose

Die Diagnose der Funktionsstörung der Halswirbelsäule kann mittels speziellen manuellen (Lewit 1984, Tilscher 1975) (Abb. 2), röntgenologischen (Gutmann 1981) und biomechanischen Untersuchungsmethoden (Berger 1986) erfolgen, sowie durch die Registrierung sekundärer Phänomene, wie z. B. des Nystagmus mittels ENG (Moser 1974, Hülse 1983), der Abweichung der Hände bei pathogener Kopfstellung mittels Hautant-Berger-Apparatur (Lewit u. Berger 1983) und der asymmetrischen Beinbelastung mittels Zwei-Waagen-Test (Lewit 1984).

Ein vertebragener Kopfschmerz sollte nur dann diagnostiziert werden, wenn mindestens zwei der drei nachfolgend angeführten Fakten positiv sind:

- Anamnestische Abhängigkeit von Haltung, Lagerung und Bewegung des Kopfes.
- Provokation oder Verstärkung der zervikookzipitalen Lokalschmerzen und/oder des Kopfschmerzes durch mechanische Manöver der Halswirbelsäule (Zug oder Druck, endlagige Bewegung) oder durch Nadelung, elektrische Stimulation oder Infiltration von gewebsreizenden Stoffen.
- Rückbildung oder Besserung der Kopfschmerzen nach Maßnahmen, die direkt zu einer Rückbildung oder Besserung der zervikookzipitalen Irritationssymptomatik führen (z. B. Manuelle Therapie, Lokalanästhetikainfiltration, Nadelung).

## 2. Vasomotorischer Kopfschmerz

Bei Patienten mit vasomotorischem Kopfschmerz sind teils Irritationssymptome des Bewegungssystems im Kopf- und Halswirbelsäulenbereich nachweisbar.

Backe et al. (1982) untersuchten die Kaumuskeln, die Mm. sternocleidomastoidei und die Nackenmuskeln während provozierter Migräneanfälle und fanden, daß die Region mit einer deutlichen Zunahme der Muskelaktivität auch zugleich der Schmerzlokalisation entsprach. Ähnliche Ergebnisse berichten auch Clifford et al. (1982) nach langdauernden Migräneanfällen. Von Ärzten mit manualtherapeutischer Erfahrung wird immer wieder darauf hingewiesen, daß bei Migräne Funktionsstörungen der Halswirbelsäule in einem hohen Prozentsatz vorhanden sind (Lewit 1983).

Die Störungen des Bewegungsapparates könnten in diesen Fällen, ähnlich wie bei viszeralen Erkrankungen, auch sekundär auftreten. Metz (1982) wies nach, daß Nierenerkrankungen (Pyelonephritis, Glomerulonephritis) einen charakteristischen Schmerz hervorrufen, der mit typischen Befunden am Bewegungsapparat einhergeht. Patienten ohne diese Befunde waren weitgehend schmerzfrei. Rychlikova

(1975) untersuchte Funktionsstörungen des Bewegungsapparates bei ischämischen Herzerkrankungen und beim sogenannten vertebrokardialen Syndrom und fand bei typischer Schmerzsymptomatik nach Herzinfarkt oder ischämischer Herzerkrankung ausgeprägtere Befunde als beim vertebrokardialen Syndrom. In einer Gruppe von schmerzlosen Myokardinfarkten war der Befund am Bewegungsapparat jedoch negativ.

Vaskuläre Kopfschmerzen können aber auch durch zervikookzipitale und zervikale Irritationssymptome getriggert oder verstärkt werden. Die pathogenetische Wirkung der verschiedenen Faktoren kann daher teils erst nach provokativen und therapeutischen Maßnahmen erfolgen.

## 3. Spannungskopfschmerz

Die Abgrenzung zwischen vertebragenem Kopfschmerz und Spannungskopfschmerz ist oft schwierig und teils nicht möglich, da die muskuläre Verspannung ein typisches Phänomen bei Störungen des Bewegungssystems darstellt, deren Ausbreitung offensichtlich auch von individuellen Faktoren abhängt. Die Diagnose eines Spannungskopfschmerzes sollte daher nur dann gestellt werden, wenn keine umschriebenen zervikookzipitalen oder zervikalen Irritationssymptome vorhanden sind bzw. nach deren erfolgreicher Behandlung keine wesentliche Besserung der Kopfschmerzen auftritt.

## 4. Okzipitalneuralgie

Die „echte" Okzipitalneuralgie wird viel zu häufig diagnostiziert (Mumenthaler 1970). Die operative Exhairese des N. occipitals major ist nur selten erfolgreich. In den meisten Fällen von umschriebenem Hinterkopfschmerz und lokalem Druckschmerz handelt es sich um Insertionstendinosen der Nackenmuskulatur und lokale Hyperalgesiezonen in Haut und Unterhaut, häufig im Zusammenhang mit Kopfgelenkstörungen.

## Schlußbemerkungen

Funktionsstörungen der Halswirbelsäule, insbesonders Kopfgelenkstörungen, können vertebragenen Kopfschmerz auslösen, aber auch, wie die klinische Erfahrung zeigt, vaskulären Kopfschmerz, Spannungskopfschmerz sowie Schmerzzustände ähnlich einer Okzipitalneuralgie induzieren oder verschlechtern. Die Art des Kopfschmerzes ergibt a priori daher keinen sicheren ätiologischen Hinweis. Der Stellenwert der zervikalen Funktionsstörung bei den genannten Kopfschmerzformen ist in jedem Fall nach dem Effekt gezielter diagnostischer und therapeutischer Maßnahmen abzugrenzen. Der neuroorthopädischen Diagnostik und Therapie kommt daher beim Kopfschmerz eine wichtige Aufgabe zu.

## Literatur

Backe M, Tfelt-Hausen P, Olesen J, Moller E (1982) Action of same pericranial muscles during provoced attacks of common migraine. Pain 14:121–136

Berger M (1986) Kopfbewegung und Halswirbelsäule, biometrische Messungen mittels Cervicomotographie (in press)

Berger M, Gerstenbrand F (1985) Cervicogenic headache. In: Vinken P, Bruyn G, Klawans H (eds) Handbook of Clinical Neurology, vol 4 (48) Headache. Elsevier, Amsterdam New York

Caillet R (1977) Soft tissue pain and disability. F. A. Davis Company, Philadelphia, pp 131–133

Clifford T, Lauritzen M, Backe M, Olesen J, Moller E (1982) Electromyography of pericranial muscles during treatment of spontaneous common migraine attacks. Pain 14:121–136

Friedenberg ZB, Edeiken J, Spencer HN, Tolentino S (1959) Degenerative transformation of the cervical spine. J Bone Joint Surg [Am] 41:61–70

Gerstenbrand F, Kotscher E, Tilscher H (1974) Das obere Cervicalsyndrom. Z Orthop 112:1249–1255

Gutmann G (1981) Die funktionsanalytische Röntgendiagnostik der Halswirbelsäule und der Kopfgelenke. In: Gutmann G (Hrsg) Funktionelle Pathologie und Klinik der Wirbelsäule. Fischer, Stuttgart New York

Heyck H (1970) Der Kopfschmerz. Differentialdiagnostik und Therapie für die Praxis. Thieme, Stuttgart

Hülse M (1983) Die cervicalen Gleichgewichtsstörungen. Springer, Berlin Heidelberg New York

Janda V (1978) Muscles, central nervous motor regulation and back problems. In: Korr IM (ed) Neurobiologic Mechanisms in Manipulative Therapy. Plenum Press, New York London, pp 27–41

Lewit K (1984) Manuelle Medizin im Rahmen der medizinischen Rehabilitation. Urban & Schwarzenberg, München Wien Baltimore

Lewit K, Berger M (1983) Cervicales Störungsmuster bei Schwindelpatienten. Man Med 21:15–19

Lewit K, Berger M (in press) Migräne und Bewegungssystem

Metz E (1982) Die Bedeutung der Funktionsstörungen des Bewegungssystems bei Rücken- und Kreuzschmerzen chronisch Nierenkranker. Dissertation zur Erlangung des akadem. Grades Doktor der Wissenschaften, Potsdam

Morscher E (1980) Klassifikation von WS-Verletzungen. Orthopäde 9:2–5

Moser M (1974) Zervicalnystagmus und seine diagnostische Bedeutung. HNO 22:350

Mumenthaler M (1970) Neurologie. Thieme, Stuttgart, S 274

Mumenthaler M, Schliack H (1977) Läsion peripherer Nerven. Thieme, Stuttgart

Reischauer E (1955) Die cervicalen Vertebralsyndrome. Thieme, Stuttgart

Rychlikova E (1975) Vertebrokardialni syndrom. Das vertebrocardiale Syndrom. Avicum, Praha

Sjaastad O (1983) Cervicogenic headache. An hypothesis. Cephalalgia 3:249–256

Tilscher H (1975) Die Rehabilitation bei Wirbelsäulengestörten. E. Fischer, Heidelberg

Travell JG, Simons DG (1983) Myofascial pain and dysfunction. The Williams and Wilkins Company, Baltimore

Williams HL, Elkins EG (1942) Myalgia of the head. Arch Phys Ther 23:14–22

Wolff HG (1972) Wolffs headache and other head pain, 3rd ed. (revised by DJ Dalessio). Oxford University Press, Oxford, pp 549–554

# Der zervikogene Kopfschmerz

V. Pfaffenrath und R. Dandekar

Störungen im Bereich der Halswirbelsäule (HWS) werden häufig als Ursache von Kopf- und Nackenschmerzen vermutet. Trotz zahlreicher Untersuchungen existiert allerdings bis heute kein eindeutig definiertes HWS-bedingtes Kopfschmerz-Syndrom, das eine verläßliche Differentialdiagnose gegenüber anderen primären Kopfschmerzen (KS)-Formen ermöglicht (s. Pfaffenrath et al.: Die Differentialdiagnose des zervikogenen Kopfschmerzes). Dementsprechend uneinheitlich sind Hypothesen zur Ätiologie und Pathogenese dieser Kopfschmerzen. Diskutiert werden vaskuläre, myogene, ligamentäre, neurogene und ossäre Ursachen (Sjaastad et al. 1983).

Die von Sjaastad gewählte Bezeichnung „zervikogener KS" weist auf die vermutliche Entstehungsregion des Schmerzes hin, ohne sich auf eine spezifische anatomische Struktur festzulegen.

Der zervikogene Kopfschmerz (CKS) zeigt insgesamt eine uniforme Symptomkonstellation auf, wobei folgende Hauptcharakteristika im Vordergrund stehen:

- die überwiegende oder ausschließliche Einseitigkeit der KS und
- deren mechanische Auslösbarkeit.

Die konstante Unilateralität hat der CKS mit anderen KS-Syndromen wie z. B. dem Cluster-KS (CK) (Kudrow 1980), der Hemicrania continua (Sjaastad u. Spierings 1984), dem Neck-Tongue-Syndrom (Bogduk 1981) und der chronisch paroxysmalen Hemikranie (CPH) (Sjastaad 1980) gemeinsam, wobei eine mechanische Auslösbarkeit fakultativ auch bei CPH-Patienten beobachtet wird.

## 1. Klinik

Der CKS soll häufiger Frauen betreffen und sich im jüngeren Erwachsenenalter manifestieren. Das Schmerzmaximum liegt okzipital, gelegentlich aber auch temporal, frontal und orbital, oder in der Gesichtsregion. Der CKS ist seitenkonstant und kann initial ausschließlich in Form von Attacken mit einer üblichen Dauer von Stunden bis Tagen auftreten, wobei – wie beim CK und der CPH – leichtere Schmerzen auch kontralateral empfunden werden. Üblicherweise besteht ein ständiger basaler KS, auf den sich Attacken aufsetzen. Die Schmerzintensität fluktuiert während des Tages. Während der CKS-Attacken können ipsilateral eine Lakrimation, eine konjunktivale Injektion, Ohrensausen, ein Erythem in der Frontal- oder Temporalregion, ein Lidödem, Sehstörungen in Form von Schleiersehen und migräneartige Symptome wie Übelkeit, Erbrechen, Inappetenz und Photo- und Sonophobie hinzutreten. Darüber hinaus beschreiben einige Patienten Schwindel- und Schluckbeschwerden und nicht radikuläre Schulter-Arm-Schmerzen. Zwischen den Attacken beklagen die Patienten eine Steifigkeit und Bewegungseinschränkung des

Nackens; die Kopfbewegungen sind schmerzhaft, begleitet von Krepitationen. Durch Rotation, Ventro- und Dorsoflektion sowie Seitneigung des Kopfes können mechanisch Attacken ausgelöst werden, außerdem durch Husten, Niesen und Pressen. Auf der symptomatischen Seite können Attacken auch durch Druck auf die Nervenwurzel C2, den Austrittspunkt des Nervus occipitalis major und den Prozessus transversi der HWK 4 und 5 provoziert werden.

## 2. Pathogenese des CKS

Der Schmerz beim CKS ist ein Tiefenschmerz, der über dünne und marklose C-Fasern geleitet wird (Schmidt u. Thews 1977). Der adäquate Stimulus für die C-Fasern scheint jede Art von Dehnung zu sein (Ruch u. Patton 1979), wobei der dadurch hervorgerufene Schmerz charakteristischerweise als verzögert empfunden wird und in der Intensität fluktuiert. Er stammt in der Regel aus den tieferen, muskuloskeletalen Strukturen und entspricht dem sog. übertragenen Schmerz („referred pain"). Der muskuloskeletale Schmerz kann sich selbst unterhalten. Tiefe somatische Afferenzen aus Muskeln, Faszien, Sehnen, Gelenkkapseln und dem Periost führen reflektorisch nicht nur zu einer Tonuserhöhung der betroffenen, sondern auch benachbarter Segmente. Diese Tonuserhöhung wiederum erleichtert die Auslösung von Schmerzimpulsen, die wiederum die Muskelverspannung weiter steigern können („pain cycle"). Ein weiteres Charakteristikum des muskuloskeletalen Schmerzes sind sog. Triggerpunkte (Travell 1955). Insbesondere durch Druck auf die Wurzel C2 ist reproduzierbar ein Schmerz auszulösen, der sich in das Dermatom des Spinalnerven C2 und des Nervus trigeminus (Nervus ophthalmicus) ausbreitet (Abb. 1).

Insgesamt scheint der Wurzel C2 eine besondere Rolle in der Pathogenese des CKS zuzukommen. So kann durch die Blockade der Wurzel C2 mit einem Lokalanästhetikum eine vorübergehende Schmerzfreiheit bzw. Schmerzerleichterung von Stunden bis Wochen erzielt werden (Sjaastad et al. 1983).

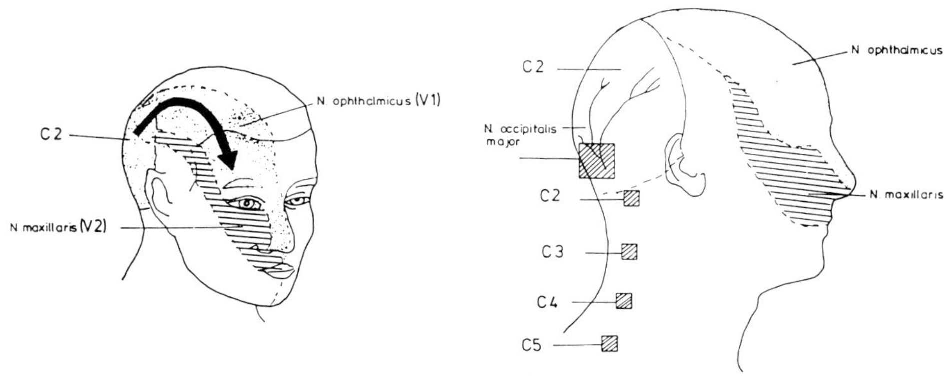


**Abb. 1.** Schmerzausstrahlung und Triggerpunkte beim „zervikogenen Kopfschmerz"

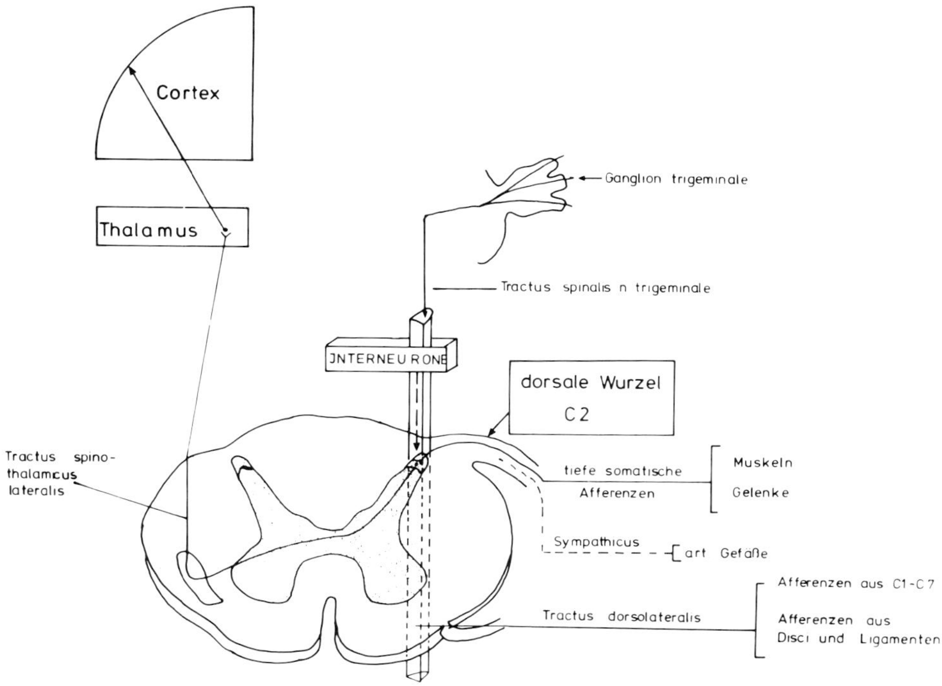


**Abb. 2.** Verschaltung von über C 2 geleiteten Schmerzafferenzen

Die afferenten C-Fasern, die zum Kortex ziehen und hauptsächlich in Höhe des Rückenmarksegementes C2 (Groenbaek 1985) verschaltet werden, stammen (Abb. 2) aus:

- dem Tractus spinalis n. trigemini (T.S.N.T.)
- dem gesamten Bewegungs- und Halteapparat der Kopf-Hals-Gelenke (tiefe somatische Afferenzen)
- den arteriellen Gefäßen (sympathische Nervenfasern, die über die dorsalen Wurzeln geleitet werden), und
- dem Tractus dorsolateralis (multisegmentaler Einstrom von Schmerzimpulsen aus Bändern, Bandscheiben und Spinalwurzeln).

Schmerzreize von Hinterkopf und Nacken gelangen über die Rami dorsales C2–C5 in das Rückenmark, wo sie im Tractus dorsolateralis und der Substantia gelatinosa zunächst bis zu drei Segmente auf- oder absteigen, bevor sie in das Hinterhorn eintreten und sich dabei mit den absteigenden Fasern des T.S.N.T. vermischen (Pawl 1977). Dementsprechend erreichen auch Schmerzimpulse aus Strukturen der mittleren und unteren HWS den Nervus trigeminus und werden in seinem Ausbreitungsgebiet als Schmerz empfunden. Die Überleitung (bzw. Konvergenz) der zervikalen Impulse auf Trigeminusaxone erfolgt über sog. Interneurone, die in Degenerationsexperimenten eindeutig nachgewiesen werden konnten (Kerr u. Olafson 1961;

v. Walbenburg 1924). Ebenso konnten bei Stimulation der Wurzeln C1 und C2 Aktionspotentiale im T.S.N.T. abgeleitet werden.

## 2.1 Hals-Sympathikus

Die Gefäße im Kopf-Hals-Bereich besitzen eine reiche, sympathische Innervation aus dem Ganglion cervicale superior. Das sympathische Nervensystem scheint für die zerebrale Vasomotorik allerdings nur von geringer Bedeutung zu sein. So konnten Bogduk et al. (1981) im Tierexperiment zeigen, daß nach Durchtrennung des Truncus sympathicus cervicale keine signifikante Änderung des Blutflusses in den Vertebralarterien auftrat. Der Hals-Sympathikus scheint auch keine Rolle für die Übermittlung von Schmerzimpulsen über die Spinalwurzeln zu spielen. Davis und Pollock (1932) konnten nachweisen, daß die Schmerzempfindung nach Resektion sowohl der ventralen als auch der dorsalen Spinalwurzeln unverändert blieb.

## 2.2 Begleitsymptome des CKS

Eine ipsilaterale Lakrimation, eine konjunktivale Injektion und gelegentlich ein Gesichtserythem sind Begleitsymptome, wie sie u.a. beim CK und der CPH angetroffen werden.

Wie der Abb. 3 zu entnehmen ist, gelangen die C-Fasern des N. trigeminus zum T.S.N.T. Von dort bestehen fixierte Reflexbögen zur Tränendrüse, zur Nasenschleimhaut und zu den Kornealgefäßen (Abb. 3). Die parasympathischen efferenten Fasern zur Nasenschleimhaut und zur Tränendrüse entstammen dem Nucleus salivatorius superior. Präganglionäre Fasern gelangen mit dem Nervus intermedius

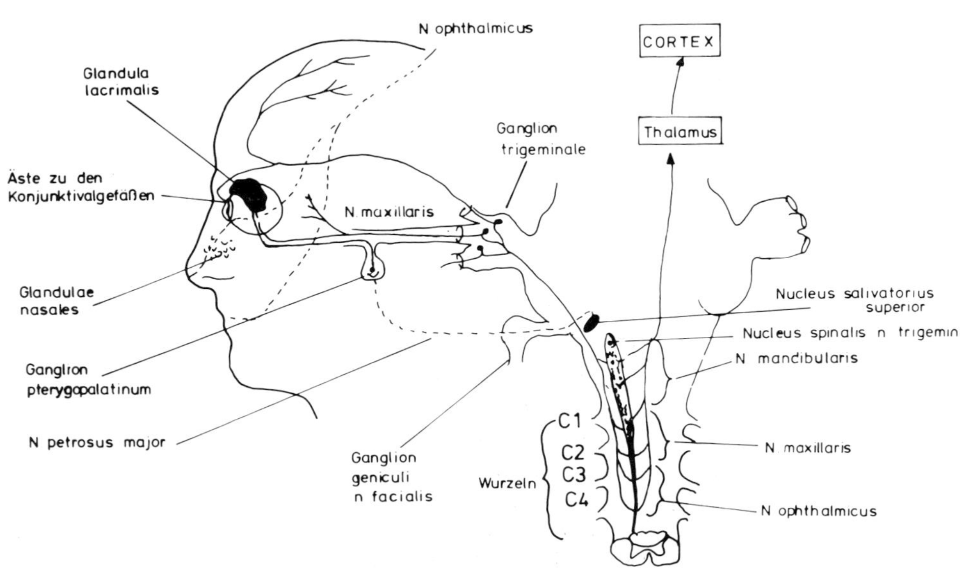


**Abb. 3.** Anatomische Grundlagen der Begleitsymptome des „zervikogenen Kopfschmerzes"

zum Ganglion pterygopalatinum und werden dort auf die Erfolgsorgane umgeschaltet. Die Vasodilatation im Stirnbereich (Erythem) und in den kornealen Gefäßen (konjunktivale Injektion) könnten über den Nervus ophthalmicus ausgelöst werden. Wahrscheinlich führen zervikale Schmerzimpulse zu einer Aktivierung des trigeminovaskulären Systems, wobei letzteres die Verbindung der C-Fasern des Nervus trigeminus mit den intrakraniellen Gefäßen darstellt. Antidrome Impulse über diese C-Fasern setzen vasodilatierende Neurotransmitter wie Substance p, Histamin und Bradykinin frei (Moskowitz 1984).

Einige Patienten geben während der Attacke eine Lidspaltendifferenz an. Es handelt sich dabei nicht um eine Ptosis, sondern um ein Lidödem. Ob für dieses Lidödem auch eine schmerzbedingte Vasodilatation (ausgelöst über das trigeminovaskuläre System) verantwortlich gemacht werden kann, ist hypothetisch vorstellbar, aber bisher noch nicht bewiesen.

Die Sehstörung beim CKS imponiert als einseitige, monokuläre Visusminderung bzw. als Schleiersehen. Diese Symptome könnten auf eine Störung des Akkommodationsvorganges hinweisen. Die Akkommodation wird nahezu ausschließlich parasympathisch über die Mm. ciliares gesteuert (Brodal 1969). Zu diskutieren ist, ob ein pathologischer Einstrom von Schmerzreizen aus den dorsalen Zervikalwurzeln über die aufsteigenden spinotegmentalen und spinomesenzephalen Bahnen die parasympathischen Impulse aus dem Edinger-Westphal-Kern beeinträchtigt (Miller 1985). So führte die Stimulation des zervikalen Sympathikus im Tierexperiment zu einer Relaxation der Mm. ciliares im Sinne einer Inhibition der Muskelfasern (Williams und Warwick 1975). Hypothetisch denkbar ist auch eine Fortleitung von Schmerzimpulsen aus den Zervikalwurzeln über die postganglionären sympathischen Fasern zu den Mm. ciliares mit daraus resultierenden Akkommodationsstörungen. Die dorsale Halsmuskulatur ist beteiligt am propriorezeptiven System, das über Stellreflexe Haltung und Gleichgewicht kontrolliert. Die Nackenmuskeln stehen mit den Vestibulariskernen über die Tracti spinovestibulares und über die Fasciculi longitudinales mediales mit den äußeren Augenmuskelkernen in Verbindung. Ein übermäßiger einseitiger Impulseinstrom aus den Nackenmuskeln könnte über diese Systeme zu Gleichgewichtsstörungen führen, die als „Schwindel" empfunden werden (Newill 1972). Durch Injektion von Lokalanästhetika in die Nackenmuskulatur konnten bei gesunden Probanden die propriozeptiven Afferenzen aus den Halsmuskeln und Gelenken weitgehend ausgeschaltet werden, wobei ein Drehschwindel und eine Ataxie, aber kein Nystagmus auftrat (de Jong et al. 1977; Brandt u. Büchele 1983).

Die beim CKS angegebenen Schluckstörungen und ein Kloßgefühl im Hals sind vergleichbar mit Symptomen, die von Lance und Anthony (1980) beim „Neck-Tongue-Syndrom" berichtet wurden (s. Kapitel Pfaffenrath et al.: Differentialdiagnose des zervikogenen Kopfschmerz"). Beim Neck-Tongue-Syndrom, dem eine Subluxation im lateralen Atlanto-Axial-Gelenk zugrunde liegen soll, ist der einseitige KS begleitet von einer Hypästhesie einer Zungenhälfte, wobei diese Hypästhesie unmittelbar mit dem KS einsetzt. Bogduk (1981) geht davon aus, daß beim Neck-Tongue-Syndrom die Schmerzimpulse über C2 und C3 geleitet werden, wobei der N. hypoglossus anatomische Verbindungen über Nervenschleifen mit dem N. lingualis und den oberen Zervikalwurzeln aufweist (Abb. 4). Die Schluckbeschwerden könnten aber auch durch Verbindungen des Plexus pharyngeus mit den Zervikalwurzeln erklärt werden (Sherrington 1894).

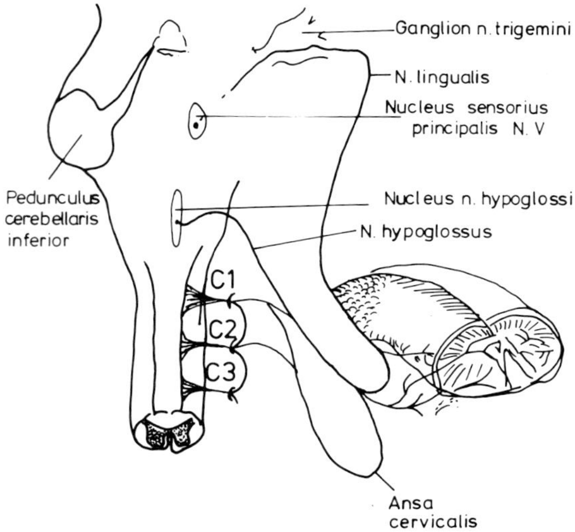


**Abb. 4.** Anatomische Grundlagen der Schluckbeschwerden beim „zervikogenen Kopfschmerz" (Modifiziert nach Lance u. Anthony 1980)

## 3. HWS-Beweglichkeit

Mittels einer computergesteuerten Messung der Beweglichkeit der HWS bei 15 Patienten mit einem CKS konnten wir eine signifikante Hypomotilität im Segment C0/C1 bei erhaltener Beweglichkeit zwischen C1/C2 nachweisen. Damit verbunden war eine Hypermotilität im Segment C6/C7 (Pfaffenrath et al. 1984; Mayer et al. 1985). Die Bestimmung der Drehachsen ergab für die CKS-Gruppe eine größere Streuung für das Segment C2/C3. Darüber hinaus fanden sich häufiger Blockierungen der Gelenkflächen im Segment C1/C2 mit Verlagerung der Drehachse in den Gelenkspalt. Die Befunde deuten insgesamt auf eine funktionelle Störung hin. Dafür spricht auch der Erfolg therapeutischer C2-Blockaden, deren Effekt länger als die Wirkdauer des verwendeten Lokalanästhetikums anhielt. Der Effekt der Lokalanästhetika ist also nicht durch eine bloße Analgesie allein erklärbar, sondern eher mit einer Durchbrechung des „pain cycle".

## 4. Zusammenfassung

Insgesamt kommen als mögliche Ursachen für die in der CKS-Gruppe gefundenen Bewegungseinschränkungen entzündliche, degenerative und funktionelle Störungen in Frage. Lokale entzündliche oder fibrosierende Prozesse sind wahrscheinlich für die in einigen Fällen nachweisbare Fixierung der Gelenkflächen im Segment C1/C2 verantwortlich. Dies würde den Befunden von Jansen und Spoerri (1985) und Groenbaek (1985) entsprechen, die bei der operativen Exploration ihrer Patienten fibrotisches Material in der Umgebung der zervikalen Wurzeln und der Arteria vertebralis fanden. Für eine entzündliche Komponente, ausgelöst durch eine chronische Fehl- oder Überlastung in den Kopf-Hals-Gelenken (Pawl 1977), spricht der Effekt der nicht-steroidalen Antirheumatika Indometacin und Prioxicam bei einigen unserer Patienten.

Die Verlagerung der Drehachsen der Gelenke C0 bis C3 bei unseren CKS-Patienten könnte auf einer gestörten Biomechanik der Wirbelgelenke beruhen. Insbesondere sind die lateralen Wirbelgelenke betroffen, die sich nicht wie der Nucleus pulposus der Bandscheibe elastisch verformen können. Da die Innervation der lateralen Wirbelgelenke C0–C3 hauptsächlich durch den Ramus dorsalis von C2 erfolgt, ist dementsprechend eine erhöhte Schmerzimpulsrate über diese Wurzel zu erwarten. Eine solche Überlastung der lateralen Wirbelgelenke könnte auch die therapeutischen Erfolge mit einer selektiven Denervierung der Gelenkfacetten erklären (Blume et al. 1985).

Für den Einzelfall ist z.Z. mit technischen Untersuchungen eine Trennung zwischen mechanischer, entzündlicher und funktioneller Komponente nicht möglich. Die von uns festgestellte Bewegungsstörung der Kopf-Hals-Gelenke bei CKS-Patienten deutet aber auf eine lokalisierte Ursache dieses KS-Syndromes hin, was im Einzelfall bereits zu chirurgischen Interventionen im Sinne von Fusionsoperationen geführt hat (Blume et al. 1985; Groenbaek 1985).

Insgesamt sind die Behandlungsergebnisse beim CKS unbefriedigend. Dies gilt nach unseren eigenen Erfahrungen sowohl für chiropraktische Manöver als auch für physikalisch-medizinische Maßnahmen und für die medikamentöse Therapie mit Indometacin (Amuno) und Piroxicam (Felden).

## Literatur

Blume H et al. (1985) Neurosurgical treatment of persistent occipital myalgia-neuralgia syndrome. In: Pfaffenrath V, Lundberg PO, Sjaastad O (eds) Updating in Headache. Springer, Berlin Heidelberg New York Tokyo, pp 24–52

Bogduk N (1981) An anatomical basis for the neck-tongue-syndrome. J Neurol Neurosurg Psychiatry 44:202–208

Bogduk N, Lambert GA, Duckworth JW (1981) The anatomy and physiology of the vertebral nerve in relation to cervical migraine. Cephalalgia 1:11–24

Brandt Th, Büchele W (1983) Augenbewegungsstörungen. Fischer, Stuttgart New York

Brodal A (1969) Neurological Anatomy, 2nd edn. Oxford University Press, London

Davis L, Pollock L (1932) The role of the sympathetic nervous system in the production of pain in the head. Arch Neurol Psychiatry 27:282–293

Groenbaek E (1985) Cervical antero-lateral microsurgery for headache. In: Pfaffenrath V, Lundberg PO, Sjaastad O (eds) Updating in headache. Springer, Berlin Heidelberg New York Tokyo, pp 17–23

Jansen J, Spoerri O (1985) Atypical fronto-orbital pain and headache due to compression of upper cervical roots. In: Pfaffenrath V, Lundberg PO, Sjaastad O (eds) Updating in headache. Springer, Berlin Heidelberg New York Tokyo, pp 14–17

de Jong P et al. (1977) Ataxia and nystagmus induced by injection of local anaesthetica in the neck. Ann Neurol 5:240–246

Kerr FWL, Olafson RA (1961) Trigeminal and cervical volleys. Arch Neurol 5:171–178

Kudrow L (1980) Cluster-Headache: Mechanisms and Management. Oxford University Press, London

Lance JW, Anthony M (1980) Neck-tongue-syndrome on sudden turning of the head. J Neurol Neurosurg Psychiatry 43:97–101

Mayer ETh, Herrmann G, Pfaffenrath V, Pöllmann W, Auberger Th (1985) Functional radiographs of the craniocervical region and the cervical spine. A new computer-aided technique. Cephalalgia 5:237–243

Miller NR (1985) Walsh and Hoyt's Clinical Neuroophthalmology. Vol II 4th edn. Williams & Wilkins, Baltimore London Los Angeles Sydney

Moskowitz MA (1984) The neurobiology of vascular head pain. Ann Neurol 16:157–168

Newill RGD (1972) Headache and giddiness of cervical origin. J R Coll Gen Pract 1922:51–53

Pawl RP (1977) Headache, cervical spondylosis and anterior cervical fusion. Surg Annu 9:391–408

Pfaffenrath V, Mayer ETh, Pöllmann W, Kufner GM, Auberger Th (1984) The cervicogenic headache – correlation of the symptomatology with results of a computer-aided evaluation of radiographs of the cervical spine with attention to the atlantoaxial articulations. 5th International Migraine Symposium, London. 19–20, Sept.

Schmidt RF, Thews G (1977) Physiologie. Springer, Berlin Heidelberg New York

Sherrington CS (1894) On the anatomical constitution of nerves of skeletal muscles. J Physiol (Lond) 17:211–258

Sjaastad O (1980) CPH – The clinical manifestations. Ups J Med Sci 31:27–33

Sjaastad O, Saunte C, Hovdahl H, Breivik H, Groenbaek E (1983) "Cervicogenic headache". A hypothesis. Cephalalgia 3:249–256

Sjaastad O, Spierings E (1962) "Hemicrania continua": Another headache absolutely responsive to Indometacin. Cephalalgia 4:65–70

Travell J (1955) Referred pain from skeletal muscle. NY State J Med 55:331–340

v. Walbenburg CT (1924) Über die mechanische und funktionelle Beziehung der Radix descendens trigemini zum oberen Halsmark. Schweiz Arch Neurol Psychiatr 14:235–254

Williams PL, Warwick R (1975) Functional neuroanatomy of man. 1st edn. Churchill/Livingston Publ., Edinburgh London New York

# Die Differentialdiagnose des „zervikogenen" Kopfschmerzes

V. Pfaffenrath, W. Pöllmann und M. Dieterich

Es ist das Verdienst von Sjaastad et al. (1983) mit der Beschreibung des sog. „zervikogenen" Kopfschmerzes (s. Kapitel Pfaffenrath et al.: Der „zervikogene" Kopfschmerz) ein bisher uneinheitliches Kopfschmerzsyndrom klinisch präzise definiert zu haben. Im folgenden sollen solche seitenkonstante Hemikranien bzw. Neuralgien und Kopfschmerzen mit überwiegend okzipitaler Lokalisation dargestellt werden, die in der Differentialdiagnose des „zervikogenen" Kopfschmerz von Bedeutung sind.

## 1. Der Clusterkopfschmerz (CK)

Im deutschen Sprachraum ist der CK geläufiger unter den Bezeichnungen „Erythroprosopalgie" (Bing 1913), Histaminkopfschmerz (Horton 1952) oder Bing-Horton-Syndrom. Die „migränöse Neuralgie" (Harris 1926) und die „Neuralgie des Nervus petrosus superficialis major" (Gardner et al. 1947) werden übereinstimmend als mit dem CK identisch angesehen (Kudrow 1980; Soyka 1984). Ob es sich bei der „Neuralgie des Ganglion sphenopalatinum" (Sluder-Neuralgie, Sluder 1910) und der „Nasociliaris-Neuralgie" (Charlin-Syndrom, Charlin 1937) um eigenständige Syndrome handelt, ist dagegen noch umstritten (Kudrow 1980, Bruyn 1986). Klinisch imponieren beim CK streng einseitige, seitenkonstante Kopfschmerzattacken von unerträglich bohrend-brennendem Charakter mit punctum maximum orbital, retroorbital oder frontotemporal. Die Attacken setzen üblicherweise unvermittelt und ohne Vorzeichen ein. Die Attackenfrequenz beträgt 1–3 (max. 8) pro 24 h mit einer durchschnittlichen Dauer von 30 bis 120 Minuten. Homolaterale Begleitsymptome sind ein partielles Horner-Syndrom mit Miosis und Ptosis, eine Lakrimation, eine konjunktivale Injektion, ein periorbitales Oedem, sowie eine Rhinorrhoe oder eine Nasenkongestion.

Nahezu pathognomonisch ist das Verhalten des Patienten während der Attacke: im Gegensatz zum Migräniker – der meist Ruhe in abgedunkelten Räumen sucht – kann der Clusterpatient nicht still sitzen: er läuft umher („pacing around") oder schaukelt mit dem Oberkörper auf der Stuhlkante hin und her („rocking"). Fakultativ können Migränesymptome wie Übelkeit, Erbrechen und Lärm- und Lichtempfindlichkeit hinzutreten. Die Attacken beginnen überwiegend nachts, nicht selten zur gleichen Stunde („wie mit dem Glockenschlag").

Unter den verschiedenen Formen des CK ist mit ca. 80% der episodische Typ der häufigste mit täglichen Attacken über einen Zeitraum von acht bis zwölf Wochen, gefolgt von mehrmonatigen Remissionsphasen. Der primär-chronische CK zeigt hingegen von Anfang an keine Remissionen. Der sekundär-chronische CK entwickelt sich aus einem initial episodischen CK, wobei definitionsgemäß die Dauer der CK-Periode mindestens ein Jahr betragen soll mit steigender Frequenz und Therapieresistenz der Attacken (Ekbom et al. 1971).

Die Therapie des CK basiert auf empirischen Daten, wobei zwischen der Attakkenkupierung und der Prophylaxe unterschieden wird. Bei 68–71% der Patienten ist durch eine Inhalation von ca. 7 Litern 100%igem Sauerstoff über eine Gesichtsmaske die Attacke innerhalb von 3–10 Minuten zu kupieren. Bei unregelmäßigen Attacken bzw. Versagen einer Prophylaxe kann ein Ergotamin-Aerosol (Ergotamin-Medihaler) eingesetzt werden, wobei dreimal im Abstand von fünf Minuten je ein Aerosolstoß erfolgen soll. Bei korrekter Anwendung wird dadurch rascher ein wirksamer Plasma-Ergotamin-Spiegel erreicht als mit Suppositorien oder sublingual verabreichten Tabletten (Ekbom et al. 1983).

Eine prophylaktische Therapie ist immer dann indiziert, wenn täglich unregelmäßige Attacken auftreten. Die Wahl des Medikamentes richtet sich nach dem Alter des Patienten und dem CK-Typ: Kudrow (1980, 1984) empfiehlt bei Patienten unter 30 Jahren mit einem episodischen CK als Mittel der Wahl 6–8 mg Methysergid (Deseril retard) p.d. Der Einsatz dieser Substanz ist allerdings limitiert durch den nachlassenden Effekt bei der Behandlung mehrerer aufeinanderfolgender CK-Perioden und durch das gelegentliche (1 : 5000) Auftreten retroperitonealer, endokardialer und pleuropulmonaler Fibrosen. Methysergid darf daher nicht länger als drei Monate eingesetzt werden. Cortison, beginnend mit 40 mg Prednison über fünf Tage und langsamer Reduktion über drei Wochen, ist bei Patienten zwischen dem 30. und 45. Lebensjahr mit einem episodischen CK empfehlenswert. Lithiumkarbonat (z. B. Quilonum ret.) ist das Mittel der ersten Wahl in der Behandlung des episodischen und chronischen CK jenseits des 45. Lebensjahres. Unter Beachtung der Kontraindikationen beginnt man die Behandlung mit 675 mg über den Tag verteilt. Die weitere Dosierung richtet sich nach dem Lithiumserumspiegel, der zwischen 0,4 und 0,8 mmol/l betragen sollte und 1,2 mmol/l nicht überschreiten darf. Als vielversprechende Alternative kann inzwischen der Kalzium-Antagonist Verapamil (Isoptin) in einer mittleren Dosierung von 3 × 80 mg p.d. angesehen werden (Meyer et al. 1984).

## 2. Die chronisch-paroxysmale Hemikranie (CPH)

Seit der Erstbeschreibung dieses Kopfschmerzsyndroms durch Sjaastad und Dale (1976) sind bislang ca. 80 Fälle bekannt. Die CPH ist gekennzeichnet durch tägliche, streng einseitige Kopfschmerz-Attacken von stechend-schneidendem Charakter mit punctum maximum periorbital und frontotemporal mit gelegentlicher Ausstrahlung zum Nacken und in die homolaterale Gesichtshälfte. Fakultative Begleitsymptome sind – wie beim CK – eine ipsilaterale Ptosis und Miosis, eine Lakrimation, eine konjunktivale Injektion und Rhinorrhoe, zusätzlich können auch Übelkeit und Erbrechen auftreten. In einigen Fällen können die Attacken mechanisch ausgelöst werden. Das Verhalten des Patienten in der Attacke ist entweder durch eine motorische Unruhe („pacing around“) gekennzeichnet oder durch ein Ruhebedürfnis mit Zusammenrollen des Körpers sowie eine Phono- und Photophobie. Im Gegensatz zum CK ist die Attackenfrequenz mit 15–30 Attacken pro 24 Stunden wesentlich höher, die Attackendauer mit zwei bis 30 Minuten dafür kürzer. Der manifesten CPH geht oft eine sog. pre-CPH-Phase voraus mit bis zu dreimonatigen Remissionsphasen (Pelz u. Merskey 1982), das jedoch auch – im Sinne einer primär-chronischen CPH (Bogucki et al. 1984) – fehlen kann.

Zur sicheren Diagnosestellung einer CPH reichen diese insgesamt sehr variablen Symptome nicht aus. Als einziges „hartes“ diagnostisches Kriterium gilt das prompte und vollständige Ansprechen auf Indomethacin (Amuno). Die erforderliche Dosis kann interindividuell sehr unterschiedlich sein. Man beginnt i. allg. mit zweimal 50 mg Indomethacin (z. B. Amuno) in Suppositorienform unter Antazidaschutz und steigert die Dosis gegebenfalls bis maximal 200 mg: Üblicherweise kommt es innerhalb von 24–48 h zu einem kompletten Sistieren der Attacken, danach sollte eine Erhaltungsdosis von (im günstigsten Fall) 12,5 mg Indomethacin täglich angestrebt werden. Im pre-CPH-Stadium kann auch Azetylsalizylsäure wirksam sein, wobei vollständige Schmerzfreiheit jedoch nie erreicht wird (Übersicht bei Pfaffenrath et al. 1984). Nach Absetzen der Medikation treten innerhalb von 24 h erneute Attacken auf.

Ob es sich bei der kürzlich von Spierings et al. (1984) beschriebenen „Hemicrania continua“, einem ebenfalls auf Indomethacin ansprechenden Kopfschmerzsyndrom, um eine Sonderform der CPH handelt, ist bislang noch ungeklärt. Die Hemicrania continua zeichnet sich durch einen einseitigen konstanten Kopfschmerz ohne vegetative bzw. visuelle Symptome aus. Auch die „Augen- und Nasensymptome“ des CK und der CPH fehlen. Durch eine genaue Analyse von Kopfschmerzdauer, Attackenfrequenz, Schmerzcharakter und Begleitsymptomen ist im allgemeinen eine sichere Unterscheidung zwischen CK, CPH und „zervikogenem“ Kopfschmerz möglich. In Zweifelsfällen empfiehlt sich ein pragmatisches Vorgehen in Form einer probatorischen Gabe von 100 mg Indomethacin täglich über eine Woche.

## 3. Migräne

Die Migräne ist durch die wesentlich längere Dauer der Einzelattacken (3 Stunden bis 3 Tage), die niedrige Attackenfrequenz (maximal 6–8/Monat), die langsame Zunahme der Kopfschmerzen, die fehlende Seitenkonstanz, den pochend-pulsierenden Schmerzcharakter und das typische Ruhebedürfnis relativ leicht vom CK und einer CPH abgrenzbar. Für die Diagnose einer Migräne hilfreich ist die häufige familiäre Belastung sowie der Beginn der Attacken nachts oder in den frühen Morgenstunden.

## 4. Die Okzipitalisneuralgie

Hält man sich an die strenge Definition der Okzipitalisneuralgie als einseitigen, plötzlich einschießenden oder auch länger anhaltenden Schmerzzustand im Versorgungsgebiet des Nervus occipitalis major, so dürfte es sich hierbei um ein eher seltenes Krankheitsbild handeln. Man darf vermuten, daß insbesondere „der zervikogene Kopfschmerz" derartig fehlinterpretiert wird (s. Kapitel Pfaffenrath et al.). Nach Soyka (1984) kann bei der idiopathischen Form der Okzipitalisneuralgie Carbamazepin versucht werden.

## 5. Das Neck-Tongue-Syndrom

Beim zervikogenen Kopfschmerz leiden einige Patienten unter leichten Schluckstörungen und einem Kloßgefühl im Hals. Vergleichbare Symptome wurden von Lance und Anthony (1980) beim Neck-Tongue-Syndrom berichtet. Im Vordergrund stehen aber heftigste, Sekunden bis Minuten dauernde, einseitige okzipital lokalisierte Kopf- und/oder Nackenschmerzen mit einem begleitenden Taubheitsgefühl der ipsilateralen Zungenhälfte. Diese Hypästhesie einer Zungenhälfte setzt unmittelbar mit dem Kopf- bzw. Nackenschmerz ein. Die Patienten können die genannten Symptome durch plötzliche starke Rotation im Kopf-Hals-Gelenk provozieren. Dem Neck-Tongue-Syndrom soll eine Subluxation im lateralen Atlantoaxialgelenk zugrundeliegen (Bogduk 1981).

## 6. Benigner Anstrengungskopfschmerz

Der gutartige Anstrengungskopfschmerz (benign-exertional headache) tritt in direktem Zusammenhang mit Husten (Husten-Kopfschmerz), Niesen, Lachen, Pressen beim Stuhlgang, Bücken und Anheben einer schweren Last auf und hält maximal bis zu wenigen Minuten an. Patienten mit diesen Symptomen sollten zum Ausschluß eines Prozesses der hinteren Schädelgrube oder einer Übergangsanomalie im kraniozervikalen Bereich sorgfältig untersucht werden. Auch der „benign exertional headache" soll auf Indomethacin (Amuno) ansprechen (Diamond 1982).

## 7. Orgasmus-Kopfschmerz

Der „Orgasmus-Kopfschmerz" (coital headache) setzt mit dem sexuellen Höhepunkt ein. Es handelt sich dabei um einen bilateralen, okzipitalen, pulsierenden Kopfschmerz von maximal 30 Minuten Dauer. Wird er untypischerweise von einer Störung der Bewußtseinslage, von Übelkeit, Brechreiz und Erbrechen sowie Nakkensteifigkeit begleitet und halten die Schmerzen mehr als 12 Stunden an, muß eine Subarachnoidalblutung ausgeschlossen werden. Mittel der Wahl in der Behandlung des Orgasmuskopfschmerzes sind $\beta$-Blocker (Lundberg u. Osterman 1974; Porter u. Jankovic 1981).

## 8. Raeder-Syndrom

Beim sog. „migränösen Typ" des „Raeder-Syndroms" (Raeder 1924) dürfte es sich um eine CK handeln (Soyka 1984). Beim „symptomatischen Typ" (Toussaint 1968), einer Kombination von Schmerzen und Parästhesien im Versorgungsgebiet des Nervus supraorbitalis, begleitet von einem inkompletten Horner-Syndrom mit zunehmender Dauer der Kopfschmerzen und Progredienz der neurologischen Symptomatik müssen Aneurysmen oder andere Veränderungen der Arteria carotis interna, Schädelbasisfrakturen, Tumoren der mittleren Schädelgrube oder entzündliche Prozesse der Felsenbeinspitze ausgeschlossen werden.

## 9. Die Neuralgie des Ganglion geniculi

Das Hauptmanifestationsalter dieser außerordentlich seltenen Neuralgie liegt um das 30. Lebensjahr. Synonyma sind: „Neuralgie des Nervus intermedius" (Okonek 1951), „Tic douloureux des Nervus intermedius" bzw. „idiopathische Geniculatumneuralgie" (Furlow 1942). Die Neuralgie des Ganglion geniculi ist gekennzeichnet durch stets einseitige, paroxysmal einschießende Schmerzen in der Tiefe des Ohres und im äußeren Gehörgang mit Ausstrahlung zum Mastoid, zum Nacken, zur Nase, zum Gaumen und zum Oberkiefer. Die Attacken sind i. allg. von sehr kurzer Dauer, häufig treten Geschmacksstörungen in den vorderen ⅔ der Zunge auf sowie eine Hypersekretion der Tränendrüse und der sublingualen und submandibulären Speicheldrüsen. Hunt (1907) unterscheidet eine primäre von einer symptomatischen Form: bei der primären Neuralgie ähnelt der Schmerzcharakter der otalgischen Form der Glossopharyngeus-Neuralgie, kann allerdings bei längerer Krankheitsdauer auch über Minuten oder sogar Stunden anhalten. Der symptomatische Typ ist meist Folge einer Zosterinfektion des Ganglion geniculi. Infolge der engen Nachbarschaftsbeziehung zum Nervus facialis entwickelt sich meist eine periphere Fazialisparese. Klinisch finden sich Herpesbläschen an der Haut der Ohrmuschel, im äußeren Gehörgang und am Trommelfell (Soyka 1984). Bei der primären Form kann Carbamazepin eingesetzt werden. Früher vorgenommene chirurgische Interventionen (Okonek 1951) sind heute obsolet. Bei den symptomatischen Neuralgien auf dem Boden einer Zosterinfektion ist eine kausale Therapie z. B. mit Acyclovir (Zovirax) angezeigt.

## 10. Das Eagle-Syndrom

Bei diesem sehr seltenen halbseitigen Gesichtsschmerz wird der typische, akut einschießende Neuralgie-Charakter vermißt. Vielmehr kommt es meistens zu einem länger anhaltenden, bohrenden Schmerz im Schlund und hinteren Zungenbereich mit einem Globusgefühl, Schluckstörungen und bisweilen auch Geschmacksstörungen sowie einer vermehrten Salivation (Massey u. Massey 1979; Soyka 1984). Das

**Tabelle 1.** Differentialdiagnose des zervikogenen Kopfschmerzes

| | Häufigkeit | Dauer | Lokalisation | Intensität | Charakter |
|---|---|---|---|---|---|
| Zervikogener Kopfschmerz | Attacken nicht obligat | anfangs Stunden, später konstant | streng einseitig occipital mit Ausstrahlung nach frontal | schwer bis intensiv | konstant bohrend, oft mit überlagernden Attacken |
| Cluster-Kopfschmerz (CK) | 1–3/Tag | 30–120 min. | streng einseitig frontoorbital, gelegentl. temporooccipital | unerträglich | bohrend brennend wie „glühendes Messer“ durch die Augen |
| Chronisch-paroxysmale Hemicranie (CPH) | 15–30/Tag | 2–30 min. | streng einseitig frontoorbital, gelegentl. temporooccipital | unerträglich | intensiv bohrend, stechend-schneidend |
| Hemicrania continua | konstanter Dauerschmerz | | streng einseitig | schwer bis unerträglich | intensiv bohrend, stechend, schneidend |
| Migräne | wechselnd 1–6/Monat | > 4 Std. bis 3 Tage | einseitig beidseitig | schwer | pochend, hämmernd, pulsierend |
| Neck-Tongue-Syndrom | unregelmäßig | Sekunden bis Minuten | einseitig occipital | heftig | |
| Benigner Anstrengungskopfschmerz | abhängig von Provokation | max. einige Minuten | beidseits occipital, holocephal | schwer | pochend |
| Neuralgie des Ganglion geniculi | unregelmäßig | Sekunden bis max. Minuten | streng einseitig in der Tiefe des Ohres Nacken, Nase, Oberkiefer | intensiv | stechend einschießend |

| Begleitsymptome | Verhalten während der Schmerzen | Provokation/ Auslöser | Therapie |
|---|---|---|---|
| – Schonhaltung von Nacken und Kopf, Einnehmen einer bestimmten Schlafposition<br>– Druckschmerzen über Wurzel C2 homolateral<br>– Gelegentlich Schluckbeschwerden oder Kloßgefühl im Hals | – | obligat mechanisch (Kopfdrehung etc.) z. T. Husten, Niesen, Pressen, Wasserlassen | – C2-Blockaden<br>– versuchsweise Indometacin, Piroxicam |
| – homolateral, part. Hornersyndrom, Lacrimation, Rhinorrhoe, Nasenkongestion | Unruhe, kann nicht still sitzen, läuft umher | Alkohol, Nitrolingual, Relaxation, Aufenthalt in großen Höhen | – in der Attacke: $O_2$, Ergotamin<br>– Prophylaxe: Cortison, Methysergid, Lithium (Verapamil?) |
| – oft wie beim CK (fakultativ) | wie CK | gelegentlich mechanisch | – Indometacin: Vollremission (Acetylsalicylsäure: oft partielle Besserung im Anfangsstadium) |
| keine | – | – | Indometacin: Vollremission |
| Übelkeit, Brechreiz, Phono- u. Photophobie, Ruhebedürfnis | Ruhebedürfnis. Aufsuchen abgedunkelter Räume | Alkohol, Streß, Hormone | Prophylaxe: $\beta$-Blocker<br>$Ca^{++}$-Antagonisten |
| – Taubheitsgefühl der ipsilateralen Zungenhälfte<br>– Schluckstörungen, Kloßgefühl im Hals | – | plötzliche heftige Rotation im Kopf-Hals-Gelenk | ? |
| – | – | Heben von Lasten, Husten, Niesen | Indometacin |
| Geschmacksstörungen vordere 2/3 der Zunge, Hypersekretion der Glandulae lacrimalis, sublingualis, submandibularis | – | – | 1. idiopathisch: Carbamazepin<br>2. symptomatisch bei Zoster oticus: Acyclovir |

**Tabelle 1.** (Fortsetzung)

| | Häufigkeit | Dauer | Lokalisation | Intensität | Charakter |
|---|---|---|---|---|---|
| Eagle-Syndrom (Syndrom des Processus styloideus) | unregelmäßig | länger anhaltend | streng einseitig, Schlund, hintere Zunge, Rachen | intensiv | bohrend |
| Karotidynie | Dauerschmerz | mit Attacken von Minuten bis Stunden Dauer | einseitig über Karotisgabel mit Ausstrahlung nach frontotemporal | intensiv | drückend, pochend |
| Atypischer Gesichtsschmerz | konstant | | einseitig, nicht auf Trigeminusäste begrenzt | schwer, fluktuierend | dumpf, bohrend, stechend, |

Eagle-Syndrom soll durch einen ungewöhnlich langen Prozessus styloideus verursacht werden (Eagle 1948). Begleitsymptome von seiten des 5., 7., 9. und 10. Hirnnerven können hinzutreten. Die chirurgische Intervention gilt als Mittel der Wahl (Massey u. Massey 1979).

## 11. Die Karotidynie

Der Begriff Karotidynie geht auf Fay (1932) zurück. Es handelt sich dabei um einen Dauerschmerz in der Halsregion mit p.m. im Bereich der Karotisbifurkation. Die Schmerzen strahlen zum Oberkiefer und nach orbital aus mit gelegentlichen Minuten bis Stunden andauernden z.T. pochenden Schmerzattacken, die sich auf den Dauerschmerz aufsetzen. Im typischen Fall besteht eine Druckdolenz mit ödematöser Schwellung im Bereich der Karotisgabel. Die Karotidynie kann in jedem Alter auftreten, bevorzugt ist die 5. Lebensdekade und das weibliche Geschlecht. Oft finden sich in der Anamnese andere „vaskuläre" Kopfschmerzen (Lovshin 1977; Raskin u. Prusiner 1977). Mehigan und Olcott (1981) konnten bei zehn Patienten mit den Symptomen einer Karotidynie angiographisch Karotisstenosen nachweisen. Die Karotidynie sollte deshalb als Ausschlußdiagnose angesehen werden. Technische Untersuchungen müssen immer zur Anwendung kommen. Das Ansprechen auf Substanzen wie Methysergid (Deseril), Propranolol (Douton) und Ergometrin deutet auf einen Zusammenhang mit der Migräne hin (Raskin u. Prusiner 1977). Orfei und Meienberg (1983) konnten darüber hinaus ein Ansprechen auf Indometacin (Amuno) und Flurbiprophen (Froben) zeigen. Feit (1982) diskutiert wegen des positiven Effektes von Kortikosteroiden als Ursache der Karotidynie eine „sterile Entzündung".

| Begleitsymptome | Verhalten während der Schmerzen | Provokation/ Auslöser | Therapie |
|---|---|---|---|
| – Fremdkörpergefühl im Rachen, Schluck- und Geschmacksstörungen, vermehrte Salivation<br>– evtl. Beteiligung des V., VII., IX., X., Hirnnerven | – | – | chirurg. Intervention bei röntgenolog. Nachweis eines ipsilateralen verlängerten Proc. styloideus |
| Druckdolenz u. Schwellung ipsilaterale Karotisgabel | – | Druck auf Karotisgabel | nach Ursache (Migräne symptomatisch) |
| Depression, Hypochondrie | – | unspezifisch | trizyklische Antidepressiva |

## 12. Der atypische Gesichtsschmerz

Der sog. „atypische Gesichtsschmerz" (Dalessio 1980) tritt gehäuft bei depressiven und ängstlichen Patienten auf. Der Schmerz hält sich nicht an das anatomische Ausbreitungsgebiet des Nervus trigeminus, anderer Hirnnerven oder der zervikalen Wurzeln. Er ist überwiegend konstant und bohrend und spricht weder auf eine konventionelle Medikation noch auf Blockaden der das betroffene Schmerzareal versorgenden Nerven an. Triggerzonen oder Triggerfaktoren werden selten angegeben. Eine organische Ursache findet sich definitionsgemäß nicht. Versuchsweise können bei diesen Schmerzen trizyklische Antidepressiva, evtl. in Kombination mit niedrig dosierten Neuroleptika eingesetzt werden.

## 13. Die Arteriitis temporalis

Die Arteriitis temporalis beginnt meist im höheren Lebensalter mit überwiegend einseitigen, dumpf brennenden, zum Teil auch pulsierenden Kopfschmerzen in der Schläfenregion, aber auch im Nacken. Im allgemeinen ist die betroffene Arterie – überwiegend die Arteria temporalis – druckempfindlich, verdickt oder geschlängelt. Als Ausdruck eines ubiquitären entzündlichen Krankheitsgeschehens bestehen ein schweres Krankheitsgefühl mit körperlicher Abgeschlagenheit, gelegentlich leichtes Fieber und eine immer sehr stark beschleunigte Blutsenkung. Gefürchtetste Komplikation ist ein Visusverlust, weshalb in Verdachtsfällen schon vor dem Ergebnis einer Temporalisbiopsie eine hochdosierte Kortisontherapie eingeleitet werden sollte (Mumenthaler 1978, Soyka 1984).

## Zusammenfassung

Die wesentlichen Hemikranien und Neuralgien, die in der Differentialdiagnose des „zervikogenen" Kopfschmerzes berücksichtigt werden müssen, sind in Tabelle 1 dargestellt. Es sei unterstrichen, daß der „zervikogene" Kopfschmerz die ausschließliche Einseitigkeit u.a. mit dem CK, der CPH, der Hemicrania continua und dem Neck-Tongue-Syndrom gemeinsam hat. Eine konstante mechanische Auslösbarkeit besteht allerdings nur beim zervikogenen Kopfschmerz und dem Neck-Tongue-Syndrom, bei der CPH in Einzelfällen. Indometacin wirkt ausnahmslos bei der Hemicrania continua und bei der CPH, gelegentlich beim „zervikogenen" Kopfschmerz. In differentialdiagnostisch schwierigen Fällen sollte deshalb probatorisch Indometacin eingesetzt werden.

## Literatur

Bing R (1913) Lehrbuch der Nervenkrankheiten. Urban & Schwarzenberg, Berlin

Bogduk N (1981) An anatomical basis for the Neck-Tongue-Syndrome. J Neurol Neurosurg Psychiatry 44:202–208

Bruyn GW (1986) Sphenopalatine neuralgia (Sluder), Chapter 36. Charlins neuralgia, Chapter 37. In: Rose FC (ed) Handbook of Clinical Neurology, vol 4 (48). Elsevier, Amsterdam, pp 475–482 and 483–486

Bugocki A, Szymanska R, Baraciak W (1984) Chronic paroxysomal hemicrania: Lack of prechronic stage. Cephalalgia 4:187–189

Charlin C (1937) Le syndrome du nerf nasal. Ann Ocul 174:598

Dalessio DD (1980) In: Wolff's headache and other headpain. Oxford University Press, New York

Diamond S (1982) Prolonged exertional headache: its clinical characteristics and response to indometacin. Headache 22:96–98

Eagle WW (1948) Elongated styloid-process: further observations and a new syndrome. Arch Otolaryngol 47:630

Ekbom K, Olivarius B de Fine (1971) Chronic migrainous neuralgia – diagnostic and therapeutic aspects. Headache 11:97–101

Ekbom K, Krabbe A, Paalzow G, Tfelt-Hansen P, Waldenlind E (1983) Optimal routes of administration of ergotamin tartrate in cluster headache patients. A pharmacokinetic study. Cephalalgia 3:15–20

Fay T (1932) Atypical neuralgia, a syndrome of vascular pain. Ann Otol Rhinol Laryngol 41:1030–1062

Feit H (1982) Further observation on the diagnosis and management of carotidynia. Headache 22:86–88

Furlow LT (1942) Tic douloureux of the nervus intermedius (so-called idiopathic geniculate neuralgia). JAMA 119:255–259

Gardner WJ, Stowell A, Dutlinger R (1947) Resection of the greater superficial petrosal nerve in treatment of unilateral headache. J Neurosurg 4:105–114

Harris W (1926) Neuritis and neuralgia. Oxford University Press, London

Horton BT (1952) Histamin cephalgia. Laucet 72:92

Hunt R (1907) Otalgia considered as an affection of the sensory system of the seventh cranial nerve. Arch Otolaryngol 36:543–557

Kudrow L (1980) Cluster headache: mechanisms and management. Oxford University Press, London

Kudrow L (1984) Clusterkopfschmerz. Diagnose, Pathoätiologie und Therapie. In: Pfaffenrath V et al. (eds) Primäre Kopfschmerzen. MMW Verlag, München

Lance BW, Anthony M (1980) Neck-Tongue-Syndrome on sudden turning of the head. J Neurol Neurosurg Psychiatry 43/2:97–101
Lovshin LL (1977) Carotidynia. Headache 17:192–195
Lundberg PO, Osterman PO (1974) The benign and malignant form of orgasmic cephalgia. Headache 14:164
Massey EW, Massey J (1979) Elongated styloid-process (Eagle's syndrome) causing hemicrania. Headache 19:339–344
Mehigan JT, Olcott C (1981) Carotidynia associated with carotid arterial disease and stroke. Am J Surg 142:210–211
Meyer JS, Dowell R, Mathew N, Hardenberg J (1984) Clinical and hemodynamic effects during treatment of vascular headaches with verapamil. Headache 24:313–321
Mumenthaler M (1978) Giant cell arteriitis. Cranial arteriitis, polymyalgia rheumatica. J Neurol 218:219–236
Okonek G (1951) Neuralgie des N. intermedius (Ramsay Hunt). Retroganglionäre Wurzeldurchschneidung nach Taylor. Zentralbl Neurochir. 11:211–221
Orfei R, Meienberg O (1983) Carotidynia: Report of eight cases and prospective evaluation of therapy. J Neurol 230:65–72
Pelz M, Merskey H (1982) A case of pre-chronic paroxysmal hemicrania. Cephalalgia 2:47–50
Pfaffenrath V, Kufner G, Pöllmann W (1984) Die chronisch-paroxysmale Hemicranie (CPH). Nervenarzt 55:402–406
Porter M, Jankovic J (1981) Benign coital cephalalgia. Arch Neurol 38:710–712
Raeder JG (1924) Paratrigeminal paralysis of oculo-pupillary sympathetic nerve. Brain 47:149–158
Raskin NH, Prusiner S (1977) Carotidynia. Neurol 27:43–46
Sjaastad O, Dale I (1976) A new (?) clinical headache entity "chronic paroxysmal hemicrania". 2. Acta Neurol Scand 54:140–159
Sjaastad O, Saunte C, Hovdahl H, Breivik H, Gronbaek E (1983) "Cervicogenic" headache. An hypothesis. Cephalalgia 3:249–256
Sluder G (1910) The syndrome of sphenopalatine-ganglion neurosis. Am J Med Sci 140:868
Soyka D (1984) Kopfschmerz. In: Neundörfer B, Soyka D, Schmigk K (eds) Praktische Neurologie Band 1. Edition Medizin, Weinheim
Spierings ELH, Sjaastad O, Saunte C, Wysocka-Bakowska MM (1984) Two cases of chronic continuous unilateral headache absolutely responsive to indomethacin – hemicrania continua. 5th International Symposium, The Migraine Trust, London, 19/20th September
Toussaint D (1968) Raeder's syndrome. In: Vinken PJ, Bruyn GW (eds) Handbook of clinical neurology, vol 5. North Holland, Amsterdam, pp 333–336

# Propriozeptoren der oberen Kopfgelenke: Bedeutung für Augenbewegungen und Schwindel

U. Thoden und T. Mergner

Erst die somatosensible Information aus Propriozeptoren von Rumpf, Extremitäten sowie aus dem Halsbereich ermöglicht es dem Gehirn, Meldungen des Vestibularorgans für die Gleichgewichtskontrolle richtig zu interpretieren. So kann z. B. aus der vestibulären Meldung über die Kopfbewegungen im Raum und der halspropriozeptiven Meldung über die Relativbewegung von Kopf zu Rumpf die für die Gleichgewichtserhaltung relevante Rumpfbewegung im Raum errechnet werden. Da Auge und Kopf bei Blickwendungen eine funktionelle Einheit bilden, ist eine vergleichbare vestibulär-halspropriozeptive Interaktion auch für die Kontrolle der Augenbewegungen denkbar. Theoretisch reicht die vestibuläre Meldung über die Kopfbewegung im Raum aber als Kontrollsignal für die Stabilisierung des Blickes im Raum aus. Einflüsse von seiten der Relativbewegung Kopf-zu-Rumpf würden hierbei nur stören. In der Tat scheint die halspropriozeptiv ausgelöste langsame Reflexbewegung der Augen nach neueren elektronystagmographischen Untersuchungen keine wesentliche Rolle für die Stabilisierung der Augen im Raum zu spielen. Es gibt aber Hinweise dafür, daß die bei Kopfwendung resultierende halspropriozeptive Reizung die Umorientierung der Augen auf ein neues Blickziel unterstützt.

Im folgenden wird versucht, bekanntes Wissen aus der physiologischen Forschung zusammenzufassen und zur Erklärung möglicher klinischer Störungen heranzuziehen.

## 1. Rezeptorsystem und neuronale Verarbeitung

Als Propriozeptoren der Halsreflexe auf Augen-, Extremitäten- oder Halsmuskeln galten ursprünglich Gelenkrezeptoren der zervikalen Segmente 1–3 (McCouch et al. 1951). Nach neueren Untersuchungen kann jedoch als wahrscheinlich gelten, daß die Information zumindest teilweise von Muskelspindeln stammt (Mergner et al. 1982). Insbesondere die tiefe intersegmentale Halsmuskulatur weist eine sehr hohe Muskelspindeldichte auf, wie man sie sonst kaum mehr in der Skelettmuskulatur findet (Abrahams 1981). Diese Muskeln sind möglicherweise bei früheren Ablationsversuchen nicht ausreichend berücksichtigt worden. Die wissenschaftliche Diskussion über Art und Ort der Rezeptoren ist, ähnlich wie die über den Gelenklagesinn allgemein, z. Z. noch nicht entschieden.

Für eine ständige gegenseitige Verrechnung vestibulär-halspropriozeptiver Informationen ist zu fordern, daß die Meldungen beider Rezeptorsysteme gewisse Ähnlichkeiten aufweisen. Im Vestibularorgan melden die Bogengangssysteme sehr spezifisch für die horizontale Drehebene sowie für die sagittale und frontale vertikale Drehebenen die Winkelgeschwindigkeit des Kopfes, während das Otolithensystem auf dynamisch-statische Weise alle Änderungen der Kopfposition relativ zum Gravitationsvektor der Erde meldet. Nervenzellableitungen im Hirnstamm der Katze lassen vermuten, daß die Halspropriozeptoren generell sowohl auf statische als auch auf dynamische Änderungen der Relativauslenkung Kopf-zu-Rumpf antworten, und daß sie auch keine den Bogengängen vergleichbare Spezialisierung auf bestimmte Raumebenen aufweisen. So kann in diesem System z. B. eine Nervenzelle die stärkste Antwort zeigen, wenn der Kopf relativ zum Rumpf gleichzeitig gehoben, nach rechts gedreht und „gerollt" wird, während die Nachbarzelle eine ganz andere Richtungsbevorzugung aufweist. Es kann aber angenommen werden, daß im Rahmen einer weiteren zentralen Verarbeitung funktionell zusammengehörende vestibuläre und halspropriozeptive Meldungen auf bestimmte Nervenzellen konvergieren.

In der Tat wurde eine vestibulär-halspropriozeptive Konvergenz bereits in mehreren Hirnstrukturen nachgewiesen, so in den Vestibulariskernen (Rubin et al. 1977; Boyle u. Pompeiano 1981; Kasper u. Thoden 1981; Anastasopoulos u. Mergner 1982), in der Formatio reticularis (Kubin et al. 1981) und im Cerebellum (Erway et al. 1978; Denoth et al. 1979; Bolye u. Pompeiano 1980). Die halspropriozeptive Information erreicht sogar das vestibuläre Hirnrindenfeld der Katze (Becker et al. 1979; Mergner et al. 1985). In einem Teil der Studien wurden auch die Interaktion der beiden Meldungen untersucht. Sie entsprach überwiegend einer Summation, ähnlich wie man dies auch bei Reflex- und Wahrnehmungsuntersuchungen der vestibulär-halspropriozeptiven Interaktion gefunden hat.

Die halspropriozeptive Reizung führt zu Reflexen auf die Extremitätenmuskeln (zervikospinale Reflexe) (Thoden u. Wenzel 1979, Peterson et al. 1985) und auf die Halsmuskulatur selbst (zervikozervikaler Reflex). Diese Reflexe interagieren mit den entsprechenden vestibulospinalen Reflexen bzw. dem vestibulozervikalen Reflex.

## 2. Der zervikookuläre Reflex beim Menschen

Erste Untersuchungen stammen von Bárány (1906), der bei Neugeborenen durch Drehung des Rumpfes gegen den festgehaltenen Kopf ruckförmige Augenbewegungen auslösen konnte. Frenzel (1930) demonstrierte diesen „Halsreflex auf die Augen" auch bei Patienten mit ausgefallenen Labyrinthen.

In den letzten Jahren wurde dieser zervikookuläre Reflex (COR) genauer untersucht und mit dem vestibulookulären Reflex (VOR) verglichen. Der VOR besteht aus einer langsamen Augenwendung, die der Kopfbewegung entgegengesetzt ist und diese kompensiert, so daß die Blickachse im Raum stabilisiert wird. Der Reflex ist im starken Maße von einem hohen Vigilanzniveau abhängig. Im Dunklen, aber auch bei sehr starken Reizen im Hellen, wird die langsame Reflexbewegung durch schnelle Blicksprünge (vestibulärer Nystagmus) zurückgesetzt, um eine zu große Auslenkung von der Ausgangslage zu vermeiden. Der COR ist hingegen beim Erwachsenen nur sehr schwach und variabel ausgeprägt. Ander als beim VOR wird seine Amplitude bei Müdigkeit und im Schlaf größer, so als ob er bei normaler Vigilanz unterdrückt wäre (Mergner et al., in Vorbereitung). Die Reflexbewegung erfolgt ungefähr in Richtung der Kopfauslenkung relativ zum Rumpf, ist im Vergleich zum VOR also „antikompensatorisch". Bei Kombination von vestibulären und halspropriozeptiven Reizen spielt der Beitrag des COR zur Blickstabilisierung insgesamt so gut wie keine Rolle (Jürgens et al. 1982; Doerr et al. 1981; Thoden et al. 1983).

Diese Arbeiten zeigten andererseits, daß die halspropriozeptive Reizung aber auch zu deutlichen Blicksprüngen führt, und zwar dann, wenn der Mensch die Aufmerksamkeit auf die Kopfbewegung gerichtet hat. Diese Blicksprünge, die den Augenbewegungsmustern bei Kopfwillkürbewegungen ähnlich sind, dienen nicht der Rücksetzung der langsamen Reflexbewegung, vielmehr haben sie die gleiche Richtung wie der COR. Diese zervikal ausgelösten schnellen Augenbewegungen können je nach Kombination der Reize auf den vestibulären Nystagmus einen antagonistischen oder einen synergistischen Effekt ausüben. Im Falle der antagonistischen Interaktion hemmt das halspropriozeptive System die Entstehung des vestibulären Nystagmus, so daß die langsame Komponente des VOR den Blick stabilisieren kann. Bei synergistischer Reizung bahnen die Halsreflexe die Entstehung von Blicksprüngen; dies erleichtert bei Kopfbewegungen relativ zum stationären Rumpf die Umorientierung des Blickes. Eine derartige Verlagerung des „Schlagfeldes der Augen" durch den Nackeneinfluß wurde bereits von Frenzel (1928) vermutet.

Nach diesen Ausführungen haben die Halspropriozeptoren zwar einen Einfluß auf die Augenbewegung, erfüllen aber eine andere Funktion als das Vestibularissystem. Der Unterschied spiegelt sich auch im gleichspannungsmäßig abgeleiteten Elektronystagmogramm wider. Der vestibuläre Nystagmus zeigt das bekannte „Sägezahn-Muster". Bei physiologischer halspropriozeptiver Reizung findet man dagegen nur eine schwache und variable Verschiebung der Grundlinie, auf die mit gleicher Richtung Blicksprünge aufgesetzt sind (Abb. 1).

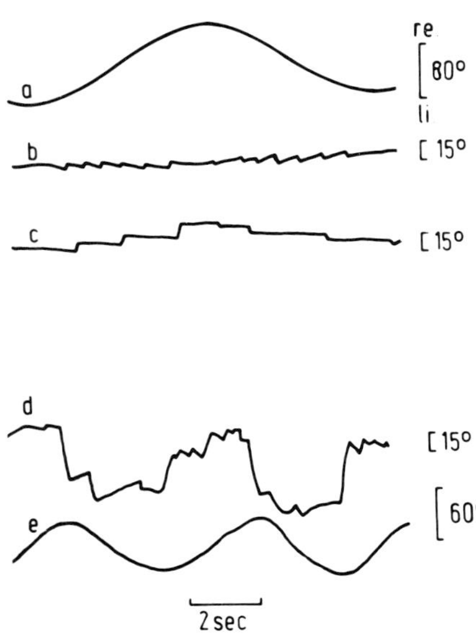


**Abb. 1.** Vestibulookulärer Reflex (VOR) (*b*), zervikookulärer Reflex (COR) (*c*) und Augenbewegungen (*d*) bei sinusförmiger Kopfwillkürbewegung (*e*). Sinusförmige Drehstuhlbewegung (*a*). Beim COR bezieht sich die Augenbewegung auf die „relative Kopfbewegung" (bei festem Kopf dreht sich aber der Rumpf)

## 3. Halspropriozeptiv ausgelöste Drehwahrnehmungen

Die Reizung des horizontalen Bogengangsystems löst bekanntlich das Gefühl einer Ganzkörperdrehung aus. Dagegen werden bei physiologischer halspropriozeptiver Reizung, z. B. bei Auslenkung des Rumpfes relativ zum stationären Kopf, drei verschiedene Drehgefühle ausgelöst, abhängig davon, worauf der Mensch die Aufmerksamkeit richtet. Achtet er auf den Rumpf, so empfindet er ihn als im Raum bewegt, und zwar in Richtung der tatsächlichen Rumpfbewegung. Achtet er auf den Kopf, so hat er das Gefühl, als ob dieser im Raum gedreht würde, und zwar in Richtung der Relativbewegung zum Rumpf (halspropriozeptiv ausgelöste Kopfdrehillusion, die im Hellen unterdrückt wird). Schließlich empfindet er noch das „propriozeptive" Gefühl der Relativbewegung. Dieser halspropriozeptive Einfluß steht im Wechselspiel mit vestibulären und visuellen Meldungen und beeinflußt die Wahrnehmungen von Eigenbewegungen im Raum und die Unterscheidung zwischen Eigen- und Umfeldbewegung (Raumkonstanz) (Mergner et al. 1983; Thoden et al. 1983).

## 4. Zervikaler Schwindel und Nystagmus

Bevor auf die Frage nach möglichen klinischen Erscheinungsbildern bei Störungen des halspropriozeptiven Systems eingegangen wird, soll kurz auf eine Besonderheit des vestibulären Systems hingewiesen werden. Der Ausfall eines Rezeptorsystems allgemein führt gewöhnlich zu einem „Minus-Symptom". Anders bei Ausfall eines Labyrinths: er führt zu dem „Plus-Symptom" Drehschwindel. Der Grund ist, daß im Ruhezustand zwischen den tonisch aktiven Bogengangsystemen beider Seiten mittels eines Kommissurensystems eine Balance aufrecht erhalten wird. Eine physiologische Drehung wird durch Änderung der Balance zugunsten einer Seite kodiert. Das System unterscheidet nicht, ob die Imbalance durch Drehung des Kopfes oder durch Fortfall der Rezeptormeldung bei Labyrinthausfall einer Seite resultiert. Die Otolithensysteme beider Seiten wirken dagegen nicht in einer derartigen Weise zusammen und verfügen auch nicht über ein gleichwertiges Kommissurensystem; bei Labyrinthausfall tragen sie nicht zu dem Plussymptom Schwindel in Ruhe bei. Das gleiche gilt auch für das halspropriozeptive System, bei dessen einseitiger Läsion ebenfalls kein Plussymptom zu erwarten ist. In der Tat findet sich in der älteren Literatur über zervikale Hinterwurzeldurchschneidungen bei Patienten mit Torticollis spasticus kein Bericht, bei dem ein eventuell auftretender Richtungsschwindel mit Sicherheit auf die Wurzelläsion zu beziehen ist (vgl. Übersichten bei Biemond u. de Jong 1969; Kornhuber 1966). Das Hauptsymptom bei akuter einseitiger Anästhetikainfiltration in den paravertebralen Bereich scheint eine Gangunsicherheit zu sein, die sich als Minussymptom (unzureichende Korrektur des vestibulären Signals für die Rumpfkontrolle durch die Halspropriozeptoren) interpretieren läßt (Cohen 1961, Abrahams u. Falchetto 1969). Ein durch einseitigen Ausfall von Halspropriozeptoren betroffener Patient sollte entsprechend über einen „Schwindel" beim Gehen und bei Kopfbewegungen klagen. Die Tatsache, daß eine derartige Störung in der Klinik nur selten diagnostiziert wird, mag darauf beruhen, daß sie noch unzureichend bekannt und schlecht meßbar ist. Alternativ ist denkbar, daß solche Störungen durch andere Sinne kompensiert werden.

Die Möglichkeit, daß eine Irritation von halspropriozeptiven Afferenzen zu Schwindel führt, erscheint nicht ausgeschlossen. Die Literaturberichte zum zervikalen Schwindel stellen diese Genese zumeist in den Vordergrund.

In diesem Zusammenhang wäre zu erwarten, daß insbesondere Patienten mit Muskel- u. Gelenkaffektionen, z. B. bei zervikalen Wurzelkompressionen und resultierender Zwangshaltung, ebenso wie Patienten mit Torticollis anderer Ursache, einen zervikalen Schwindel schildern. Diese Patienten weisen aber in Ruhe keinen Richtungsschwindel und keinen Nystagmus auf.

Diese Beobachtungen könnten belegen, daß eine andauernde Irritation zervikaler Propriozeptoren keinen Richtungsschwindel und Nystagmus verursacht. Es bliebe also die Möglichkeit einer jeweils kurzen, vorübergehenden Reizung bei Blockierung der oberen Kopfgelenke mit Tonusänderung der Halsmuskulatur als Auslösesituation. Wenn auch mit den obigen Einschränkungen in dieser pathologischen Situation das Auftreten eines halspropriozeptiven Vertigosyndroms prinzipiell denkbar ist, fehlen u. E. hierfür bislang eindeutige neurootologische Beweise.

Es sei nochmals betont, daß, geht man von der Kenntnis physiologischer Daten aus, ein „Ganzkörper-Drehschwindel" und ein „Sägezahn"-Nystagmus nicht dem halspropriozeptiven System, sondern nur dem vestibulären System zugeordnet werden kann. An einen zervikalen Schwindel sekundär vestibulärer Genese (z. B. durch Kompression oder Spasmus der A. vertebralis oder durch Irritation des sie begleitenden Sympathikusgeflechtes) sollte man immer denken, wenn o. g. Symptome mit Störungen im Bereich von Cochlea, Hirnstamm und Sehrinde kombiniert sind. Nach einer solchen Beteiligung sollte man immer gezielt fahnden, da sie evtl. im Hintergrund steht.

Abschließend sei erwähnt, daß die beiden Autoren selbst noch keinen Patienten mit zervikalem Drehschwindel und Nystagmus sahen, bei dem eine sekundär-vestibuläre Genese vollständig ausgeschlossen und damit die Annahme einer primär halspropriozeptiven Ursache zwingend war. In allen Verdachtsfällen ließ sich der Nystagmus bei den Klopfwendemanövern, den Lagerungsproben und der Drehstuhlprüfung letztlich als Aktivierung eines vestibulären Nystagmus interpretieren.

Zum besseren Verständnis solcher Zustandsbilder wäre aber wünschenswert, daß Patienten mit manualtherapeutisch klar definierten Störungen im Bereich der oberen HWS neurootologisch exakt untersucht würden.

## Literatur

Abrahams VC (1981) Sensory and motor specialization in some muscles of the neck. Trends in Neurosciences 4:24–27

Abrahams VC, Falchetto S (1969) Hind leg ataxia of cervical origin and cervicolumbar spinal interactions with a supratentorial pathway. J Physiol (Lond) 203:435–447

Anastasopoulos D, Mergner T (1982) Canal-neck interaction in vestibular nuclear neurons of the cat. Exp Brain Res 46:269–280

Bárány R (1906) Augenbewegungen durch Thoraxbewegungen ausgelöst. Zentralbl Physiol 20:298–302

Becker W, Deecke L, Mergner T (1979) Neuronal responses to natural vestibular and neck stimulation in the anterior suprasylvian gyrus of the cat. Brain Res 165: 139–143

Biemond A, de Jong JMBV (1969) On cervical nystagmus and related disorders. Brain 24:437–458

Boyle R, Pompeiano O (1980) Response characteristics of cerebellar interpositus and intermediate cortex neurons to sinusoidal stimulation of neck and labyrinthine receptors. Neuroscience 5:357–372

Boyle R, Pompeiano O (1981) Convergence and interaction of neck and macula vestibular inputs on vestibulospinal neurons. J Neurophysiol 45:852–868

Cohen LA (1961) Role of eye and neck proprioceptive mechanisms in body orientation and motor coordination. J Neurophysiol 24: 1–11

Denoth E, Magherini PC, Pompeiano O, Stanojevic M (1979) Responses of Purkinje cells of the cerebellar vermis to neck and macular vestibular inputs. Pflügers Arch 381:87–89

Doerr M, Leopold HC, Thoden U (1981) Vestibulo-ocular reflex (VOR), Cervico-Ocular-Reflex (COR) and its interaction in active head movements. Arch Psychiatr Nervenkr 239: 117–127

Erway LC, Ghelarducci B, Pompeiano O, Stanojevic M (1978) Responses of cerebellar fastigial neurons to afferent inputs from neck muscles and macular labyrinthine receptors. Arch Ital Biol 116: 173–204

Frenzel H (1928) Rucknystagmus als Halsreflex und Schlagfeldverlagerung des labyrinthären Drehnystagmus durch Halsreflex. Z Hals-Nasen-Ohrenheilk 21: 177–187

Frenzel H (1930) Halsreflektorisches Augenrucken von vestibulärer Schlagform, ein typisches Vorkommnis bei vollständig oder nahezu vollständig Labyrinthlosen (Drehunerregbaren). Physiol Pathol Ther Ohr-Nase-Hals 28:305–310

Jürgens R, Mergner T, Schmid-Burgk W (1982) Modification of or slow and quick components by neck stimulation and turning sensation. In: Roucoux A, Crommelinck M (eds) Physiological and pathological aspects of eye movements. Dr. W. Junk Publishers, The Hague Boston London, pp 365–370

Kasper J, Thoden U (1981) Effects of natural neck afferent stimulation on vestibulo-spinal neurons in the decerebrate cat. Exp Brain Res 44:401–408

Kornhuber HH (1966) Physiologie und Klinik des zentralvestibulären Systems (Blick- u. Stützmotorik). In: Berendes J, Link R, Zöllner F (eds) Hals-Nasen-Ohrenheilkunde, Bd III/3. Thieme, Stuttgart, pp 2150–2351

Kubin K, Manzoni D, Pompeiano O (1981) Responses of lateral reticular neurons to convergent neck and macular vestibular inputs. J Neurophysiol 46:48–64

McCouch GP, Derring ID, Ling TH (1951) Location of receptors for tonic neck reflexes. J Neurophysiol 14: 191–195

Mergner, T, Anastasopoulos D, Becker W (1982) Neuronal responses to horizontal neck deflection in the group x region of the cat's medullary brainstem. Exp Brain Res 45: 196–206

Mergner T, Nardi GL, Becker W, Deecke L (1983) The role of canal-neck interaction for the perception of horizontal trunk and head rotation. Exp Brain Res 49: 198–208

Mergner T, Becker W, Deecke L (1985) Canal–neck interaction in vestibular neurons of the cat's cerebral cortex. Exp Brain Res 61:94–108

Peterson BW, Goldberg J, Bilotto G, Fuller JH (1985) Cervicocollic reflex: Its dynamic properties and interaction with vestibular reflexes. J Neurophysiol 54:90–109

Rubin AM, Liedgren SRC, Milner AC, Young JA, Fredrickson JM (1977) Vestibular and somatosensory interaction in the cat vestibular nuclei. Pflügers Arch 371: 155–160

Thoden U, Wenzel D (1979) Tonic cervical influences on forelimb and hindlimb monosynaptic reflexes. Prog Brain Res 50:282–288

Thoden U, Doerr M, Leopold HC (1983) Motion perception of head or trunk modulates cervico-ocular reflex (COR). Acta Otolaryngol (Stockh) 96:9–14

# Die zervikozephalen Gleichgewichtsstörungen

M. HÜLSE

Unter zervikozephalen Gleichgewichtsstörungen verstehen wir solche Gleichgewichtsstörungen, deren auslösende Ursache im Kopfgelenkbereich gesucht werden muß. Zahlreiche Publikationen der letzten Jahre lassen erkennen, daß den Propriorezeptoren bei der Entstehung der zervikozephalen Gleichgewichtsstörungen mehr und mehr Beachtung geschenkt wird.

Arbeiten von Brodal (1974), ten Bruggencate et al. (1975), Fredrickson et al. (1965), Hikosaka u. Maeda (1973), Ito et al. (1964), Kasper u. Thoden (1981), Thoden u. Schmidt (1979), sowie Wilson u. Maeda (1974) u.a. haben durch elektrophysiologische Untersuchungen nicht nur direkte neurale Verbindungen vom Kopfgelenkbereich zu den Vestibulariskernen und weiter zu den Augenmuskelkernen, aber auch zur Formatio reticularis aufzeigen können, sondern untersuchten auch die Bedeutung der Propriorezeptoren auf die Stellreflexe und die Augenbewegungen.

Der Einfluß der Propriorezeptoren ist in einem solchen Ausmaß in das Gleichgewichtssystem integriert, daß beim gesunden älteren Kind und beim erwachsenen Menschen die Bedeutung der Propriorezeptoren nur unter labormäßigen Untersuchungsbedingungen erkennbar wird. Dies ändert sich jedoch, sobald eine Störung in höheren Zentren oder aber im Propriorezeptorensystem auftritt.

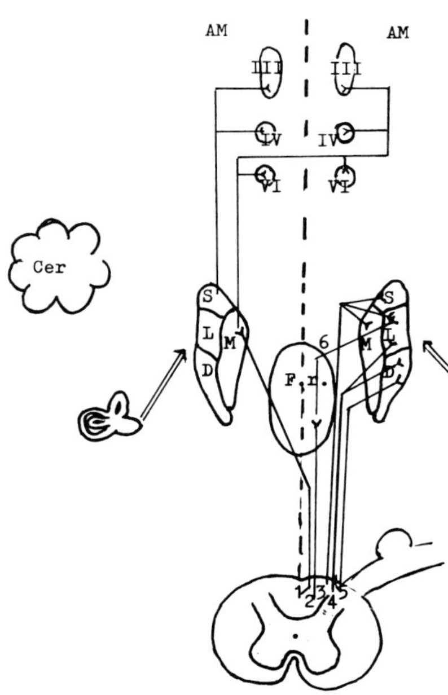


**Abb. 1.** Elektrophysiologisch gesicherte spino-vestibuläre Bahnen. (*AM* = Augenmuskelkerne *III, IV, VI;* *S* = Ncl. vestib. superior Bechterew; *M* = Ncl. vestib. medialis Schwalbe; *L* = Ncl. vestib. lateralis Deiters; *D* = Ncl. vestib. descendens Roller; *Cer* = Cerebellum; *F.r.* = Formatio reticularis). Bahnen: 1. Hikosaka u. Maeda 1973; Thoden u. Schmidt 1979; 2. Frederickson et al. 1965; Ito et al. 1964; Kasper u. Thoden 1981; Thoden et al. 1975; Wilson et al. 1966; 3. Kasper u. Thoden 1981; 4. Ito et al. 1964; 5. Brodal 1974; 6. ten Bruggencate et al. 1975

Hier sei zum einen auf die Stellreflexe beim Kleinkind hingewiesen. Diese Stellreflexe sind bei einer schweren Hirnschädigung, wie z. B. nach ausgeprägtem Hydrozephalus, leicht darstellbar: So kommt es bei der Kopfrotation zur Streckung der Extremitäten auf der Kinnseite und zur Beugung der Extremitäten auf der Okziputseite. Bei Kopfretroflexion kommt es zur Streckung der oberen Extremitäten und bei Kopfanteflexion zur Beugung der oberen Extremitäten.

Ein von der peripher-vestibulären Gleichgewichtsstörung her bekannter Rucknystagmus findet sich regelmäßig bei einem beiderseitigen Labyrinthausfall. Dieser sicher durch die Propriorezeptoren ausgelöste Zervikalnystagmus wird so unter-

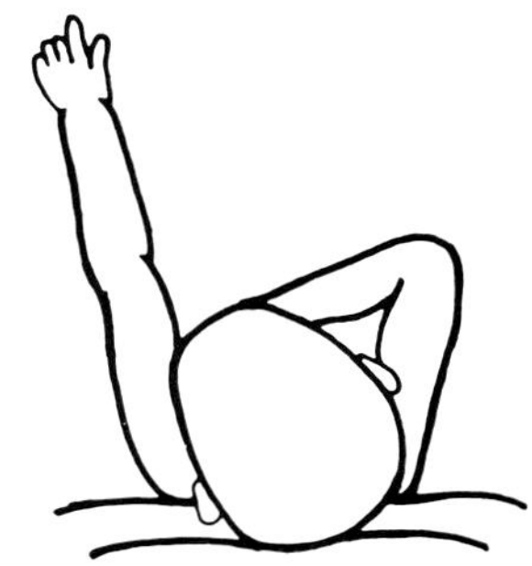

**Abb. 2.** Stellreflex bei Kopfrotation

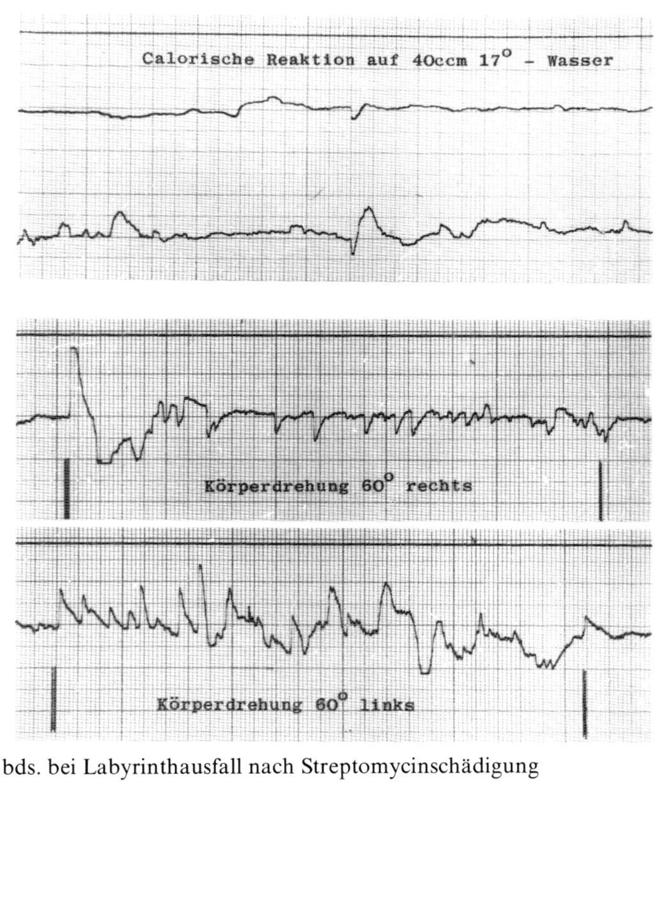


**Abb. 3.** Zervikalnystagmus bds. bei Labyrinthausfall nach Streptomycinschädigung

sucht, daß bei fixiertem Kopf der übrige Körper im Halswirbelsäulenbereich um 60° gedreht wird. Dieser propriozeptive Zervikalnystagmus setzt sofort mit der Drehung ein und endet mit der Rotation, oder aber er klingt, wenn die Endstellung beibehalten wird, in kurzer Zeit ab. Er weist einen „Decrescendocharakter" auf (Hülse 1983a). Der propriozeptive Zervikalnystagmus ist immer umkehrbar, d.h. nach rechts *und* links, und/oder nach oben *und* unten nachweisbar. Diese Umkehrbarkeit ist unbedingt Voraussetzung, um von einem Zervikalnystagmus sprechen zu dürfen, da jede Manipulation an der Halswirbelsäule und am Kopf zu einer unspezifischen Aktivierung eines latenten Spontannystagmus führt. Hier sei der jedem HNO-Arzt und Neurologen bekannte Kopfschüttelnystagmus erwähnt, der aber immer in eine Richtung schlägt.

Die Stellreflexe beim schwer hirngeschädigten Kind und der Zervikalnystagmus beim Patienten mit Labyrinthausfall sind Zeichen des Propriorezeptorensystems im Kopfgelenksbereich, jedoch nicht Ausdruck einer zervikozephalen Gleichgewichtsstörung.

Andererseits können die Propriorezeptoren im Kopfgelenksbereich als bedeutender Teil des Gleichgewichtssystems bei einer Störung zu Gleichgewichtsstörungen und zu subjektiven Schwindelbeschwerden führen. Eine solche Rezeptorenstörung findet sich sehr häufig bei einer funktionellen Kopfgelenkstörung. Die Manualtherapeuten sprachen hier früher von einer „Blockierung" im Kopfgelenksbereich. Solche funktionellen Kopfgelenkstörungen treten nach Halswirbelsäulentraumen und nach stumpfen Schädel-Hirn-Traumen auf, aber auch nach einfacher Fehlbelastung, hier sei an den sog. Schulkopfschmerz von Gutmann erinnert, oder aber nach einer längeren Fehlstellung der Kopfgelenke, wie sie z.B. nach tiefem Schlaf oder auch nach einfacher Narkose mit „abgeknicktem Kopf" beobachtet werden kann.

Im Gegensatz zur funktionellen Störung führt die schwere Halswirbelsäulenverletzung mit Fraktur oder Luxation kaum mal zu subjektiven Schwindelbeschwerden, da es hier nicht zu einer Irritation der Propriorezeptoren kommt, vielmehr führt die Immobilisation der HWS zu einer Ruhigstellung der Propriorezeptoren. Gleichzeitig auftretende leichte Gleichgewichtsstörungen – nicht Schwindelbeschwerden – vor allem im Dunkeln werden in der Regel aufgrund der Schwere der Verletzung nicht beachtet. Daß solche Gleichgewichtsstörungen aber bestehen, wird jedem deutlich, der einen Patienten, der mit einer Schanzschen Krawatte versehen worden ist, im Dunkeln eine Treppe hinauf- oder hinabgehen sieht.

Subjektiv klagen Patienten mit einer zervikozephalen Gleichgewichtsstörung bei Propriorezeptorenstörung über Sekunden bis wenige Minuten anhaltende Drehschwindelbeschwerden. Im Gegensatz zur Menièreschen Erkrankung oder zum Labyrinthausfall kann der Patient mit einer funktionellen Kopfgelenkstörung nur selten die Drehrichtung angeben. Dies wird vom Patienten meist durch die Kürze des Schwindelanfalles erklärt. Ein Teil der Patienten kann aber sicherlich die Drehrichtung deshalb nicht angeben, weil die Drehempfindung zwischen den einzelnen Schwindelattacken wechselt, wie aus dem begleitenden Zervikalnystagmus zu erkennen ist. In den meisten Fällen aber ist der Auslösungsmechanismus des Anfalles, eine bestimmte Kopfbewegung, bekannt und kann genau geschildert werden. Neben den Drehschwindelbeschwerden werden in ca. 40% der Schwindelsymptomatik Stunden anhaltender Schwankschwindel und Unsicherheitsgefühl angegeben.

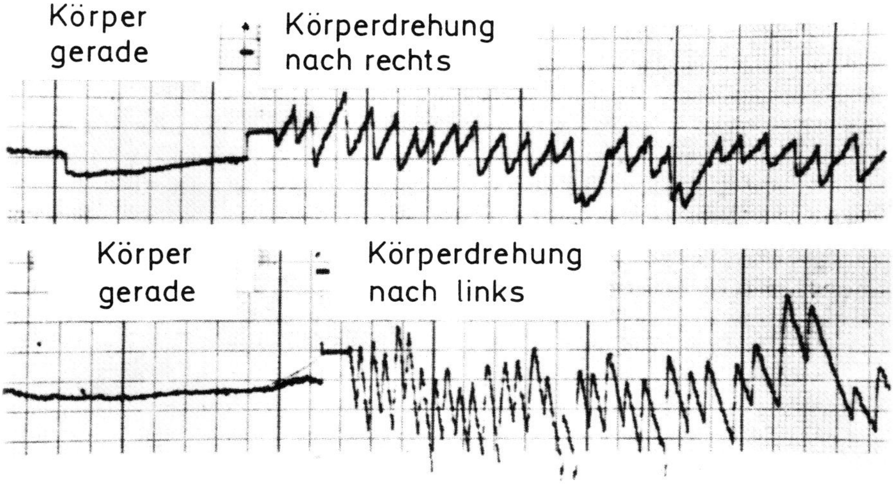


**Abb. 4.** Drehschwindelattacke bei funktioneller Kopfgelenkstörung. Subjektives Beschwerdebild und Zervikalnystagmus waren nach der Manualbehandlung der Kopfgelenke nicht mehr nachweisbar

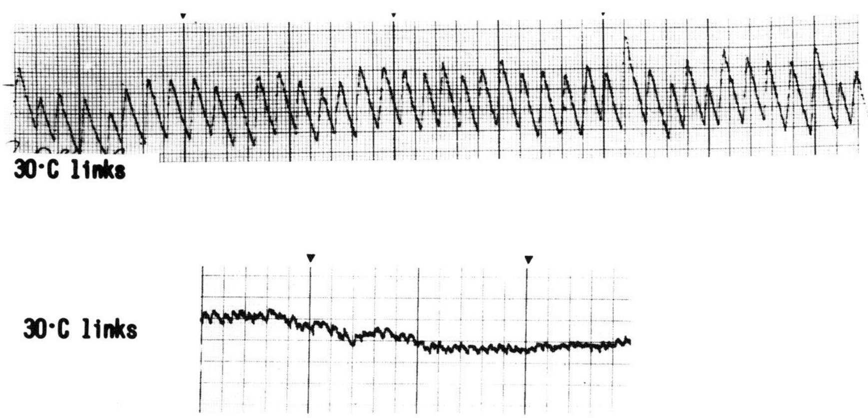


**Abb. 5.** Kalorischer Nystagmus: oben bei funktioneller Kopfgelenkstörung, unten bei vertebrobasilärer Insuffizienz. Eichung ist bei beiden Kurven gleich mit 10 mm gleich 10° Augenabweichung

Entscheidend für die Diagnose ist der Nachweis eines propriozeptiven Zervikalnystagmus, wie er oben bei dem Labyrinthausfall schon erwähnt wurde.

Ist der Zervikalnystagmus mit subjektivem Schwindel verbunden, ist er mit unbewaffnetem Auge zu erkennen. Ohne subjektive Symptome ist der Zervikalnystagmus häufig nur im abgedunkelten Raum elektronystagmographisch nachweisbar. Ein echter Zervikalnystagmus wird von den meisten Autoren als pathologisches Symptom gewertet (Moser 1972, Dionne 1974, Hülse 1983b).

Ein Spontannystagmus bei ruhiger, entspannter Kopfhaltung gehört nicht zur funktionellen Kopfgelenkstörung. Die vestibulospinalen Prüfungen nach Romberg und nach Unterberger fallen unauffällig aus. Die Hautantsche Probe mit gleichzeitiger Kopfrotation läßt dagegen den Einfluß der gestörten Propriorezeptoren im Kopfgelenksbereich deutlich erkennen (Lewit 1977).

Die experimentelle Gleichgewichtsprüfung mit Rotation und Kalorisation bestätigt immer die seitengleiche und unauffällige Erregbarkeit der peripheren Labyrinthe. Sehr häufig findet sich bei dem experimentellen Nystagmus eine große Nystagmusamplitude.

In einer größeren Untersuchung ist die Beobachtung der großen Nystagmusamplitude von Albertus 1984 bestätigt worden. Einige Autoren sprechen gar von einer Hyperreflexie der peripheren Labyrinthe bei zervikozephalen Gleichgewichtsstörungen.

Differentialdiagnostisch abgegrenzt werden muß von den Schwindelbeschwerden bei funktioneller Kopfgelenkstörung der vor allem nach der Anamnese sehr ähnliche „benigne paroxysmale Lagerungsschwindel". Der durch Hinlegen und Aufsitzen bei zur Seite gedrehtem Kopf provozierbare Nystagmus und Schwindel dauern weniger als 1 Minute an. Der Lagerungsnystagmus weist im Gegensatz zum Zervikalnystagmus in aller Regel eine deutliche rotatorische Komponente auf, wobei der Nystagmus nach links im Uhrzeigersinn und der Nystagmus nach rechts gegen den Uhrzeigersinn schlägt. Dieser Lagerungsnystagmus wird als peripher-labyrinthär-lymphokinetisches Phänomen angesehen.

Daß Gleichgewichtsstörungen bei funktioneller Kopfgelenkstörung komplett otoneurologisch durchuntersucht werden müssen, ist daraus zu ersehen, daß selbst Akustikusneurinome zu Beginn der Erkrankung in Unkenntnis der Sachlage manualtherapeutisch behandelt wurden. Dies ist nur auf den ersten Blick verwunderlich. Die 3 im letzten halben Jahr in unserer Klinik diagnostizierten Akustikusneurinome wiesen alle einen typischen propriozeptiven Zervikalnystagmus in beide Richtungen auf.

In Abb. 7a und b ist der beiderseitige Zervikalnystagmus bei einem Patienten mit einem 2 cm großen Kleinhirnbrückenwinkeltumor links dargestellt. Die Diagnose war durch die hirnstammaudiometrische und computertomographische Untersuchung möglich und wurde später operativ bestätigt. Eine ähnliche Beobachtung publizierte 1983 Dix.

Die anamnestische Angabe, daß Schwindelbeschwerden durch plötzliche Kopfbewegungen provoziert werden, und der objektive Nachweis eines typischen propriozeptiven Zervikalnystagmus bei Patienten mit einem Kleinhirnbrückenwinkeltumor mahnen nicht nur zur Vorsicht bei der Diagnose der zervikozephalen Gleichgewichtsstörung, sie werfen auch z.Z. noch ungeklärte Fragen über den Pathomechanismus des Zervikalnystagmus auf.

Wenn bisher von Gleichgewichtsstörungen im Rahmen einer funktionellen Kopfgelenkstörung gesprochen wurde, wurde immer der Pathomechanismus im Bereich der Propriorezeptoren gesucht. Kaum erklärt werden kann aber über die Propriorezeptoren das von jedem 4. Patienten mit Gleichgewichtsstörungen bei funktioneller Kopfgelenkstörung geklagte subjektive Ohrgeräusch. Auf der 3. Tagung der Neuroorthopädie in Erlangen berichtete Arlen (1985) über hirnstammaudiometrische Veränderungen bei bestimmten Kopfstellungen, die nach Manualtherapie

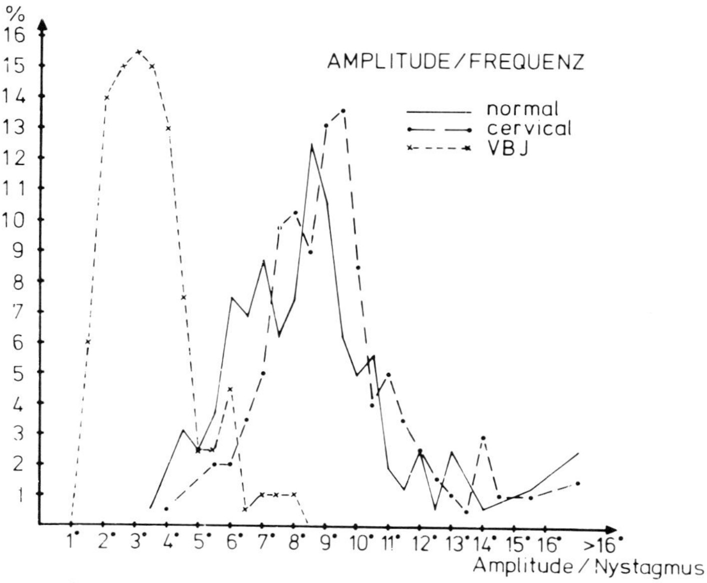


**Abb. 6.** Amplitude des experimentellen Nystagmus bei 50 Personen Normalkollektiv, 50 Pat. mit vertebrobasilärer Insuffizienz und 50 Pat. mit Schwindelbeschwerden bei funktioneller Kopfgelenkstörung

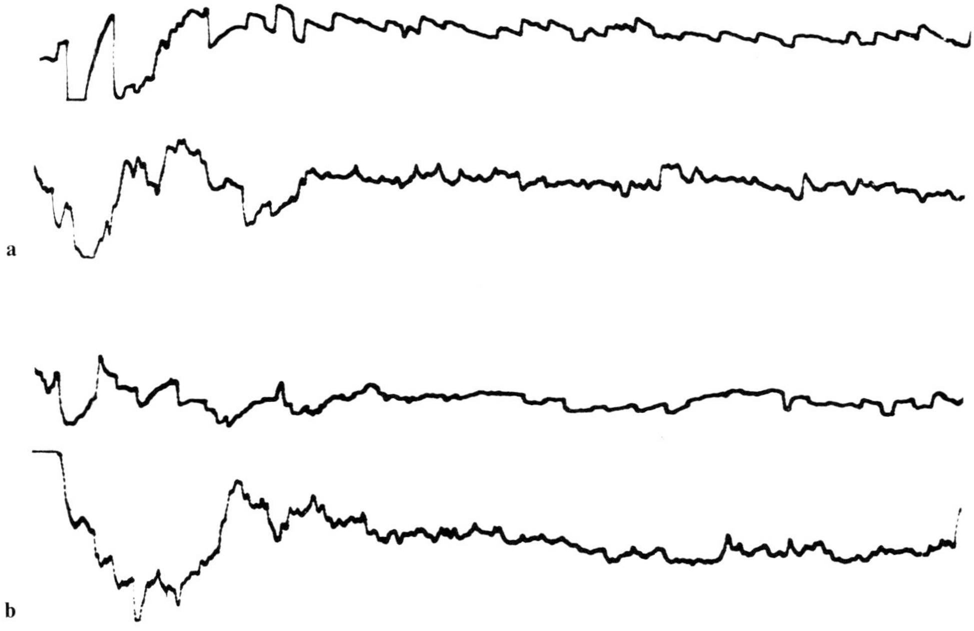

**Abb. 7. a** Zervikalnystagmus nach rechts. **b** Zervikalnystagmus nach links

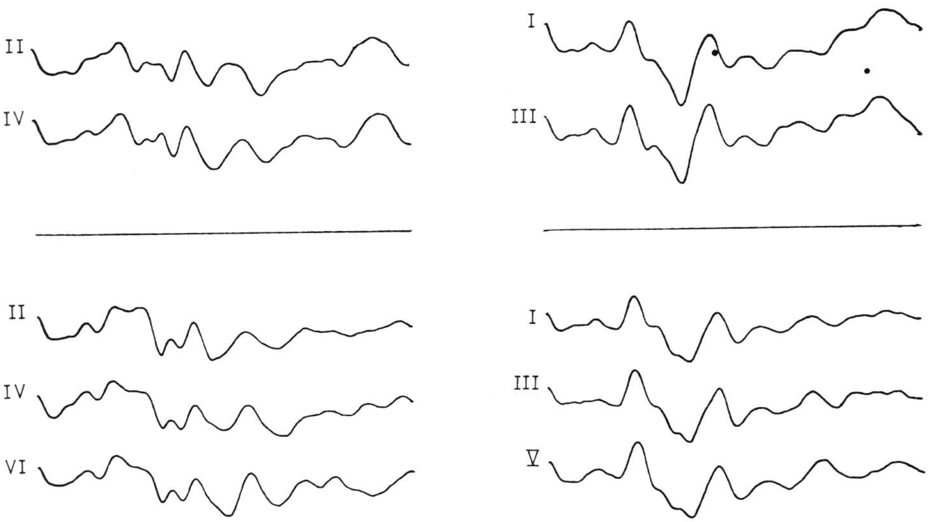


**Abb. 8.** Hirnstammaudiometrie beim Kaninchen: *oben* vor, *unten* nach Durchtrennung der dorsalen Wurzeln von C 1 und C 2 rechts. Die akustische Stimulation erfolgte über Lautsprecher; *Kurven links* – Lautsprecher rechte Seite; *Kurven rechts* – Lautsprecher linke Seite

nicht mehr nachweisbar waren. Erklärt wurden die Befunde durch eine Irritation des sympathischen N. vertebralis im Bereich der Atlasschlinge der A. vertebralis. Kritisch kann eingewandt werden, daß durch Einnehmen einer bestimmten Kopfhaltung, z. B. Kopfextension, die Ableitbedingungen sich derart verschlechtern, daß die Kurvenveränderungen allein hierdurch erklärt werden könnten.

Da eine Störung des Propriorezeptorensystems tierexperimentell durch eine Durchtrennung der dorsalen Wurzeln von C 1 bis C 3 hervorgerufen werden kann, wurde die Hirnstammaudiometrie beim Kaninchen vor und nach rechtsseitiger Durchtrennung der dorsalen Wurzeln von C 1 und C 2 durchgeführt. Die sehr gute Reproduzierbarkeit der Hirnstammaudiometrie und der vollkommen unveränderte Kurvenverlauf machen einen Einfluß der Propriorezeptoren auf die Hirnstammaudiometrie unwahrscheinlich.

Demgegenüber haben frühere Autoren tierexperimentell einen Einfluß des sympathischen Systems auf das Hörorgan nachweisen können. Nach Seymour (1954) beschrieben 1982 Hultcrantz et al. im Tierexperiment eine Verringerung der kochleären Potentiale nach Zerstörung des Ganglion stellatum.

Ausgehend von diesen Publikationen führten wir beim Kaninchen eine elektrische Reizung des N. vertebralis durch. An die in Höhe von C 1/C 2 operativ freigelegte A. vertebralis wurde eine Drahtschlinge angelegt, über die der N. vertebralis gereizt wurde.

In Abb. 9 sind die hirnstammaudiometrischen Kurven übereinander aufgezeichnet worden, wobei die unterste Kurve den Ausgangsbefund darstellt und die oberste Kurve die Ableitung nach sechsmaliger Elektrostimulation des N. vertebralis wiedergibt. Während Welle IV und V über den gesamten Untersuchungsablauf die Latenz nicht verändern (Welle V liegt immer bei 5,56 ms), entwickelt sich bei Welle II

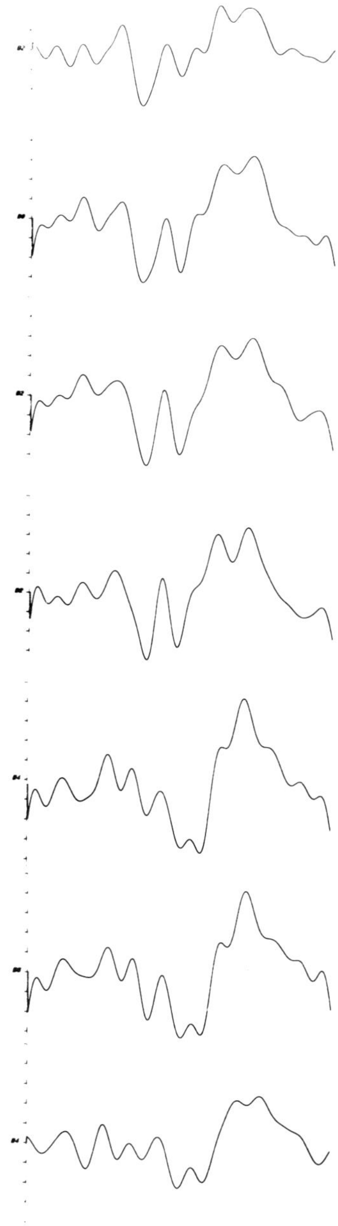

**Abb. 9.** Hirnstammaudiometrie beim Kaninchen. *Unterste Kurve* – Ausgangsbefund. Zwischen jeder weiteren Kurve nach oben liegen je 5 Min elektrische Stimulation des rechten N. vertebralis mit 10 mA und 50 Hz Stimulusfrequenz

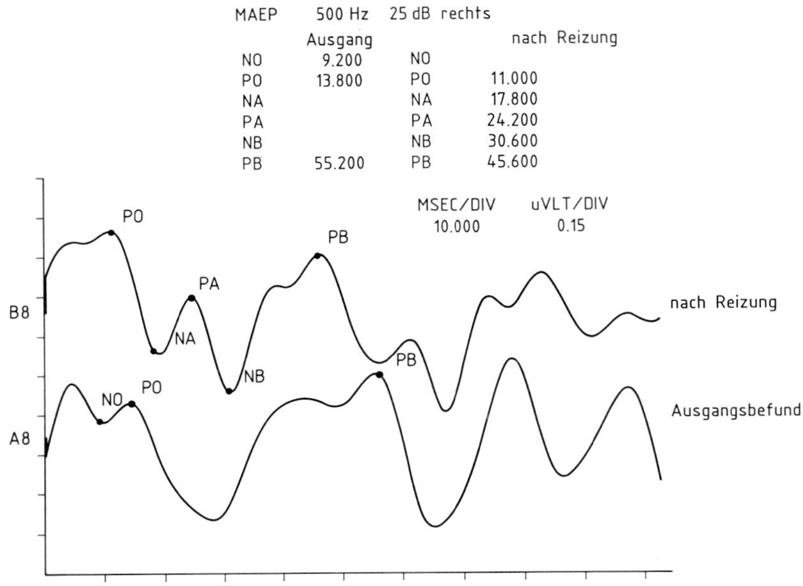


**Abb. 10.** Ableitung der mittleren Potentiale mit einem Stimulus von 500 Hz und 25 dB HL (Versuchstier wie in Abb. 9)

und III eine Verschiebung um 0,4 ms. Bei Verfolgung der Kurven ist deutlich zu erkennen, daß die Welle III in der Amplitude ansteigt und die Latenz abnimmt. Die chronologische Anordnung der Kurven weist darauf hin, daß es sich hierbei um eine echte Entwicklung und nicht um eine zufällige Änderung handelt.

Um auch den tiefen Frequenzbereich untersuchen zu können, wurden gleichzeitig neben den frühen Potentialen, die den Frequenzbereich um 2000 Hz erfassen, die mittleren Potentiale mit einem akustischen Reiz von 500 Hz abgeleitet. Aus der Kurve ist deutlich eine Vergrößerung der Amplituden und Verkürzung der Latenzen zu erkennen. Es ist zu diskutieren, ob die „Verbesserung" der akustisch evozierten Potentiale im Tierversuch einen Anhalt für eine mögliche Erklärung der subjektiven Ohrgeräusche bei den zervikozephalen Syndromen darstellen könnte.

Wenn auch eine Gesetzmäßigkeit noch nicht sicher ermittelt werden kann, so mahnen diese Beobachtungen, bei den zervikozephalen Gleichgewichtsstörungen neben dem Propriorezeptorensystem im Kopfgelenksbereich auch an den sympathischen N. vertebralis zu denken.

Hierbei muß von einem Einfluß des Sympathicus auf das Innenohr ausgegangen werden, wobei die Reizschwelle verändert wird. Ein vasomotorischer Pathomechanismus ist beim Versuchstier nicht anzunehmen, wie die Untersuchungen von Steinert et al. (1982) erkennen lassen. Diese Autoren konnten durch Unterbindung der Carotiden oder aber auch der Arteriae vertebrales eine Veränderung der Kochleapotentiale nicht hervorrufen.

## Literatur


Albertus S (1984) Cervical vertebral problems as a cause of variations in the nystagmographic R-factor. Acta Otolaryngol (Stockh) 97:27

Arlen A (1985) Reversible Veränderungen der Hirnstammpotentiale nach manipulativer Atlastherapie. In: Hohmann D, Kügelen B, Liebig K (Hrsg) Neuroorthopädie 3. Springer, Berlin Heidelberg New York Tokyo, S 502–514

Brodal A (1974) Anatomy of the vestibular nuclei and their connections. In: Kornhuber HH (ed) Vestibular system. Springer, Berlin Heidelberg New York

Bruggencate ten GT, Teichmann R, Weller E (1975) Neuronal activity in the lateral vestibular nucleus of the cat. Pflugers Arch 360:302

Dionne J (1974) Cervikaler Nystagmus durch Halsdrehung. Can J Otolaryngol 3:37

Dix MR (1983) Positional Nystagmus of central type and its neural mechanism. Acta Otolaryngol (Stockh) 95:585

Fredrickson JM, Schwarz D, Kornhuber HH (1965) Convergence and interaction of vestibular and deep somatic afferents upon neurons in the vestibular nuclei of cat. Acta Otolaryngol (Stockh) 61:168

Gutmann G (1968) Schulkopfschmerz und Kopfhaltung. Z Orthop 105:497

Hikosaka O, Maeda M (1973) Cervical effects on abducens motoneurons and their interaction with vestibular-ocular reflex. Exp Brain Res 18:512

Hülse M (1983 a) Hör- und Gleichgewichtsstörungen im Rahmen der vertebrobasilären Insuffizienz und im Rahmen der funktionellen Kopfgelenkstörung. In: Hohmann D, Kügelen B, Liebig K, Schirmer M (Hrsg) Neuroorthopädie 1. Springer, Berlin Heidelberg New York, S 210

Hülse M (1983 b) Die zentralen Gleichgewichtsstörungen. Springer, Berlin Heidelberg New York

Hultcrantz E, Nutall AL, Brown MC, Lawrence M (1982) The effect of cervical sympathectomy on cochlear electrophysiology. Acta Otolaryngol (Stockh) 94:439

Ito M, Hong T, Yoshida M, Okada Y, Obata K (1964) Antidromic and trans-synaptic activation of Deiter's neurones induced from the spinal cord. Jpn J Physiol 14:638
Zit. bei Precht W (1974) The physiology of the vestibular nuclei. In: Kornhuber HH (Hrsg) Handbook of Sensory Physiology Vol. VI/1. Springer, Berlin Heidelberg New York, p 353

Kasper J, Thoden U (1981) Effects of natural neck afferent stimulation on vestibulo-spinal neurons in the decerebrate cat. Exp Brain Res 44:401

Lewit K (1977) Manuelle Medizin. Urban und Schwarzenberg, München

Moser M (1972) Morbus Menière im Nystagmogramm. Monatsschr Ohrenheilkd 106:15

Seymour JC (1954) Observation on the circulation in the cochlea. J Laryngol Otol 68:689

Steinert R, Meister W (1982) Welchen Einfluß hat die Unterbindung der großen Halsschlagadern auf die Kochleapotentiale? Laryngol Rhinol Otol (Stuttg) 61:477

Thoden U, Golsong R, Wirbitzky J (1975) Cervical influence on single units of vestibular and reticular nuclei in cats. Pflugers Arch 355:101

Thoden U, Schmidt P (1979) Vestibular–neck interaction in abducens neurons. Prog Brain Res 50:561

Wilson VJ, Kato M, Thomas RC, Peterson BW (1966) Excitation of lateral vestibular neurones by peripheral afferent fibres. J Neurophysiol 29:508

Wilson VJ, Maeda M (1974) Connections between semicircular canals and neck motoneurones in the cat. J Neurophysiol 37:346

# Vertebrobasiläre Insuffizienz versus Syndrom der Kopfgelenke

B. Neundörfer

## 1. Einleitung

Eine der schwierigsten Differentialdiagnosen stellt die Abklärung des Symptomes „Schwindel" dar. Laut Umfrage der Deutschen Gesellschaft für Neurootologie und Äquilibriometrie bei praktischen Ärzten und Internisten sucht ca. jeder zehnte Patient wegen Schwindelbeschwerden die ärztliche Praxis auf, bei HNO-Ärzten jeder dritte Patient [3]. Während früher Schwindel vorwiegend mit dem Vestibularorgan in Verbindung gebracht wurde, ist es heute schon fast zu einer Reflexhandlung geworden, vor allem die HWS zu untersuchen und pathologische Veränderungen in diesem Bereich damit in Verbindung zu bringen. Auch Gefügestörungen an den Kopfgelenken gehen u.a. mit Schwindelerscheinungen einher [9], so daß es angebracht erscheint, deren Symptomatik gegenüber der wohl häufigsten Ursache für Schwindelbeschwerden, also gegenüber Durchblutungsstörungen im vertebrobasilären Kreislaufsystem, die vertebrobasiläre Insuffizienz (VBI), abzugrenzen. Bevor auf die Gemeinsamkeiten wie auch anschließend vor allem auf die wichtigsten Unterscheidungsmerkmale dieser beiden Syndrome eingegangen wird, soll nochmals eine kurze Definition vorausgeschickt werden.

## 2. Definitionen

### 2.1 Vertebrobasiläre Insuffizienz

Unter VBI versteht man flüchtige zerebrale Herdsymptome, die durch eine vorübergehende Mangelversorgung von Hirnarealen zustandekommen, die dem Versorgungsgebiet der Aa. vertebrales bzw. der A. basilaris zugehören. Es umfaßt das Kleinhirn, den Hirnstamm und die Okzipitallappen sowie basale Anteile der Temporallappen. Es bestehen fließende Übergänge zu leichten Hirnstamminfarkten [7, 8, 10, 15, 16].

### 2.2 Funktionelles Kopfgelenksyndrom

Das funktionelle Kopfgelenksyndrom (FKgS) ist als Folgeerscheinung einer Gefügestörung der Kopfgelenke zu begreifen, wobei die dabei auftretenden Gleichgewichtsstörungen nicht die Folge einer Minderdurchblutung des Gleichgewichtssystems, sondern nach neueren Vorstellungen einer Irritation von Gelenkrezeptoren darstellen [9].

## 3. **Symptomgemeinsamkeiten** (Tabelle 1)

Welche Gemeinsamkeiten von der Symptomatologie her bestehen bei der VBI und dem FKgS? Auf das bestimmende Merkmal des Schwindels wurde schon hingewiesen. Auf die dabei bestehenden Unterschiede bezüglich des Typs wird noch eingegangen. Das zweithäufigste Symptom im Kollektiv Hülses mit einem FKgS war bei 72,5% der Patienten die Klage über Kopf- und Nackenschmerzen [9], die bei VBI bei etwa einem Drittel der Patienten vorkommen [10, 16]. Sehstörungen wurden im Kollektiv von Hülse [9] bei 17,5% angegeben, bei vertebrobasilärer Insuffizienz sind sie bei nahezu der doppelten Anzahl von Patienten vorhanden [10, 16]. Schließlich wird von den Patienten beider Syndromgruppen etwa in gleicher Häufigkeit über Hörstörungen entweder nach Art von Tinnitus oder aber auch bei VBI im Sinne einer Hörminderung geklagt [4, 9, 16].

**Tabelle 1.** Gemeinsamkeiten von VBI und funktionellem Kopfgelenksyndrom

1. Schwindel
2. Kopf-, Nackenschmerzen
3. Sehstörungen
4. Hörstörungen

## 4. **Klinische Unterscheidungsmerkmale** (Tabelle 2a)

### 4.1 Alter und Geschlecht

Der Altersgipfel für die VBI liegt zwischen dem 40. und 70. Lebensjahr [7, 8, 10, 16], wobei nach Kayser-Gatchalian et al. [10] Männer früher erkranken als Frauen. Das Erkrankungsalter der Patienten mit FKgS ist deutlich früher, es liegt zwischen dem 30. und 50. Lebensjahr [9].

Frauen und Männer erkranken an einer VBI etwa in gleicher Häufigkeit [8, 10, 16]; vom FKgS werden Frauen häufiger betroffen als Männer, wobei die Literaturangaben bezüglich der Häufigkeitsverteilung schwanken; Hülse gibt ein Zahlenverhältnis von männlich zu weiblich von 46,7% : 53,3% [9] bei seinen 120 Fallbeobachtungen an.

### 4.2 Vorerkrankungen

Charakteristisch, wenn auch nicht eine „conditio sine qua non“, sind beim FKgS anamnestische Hinweise auf eine mechanische Irritation des zervikokranialen Übergangs [9]. So hatten 46 von 80 Patienten Hülses [9] in der Vorgeschichte ein Trauma, entweder nach Art eines HWS-Schleudertraumas, eines Schädelhirntraumas oder in Form eines Schlages in die entsprechende Region durchgemacht. Bei 3 Patienten waren Manipulationen an der HWS vorausgegangen.

**Tabelle 2a.** Differentialdiagnostische Kriterien von VBI und funktionellem Kopfgelenksyndrom

| Alter | VBI<br>40–70 J | FKgS<br>15–55 J. |
|---|---|---|
| Vorerkrankungen | Risikofaktoren für Arteriosklerose | Mechanische Irritationen des kraniozervikalen Überganges |
| Schwindel | ⅔ bis ⅘ d. Fälle: Drehschwindel | ½ d. Fälle: Drehschwindel, ansonsten eher unbestimmte Gleichgewichtsstörungen |
| Nacken-Kopf-schmerzen | Bilateral | überwiegend unilateral |
| Sehstörungen | Gesichtsfelddefekte, Doppelbilder | Vorwiegend „Verschwommensehen", Flimmern vor den Augen |
| Hörstörungen | ca. ¼ d. Fälle Tinnitus, Hörstürze | ca. ¼ d. Fälle Tinnitus |
| Andere neurologische Herdsymptome | Schluckstörungen, Dysarthrie, Symptome der langen Bahnen | – |
| Drop-attacks | Pathognomonisch | – |
| Kreislaufsynkopen | Manchmal | – |
| Amnestische Episoden | Typisch | – |

Bei der VBI sind solche Ereignisse in der Vorgeschichte selten, dagegen findet man bei einem großen Teil der Patienten Anhaltspunkte für eine Arteriosklerose der Vertebralarterien sowie der A. basilaris [7, 20] und Hinweise auf Risikofaktoren für einen arteriosklerotischen Gefäßprozeß wie Hypertonie, Diabetes mellitus, Hyperlipidämie und Nikotinabusus [8, 10, 16].

## 4.3 Schwindel

In ⅔ bis ⅘ der Fälle mit einer VBI handelt es sich bei den im Rahmen einer VBI auftretenden Schwindelerscheinungen um einen gerichteten Schwindel, d.h. um einen Dreh- oder Schwankschwindel, wobei Drehschwindelerscheinungen deutlich dominieren [7, 8, 10, 16].

Beim funktionellen Kopfgelenksyndrom wird nur von etwa der Hälfte der Patienten von Drehschwindelattacken berichtet [4, 9]; die anderen Patienten geben ein meist länger anhaltendes Instabilitätsgefühl bzw. ein Gefühl von mehr unbestimmter Unsicherheit und Taumeligkeit an. Für beide Erkrankungen gilt, daß die Schwindelgefühle durch meist abrupte Kopfbewegungen, wie z.B. Kopfreklination oder heftige Kopfdrehungen, ausgelöst oder zumindest verstärkt werden können.

## 4.4 Kopfschmerzen

Kopfschmerzen treten beim FKgS mehr als doppelt so häufig auf als bei der VBI. Im Kollektiv von Hülse klagten 72,5% der Patienten darüber [9], bei Patienten mit

VBI fanden sich derartige Beschwerden im Kollektiv von Paal [16] in 31%, in dem von Kayser-Gatchalian et al. [10] in 35%, und im Krankengut von Hofferberth [8] sogar in 43% der Fälle. Sie werden bei der VBI vorwiegend im Hinterkopf-Nackenbereich lokalisiert, können auch zur Stirn- und Schläfenregion ausstrahlen. In der Regel werden Schmerzen im Hinterkopf-Nackenbereich als Folge einer Reizung durch Hypoxidose des N. occipitalis und im Schläfen-Stirnbereich auf einer Reizung des N. trigeminus, der die Meningen versorgt, zurückgeführt. Marshall allerdings [12] deutet die Schmerzen als Folge einer Erweiterung kollateraler Gefäße bei umschriebenen Ischämien im vertebrobasilären Kreislaufsystem.

Beim funktionellen FKgS befinden sich die Schmerzen im selben Ausbreitungsgebiet wie bei der VBI, der Hauptunterschied besteht jedoch darin, daß sie in einem großen Teil der Fälle einseitig oder seitenbetont in Erscheinung treten [4, 9]. Allerdings gibt es auch Klagen über lediglich ein „Leere- oder Druckgefühl" im Kopf, die somit als völlig unspezifisch einzuordnen sind. Pulsierende Schmerzen, wie sie vor allem bei vasomotorischen Kopfschmerzen nicht selten geschildert werden, kommen nicht vor. Die Schmerzen sind bei dem FKgS vorwiegend als reflektorisch bedingt anzusehen; man kann nämlich tatsächlich bei diesen Patienten durchweg eine Verspannung und Verhärtung der Nacken-Schulter-Muskulatur feststellen.

### 4.5 Sehstörungen

Sehstörungen im weitesten Sinne kommen bei der VBI nahezu doppelt so häufig vor wie beim FKgS. Es handelt sich beim letzteren vor allem um Klagen über „Verschwommensehen" und „Flimmern vor den Augen" und nur selten über Doppelbilder [9]. Bei der VBI dagegen werden vor allem flüchtige Gesichtsfelddefekte bis hin zu vorübergehender beidseitiger Amaurosis und Doppelbilder angegeben [7, 8, 10, 16]. Auch Metamorphopsien sowie Photopsien sind bei der VBI nicht ganz seltene Phänomene. Während die Ursache für diese Störungen bei der VBI ohne weiteres mit einer Minderdurchblutung der entsprechenden Zentren erklärt werden kann, gibt es keine überzeugende Hypothese zu ihrer Pathogenese bei der FKgS.

### 4.6 Hörstörungen

Über Tinnitus wird bei der VBI wie auch beim FKgS in etwa einem Viertel der Fälle geklagt [7, 8, 10, 16]. Darüber hinaus kommt es bei der VBI gar nicht selten zu meist flüchtigen Hörminderungen im Sinne eines Hörsturzes, was ohne weiteres mit einer Minderdurchblutung des kortischen Organes oder der zentralen Hörkerne in der Medulla oblongata erklärt werden kann. Hülse, der 50 Patienten mit einer VBI gezielt audiometrisch untersuchte [9], fand in 10% der Fälle eine einseitige und in 42% eine beidseitige Schwerhörigkeit, die jedoch in 16% der Fälle als eine Presbyakusis eingestuft werden konnte. Ein negatives Rekruitment bei ca. 80% der Patienten weist auf eine retrokochleäre Lokalisation hin [9]. Der gleiche Autor konnte bei 120 Patienten mit einem FKgS in keinem Fall eine Schwerhörigkeit nachweisen, die eindeutig auf eine solche Gefügestörung zurückgeführt werden konnte. Er berichtet allerdings auch über eine eigene Fallbeobachtung und einige wenige Einzelfallschilderungen in der Literatur, bei denen nach Durchtrennung der oberen zervikalen Wurzel eine vorübergehende pancochleäre Hörschwellenabwanderung konstatiert werden mußte.

### 4.7 Andere neurologische Herdsymptome

Das Auftreten anderer neurologischer Störungen, wie vor allem einer zerebellaren oder bulbären Dysarthrie, und vorübergehender Schluckstörungen sowie Symptome von seiten der langen Bahnen, also von Paresen oder Sensibilitätsstörungen, schließen meines Erachtens die Diagnose eines funktionellen Kopfgelenksyndromes aus und sprechen in der differentialdiagnostischen Abwägung immer für eine VBI [7, 8, 10, 16]. Das gleiche gilt für das Auftreten von „drop attacks", von Kreislaufsynkopen und amnestischen Episoden. Bei den ersteren handelt es sich um blitzartig auftretende Sturzanfälle mit einem plötzlichen Tonusverlust, vor allem der Bein- und Beckenmuskulatur, bei denen die Patienten nur für Bruchteile von Sekunden das Bewußtsein verlieren und schon beim Aufkommen auf dem Boden wieder das Bewußtsein erlangt haben [7, 16–19]. Auch das Vorkommen von Kreislaufsynkopen mit längerdauernder Bewußtlosigkeit spricht gegen das funktionelle Kopfgelenksyndrom [7, 10, 16].

Amnestische Episoden oder die „transiente globale Amnesie" [1, 5, 6] gehen auf Durchblutungsstörungen im Versorgungsgebiet kleiner zum Hippokampus und zu den Corpora mamillaria ziehenden Äste, die von der A. cerebri posterior oder vom R. communicans posterior entspringen, zurück. Die Patienten sind in diesem Zustand für einen umschriebenen Zeitabschnitt nicht in der Lage, frische Gedächtnisinhalte zu speichern, so daß sie verwirrt und ratlos wirken, während frühere Gedächtnisinhalte z. T. verfügbar sind. Nach Abklingen der Symptomatik besteht eine Amnesie für diese Episode.

## 5. Zusatzuntersuchungen (Tabelle 2b)

### 5.1 Elektronystagmographie

Unter den Zusatzuntersuchungen kommt der Elektronystagmographie zur Differentialdiagnose zwischen vertebrobasilärer Insuffizienz und funktionellem Kopfgelenksyndrom die entscheidende Bedeutung zu. Ein richtungsbestimmter Spontannystagmus ist beim funktionellen Kopfgelenksyndrom in etwa 10–20% der Fälle, bei der VBI in bis zu 50% zu erwarten [4, 9]. Im Gegensatz zum funktionellen Kopfgelenksyndrom findet man beim VBI bei einem hohen Prozentsatz der Patienten einen Blickrichtungsnystagmus sowie eine Sakkadierung von Pendelblickfolgebewegungen [8–10]. Eine Minderung oder einen Ausfall des optokinetischen Nystagmus kann man nur bei der VBI beobachten. Als besonders charakteristisch für die VBI gilt die beim Stuhlpendeln zu konstatierende sogenannte kleine Nystagmusschrift [8]. In einer umfänglichen Untersuchungsserie von 120 Patienten mit FKgS und 50 Patienten mit VBI hat darüber hinaus Hülse [9] die Unterscheidungsmerkmale bei Auslösung des Zervikalnystagmus herausgearbeitet. Über die entsprechenden

**Tabelle 2b.** Differentialdiagnostische Kriterien von VBI und funktionellem Kopfgelenksyndrom

| SPN | VBI ca. 50% | FKgS ca. 10–20% |
|---|---|---|
| BRN + sakkadierte PBFB | Oft | – |
| OKN | Manchmal Minderung von vertik. u./o. horizontalem OKN | Regelrecht |
| Stuhlpendeln | Kleine Nystagmusschrift | Normal |
| EEG | Manchmal unspez. AV od. diffuse oder temporale Dysrhythmie | Normal |
| BAEP | Manchmal Latenz- und Amplitudenveränderungen | Normal |
| Dopplersonographie | Manchmal Nachweis von Flußminderung d. Aa. vertebrales | Normal |
| Röntgenbefunde | Degenerative Veränderungen der HWS | |
| | z. T. arteriosklerotische Veränderungen und Stenosen der Aa. vertebrales und A. basilaris | Eher normale angiographische Befunde |

**Tabelle 3.** Unterscheidungsmerkmale zwischen propriorezeptivem und vaskulärem Zervikalnystagmus [9]

| Propriorezeptiv | Vaskulär |
|---|---|
| Immer vorhanden | Fehlt in ca. ⅓ der Fälle (32%) |
| CN I°–III° | Nur III° |
| Setzt während der Körperdrehung ein | Tritt in der Regel erst bei maximaler Halsrotation auf, ggf. De Kleijn-Probe über 3 min |
| Keine Latenzzeit | Latenzzeit von wenigen Sekunden bis 3 min |
| CN zeigt deutlichen Dekreszendocharakter | CN zeigt deutlichen Kreszendocharakter |
| Immer in verschiedenen Richtungen nachweisbar | Schlägt häufig nur in einer Richtung (Vertebralisstenose in 90% auf gleicher Seite) |
| Wenn Vertikalnystagmus, dann nach oben und unten | Wenn Vertikalnystagmus dann nur nach unten |

Befunde orientiert die Tabelle 3, die der im Jahre 1983 erschienenen Monographie von Hülse entnommen ist.

## 5.2 EEG

Bei der VBI finden sich in einem kleineren Teil der Fälle leichte unspezifische Allgemeinveränderungen oder diffuse bzw. temporal betonte Dysrhythmien [10, 14], selten Herdbefunde. Beim FKgS ist das EEG normal.

### 5.3 Akustisch evozierte Hirnstammpotentiale (BAEP)

Die BAEP können bei der VBI Veränderungen im Sinne von Amplitudenminderung oder Latenzverzögerung aufweisen, je nachdem welche Anteile des Hirnstammes betroffen sind [11, 13]. Allerdings sind deutlichere pathologische Befunde in der Regel nur bei manifesten Hirnstamminsulten vorhanden. Pathologische BAEP-Befunde gehören nach dem derzeitigen Wissensstand nicht zum funktionellen Kopfgelenksyndrom.

### 5.4 Doppler-Sonographie

Bei VBI kann man bei einem Teil der Fälle Abgangsstenosen und/oder unilaterale Hypo- bzw. Aplasien der Vertebralarterien nachweisen [2]. Allerdings schließt ein normaler Doppler-Befund eine VBI keineswegs aus. Beim FKgS ist der doppler-sonographische Befund regelrecht.

### 5.5 Röntgenbefunde

Sowohl bei der VBI wie beim FKgS können degenerative Veränderungen an der HWS erkennbar sein, jedoch sind sie keineswegs obligat, und ursächliche Beziehungen sind umstritten.

Mittels Angiographie der Vertebralarterien können bei der VBI zum Teil arteriosklerotische Veränderungen und Stenosen nachgewiesen werden [7, 20]. Aber auch hier ist eine ursächliche Beziehung im Einzelfall doch jeweils sehr fraglich. Beim FKgS sind definitionsgemäß normale angiographische Befunde zu erwarten.

## 6. Manualbefunde

Selbstverständlich gehört zum FKgS ein pathologischer Manualbefund mit Feststellung einer Blockierung im Bereich der Kopfgelenke. Es ist jedoch davor zu warnen, bei jedem derartigen positiven Manualbefund sofort jede Schwindelerscheinung ursächlich damit in Verbindung zu bringen, da sicherlich nicht jede Gelenkblockierung auch mit einer klinischen Symptomatik einherzugehen braucht, und es z. B. fatale Folgen haben kann, Patienten mit einer VBI manualtherapeutisch zu behandeln.

## Zusammenfassung

Gemeinsame Symptome der VBI und des FKgS sind vor allem Schwindelerscheinungen, Kopfschmerzen, Seh- und Hörstörungen. Unterscheidungsmerkmale sind das höhere Alter, die Hinweise auf allgemeine Risikofaktoren für eine Arteriosklese, das vorwiegende Auftreten eines Drehschwindels und beidseits lokalisierter Hinterkopfschmerzen, häufige flüchtige Doppelbilder und Gesichtsfelddefekte bis hin zu beidseitiger Amaurosis, retrocochleäre Hörstörungen sowie andere neurologische Herdsymptome bei der VBI, ein durchschnittlich geringeres Erkrankungsalter, häufig mechanische Irritationen des zervikookzipitalen Übergangs, selteneres Auftreten von Drehschwindel und häufigere Klagen über unbestimmte Unsicherheit und Taumeligkeit, meist halbseitige Nacken- und Hinterkopfschmerzen, mehr unspezifische Sehstörungen und eher seltene Hörminderung sowie fehlende neurologische Herdsymptome beim FKgS. Entscheidend für die Differentialdiagnose sind die unterschiedlichen Elektronystagmographiebefunde, während EEG, BAEP, Doppler-Sonographie und Röntgenbefunde zwar häufiger oder sogar ausschließlich bei der VBI pathologisch, aber in ihrer kausalen Zuordnung häufig umstritten sind.

## Literatur


1. Bender MB (1956) Syndrome of isolated episode of confusion with amnesia. J Hillside Hosp 5:212
2. Büdingen HJ, von Reuthern GM, Freund HJ (1982) Doppler-Sonographie der extrakraniellen Hirnarterien. Thieme, Stuttgart New York
3. Clausen CF (1981) Schwindel. Symptomatik, Diagnostik, Therapie. edition m + p dv werner sudat, Hamburg Neu-Isenburg
4. Decher H (1969) Die zervikalen Syndrome in der Hals-Nasen-Ohren-Heilkunde. Thieme, Stuttgart
5. Fisher CM, Adams RD (1964) Transient global amnesia. Acta Neurol Scand [Suppl 9] 40:1
6. Frank G (1976) Amnestische Episoden bei Migräne. Ein Beitrag zur DD der transient globalen Amnesie (Ictus amnésique). Schweiz Arch Neurol Neurochir Psychiatr 118:253
7. Herrschaft H (1970) Die Zirkulationsstörung der Arteria vertebralis. Arch Psychiatr Nervenkr 213:22
8. Hofferberth B (1984) Otoneurologische Befunde bei vertebro-basilärer Insuffizienz. Klinische und experimentelle Untersuchungen. Thieme, Stuttgart New York
9. Hülse M (1983) Die zervikalen Gleichgewichtsstörungen. Springer, Berlin Heidelberg New York Tokyo
10. Kayser-Gatchalian MC, Kayser K, Bischoff H (1976) Die Insuffizienz der Aa. vertebralis und basilaris. Nervenarzt 47:562
11. Lowitzsch K, Maurer K, Hopp HC (1983) Evozierte Potentiale in der klinischen Diagnostik, visuell, akustisch, somatosensibel. Thieme, Stuttgart New York
12. Marshall J (1972) A survey of occlusive disease of the vertebrobasilar arterial system. In: Vinken PJ, Bruyn GW (eds) Handbook of Clinical Neurology, Vol 12. Elsevier, North-Holland Biomedical Press, Amsterdam New York, p 1
13. Maurer K, Leitner H, Schäfer E (1982) Akustisch evozierte Potentiale (AEP). Methode und klinische Anwendung. Enke, Stuttgart
14. Niedermeyer E (1962) EEG und Basilarisinsuffizienz. Psychiatr Neurol (Basel) 144:212
15. Paal G (1981) Die intermittierende vertebrobasiläre Insuffizienz. Internist 22:327
16. Paal G (1981) Therapie der Hirndurchblutungsstörungen. edition medizin, Weinheim
17. Sheehan S, Bauer R, Meyer J (1960) Vertebral artery compression in cervical spondylosis: Arteriographic demonstrations during life of vertebral artery insufficiency due to rotation and extension of the neck. Neurology (Minn) 10:968
18. Sheldon JH (1960) On natural history of falls in old age. Br Med J II:1685
19. Williams D, Wilson TG (1962) The diagnosis of the major and minor syndroms of basilar insufficiency. Brain 85:741
20. Zeumer J, Hanke P (1977) Ergebnisse angiographischer Untersuchungen bei Basilarisinsuffizienz. Dtsch Med Wochenschr 102:425

# Die operative Behandlung der zervikookzipitalen Instabilitäten bei Polyarthritis

N. Gschwend

Wer die Weltliteratur der letzten Jahre konsultiert, stellt ein vermehrtes Interesse für die Instabilitäten der sog. Kopfgelenke der Halswirbelsäule bei Polyarthritis fest. Die ursprünglich kleine Zahl von Operationen nimmt langsam, aber deutlich zu. Immer noch aber stellen wir eine große Variation der Angaben über die Häufigkeit des Befalls der Halswirbelsäule fest. Die Zahlen variieren zwischen 50 und 93%, was verständlich ist, wenn man bedenkt, daß die Krankheitsdauer und der Krankheitstyp bei den verschiedenen Statistiken erheblich variieren können. In unserem eigenen Krankengut konnten wir bei systematischer Untersuchung eines geschlossenen Kollektivs von Patienten, die wegen irgendwelcher Beschwerden zur Operation in unsere Klinik eintraten, in rund 40% pathologische Verschiebungen in den Kopfgelenken nachweisen (Gschwend 1980; Gschwend et al. 1981).

In der vorliegenden Arbeit möchten wir uns beschränken auf die Indikation, Therapie und das Ergebnis der operativen Stabilisierung der horizontalen Verschiebung C1–C2 und der vertikalen Verschiebung im Sinne der pseudobasilären Impression. Anders formuliert sollen die Fusionen C1–C2 und C0 (Schädel) – C2 betrachtet werden. Wir setzen dabei die Kenntnis der Referenzlinien von McGregor, Chamberlain und Ranawat als bekannt voraus. Die Ranawatsche Linie dient vor allem der Messung der vertikalen Verschiebung in Fällen, wo eine massive Arrosion des Dens oder gar sein völliges Fehlen die Bestimmung der für die Messung notwendigen Distanz zwischen Densspitze und McGregor-Linie unmöglich macht. In Fällen von Fehlen des Dens haben wir vereinzelt auch Verschiebungen von C1 gegenüber C2 nach dorsal feststellen können. Die subaxialen Verschiebungen sind zwar seltener, hinsichtlich der Gefahr medullärer Kompressionen jedoch nicht unbedingt weniger gefährlich. Entsprechend tauchen auch in unserer Statistik Spondylodesen auf, die in den tiefer gelegenen Segmenten entweder gleichzeitig mit der Versteifung der Proximalsegmente oder aber in einer zweiten Etappe durchgeführt werden mußten. Die operative Blockierung von C0–C2 vermag durch den langen Hebelarm des Schädels bei Vorliegen entsprechender Veränderungen in den subaxialen Segmenten eine latente Verschiebung manifest werden lassen.

Bei der juvenilen Polyarthritis sind spontane knöcherne Ankylosen weit häufiger, weshalb auch operative Stabilisierungen nur selten indiziert sind. Diese Wirbelsäulen bieten daher mehr Probleme für den Anästhesisten (Intubationsprobleme) als für den Operateur. Hinsichtlich der pathologischen Anatomie sei auf die experimentelle Arbeit von Althoff und Goldie (1979) verwiesen, welche die Bedeutung der verschiedenen Anteile der ligamentären Verbindung C1–C2 und C2–C0 zur Darstellung bringt. Entgegen der landläufigen Meinung, wonach die Insuffizienz des Ligamentum transversum hauptverantwortlich sei für die großen Verschiebungen, stellen die Autoren fest, daß bei Durchtrennung des Ligamentum transversum die Verschiebung C1–C2 nur bis 5 mm beträgt. Werden zusätzlich die Ligamenta alaria durchtrennt, kann die Verschiebung bis 9 mm betragen und erst wenn auch das Ligamentum longitudinale mitdurchtrennt ist, erreichen die Verschiebungswerte mehr als 9 mm.

## Symptomatologie

Pathologisch-anatomisch können die Veränderungen im Bereich der Kopfsegmente entweder das Bewegungssegment betreffen und zur Destruktion der Gelenkflächen, der Ligamente und des Knochens führen. Die Folge sind Bewegungsschmerzen und Krepitationen. In gewissen Fällen (bei der adulten Polyarthritis ganz ausnahmsweise) kommt es zur spontanen knöchernen Ankylose. Neurologische Erscheinungen sind zu erwarten bei Kompression des Rückenmarks und der Substantia reticularis, ferner bei Beeinträchtigung der Blutzirkulation von seiten der Arteria vertebralis (Abknickung, Thrombose, Spasmus), der Arteria cerebellaris (Thrombose) und des zentralen Venensystems. Es kommt dann zu mehr oder weniger ausgeprägten neurologischen Ausfällen, Zeichen der Vertebralissymptomatik (Nystagmus, Tinnitus, Brechreiz etc.). All diese Zeichen und vor allem die Kompressionserscheinungen der langen Bahnen mit Störungen des Lage- und Vibrationssinns sind als alarmierend zu werten. Die Angaben über die Häufigkeit des Vorkommens neurologischer Erscheinungen variiert in der Weltliteratur nicht unerheblich je nach Krankengut und steht nur sehr bedingt in Zusammenhang mit dem Ausmaß der Verschiebung (Mathews 1974; Stevens et al. 1971; Rana et al. 1973). Es bleibe auch nicht unerwähnt, daß die Mitteilung über die relative Häufigkeit von plötzlichen Todesfällen zufolge pathologischer Verschiebungen (10% nach Mikulowski und Brattström) (Hancock 1976) unter anderem das aktivere Vorgehen der Rheumaorthopäden und Neurochirurgen auf diesem Gebiet gefördert haben.

## Konservative Therapie

Von der medikamentösen und physikalischen Therapie abgesehen, wird die Hoffnung bei Vorliegen störender Symptome vor allem auf die Verwendung der verschiedensten Halskragen tagsüber, Spezialkissen (Witschi-Kissen) für die Nacht, und vor allem von Gelenkschutzmaßnahmen während der täglichen Arbeit (Leseständer zur Vermeidung der Flexion des Kopfes) gesetzt. Es darf aber in diesem Zusammenhang nicht unerwähnt bleiben, daß kineradiographische Untersuchungen gezeigt haben, daß Halskragen durch Hypomochlion-Wirkung die Verschiebung sogar verstärken können, wenn mit diesen Behelfen Arbeiten, die eine stärkere Flexion erheischen, durchgeführt werden. Der Sinn dieser Halskragen kann somit nur der sein, die Schmerzen zu reduzieren und den Patienten daran zu erinnern, daß er Flexionsbewegungen möglichst unterlassen soll. Die Erfahrung zeigt, daß vor allem weibliche Patienten nicht unerheblich leiden, wenn sie solche Kragen tragen müssen, einmal weil sie nach außen auffallen, dann wegen des unangenehmen Geruchs beim dauernden Tragen dieser Kragen.

## Die operative Behandlung

Die Literatur deckt weltweit eine erstaunlich geringe Gesamtzahl operativer Fusionen im Bereich der Kopfgelenke auf. In den wenigen Publikationen finden wir Angaben über Patientenzahlen von 1 bis 37, wovon ca. ein Viertel eine neurologische Mitbeteiligung zeigte. Nur in der skandinavischen Literatur sind größere Zahlen (über 100 Fälle bei Brattström, Pahle u. a.) anzutreffen. Auch zeigt die Analyse der zur Operation führenden Symptome in den früheren Arbeiten einen erschreckend hohen Anteil von Tetraparesen und Tetraplegien (Tabelle 1) und man erfährt überdies, daß die Zahl der in den ersten Jahren nach der Operation sterbenden Patienten überdurchschnittlich hoch ist.

Versuchen wir die Gründe aufzudecken, die diese Zurückhaltung bzw. späte Indikationsstellung erklären, so dürfte in erster Linie von seiten der zuweisenden Ärzte die Unkenntnis über die operativen Möglichkeiten ausschlaggebend sein, von sei-

**Tabelle 1.** Präoperative Symptome in 28 Fällen (Brattström et al.)

| Fall | Sex | Alter Jahre | Distanz Atlas-Dens (mm) | | Symptome. Alle außer einem starke Nackenschmerzen |
|---|---|---|---|---|---|
| | | | Extension | Flexion | |
| 1 | f | 47 | 8 | 12 | Krepitationen, „haltloser Kopf“ |
| 2 | f | 55 | 10 | 15 | Hemiparese |
| 3 | f | 61 | 2 | 12 | Tetraparese |
| 4 | f | 68 | 2 | 10 | Ausstrahlender Armschmerz |
| 5 | m | 61 | 10 | 10 | Tetraparese |
| 6 | f | 64 | 8 | 14 | Tetraparese, bettlägerig |
| 7 | m | 54 | 11 | 15 | Tetraparese |
| 8 | m | 49 | 3 | 10 | Tetraparese |
| 9 | f | 54 | 10 | 10 | Tetraparese |
| 10 | f | 54 | 14 | 20 | Tetraparese |
| 11 | f | 66 | 3 | 6 | Tetraparese, bettlägerig |
| 12 | f | 68 | 5 | 5 | Nur starke Schmerzen |
| 13 | f | 62 | 4 | 11 | Tetraparese |
| 14 | f | 67 | 10 | 10 | Benommenheit, bettlägerig |
| 15 | f | 64 | 5 | 5 | Tetraparese, bettlägerig |
| 16 | f | 68 | 0 | 16 | Nur starke Schmerzen |
| 17 | f | 48 | 3 | 15 | Tetraparese |
| 18 | m | 67 | 3 | 15 | Nur starke Schmerzen |
| 19 | f | 63 | 5 | 7 | Tetraparese |
| 20 | f | 59 | 2 | 6 | Hemiparese |
| 21 | f | 69 | 10 | 10 | Tetraparese |
| 22 | f | 66 | 8 | 9 | Ausstrahlender Armschmerz |
| 23 | f | 73 | 7 | 15 | Nur starke Schmerzen |
| 24 | f | 68 | 2 | 13 | Hemiparese, bettlägerig |
| 25 | f | 27 | 10 | 10 | Krepitationen, Psoriasis |
| 26 | m | 35 | 4 | 21 | Schwere symptomfreie Luxation und Instabilität |
| 27 | f | 67 | 8 | 12 | Tetraparese |
| 28 | f | 37 | 6 | 9 | Ausstrahlender Armschmerz |

ten der orthopädischen Chirurgen eine scheue Zurückhaltung, diese nicht ungefährliche Region operativ anzugehen. Die Beobachtung zahlreicher Patienten, bei denen trotz größerer Verschiebungen alarmierende Symptome, insbesondere neurologische Ausfälle, fehlen, veranlaßt nur allzu leicht den behandelnden Arzt zur Annahme, man könne zuwarten, um so mehr, als gerade bei diesem Krankengut, bei dem die Halswirbelsäule mitbeteiligt ist, zahlreiche andere Probleme an den Extremitäten Patient und Arzt mehr beschäftigen.

Es steht außer Zweifel und kann auch auf Grund unserer eigenen Beobachtungen bestätigt werden, daß es sich bei dem Krankengut, das pathologische Verschiebungen im Bereich der Kopfgelenke aufweist, um eine negative Selektion in dem Sinne handelt, als überwiegend schwere Formen der Polyarthritis mit hoher Senkung und polyartikulärem Verlauf und solche, die eine Steroid-Medikation notwendig machen, betroffen sind. Entsprechend scheint auch das durchschnittliche Sterbealter dieser Kranken wesentlich tiefer als bei den übrigen Polyarthritikern zu liegen. Dabei mag man sich allerdings zu Recht auch die Frage stellen, ob nicht eine frühere Operation die Überlebenschancen mindestens bei einem Teil der Patienten wesentlich verbessert hätte.

## Indikation zur Operation

Eine genauere Diagnostik und das Vertrautsein mit wirksamen Operationsmethoden, die sowohl die pathologischen Verschiebungen ganz oder weitgehend beheben und eine sichere knöcherne Fusion erreichen können, haben sicher zu Recht das Spektrum der Indikationen zum Eingriff ausgeweitet. In diesem Sinne warten wir heute nicht mehr das Auftreten von neurologischen Reiz- oder Ausfalls-Erscheinungen bzw. eine Vertebralissymptomatik ab, sondern operieren bei hartnäckigen Nakkenschmerzen, die durch konservative Maßnahmen ungenügend beeinflußt werden. Vor allem aber ist für uns die radiologisch nachgewiesene Progredienz der Verschiebung von C0–C1 und C1–C2 maßgebend. Zu diesem Zwecke fordern wir vom konservativ tätigen Arzt, der den Patienten dauernd betreut, daß er bei Nachweis einer pathologischen Verschiebung in regelmäßigen zeitlichen Abständen (je nach Schwere ½ bis 1 Jahr) Inklinationsaufnahmen der HWS durchführt und den Patienten bei eindeutiger Zunahme der Verschiebung dem hierfür spezialisierten orthopädischen Chirurgen zuweist. Besonders gefährlich für eine rasche Progredienz der Verschiebung C1–C2 sind Fälle, bei denen durch Zerstörung des Gelenks C0–C1 der ganze Hebelarm des Schädels sich auf die Verbindung C1–C2 auswirkt. Die Angabe von Rheumatologen und Röntgenologen, daß sie Fälle beobachtet hätten, bei denen trotz massiver Zerstörung die Progredienz mit der Zeit eher abnahm, kann uns so lange nicht befriedigen, als keiner der besagten Ärzte in der Lage ist, im Einzelfall eine ausreichend sichere Prognose zu stellen. Auch vergesse man nicht, daß wohl bei artikulärer Zerstörung eine gewisse Stabilisierung, sei es im Sinne der fibrösen oder gar knöchernen Fusion, eintreten kann, daß anderseits aber gerade bei diesem meist eher morschen Knochen Fälle bekannt sind, bei denen es durch plötzlichen Einbruch des Knochens zur tödlichen Verschiebung kam (sudden collaps, last straw-effect).

## Operationsvorbereitung

Patienten, die wegen ihrer Halswirbelsäule operiert werden müssen, leiden, wie wir gesehen haben, meistens seit sehr vielen Jahren an Polyarthritis. Erwartungsgemäß haben wir es mit Leuten zu tun, deren Allgemeinzustand oft stärker reduziert ist und wo auch die Kiefergelenke mitbetroffen sind. Da der Eingriff mehrheitlich in Bauchlage durchgeführt wird (die sitzende Stellung und Lokalanästhesie eignet sich allenfalls für Eingriffe an der unteren Halswirbelsäule, evtl. auch bei Aufrichteosteotomie bei M. Bechterew), so ist eine Intubation unumgänglich. Wenn der Mund nur wenig geöffnet werden kann, ist dies schwierig und bedarf der Routine im Umgang mit beweglichen Fiberglasoptiken, der nasalen Intubation, evtl. der Intubation mit Bronchoskophilfe. Von Tracheotomien sollte wo immer möglich schon wegen der Infektionsgefahr für den Patienten und die Umgebung abgesehen werden.

Um jederzeit die Kopfhaltung kontrollieren und eine gewisse Distraktion der aufeinandersitzenden Wirbel erreichen zu können, empfiehlt sich das Anlegen einer Crutchfield-Zange oder eines Halo-Ringes. Dieser kann gleich nach der Operation, wenn der gut sitzende Halskragen angelegt ist, wieder entfernt werden. Der Narkotiseur hat unter allen Umständen jede brüske oder stärkere Flexion der HWS zu vermeiden, da sich dadurch die Gefahr größerer Verschiebungen zwischen C1–C2 erhöht. Um jederzeit während des Eingriffs eine dosierte Distraktion mit einer Flexions- oder Extensionsbewegung der Halswirbelsäule kombinieren zu können, was für ein möglichst risikoloses Operieren (z.B. Umfahren des hinteren Wirbelbogens von C1) und eine optimale Reposition pathologischer Verschiebungen (insbesondere C1–C2) Voraussetzung ist, haben wir zusammen mit A. Bähler die in Abb. 1 dargestellte Einrichtung konstruiert.

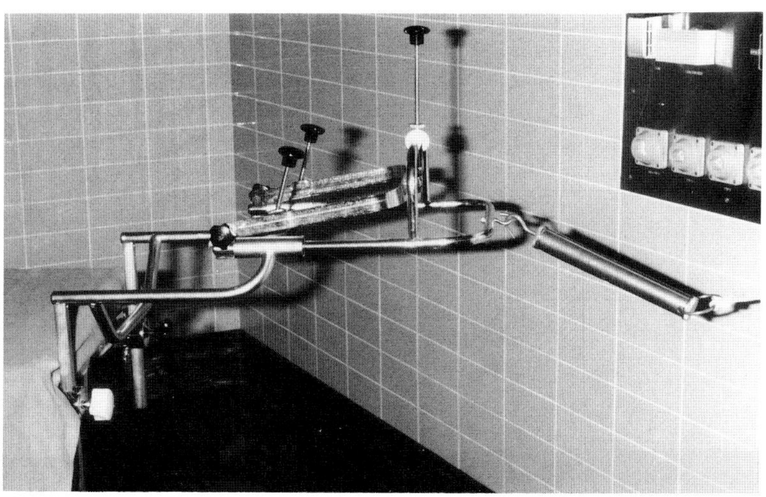

**Abb. 1.** Unser Spezialgestell, in dem der mit einem Halo-Ring versehene Kopf des Patienten (in Bauchlage) eingespannt wird. Distraktion, Flexion und Extension lassen sich dosiert einstellen und verändern

## Operationstechnik

Ziel der Operation ist die bestmögliche Beseitigung jeder Subluxationsstellung und dadurch die Ausschaltung bzw. Verhütung von Kompressionserscheinungen auf Rückenmark und Nervenwurzeln, ferner die dauernde Stabilisierung des betroffenen Wirbelsäulenabschnitts, und dies in der Weise, daß der Patient so rasch wie möglich mobilisiert werden kann.

Zahlreich sind die Mitteilungen in der Literatur über verschiedene Stabilisationsverfahren der oberen Halswirbelsäule, sei es nach Frakturen und Luxationsfrakturen oder rheumatoider Arthritis (Brattström et al. 1973a u. b, 1976; Crellin 1970; Ferlic et al. 1975; Hamblen 1967; Hauge 1958; Meijers et al. 1974).

Für die Reposition und Stabilisation haben sich speziell angelegte Drahtschlingen, für die dauernde Fixation autologes Spanmaterial (Abb. 2) und für die möglichst rasche Mobilisierung die gleichzeitige Verwendung von Knochenzement bewährt (Methode H. Brattström). Dabei ist man sich weitgehend einig, daß im Falle einer pseudobasilären Impression (Dornfortsatzspitze steht in der Seitenaufnahme mehr als 4,5 mm höher als McGregor-Linie, d.h. die Verbindungslinie zwischen

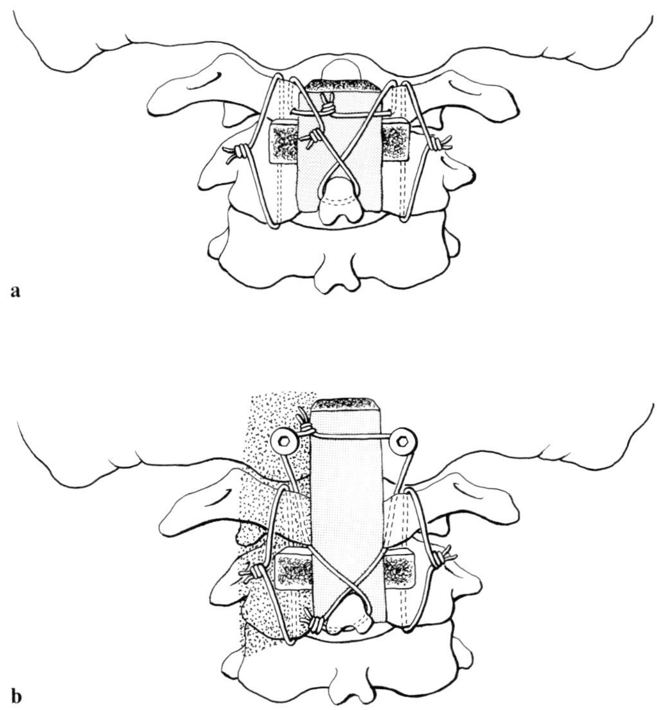

**Abb. 2.a** Unsere Methode der C1–2 Fusion mit 4 Drahtschlingen, Spongiosablock zwischen den Laminae C1–2 (Brooks) und kortikospongiösem Span C1–2. **b** Unsere Methode der Fusion C0–2 beginnend wie bei Abbildung 2a, zusätzlich 2 selbstschneidende Spezialschrauben (Gschwend – Mathys), größerer kortikospongiöser Span C0–2 und Knochenzement (Brattström) für 1 Schraube und 3 Drahtquirle (links)

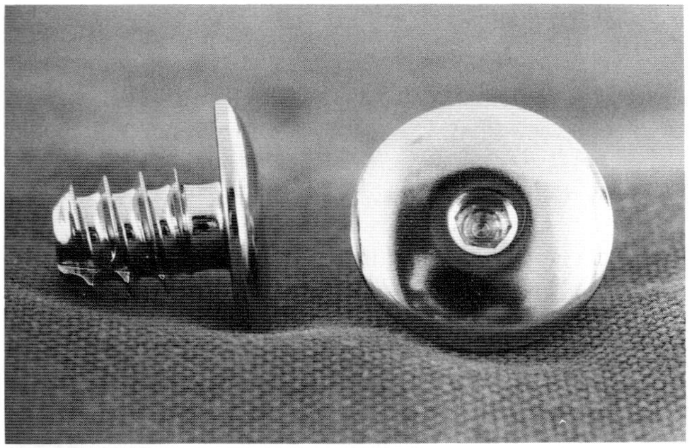

a

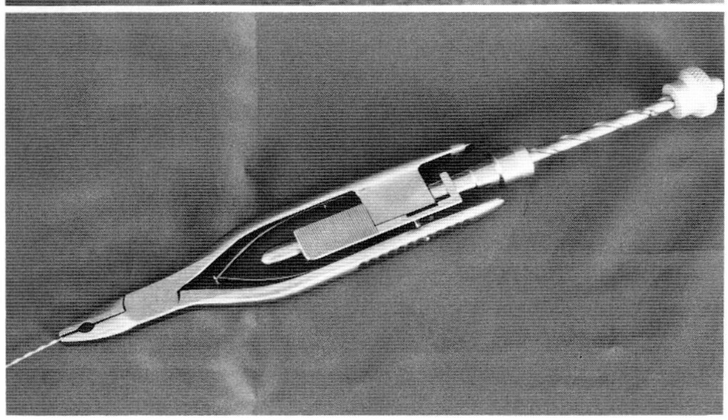

b

**Abb. 3. a** Unsere selbstschneidenden stumpfen Spezialschrauben mit breitem Kopf (Gschwend – Mathys). **b** Spezial-Drahtspanne (Modell Ulrich, Ulm)

hartem Gaumen und tiefstem Punkt des Okziputs) die Stabilisierung nicht nur C 1 und C 2, sondern auch das Okziput einbeziehen sollte. Ausnahmsweise kann es bei Vorliegen von Kompressionserscheinungen im Falle einer basilären Impression notwendig sein, durch Laminektomie des hinteren Bogens von C 1 das Rückenmark unmittelbar distal des Foramen magnum zu dekomprimieren. Bei dicker Pannusbildung zwischen C 1 und Dens, welche eine Reposition verunmöglicht, kann die transorale Resektion des Dens indiziert sein (Brattström et al. 1973, Crockard et al. 1986).

Bestehen Subluxationen oder Instabilitäten mit Schmerzen distal von C 2, so tun wir gut daran, diese Segmente miteinzubeziehen, da die Erfahrung gezeigt hat, daß die Stabilisierung der kopfnahen Segmente eine Mehrbelastung der distalen zur Folge hat, gelegentlich sogar mit neurologischen Komplikationen wegen Subluxation der unter dem spondylodesierten Abschnitt liegenden Wirbel. Am besten gelingt es, die Drahtschlingen um den hinteren Bogen C 1 herumzuführen, wenn im Spezialgestell (Abb. 1) am Kopf mit ca. 12–15 kg gezogen und dieser in eine leichte Flexion gebracht wird.

a

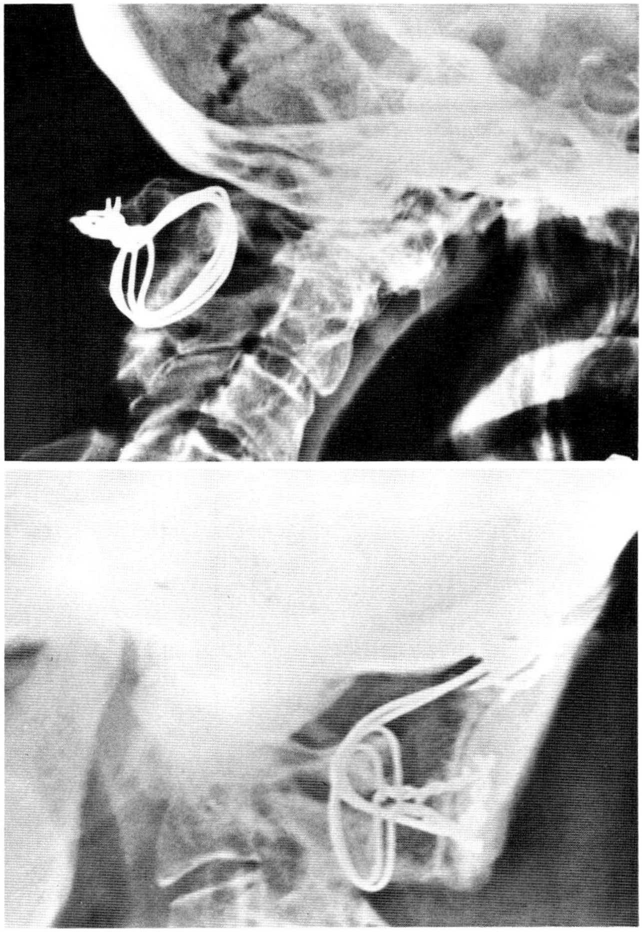

b

**Abb. 4. a** Erfolgreiche Fusion C 1–2 (Inklinationsaufnahme). **b** Erfolgreiche Fusion C 0–2

Zur Fusion von C 1–C 2 verwenden wir heute die von Brooks angegebene Methode, wobei wir zwischen die angefrischten Bogen von C 1–C 2 einen guten spongiösen Knochenblock klemmen. Die Fixation erfolgt bei uns allerdings mit Hilfe von zwei um beide Bögen herumgeführte Drähte. Bevor wir diese Drähte spannen, wird die Distraktion am Schädel bis auf wenige Kilo aufgehoben und der Kopf extendiert, um eine sichere Reposition C 1–C 2 zu erzielen. Dann erst spannen wir die Drähte und klemmen den Span zwischen die Bögen ein. Muß das Okziput (C 0) mit in die Fusion einbezogen werden, so verwenden wir an Stelle der früher angewandten Originaltechnik von Brattström mit den vier Bohrlöchern im Schädel eine eigene Methode mit selbstschneidenden stumpfen Schrauben und breitem Kopf (Abb. 3), um welche die Drähte ohne Gefahr des Abrutschens herumgeführt werden können (Abb. 2). Diese Schrauben werden je nach Dicke des Schädeldaches zu beiden Seiten der Mittellinie etwa 1–1,5 cm von dieser und vom Foramen magnum entfernt eingedreht oder aber bei sehr dünnem Schädeldach in der Mittellinie, wo der Knochen am dicksten ist. Zu den bereits erwähnten zwei Drähten, die um C 1–C 2 geführt werden, führen wir je einen Draht zu beiden Seiten um den Bogen C 1 und um die Schraubenköpfe, kreuzen dann die Drähte in der Mittellinie über einem kortikospongiösen Span, der auf dem Dornfortsatz C 2 reitet und C 1 bis zum Schädel überbrückt. Mit diesem überkreuzenden Draht wird der Span in situ festgehalten. Der Quirl wird nach links abgedreht und lang belassen. Auf der rechten Seite bringen wir zusätzlich spongiöses Knochenmaterial zwischen C 1 und C 2 ein, während links die eine Schraube und beide Drahtquirle mit einer Palacos-Zementschicht miteinander verbunden werden. Dadurch erreichen wir eine innere Sofortfixation, welche jeder äußeren Fixation überlegen ist und diese weitgehend überflüssig macht. Abbildungen 4a und 4b zeigen Röntgenbilder von erfolgreich operierten Fällen.

## Ergebnisse

Ein Blick in die Weltliteratur macht uns klar, daß die Zahl der operierten Fälle relativ klein ist. Überdies stellen wir fest, daß erstaunlich viele Patienten mit bereits ausgeprägter Tetraparese oder Tetraplegie, bzw. Paraparese oder Paraplegie operiert worden sind. Die Zahl der Todesfälle ist nicht unbedeutend. Sie wird vor allem auf den erheblich reduzierten Allgemeinzustand zurückgeführt.

Ranawat et al. (1979) haben darauf hingewiesen, daß relativ viele Patienten in den der Operation folgenden Jahren aus allgemeinmedizinischen Gründen sterben,

**Tabelle 2.** HWS – Spondylodese bei cP

| | |
|---|---|
| Operierte Patienten | 52 |
| ♀ | 42 |
| ♂ | 10 |
| Anzahl Operationen | 58 |
| Alter | 20–80 Jahre |
| | $\bar{x}$ = *56,48 Jahre* ± 12,3 Jahre |

**Tabelle 3.** HWS – Spondylodese bei cP. n = 52

| | | | |
|---|---|---|---|
| *Symptome vor dem Eingriff* | | | |
| 49 Nacken- und Kopfschmerzen | | | |
| 7 neurologische Zeichen (leicht) | | | |
| 12 zervikale Myelopathie | | | |
| 13 Zeichen einer Vertebraliskompression | | | |
| *Atlanto-dentale Subluxation präoperativ* | | | |
| Keine | (4 mm) | 2 Patienten | n = 41 |
| Leichte | (4–6 mm) | 10 Patienten | |
| Starke | (6–9 mm) | 11 Patienten | |
| Massive | (10 und >) (max. 20 mm) | 18 Patienten | |

**Tabelle 4.** HWS–Spondylodese. n = 58

| *Höhe der Operation* | | | |
|---|---|---|---|
| C 0–2 | 19 | C 1–2 | 26 |
| C 0–3 | 2 | C 1–3 | 1 |
| C 0–4 | 1 | C 1–4 | 2 |
| C 0–5 | 1 | C 4–5 | 1 |
| C 0–7 | 1 | C 3–6 | 1 |
| | | C 4–Th 1 | 1 |
| | | C 2–7 | 1 |
| | | C 4–Th 2 | 1 |

**Tabelle 5.** Ausgewertete Fälle mit Verlauf von mindestens 1 Jahr: n = 45 Patienten

sero ⊕ 43
sero ⊖ 2

| *Blutsenkung* | Patienten | *mit Steroiden* | |
|---|---|---|---|
| 0 – 30 mm | 13 | 7 | 27 |
| 30 – 60 mm | 21 | 13 | |
| > 60 mm | 11 | 7 | |

**Tabelle 6.** n = 45

| | | | |
|---|---|---|---|
| Funktion Stadium | 1–2 | 1 (sero ⊖) | |
| | 2–3 | 7 | 37 |
| | 3 | 18 | |
| | 3–4 | 7 | |
| | 4 | 12 | |
| Anzahl anderer Operationen bei CP | | | 206 |
| bei 36 Patienten: ∅ *5,72* Operationen | | | |
| bei 9 Patienten: keine | | | |

**Tabelle 7.** HWS – Spondylodese

| | |
|---|---|
| Verschiebung C 1–2 | 42 |
| Vertikale Verschiebung (pseudobasiläre Impression) | 12 |
| Densarrosion oder Destruktion | 15 |

**Tabelle 8.** n = 45

Restbeschwerden nach Operation in Nacken und Okziput, aber viel geringer als präoperativ: 5 Patienten

**Tabelle 9.** Neurologische Zeichen postoperativ

1 Vorübergehende Tetraplegie, Erholung vollständig
1 Parästhesie
1 „Schwäche"
1 Präoperative Paraparese verschwand postoperativ

Neurologische Zeichen und Vertebralissymptomatik verschwinden bei der Mehrzahl der Patienten, sofern nicht zu schwer und langdauernd.

**Tabelle 10.** Komplikationen (n = 45)

Todesfälle
1 Sepsis grampositiv 2 Wochen postoperativ
1 Urosepsis gramnegativ 4 Wochen postoperativ
1 lokale Infektion (Dekubitus, reduzierter AZ)

was wohl auf die negative Selektion des Krankengutes hindeutet. Wir fragen uns allerdings, inwieweit die Zahl dieser Todesfälle vermindert worden wäre, hätte man früher operativ eingegriffen, oder ob nicht ein Teil der operierten Patienten wegen einer chronischen Myelopathie u.a. geschwächt war und damit in einem bereits fortgeschrittenen Stadium zur Operation kam. Unsere eigenen Ergebnisse sind auf den Tabellen 2–10 beschrieben.

## Diskussion unserer Ergebnisse

Insgesamt müssen unsere Ergebnisse als sehr zufriedenstellend bezeichnet werden, sowohl was die Beseitigung der klinischen Symptome wie auch die Behebung der pathologischen Dislokation anbetrifft. Besonders zu erwähnen ist die Behebung der neurologischen und Vertebralis-Symptome. Die Zahl der nennenswerten Komplikationen ist dank unserer besonderen technischen Vorkehrungen während der Operation denkbar klein geblieben. Immerhin bestätigen die zwei in der frühen postoperativen Phase eingetretenen Todesfälle, aber auch die drei in den ersten nachfolgenden Jahren vermerkten Todesfälle, was auch die Analyse des Krankenguts erwarten ließ, daß es sich vermehrt um eine negative Selektion von schweren Polyarthritikern handelt. Wir nehmen aber an, daß ein früheres operatives Eingreifen auch das Endergebnis nur positiv beeinflussen könnte. Die Fälle mit residuellen Schmerzen, unvollständigen Repositionen und Pseudoarthrosen sollten sich mit den in den Abbildungen 2 und 4 gezeigten neueren Techniken weitgehend vermeiden lassen.

## Literatur


Althoff B, Goldie IF (1979) An alternate method for posterior fixation in anterior and inferior atlanto-axial dislocation. Arch Orthop Traum Surg 93:243–248

Brattström H (1976) Atlanto-axial fusion in RA. Acta Orthop Scand 47:619–628

Brattström H, Granholm L (1973) Chirurgie der Halswirbelsäule bei Patienten mit rheumatoider Arthritis. Orthop 2:118–121

Brattström H, Elner A, Granholm L (1973) Transoral surgery for myelopathy caused by rheumatoid arthritis of the cervical spine. Ann Rheum Dis 32:578

Crellin RQ, Maccabe JJ, Hamilton EBD (1970) Severe subluxation of the cervical spine in rheumatoid arthritis. J Bone Joint Surg [Br] 52:244

Crockard et al. (1986): Transoral decompression and posterior fusion for rheumatoid atlanto-axial subluxation. J. Bone St Surg. 68 B:350–356

Ferlic DC, Clayton ML, Leidholt JD, Gamble WE (1975) Surgical treatment of the symptomatic unstable cervical spine in rheumatoid arthritis. J Bone Joint Surg [Am] 57:349–354

Gschwend N (1980) Die operative Behandlung von Wirbelsäulenveränderungen bei Polyarthritis. Akt Rheumatol 5:281–291

Gschwend N, Scherer H, Munzinger U (1981) Entzündliche Veränderungen der Wirbelsäule bei chronischer Polyarthritis. Orthopad 10:155–168

Hamblen DL (1967) Occipito-cervical fusion. J Bone Joint Surg [Br] 49:33

Hancock DO (1976) Pers. Mitteilung, Aylesbury/England

Hauge T (1958) So-called spontaneous cervical dislocations. Acta Chir Scand [Suppl] 232

Mathews JA (1974) Atlanto-axial subluxation in rheumatoid arthritis. A 5-year follow-up study. Ann Rheum Dis 33:526

McGregor M (1948) The significance of certain measurements of the skull in the diagnosis of basilar impression. Br J Radiol 21:171

Meijers KA, Van Beusekom GT, Luyendijk W, Duijfejes F (1974) Dislocation of the cervical spine with word compression in rheumatoid arthritis. J Bone Joint Surg [Br] 56:668

Mikulowski P (1975) Sudden death in rheumatoid arthritis with atlanto-axial dislocation. Acta Med Scand 198:445–451

Rana NA, Hancock DO, Taylor AR, Hill AGS (1973) Atlanto-axial subluxation in rheumatoid arthritis. J Bone Joint Surg [Br] 55:548–470

Ranawat C, O'Leary P, Pellicci P, Tsairis P, Marchisello P, Dorr L (1979) Cervical spine fusion in Rheumatoid Arthritis. J Bone Joint Surg [Am] 61:1003–1010

Stevens JC, Cartlidge NEF, Saunders M, Appleby A, Hall M, Shqw DA (1971) Atlanto-axial subluxation and cervical myelopathy in rheumatoid arthritis. Q J Med 159:391–408

# Operative atlantoaxiale Stabilisierung

D. Grob, F. Magerl und P. Seemann

## Indikationen

### Chronische Instabilität

Unabhängig von deren Ursachen stellen chronische Instabilitäten im Bereiche der ersten beiden Halswirbel eine Indikation zur operativen Stabilisierung dar. Die gelegentlich schwierige Diagnosestellung erfolgt mittels konventionellen Funktionsaufnahmen und der Computertomographie. Normalerweise sind klinische Korrelate zu den objektivierbaren Befunden vorhanden, die die Operationsindikation bestätigen. Daneben bestehen aber klinisch stumme Formen von atlantoaxialer Hypermobilität, oft vergesellschaftet mit einer kongenitalen okzipitoaxialen Anomalie. Obwohl die Instabilität oft nur als Zufallsbefund, z. B. im Rahmen einer röntgenologischen Abklärung anläßlich eines Bagatelltraumas diagnostiziert wird, sehen wir auch in diesen Fällen die Indikation zur Stabilisation als gegeben; entsprechend den Angaben von Fielding et al. (1976) sind wir der Ansicht, daß eine Hypermobilität in diesem Bereich einen potentiell lebensbedrohlichen Zustand darstellt.

### Akute Instabilität

Bei atlantoaxialen Frakturen kann die Diagnose der Instabilität i. allg. aus der entsprechenden Verletzung abgeleitet werden. Besteht jedoch bei diesen ossären Verletzungen bei vorhandener Instabilität eine nur geringe Dislokation, bzw. erreicht man mittels Haloextension eine bleibende Reposition, sehen wir die Indikation für eine konservative Behandlung als gegeben. Dies gilt insbesondere für die Atlasbo-

**Tabelle 1.** Indikationen für dorsale Fusionen unter Einschluß C 1–2 (1975–1985)

| | |
|---|---|
| Dens-Pseudarthrosen | 17 |
| Tumoren | 10 |
| Instabilität bei Polyarthritis | 9 |
| Densfrakturen | 6 |
| C2-Frakturen mit Instabilität | 6 |
| Atlas-Assimilation + Instabilität | 6 |
| Atlasfrakturen + Instabilität | 5 |
| Posttraumatische C 1–2 Instabilität | 4 |
| Os Odontoideum | 2 |
| Total | 65 |

genfraktur oder die traumatische Spondylolyse von C2. Lediglich bei den Densfrakturen des Typs II stellen wir die operative Indikation etwas großzügiger, da in diesen Fällen häufig eine Pseudarthrose eintritt.

Zusätzlich zur Instabilität stellt auch die Gelenkinkongruenz etwa bei der Jeffersonfraktur eine Operationsindikation dar. Analog den Grundsätzen der Extremitätenchirurgie beinhaltet auch hier eine Gelenkinkongruenz das Risiko einer Arthrose mit allen negativen Konsequenzen; sie sollte deshalb vermieden werden, bzw. es sollte versucht werden, die Inkongruenz zu beheben. Es sollte dabei in Betracht gezogen werden, daß intraartikuläre Frakturen des Atlas zur Gelenkinkongruenz sowohl der atlantookzipitalen wie auch der atlantoaxialen Gelenke führen.

## Methodik

Ventrale Spondylodesen von C 1/2 werden in der Literatur erwähnt (Louis 1985; Fang u. Ong 1962), bleiben aber Ausnahmefällen vorbehalten. In der Traumatologie erscheint uns dieser Zugang nicht ideal. In unserem Krankengut sind nur drei C 1/2 Fusionen von ventral durchgeführt worden. Es waren dies tumoröse Veränderungen, die eine erhebliche vordere Instabilität durch ein- oder beidseitige Zerstörung der ossären Pfeiler verursachten.

### Densfraktur

Bei Frakturen des Dens axis und deren direkten Verschraubung wird der ventrale Zugang angewendet. Von einem queren Hautschnitt am Übergang vom mittleren zum kaudalen Drittel des Halses wird stumpf auf das vordere Längsband eingegangen. Unter simultaner Verwendung von zwei Röntgengeräten erfolgt das Einbringen von zwei 3,5 mm AO-Kortikalisschrauben in den frakturierten Dens. Mit der Anwendung des Zugschraubenprinzips wird interfragmentäre Kompression erreicht. Durch diese stabile Fixation erübrigt sich eine aufwendige Nachbehandlung mit Ruhigstellung des Kopfes: ein abnehmbarer Plastikkragen für 6 Wochen hat sich als ausreichend erwiesen (Abb. 1 u. 2).

Seit 1979 wurden an der Klinik f. orthopädische Chirurgie in St. Gallen 9 Densfrakturen direkt verschraubt.

In der Absicht, die Sofortstabilität der herkömmlichen dorsalen C 1/2 Fusionen (Rogers 1942; Gallie 1939) zu verbessern, entwickelte Magerl 1981 die Technik der transartikulären Verschraubung. In Anlehnung an die von Judet beschriebene direkte Fixation der traumatischen Spondylolyse von C2 wird dabei eine Schraube vom hinteren kaudalen Anteil des C2-Bogens in sagittaler Richtung nach ventralkranial eingebracht, so daß die Schraubenspitze die ventrale Kortikalis der massa lateralis des Atlas perforiert. Durch die solchermaßen beidseitig verschraubten atlantoaxialen Gelenke resultiert eine optimale Rotationsstabilität, die durch eine dorsale Spananlagerung zur Fixation in sagittaler Ebene ergänzt wird. Die Nachbehandlung erfolgt mit einem abnehmbaren Kunststoffkragen, der bis zur ossären Konsolidierung getragen wird (Abb. 3 und 4).

In St. Gallen wurden zwischen 1981–1985 insgesamt 34 transartikuläre Verschraubungen durchgeführt, wobei in 11 Fällen die Instabilität frischen traumati-

1
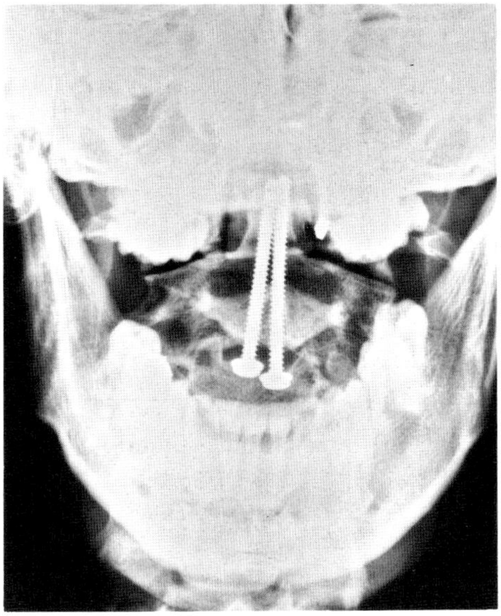

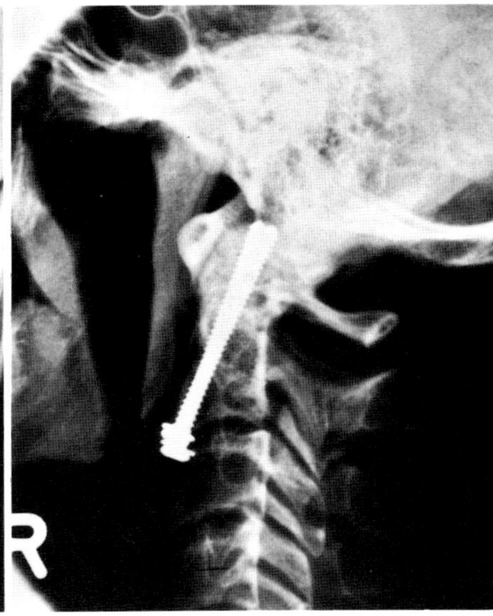

2

**Abb. 1 u. 2.** Axiale Densverschraubung. Mit der Anwendung des Zugschraubenprinzips kann die Densfraktur direkt unter Kompression gesetzt werden

3
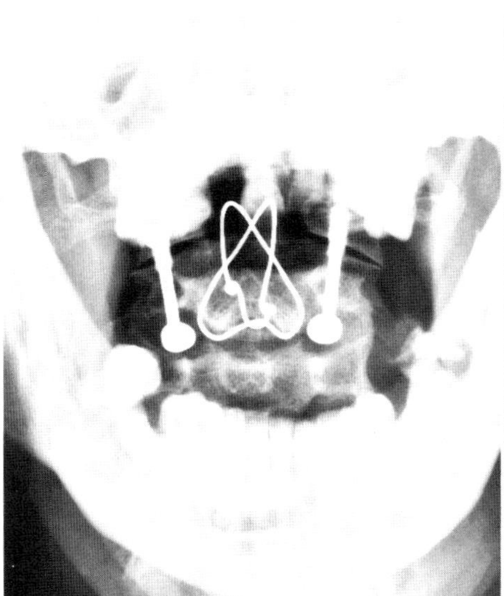

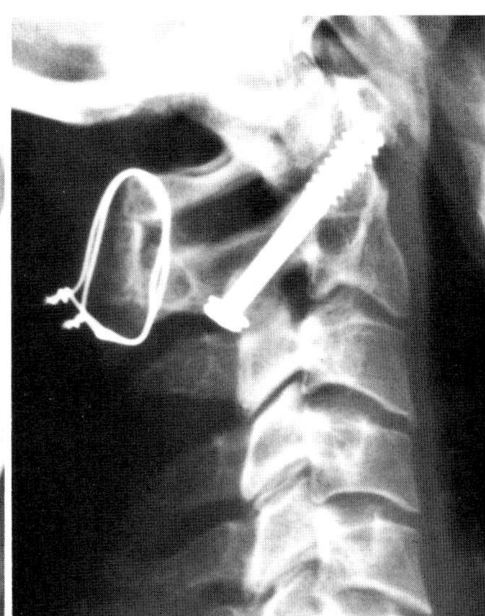
4

**Abb. 3 u. 4.** Transartikuläre Verschraubung nach Magerl. Durch die gleichzeitige Fixation beider atlantoaxialen Gelenke und das Einbringen eines dorsalen Spanes wird eine optimale Stabilität in alle Richtungen gewährleistet

**Tabelle 2.** Indikationen zur transartikulären Verschraubung (Klinik f. orthopädische Chirurgie, Kantonsspital St. Gallen, 1980–1985)

| | |
|---|---|
| Traumatisch | |
| Rotationssubluxation C 1/C 2 | 3 |
| C 2-Fraktur mit Instabilität | 2 |
| C 1-Fraktur und Densfraktur kombiniert | 3 |
| Densfraktur isoliert | 3 |
| Orthopädisch | |
| Assimilation C 0/C 1 mit Instabilität C 1/2 | 3 |
| Instabilität C 1/2 bei Os Odontoideum | 2 |
| Instabilität bei PcP | 6 |
| Denspseudarthrosen | 12 |

schen Ursprungs war und in 23 Fällen eine chronische Instabilität vorlag. An Komplikationen sind lediglich in zwei Fällen mangelnder Schraubenhalt und in 2 Fällen Fehlplazierung der Schrauben zu erwähnen.

## Zusammenfassung

Chronische Instabilitäten im Bereich C 1/2 bedürfen der operativen Stabilisierung. Bei ossären Verletzungen mit akuter C 1/2 Instabilität sind die irreponiblen Frakturen oder das Vorhandensein von neurologischen Ausfällen Domäne der operativen atlantoaxialen Stabilisierung. Es sollte dabei möglichst die Ursache der Instabilität direkt angegangen werden. Dies ist insbesondere im Falle der Densfraktur durch direkte Frakturverschraubung möglich. In diesem Falle würde die Beseitigung der Instabilität durch eine dorsale atlantoaxiale Fusion die Opferung der intakten Gelenkfunktion zwischen C 1/2 bedeuten. Die direkte ventrale Verschraubung ist deshalb der indirekten dorsalen Stabilisierung vorzuziehen.

Durch die von Magerl entwickelte Methode der transartikulären Verschraubung kann von einem einzigen Zugang von dorsal eine optimale Stabilität erreicht werden, indem die herkömmliche dorsale Spanfixation durch die nach ventral durch die Gelenke eingebrachten Schrauben ergänzt wird. Dadurch wird die Stabilität in alle Richtungen wesentlich verbessert, insbesondere bezüglich der Rotation und der Extension. Nachteile und Risiken der vorderen Zugänge können umgangen werden.

## Literatur

Fang HSY, Ong GB (1962) Direct approach to the upper cervical spine. J Bone Joint Surg [Am] 44: 1588

Fielding JW, Hawkins RJ, Ratzan SA (1976) Spine fusion for atlanto-axial instability. J Bone Joint Surg [Am] 58: 400

Gallie WE (1939) Fractures and dislocations of the cervical spine. Am Joint Surg 46: 495

Magerl F, Seemann P (1987) Stable dorsal fusion of the atlas and axis by transarticular screw fixation. In: Kehr P, Weidner A (eds) Cervical Spine I. Strasbourg 1985. Springer, Wien

Louis R (1985) Die Chirurgie der Wirbelsäule. Springer, Berlin Heidelberg New York Tokyo

Rogers WA (1942) Treatment of fracture-dislocations of the cervical spine. J Bone Joint Surg [Am] 24: 245

# Traumatologie und Therapie des zervikookzipitalen Überganges

H. DANIAUX, E. BECK, P. SEYKORA und O. WÖRSDÖRFER

Verletzungen des zervikookzipitalen Überganges umfassen im engeren Sinne Frakturen des Condylus occipitalis, atlantookzipitale Verrenkungen und Brüche des Atlas, die mit einer Gelenkinkongruenz zum Hinterhauptbein einhergehen. Auf letztere wird im folgenden nicht weiter eingegangen, nachdem Atlasfrakturen einen Problemkreis für sich darstellen. Verletzungen der Atlantookzipitalregion, insbesondere Luxationen, sind meist tödlich und kommen damit nur selten zur klinischen Diagnostik und Beobachtung.

Dagegen werden solche Verletzungen bei gerichtsmedizinischen Obduktionen relativ häufig gefunden. Saternus (1981) sieht bei 427 nach Unfällen tödlich Verletzten in 76% der Fälle schwere Halswirbelsäulenverletzungen, wobei eine besondere Vulnerabilität der okzipitoatlantoaxialen Region auffällt. Buchholz und Burkhead (1979) berichten bei 112 tödlich Verletzten über 23% HWS-Traumen, 35% davon sind vorwiegend ligamentäre atlantookzipitale Verletzungen. Alker et al. (1975) sieht bei 312 Obduzierten 31% HWS-Traumen mit 19% atlantookzipitaler Dislokationen. Somit liegen in 20–30% tödlicher Halswirbelsäulentraumen schwere Verletzungen des zervikookzipitalen Überganges vor.

Reine Verletzungen des *Condylus occipitalis* wurden bisher nur selten beschrieben. Beginnend mit Bell (1817) bis Spencer et al. (1984) wurde nur über 14 Fälle berichtet, dabei ausnahmslos über einseitige Frakturen des Condylus occipitalis.

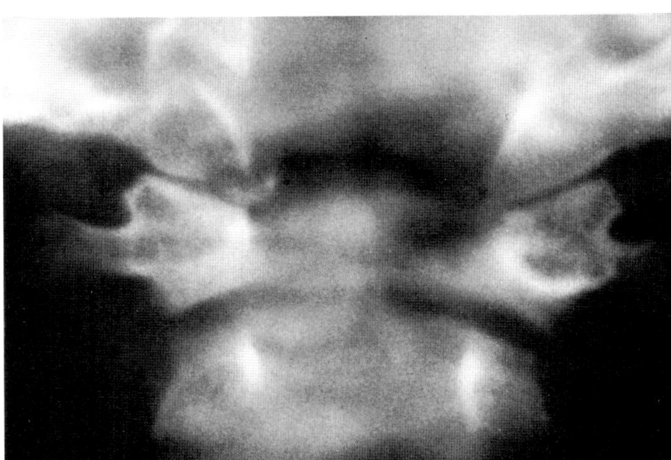

**Abb. 1.** 25jähriger Mann. Sturz mit dem Motorrad. Gehirnerschütterung, Brüche des 4. und 5. BWK. Wegen anhaltender Nackenschmerzen 4 Tage nach dem Unfall Tomographie: horizontaler Bruch des rechten Condylus occipitalis. Folgenlose Ausheilung

Über den Unfallmechanismus liegen keine eindeutigen Angaben vor, es dürfte sich jedoch vorwiegend um axial stauchende Kräfte bei seitgeneigtem Kopf oder mehr schräg einwirkende Kräfte bei aufrechter Kopfhaltung handeln. Unfallursachen waren meist Verkehrsunfälle, insbesondere PKW- und Motorradunfälle. Die Diagnose wurde meist erst sekundär wegen anhaltender Schmerzen im oberen Nackenbereich gestellt (Ahlgren u. Dahlerup 1964), wobei solche Beschwerden sowie vereinzelt beschrieben (Bolender et al. 1978) einseitige Ausfälle der Hirnnerven IX bis XII zur Vermutungsdiagnose einer Kondylenverletzung hinführen. Radiologisch sind die Nativbilder meist wenig aussagekräftig. Klarheit bringt die Röntgen- (Abb. 1) und heute auch die Computer-Tomographie (Harding-Smith et al. 1981). Als Hinweis für diese Verletzung wird mehrfach auf das Vorliegen einer retropharyngealen Schwellung hingewiesen, welche aber nicht obligat ist, wie unsere beiden eigenen Fälle zeigen. Unter 8–12wöchiger Ruhigstellung mit einer Gipsschanzkrawatte oder einer entsprechenden Orthese ist mit einer glatten Heilung dieser Verletzung zu rechnen. Im Falle einer theoretisch denkbaren Instabilität oder einer schmerzhaften Arthrose wäre eine okzipitozervikale Fusion angezeigt.

## Atlantookzipitale Verrenkungen

Nach White und Panjabi (1978) beträgt zwischen C0 und C1 das Bewegungsausmaß der Flexion/Extension 13 Grad, die Seitneigung aus der Null-Stellung heraus 8 Grad, Rotation ist keine möglich. Die Bewegungen im okzipito-atlantoaxialen Komplex werden hinsichtlich der Flexion durch die Berührung zwischen Basion und Densspitze, daneben von der Membrana tectoria limitiert. Die Extension und die Traktion wird vorwiegend durch die Membrana tectoria begrenzt. Die Seitneigung und Rotation wird von den Ligamenta alaria limitiert. Der übrige Bandapparat fällt weniger ins Gewicht. Eine Translation zwischen C0 und C1 ist nach den ausführlichen Untersuchungen von Werne (1957) nur nach Durchtrennung der Membrana tectoria und der Ligamenta alaria möglich. Dieser experimentelle Befund wurde autoptisch mehrfach bestätigt. In der uns zugänglichen Literatur konnten wir an klinisch beobachteten, zumindest primär Überlebenden mit einer atlantookzipitalen Verrenkung insgesamt nur 22 Fälle finden. Zusammen mit unserem Krankengut überblicken wir 28 Fälle (Tabelle 1). 26mal liegen vordere, nur 2mal hintere Verrenkungen des Kopfes gegenüber dem Atlas vor. Von diesen 28 Fällen verstarben 14 innerhalb der ersten 4 Tage, immerhin 14 Patienten haben überlebt. Wir selbst haben nur einen einzigen Fall mit einer einseitigen vorderen atlantookzipitalen Luxation mit einer Überlebenszeit von 3 Wochen gesehen, weitere 5 ebenfalls noch nicht publizierte Fälle wurden von Wörsdörfer beobachtet. Davon überlebte 1 Patient mit einer einseitigen hinteren Verrenkung, die restlichen 4 mit vorderen Luxationen verstarben frühzeitig. Unfallursachen waren fast ausschließlich Verkehrsunfälle, und zwar vor allem Kollisionen von Fußgängern mit Autos und Motorradunfälle. Ein Großteil der Verletzten war mehrfach oder polytraumatisiert. Vielfach war das klinische und insbesondere neurologische Bild durch ein gleichzeitiges Schädelhirntrauma überlagert. Annähernd die Hälfte der Verletzten waren Kinder. Dieser relativ hohe Prozentsatz von verletzten Kindern wird durch die mehr

**Tabelle 1.** Atlantookzipitale Luxationen (Literatur – Übersicht)

| | | Fälle | Verstorben | Überlebt |
|---|---|---|---|---|
| Paletta | 1820 | 1 | | 1 |
| Dareste | 1838 | 1 | | 1 |
| Lassus | 1855 | 1 | 1 | |
| Blackwood | 1908 | 1 | 1 | |
| Farthing | 1948 | 1 | | 1 |
| Gabrielsen, Maxwell | 1966 | 1 | | 1 |
| Evarts | 1970 | 1 | | 1 |
| Page et al. | 1973 | 1 | | 1 |
| Fruin, Pirotte | 1977 | 1 | | 1 |
| Eismont, Bohlmann | 1978 | 1 | | 1 |
| Powers et al. | 1979 | 4 | 2 | 2 |
| Dublin et al. | 1980 | 3 | 3 | |
| Woodring et al. | 1981 | 2 | | 2 |
| Lesoin et al. | 1982 | 1 | 1 | |
| Gerlock et al. | 1983 | 1 | 1 | |
| Grobovschek, Schweibelbrandner | 1983 | 1 | 1 | |
| Daniaux et al. | 1986 | 6 | 4 | 2 |
| Summe | | 28 | 14 | 14 |

horizontale Einstellung des Atlantookzipitalgelenkes sowie den noch relativ dehnbaren Bandapparat beim Kinde erklärt (Englander 1942). Relativ einheitlich wird als Unfallmechanismus eine Hyperextension und Distraktion bei gleichzeitiger Translation angenommen, was mit den häufig begleitenden Gesichtsverletzungen begründet wird.

Die Diagnose der atlantookzipitalen Luxation kann schwierig sein, nachdem es sich bei diesen Verletzten mit wenigen Ausnahmen um schwer Polytraumatisierte handelt, die gleichzeitig Schädelhirntraumen mit verschiedener Ausprägung zeigen, was zu einer weiteren Verschleierung des Bildes führt. Relativ spezifisch sind medulläre Läsionen in Form hoher Hemi-/Tetraparesen bzw. -plegien sowie Ausfälle der Hirnnerven VI, IX–XI und XII. Radiologisch wird verschiedentlich auf kraniometrisch wichtige Linien verwiesen (Chamberlain-Linie, McGregor-Linie, McRae-Linie etc.), Powers et al. (1979) berechnet den Quotienten aus dem Abstand Basion zum Vorderrand des hinteren Atlasbogens und dem Abstand Opisthion zur hinteren Grenze des vorderen Atlasbogens, Dublin et al. (1980) mißt den Abstand vom Vorderrand des vorderen Atlasbogens bzw. des Dens zum Hinterrand der Mandibula. Wholey et al. (1958) betont, daß der Abstand Densspitze zu Basion beim Erwachsenen durchschnittlich 5 mm, beim Kinde bis zu maximal 10 mm betragen darf. All diese Angaben scheinen aber doch letztlich etwas realitätsfremd, da insbesondere unter Notfallsituationen naturgemäß nicht immer ideal eingestellte Röntgenbilder gelingen, was letztlich exakte Messungen häufig unmöglich macht. Für die klinische Praxis erscheint uns aber ganz allgemein die genaue Durchmusterung der ja beim Polytraumatisierten üblichen Röntgenbilder des Schädels und der Halswirbelsäule in beiden Ebenen wesentlich, wobei auch auf den okzipitozervikalen Übergang geachtet werden muß. Dabei ist das Atlantookzipitalgelenk selbst im Nativbild prak-

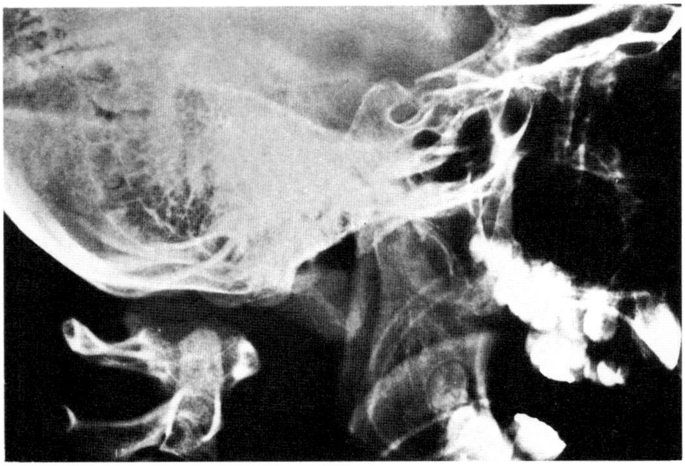

**Abb. 2.** 14jähriger Knabe. Von PKW angefahren worden. Polytrauma. Vordere atlantookzipitale Luxation mit hoher Tetraplegie. Exitus nach Reanimation

tisch nie eindeutig beurteilbar, vielmehr projizieren sich die Processus mastoidei in der seitlichen Aufnahme in die oberen Gelenkpfannen des Atlas. Eine Dislokation dieser beiden Bezugspunkte ermöglicht aber eindeutig die Diagnose einer atlantookzipitalen Verrenkung (Abb. 2).

Eine solche Verletzung muß sofort reponiert und immobilisiert werden. Wegen der ausgedehnten Bandzerreißungen besteht eine hohe Instabilität, weshalb bei günstiger Prognose quoad vitam eine baldige zervikookzipitale Fusion durchgeführt werden soll. Zwischenzeitig ist streng auf die Vermeidung einer Redislokation zu achten, wobei zur Ruhigstellung neben einer geeigneten Lagerung ein Philadelphia-Collar zu empfehlen ist. Eine Crutchfield-Extension ist wegen ihres distrahierenden und damit wiederum instabilisierenden Effektes nicht geeignet (Fruin u. Pirotte 1977).

Atlantookzipitale Verletzungen gelangen klinisch selten zur Beobachtung. Brüche der Condyli occipitales werden zwar meist erst sekundär erkannt, stellen aber therapeutisch keine größeren Probleme dar. Bedingt durch das moderne Rettungswesen werden in jüngerer Zeit vermehrt Verletzte mit atlantookzipitalen Verrenkungen lebend in Kliniken eingeliefert. Wenn auch die Prognose solcher meist auch polytraumatisierter Verletzter insgesamt besonders wegen der Mitbeteiligung der Medulla eher ungünstig ist, so muß doch die Tatsache, daß von den insgesamt 28 berichteten Fällen immerhin 14 überlebten und 7 bei einer primären Hemi-/Tetraparese bzw. -plegie eine weitgehende Wiederherstellung erfahren haben, Anlaß sein, diese Verletzungen nicht a priori als hoffnungslos zu betrachten. Es darf sich demnach auch beim Schwerstverletzten unsere Aufmerksamkeit nicht nur auf die gewohnten Verletzungsmuster konzentrieren. Insbesondere dürfen bei hoher spinaler Symptomatik Schädel und Halswirbelsäule nicht isoliert nach Verletzungen abgesucht werden, sondern es muß auch an die Möglichkeit einer atlantookzipitalen Verletzung gedacht werden. Nachdem heute in zunehmendem Maße Schädelhirnverletzte computertomographisch abgeklärt werden, sollte bei unklarer spinaler Begleitsymptomatik diese Untersuchung über die Schädelbasis hinaus bis auf die obere Halswirbelsäule ausgedehnt werden.

## Literatur


Ahlgren P, Dahlerup JV (1964) Fractura Condylus Occipitalis. Fortschr Röntgenstr 101:202–204

Alker GJ, Leslie EV, Lehotay J, Panaro VA (1975) Postmortem radiology of head and neck injuries in fatal traffic accidents. Radiology 114:611–617

Bell CH (1817) Surgical observations. Middlesex Hosp IV:469

Bolender N, Cromwell LD, Wendling L (1978) Fracture of the occipital condyle. Am J Roentgenol 131:729–731

Bucholz RW, Burkhead WZ (1979) The pathological anatomy of fatal atlanto-occipital dislocations. J Bone Joint Surg [Am] 61:248–250

Dareste (1838) zit. nach Wagner-Stolper (eds) Deutsche Chir Lief. 40

Dublin AB, Marks WM, Weinstock D, Newton TH (1980) Traumatic dislocation of the atlanto-occipital articulation (AOA) with short-term survival. J Neurosurg 52:541–546

Eismont FJ, Bohlmann HH (1978) Posterior atlanto-occipital dislocation with fractures of the atlas and odontoid process. J Bone Joint Surg [Am] 60:397–399

Englander O (1942) Non-traumatic occipito-atlanto-axial dislocation. A contribution to the radiology of the atlas. Br J Radiol 15:341–345

Evarts CM (1970) Traumatic occipito-atlantal dislocation. J Bone Joint Surg [Am] 52:1653–1660

Farthing JW (1948) Atlantocranial dislocation with survival. NC Med J 9:43–36

Fruin AH, Pirotte TP (1977) Traumatic atlantooccipital dislocation. J Neurosurg 46:663–666

Gabrielsen TO, Maxwell JA (1966) Traumatic atlanto-occipital dislocation. Am J Roentgenol 97:624–629

Gerlock AJ, Mirfakhraee M, Benzel EC (1983) Computed tomography of traumatic atlantooccipital dislocation. Neurosurgery 13:316–319

Grobovschek M, Scheibelbrandner W (1983) Atlanto-occipital dislocation. Neuroradiology 25:173–174

Harding-Smith J, Mac Intosh PK, Sherborn KJ (1981) Fracture of the occipital condyle. J Bone Joint Surg [Am] 63:1170–1171

Lassus (1855) zit. nach: Wagner-Stolper (eds) Deutsche Chir Lief. 40

Lesoin F, Blondel M, Dhellemmes P, Thomas CE, Viaud C, Jomin M (1982) Post-traumatic atlanto-occipital dislocation revealed by sudden cardiorespiratory arrest. Lancet II:447–448

Page CP, Story JL, Wissinger JP, Branch CL (1973) Traumatic atlantooccipital dislocation. J Neurosurg 39:394–397

Paletta (1820) zit. nach: Wagner-Stolper (eds) Deutsche Chir Lief. 40

Powers B, Miller MD, Kramer RS, Martinez S, Gehweiler JA (1979) Traumatic anterior atlanto-occipital dislocation. Neurosurgery 4:12–17

Saternus KS (1981) Verletzungen der occipito-Atlanto-Axis-Region. Z Orthop 119:662–664

Spencer JA, Yeakley JW, Kaufmann HH (1984) Fracture of the occipital condyle. Neurosurgery 15:101–103

Werne N (1957) Studies in Spontaneous Atlas Dislocation. Acta Orthop Scand [Suppl] 23

White AA, Panjabi MM (1978) Clinical biomechanics of the spine. Lippincott, Philadelphia

Wholey MH, Bruwer AJ, Baker HL (1958) The lateral roentgenogramm of the neck. Radiology 71:350–356

Wörsdörfer O (1986) Persönliche Mitteilung

Woodring JH, Selke AC, Duff DE (1981) Traumatic atlantooccipital dislocation with survival. Am J Roentgenol 137:21–24

# Indikation und Techniken der operativen Behandlung bei Verletzungen im zervikookzipitalen Übergang

A. Karimi-Nejad

## 1. Verletzungen des zervikookzipitalen Überganges

### 1.1 Verletzungen und Luxationen des atlantookzipitalen Gelenkes

Diese Verletzungen sind selten. Sie entstehen in der Regel bei extremer und nicht physiologischer Rotation zwischen der Schädelbasis und dem Atlas. Hierbei kommt es meist zur Dislokation eines Gelenkfortsatzes nach vorne und des anderen nach hinten. Wenn die Verletzungen überlebt werden, sind sie klinisch durch eine extreme und in Anteflexion fixierte Kopfstellung gekennzeichnet. Hirnnervenausfälle sind wie bei den Atlasfrakturen sehr selten. Die radiologische Diagnose dieser Verletzung ist erschwert und nur durch aufwendige tomographische Untersuchungen möglich. Durch eine Crutchfield-Extension mit einem Extensionsgewicht von ca. 1/7 des Körpergewichtes gelingt in der Regel die Reposition. Unbedingt erforderlich ist eine anschließende Ruhigstellung durch externe zervikale Orthesen. Die von Pierce und Barr (1983) empfohlene atlantookzipitale Spondylodese ist nach unseren Erfahrungen nicht unbedingt erforderlich.

### 1.2 Atlasfrakturen

Die Verletzungen sind in der Regel ein- oder beidseitig entweder an den dorsalen Bögen hinter der Massa lateralis oder an den ventralen Bögen – vor der Massa lateralis – lokalisiert. Auch kombinierte Verletzungen der vorderen und hinteren Bögen (Jefferson-Fraktur) sind möglich. Bei Atlasverletzungen besteht, abgesehen von einer schmerzhaften Bewegungseinschränkung, häufig eine, jedoch überwindbare Kopfschiefhaltung. Atlasfrakturen heilen in der Regel folgenlos ab. Eine externe Ruhigstellung der HWS mit einer Halskrawatte für ca. 6–8 Wochen reicht aus. Eine operative Behandlung ist nach unseren Erfahrungen ebenso nicht indiziert.

### 1.3 Luxation C1/C2

Eine traumabedingte Luxation des 1. gegenüber dem 2. Wirbel ohne knöcherne Verletzung ist selten. Sie entsteht nach unseren Erfahrungen nur dann, wenn schon vor dem Unfall eine hypoplastische Formveränderung des Dens unterschiedlicher Genese bestanden hat (Karimi-Nejad 1983). Hierbei kann es mit zunehmendem Lebensalter oder auch nach selbst leichtem Trauma zu einer Funktionsschwäche der

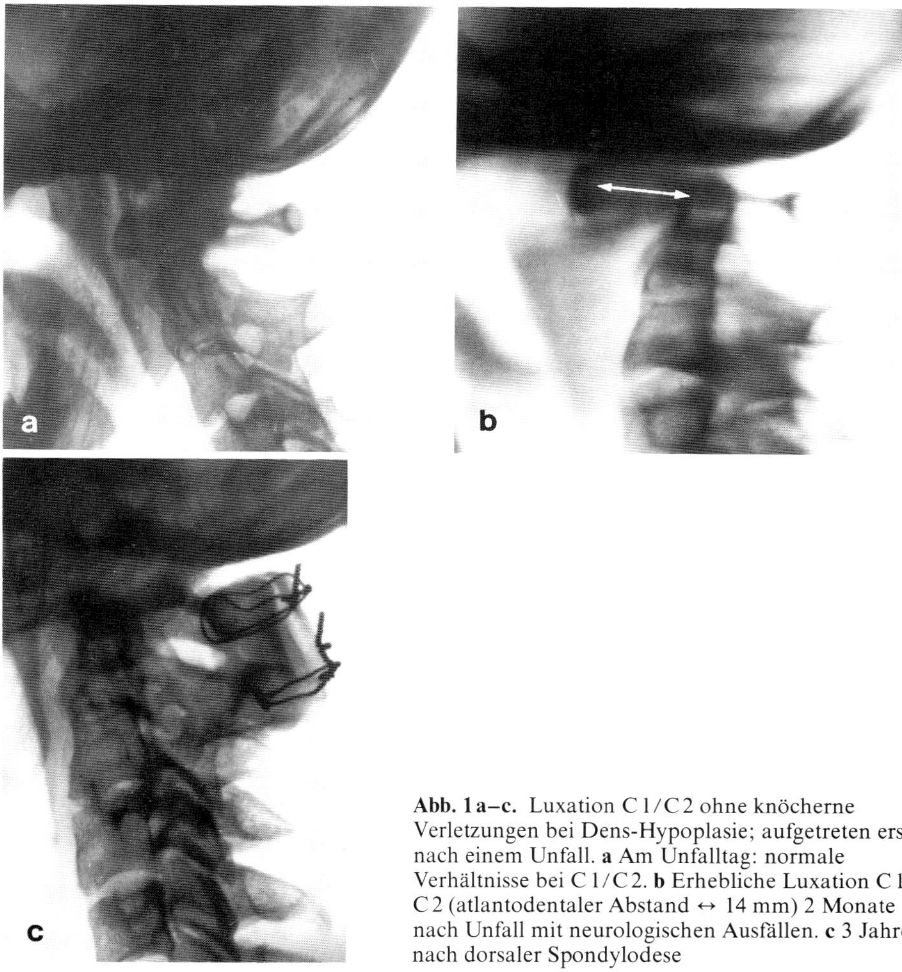


**Abb. 1 a–c.** Luxation C 1/C 2 ohne knöcherne Verletzungen bei Dens-Hypoplasie; aufgetreten erst nach einem Unfall. **a** Am Unfalltag: normale Verhältnisse bei C 1/C 2. **b** Erhebliche Luxation C 1/ C 2 (atlantodentaler Abstand ↔ 14 mm) 2 Monate nach Unfall mit neurologischen Ausfällen. **c** 3 Jahre nach dorsaler Spondylodese

bei diesen Patienten anfälligen schwachen Ligamente und insbesondere des Ligamentum transversum und somit zu einer Luxation C 1/2 kommen. Röntgenologisch stellt sich diese Luxation durch eine Vergrößerung des sogenannten atlantodentalen Abstandes von mehr als 4 mm dar (Abb. 1 a–c). Eine Luxation C 1/C 2 ist operationspflichtig (Karimi-Nejad 1980, 1983).

## 1.4 Verletzungen des 2. Halswirbels

Beidseitige Bogenfrakturen mit einer Dislokation des 2. gegenüber dem 3. Wirbel werden seit ihrer Erstbeschreibung durch Wood-Jones (1913) und ihrer Analyse unter Berücksichtigung der dynamischen Aspekte durch Schneider et al. (1965, 1973) sowie Williams (1975) international als „Hangman's fracture" (Hangman-Fraktur)

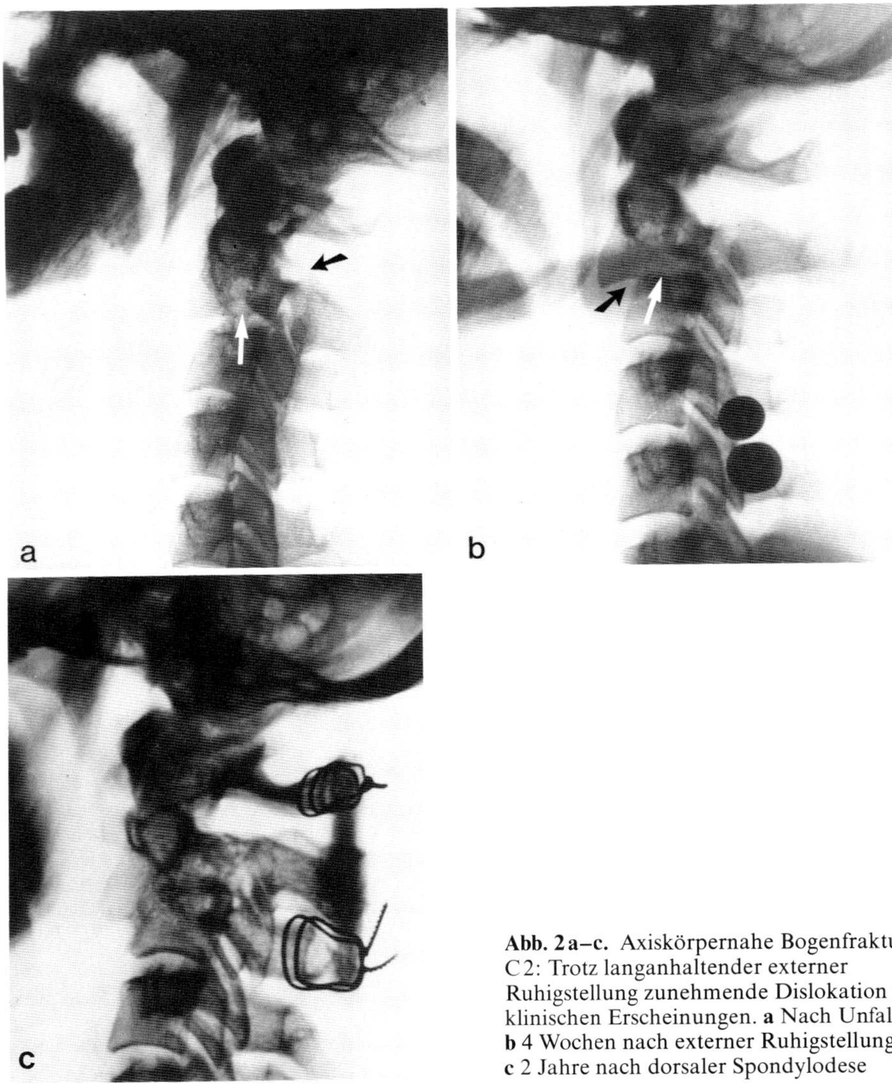


**Abb. 2a–c.** Axiskörpernahe Bogenfraktur C2: Trotz langanhaltender externer Ruhigstellung zunehmende Dislokation mit klinischen Erscheinungen. **a** Nach Unfall. **b** 4 Wochen nach externer Ruhigstellung. **c** 2 Jahre nach dorsaler Spondylodese

bezeichnet. Bei Bogenfrakturen ohne Verletzung des Axiskörpers können in der Regel durch konservative Behandlung mit externer Ruhigstellung gute Ergebnisse erzielt werden. Bei starker Dislokation ist eine externe Ruhigstellung unter Extension durch Halo-Orthese angebracht. Axisnahe Bogenfrakturen sind hingegen problematischer. Fixierte Heilungen in nicht extremen Fehlstellungen bleiben jedoch klinisch symptomlos. Bei zunehmender Dislokation trotz Ruhigstellung mit erkennbarer Instabilität sollte in diesen Fällen doch frühzeitig eine operative Stabilisierung erfolgen. Ist der hintere Anteil des Axiskörpers mitverletzt, so kommt es in der Regel trotz der Ruhigstellung doch zu einer zunehmenden Dislokation (Abb. 2a–c). Bei

Verletzungen des Axiskörpers mit und ohne Bogenfrakturen ist eine operative Stabilisierung von vornherein indiziert, da sonst durch auch langanhaltende externe Ruhigstellung eine knöcherne Heilung in anatomischer Stellung nicht zu erreichen ist. Bei Heilungen in Fehlstellung sind Spätkomplikationen selbst nach 10–30 Jahren nicht selten (Karimi-Nejad 1980). Dislokationen des 2. gegenüber dem 3. Wirbel ohne knöcherne Verletzungen kommen bei Kindern und Jugendlichen vor. Sie werden als Pseudosubluxation bezeichnet (Denton 1982; Fielding 1983). Bei dieser Subluxation tritt bei zunehmendem Alter häufig eine spontane Korrektur der Fehlstellung auf. Nach eigenen und den von Fielding entsprechenden Beobachtungen kann die Fehlstellung aber im weiteren Verlauf auch zunehmen und zu einer kompensatorischen Lordose der unteren HWS führen.

## 1.5 Densfrakturen

Die Densfrakturen stellen die häufigsten Verletzungen des oberen und 10%–15% des gesamten HWS-Bereiches dar. Die knöcherne Heilung oder die Entwicklung einer Pseudarthrose unter externer, langanhaltender Ruhigstellung hängt von der Frakturlokalisation bzw. vom Frakturtyp ab. Frakturen an der Densspitze (Typ I) heilen in der Regel folgenlos ab und bedürfen keiner operativen Behandlung. Die Frakturen an der Densbasis (Typ II) führen stets zu einer Dislokation und sind operationspflichtig. Auch bei Typ III mit Fraktion des vorderen Anteiles des Axiskör-

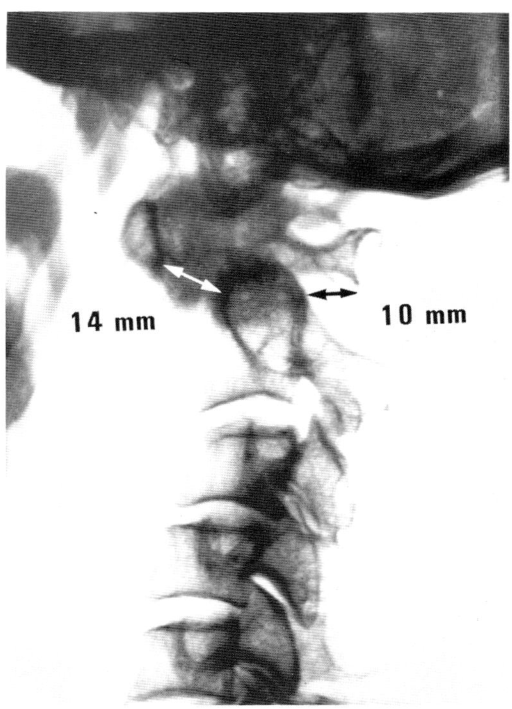


**Abb. 3.** In extremer Fehlstellung verheilte Densfraktur vor 29 Jahren. Seit 3 Jahren zunehmende Hemiparese links mit schwerer Tetraspastik und Mittelhirnsymptomen als Zeichen einer vertebrobasilären Insuffizienzerscheinung

pers kann nach unseren Erfahrungen durch externe Ruhigstellung keine knöcherne Heilung ohne wesentliche Fehlstellung mit Gefahr von Spätkomplikationen erzielt werden. Knöcherne Heilungen in geringen Fehlstellungen sind für den Verlauf belanglos. Hingegen können bei Heilungen in extremer Fehlstellung mit erheblicher Einengung des Spinalkanals auch selbst nach 20–30 Jahren zunehmende neurologische Ausfälle und/oder vertebrobasiläre Insuffizienzerscheinungen auftreten (Abb. 3). Denspseudarthrosen mit erheblichen bewegungsabhängigen Lageveränderungen vom Atlas können ebenso Erscheinungen einer vertebrobasilären Insuffizienz und/oder neurologische Ausfälle verursachen. Auch hierbei ist das Ausmaß der bewegungsabhängigen Lageveränderung vom Atlas für die Operationsindikation entscheidend. Nach eigenen, jedoch noch einzelnen Befunden bei dynamischen – Anteflexions- und Retroflexionsstellung – MRI-Untersuchungen scheint hierbei eher die ventrale Markkompression durch die Hinterkante des Axiskörpers als die früher angenommene dorsale Markkompression durch dorsale Atlasbogen für die neurologischen Erscheinungen von Bedeutung zu sein (Karimi-Nejad 1987).

Zusammenfassend würden wir bei allen mobilen Densfrakturen, bei Denspseudarthrosen mit klinischen Erscheinungen, bei Axiskörperverletzungen und bei Hangman-Frakturen mit zusätzlicher Axiskörperverletzung stets die Indikation zur operativen Behandlung stellen.

## 2. Techniken der operativen Behandlung

### 2.1 Dorsale Spondylodese

Die Techniken der operativen Behandlung können nicht dargestellt werden, ohne die Hauptpioniere zu nennen. Die geschichtliche Entwicklung kann hingegen in diesem Rahmen nicht dargestellt werden. Die Arbeiten von Mixter und Osgood (1909) mit Fixation durch ein Seidenband und die vom Franzosen Bonnet (1933) mit Tibiaspan und Muskelnaht waren sicherlich bahnbrechend. Dies gilt auch für die von Willard und Nicholson (1941) angegebene Fixierung mit Fascia lata mit anschließender, sicher nicht angenehmer langanhaltender postoperativer Kopflagerung. Alle diese Pionierarbeiten waren im wesentlichen maßgebend für die dorsale Spondylodese, die später von Cone und Turner (1937) sehr ausführlich und zwar okzipitozervikal oder zervikal in mehreren Segmenten ausgeführt wurden. Ebenso haben Alexander et al. (1958) wie auch Robinson und Southwick (1960) zur Operationstechnik einen wesentlichen Beitrag geleistet. Zwei Techniken haben sich jedoch im weiteren Verlauf als Standardmethoden für die dorsale Spondylodese herausgestellt und zwar die schon frühzeitig vom Kanadier Gallie (1940) angegebene und später von seinen Schülern weiterentwickelte Gallie-Fusion (s. Simmons 1982) und die sogenannte Kompressionsfusion von Brooks und Jenkins (1978). Bei beiden Methoden wird die Stellung durch eine Drahtspannung gehalten. Hierbei werden zur Fusionierung in der Regel Beckenkammspäne benutzt.

Wieweit die einfache Tucher-Klemme (Huestis 1982) und die sogenannte dynamische Klemme von Roosen et al. (1983) sich bewähren werden, muß noch abgewartet werden. Der wesentliche Nachteil dieser Klemmen ist die spätere Entfernung der Klemme mit Auflösung der Narben, die ja erneut die erreichte Stabilität evtl. gefährden könnten. Die einfachen Drahtzerclagen sind sicherlich insuffizient und sollten nicht mehr verwendet werden.

## 2.2 Ventraler Zugang

Die ventrale Fixierung durch den transoralen Zugang von Fang und Ong (1960) oder der ventrale Zugang nach Cloward (1970) mit einfachen Knochenspänen oder mit zusätzlicher Fixierung durch AO-Platten haben sich nach unseren Erfahrungen nicht bewährt. Sie sind relativ umfangreich und gewähren kaum eine Stabilität. Es konnte hier eine große Anzahl von operierten Patienten gezeigt werden, bei denen es erst danach zu schweren Dislokationen mit Ausfällen bis zur Querschnittlähmung gekommen ist.

Der ventrolaterale extrapharyngeale Zugang von Andrade und Macnab (1969) und die laterale Schraubenfixation von Barbour (1971) und von Du Toit (1976) bedürfen eines größeren Eingriffes und haben sich nicht durchgesetzt. Hingegen bewährt hat sich der ventrale Zugang von Böhler (1981) mit Kompressionsschraube insbesondere dann, wenn durch dorsale Atlasbogenfraktur eine dorsale Spondylodese nicht möglich ist.

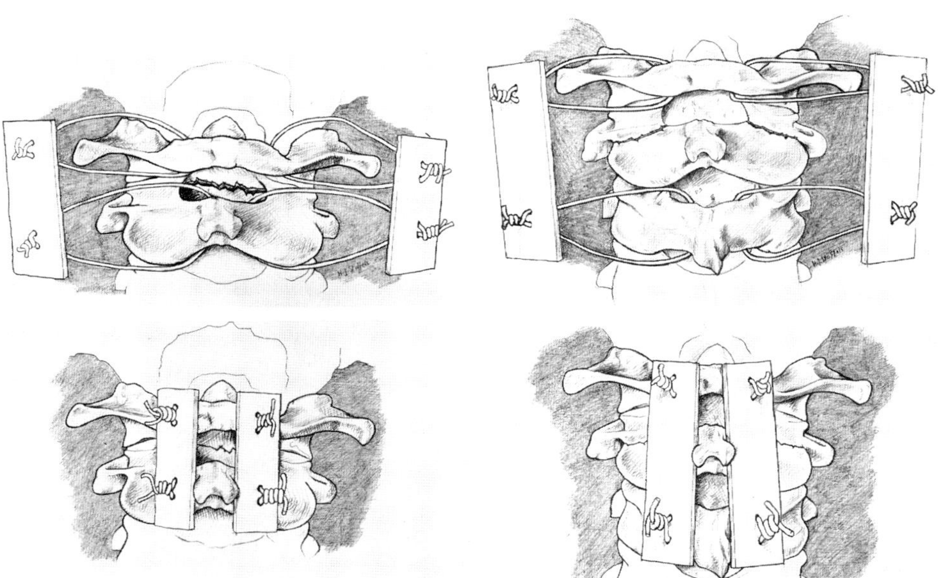

a

b

**Abb. 4 a, b.** Schematische Darstellung der dorsalen Spondylodese mit Tibiaspänen. **a** C 1–C 2 bei frischen Densfrakturen und Denspseudarthrosen. **b** C 1–C 3 bei Axiskörperverletzung mit oder ohne zusätzliche Hangman-Fraktur

### 2.3 Dorsaler oder ventraler Zugang?

Nach unseren Ergebnissen bei 125 operierten Patienten ist grundsätzlich bei Verletzungen im oberen HWS-Bereich der dorsale Zugang indiziert, weil bei der Weite des Spinalkanals in diesem Bereich primär nicht die traumabedingte intraspinale Raumbeengung, sondern vielmehr die Instabilität und insbesondere die bewegungsabhängige Lageveränderung vom Atlas verlaufsbestimmend sind. Wir verwenden für die dorsale Spondylodese Tibiaspäne, und zwar in der in Abb. 4a und b gezeigten Anordnung je nach morphologischen Veränderungen bzw. nach der Verletzungsart, entweder von C1–C2 oder C1–C3. Der Vorteil dieser Methode ist, daß die Stellung nicht durch die Drähte, sondern durch Tibiaspäne gehalten wird. Hierdurch ist die Fixation so stabil, daß eine zusätzliche postoperative und pflegebehindernde äußere Fixation nicht erforderlich ist. Weder die Bögen noch die Drähte stehen primär unter einer Spannung. Bei frischen Frakturen werden die Späne mit der Kortikalis- und bei Pseudarthrosen oder kongenitalen Mißbildungen, bei denen eine zunehmende Osteosynthese angestrebt wird, mit der Spongiosaseite auf die aufgefrischten Bögen angebracht. Wir haben durch diese dorsale Spondylodese mit Tibiaspänen bei allen Verletzungen der oberen HWS einschließlich Denspseudarthrosen und der hypoplastischen Formveränderungen des Dens bis jetzt stets eine weitgehende Beseitigung der Fehlstellung mit einer stabilen inneren Fixation erreichen können. Komplikationen und/oder erneute Fehlstellungen haben wir erfreulicherweise bis jetzt nicht beobachtet.

## Literatur


Alexander E, Forsyth HF, Davis CH, Nashold BS (1958) Dislocation of the Atlas on the Axis. J Neurosurg 15:353–371

Andrade JR de, Macnab I (1969) Anterior occipito-cervical fusion using an extra-pharyngeal exposure. J Bone Joint Surg [Am] 51:1621–1626

Bailey RW, Sherk HH, Dunn EJ, Fielding JW, Long DM, Ono K, Penning L, Stauffer ES (1983) The Cervical Spine. J. B. Lippincott Company, Philadelphia London Mexico City New York St. Louis Sáo Paulo Sydney

Barbour JR (1971) Screw Fixation in Fractures of the odontoid process. S Aust Clin 5:20–24

Böhler J (1981) Schraubenosteosynthese von Frakturen des Dens axis. Unfallheilkunde 84:221–223

Bonnet G (1933) Two cases of atlanto-axial dislocation without spinal or medullary symptoms; failure of orthopedic treatment; bolting with an albee graft as a precaution. Bull Mem Soc Nat Chir LIX 1296

Brooks AL, Jenkins EB (1978) Atlanto-axial arthrodesis by the wedge compression method. J Bone Joint Surg [Am] 60-A:279–284

Cloward RB (1970) Air instrument surgery. Hall publishing. Springer, Heidelberg Berlin New York

Cone W, Turner WG (1937) The treatment of fracture-dislocations of the cervical vertebrae by skeletal fraction and fusion. J Bone Joint Surg [Am] 19:584–602

Denton SR (1982) Trauma and the adolescent spine. In: Keim HA (ed) The adolescent spine. Springer, New York Heidelberg Berlin, pp 63–76

Du Toit G (1976) Lateral atlanto-axial arthrodesis. A screw fixation technique. S Afr J Surg, Vol. 14, pp 9–12

Fang HSY, Ong GB (1960) Direct anterior approach to the upper cervical spine. J Bone Joint Surg [Am] 44-A:1588–1604

Fielding JW (1983) Cervical spine injuries in children. In: Bailey RW et al. (ed) The cervical Spine, pp 268–281
Huestis WS (1982) Posterior fusion in cervical spine injuries. In: Tator CH (ed) Seminars in Neurological Surgery. Early management of acute spinal cord injury. Raven Press, New York, pp 301–304
Karimi-Nejad A (1980) Indikation, Technik und Ergebnisse der operativen Behandlung von Halswirbelsäulen- (HWS-)Verletzungen. Fortschr Neurol Psychiatr 48:183–206
Karimi-Nejad A (1983) Indications and technique for the operative treatment of hypoplastic deformities of the odontoid process. Neurosurg Rev 6:221–227
Karimi-Nejad A (1987) Operative Therapie der Halswirbelsäulen- (HWS-)Verletzungen. Jahrbuch der Neurochirurgie 1986. Regensberg & Biermann, Münster, S 73–90
Mixter SJ, Osgood RB (1909) Traumatic lesions of the atlas and axis. Ann Surg, pp 193–207
Pierce DS, Barr JS (1983) Fractures and dislocations at the base of the skull and upper cervical spine. In: Bailey RW et al. (ed) The Cervical Spine, pp 196–206
Robinson RA, Southwick WO (1960) Surgical approaches to the cervical spine. Am Acad Orthop Surg, pp 299–330
Roosen K, Grote W, Trauschel A (1983) Modern treatment of the symptomatic os odontoideum. Neurosurg Rev 6:229–233
Schneider RC, Livingston KE, Cave AJE, Hamilton G (1965) Hangman's fracture of the cervical spine. J Neurosurg 22:141
Schneider RC, Crosby EC, Russo RH, Gosch HH (1973) Traumatic spinal cord syndromes and their management. Clin Neurosurg, pp 424–492
Simmons EH (1982) Alternatives in the surgical stabilization of the upper cervical spine. In: Tator CH (ed) Seminars in neurological surgery. Early management of acute spinal cord injury. Raven Press, New York, pp 393–434
Willard P, Nicholson T (1941) Dislocation of the first cervical vertebra. Ann Surg, pp 464–475
Williams TG (1975) Hangman's fracture. J Bone Joint Surg [Br] 57 B:82
Wood-Jones F (1913) The ideal lesion produced by judicial hanging. Lancet I:53

# Die Kraniozervikalregion des Rheumatikers – Eine CT-Studie

H. Hirschfelder

Veränderungen des kraniozervikalen Überganges sind bei Patienten mit cP ausgesprochen häufig zu finden. Bei einer fortgeschrittenen chronischen Polyarthritis muß bei über 20% der Patienten mit Beteiligung der Halswirbelsäule gerechnet werden.

Die Patienten klagen über Nackenschmerzen und über eine verminderte Beweglichkeit der Halswirbelsäule. Nur in seltenen Fällen treten neurologische Komplikationen hinzu.

Die konventionelle Röntgendiagnostik deckt Wirbelgleitprozesse im Rahmen einer cP leicht auf. Instabile Bewegungssegmente werden mit Röntgenfunktionsaufnahmen diagnostiziert. Die Darstellung synovitisch veränderter Wirbelgelenke mit Entwicklung einer pseudobasilaren Impression ist meist nur durch zusätzliche Tomographien möglich.

Wir haben an 28 Patienten mit fortgeschrittener cP und klinischen Beschwerden der Nackenregion den okzipitozervikalen Übergang mit Hilfe der Computertomographie untersucht. Im Vordergrund stand dabei die Frage, ob mit der Computertomographie die Diagnostik rheumatischer Veränderungen dieser anatomisch komplexen Region erweitert werden kann.

Alle Untersuchungen wurden mit dem Computertomographen Somatom DR durchgeführt. Bei einer Schichtdicke von 2 mm bzw. 4 mm wurde die Untersuchungsebene parallel zum Atlasverlauf gewählt. Die Untersuchung erfolgte vom Foramen occipitale magnum bis zur Bandscheibe C2/3 in kontinuierlichen Schichten.

Zunächst wurden die rheumatischen Veränderungen der Kopfgelenke entsprechend der röntgenologischen Einteilung der cP nach Larson, Dale und Eek beurteilt.

Eine gelenknahe Osteoporose mit verminderter röntgenologischer Dichte des Knochens konnte bei allen untersuchten Patienten nachgewiesen werden.

Eine produktive Synovitis mit Entwicklung von Pannusgewebe kann ebenfalls direkt dargestellt werden. Dieses pathologische Weichteilgewebe besitzt eine Radiodensität zwischen 20 und 40 Hounsfield-Einheiten. Bei synovitischen Veränderungen des retrodentalen Gelenkes ist häufig das Ligamentum transversum mit betroffen: Bei 40% der Patienten konnte eine Verdünnung, bei 28% der Patienten sogar eine Unterbrechung des Ligamentum transversum nachgewiesen werden (Abb. 1). Andererseits zeigten 32% der Patienten reparative sekundärarthrotische Reaktionen mit Verkalkungen der Bandstrukturen. Eine andauernde Synovitis führt zu einer Arodierung der beteiligten Gelenkstrukturen. In erster Linie ist hiervon der Dens betroffen. Eine Denserosion fand sich bei 85% unserer untersuchten Patienten. Diese Denserosionen können ganz unterschiedlich ausgeprägt sein: teilweise finden sich nur leichte Usurierungen besonders retrodental in Höhe des Ligamentum transversum, teilweise aber auch erhebliche Einschmelzungen (Abb. 2). Bei einem Patienten konnte eine pathologische Lyse der Densbasis nachgewiesen werden.

Neben dem Dens lassen sich auch die atlantookzipitalen und atlantoaxialen Gelenke computertomographisch darstellen. Dadurch gelingt es leicht, knöcherne Erosionen, Destruktionen und Einschmelzungsprozesse bis zur völligen Auflösung der Gelenkflächen nachzuweisen (Abb. 3). Bei unserem Patientengut war dabei auffallend, daß im Atlantookzipitalgelenk eine doppelseitige Synovitis gehäuft auftrat, im Atlantoaxialgelenk dagegen häufiger einseitig.

Diese synovitischen Abbauprozesse an den Kopfgelenken des Rheumatikers bewirken eine deutliche Veränderung der Biomechanik. Am bekanntesten hierfür ist die atlantodentale Luxation. Die Stabilität des Atlantodentalgelenkes wird durch das Ligamentum transversum und durch die atlantoaxiale Gelenkführung gewährleistet. Normalerweise beträgt die atlantodentale Distanz nicht mehr als 3 mm. Eine Instabilität des Ligamentum transversum bewirkt eine atlantodentale Dislokation bis zu 8 mm. Luxationen über 8 mm sprechen für eine zusätzliche Störung der atlantoaxialen Gelenkfunktion. Zur Darstellung der atlantodentalen Dislokation wurden die computertomographischen Untersuchungen in einer Nickstellung durchgeführt, die vom Patienten noch gut toleriert wurde. Zusätzlich wurden bei 6 Patienten Untersuchungen in Reklinationsstellung zum Nachweis einer Instabilität durchgeführt. Bei 50% der Patienten konnte keine atlantodentale Dislokation gefunden werden, bei 39% der Patienten eine Dislokation zwischen 4 mm und 8 mm, bei 11% der Patienten eine Dislokation über 8 mm bis zu 12 mm.

Neben einer Beschreibung der atlantodentalen Luxation wurde auch die Weite des resultierenden Spinalkanales in Höhe des Atlasringes ausgemessen (Abb. 4). Es fand sich dabei ein Mittelwert von 15,9 mm bei einer Streubreite von 5 mm bis 23 mm (Normalwert 20 mm). Trotz teilweise erheblicher funktioneller Einschränkung des Spinalkanales bis zu 5 mm ließen sich bei unseren Patienten keine neurologischen Ausfälle aufgrund der atlantodentalen Dislokation nachweisen.

Durch die Einschmelzungsprozesse der Gelenke kann es zu einer sekundären pseudobasilaren Impression kommen (Abb. 5). Die Computertomographie hilft bei der Klassifizierung des Ausmaßes dieser pseudobasilaren Impression: bei einer ausgeprägten pseudobasilaren Impression ist die Densspitze oberhalb des Foramen magnum zu erkennen, bei einer leichten pseudobasilaren Impression in Höhe der Kondylen, als Normalbefund unterhalb der Kondylenebene. Diese Einteilung scheint genauere Werte als die konventionelle Röntgendiagnostik zu erbringen; bei fast allen Patienten war eine Diskrepanz zwischen den konventionellen Übersichtsaufnahmen und dem computertomographischen Bild zu erkennen. Bei unserem ausgesuchten Patientengut mit fortgeschrittener Polyarthritis konnte eine ausgeprägte pseudobasilare Impression bei 40% der Patienten, eine leichte pseudobasilare Impression bei 26% der Patienten nachgewiesen werden.

Schwierigkeiten bereitet die Beurteilung der gestörten Biomechanik bei destruierten Gelenken. Fehlrotationen des atlantookzipitalen und atlantoaxialen Gelenkes können durch die kontinuierliche Schichtfolge metrisch erfaßt werden (Abb. 6). Neben einer möglichen synovitischen Destruktion der Ligamenta alaria wird durch die häufiger einseitig anzutreffende Synovitis der Atlantoaxialgelenke die physiologische Zwangsrotation zwischen Atlas und Axis gestört: so fand sich bei der Beurteilung der aktuellen Kopfhaltung während der Untersuchung 17mal eine Atlasrota-

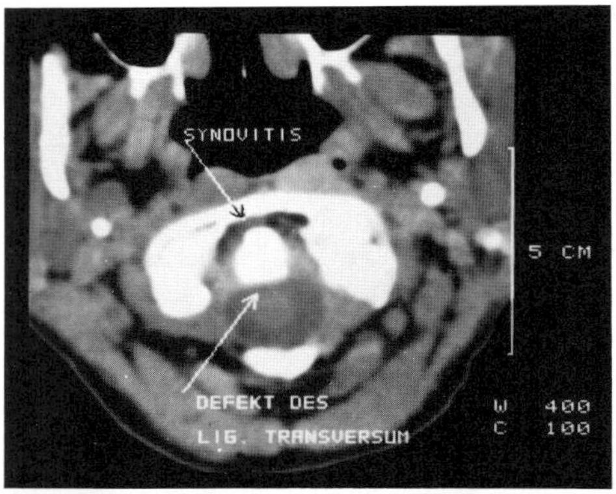


1

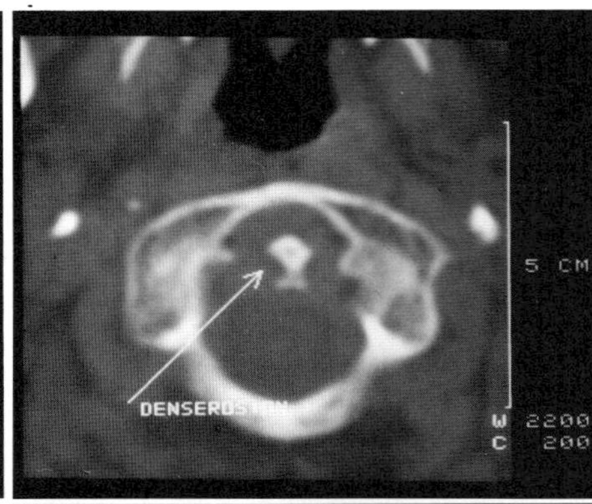


2

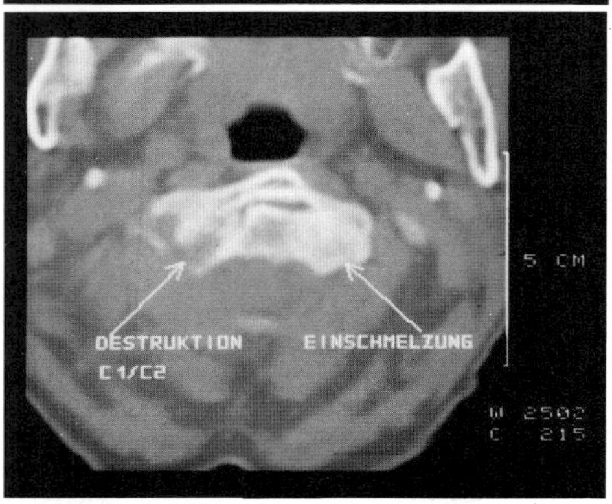


3

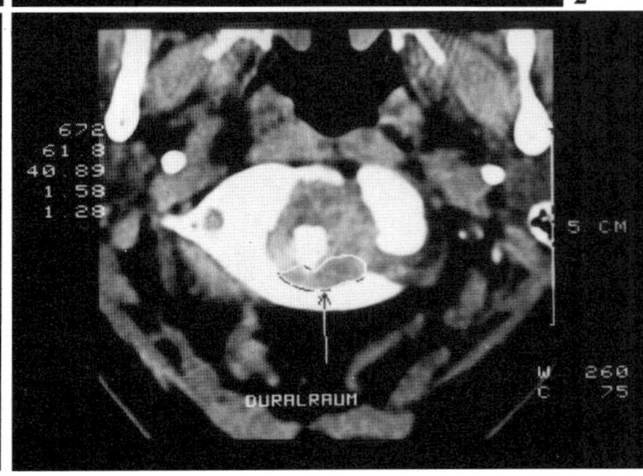


4

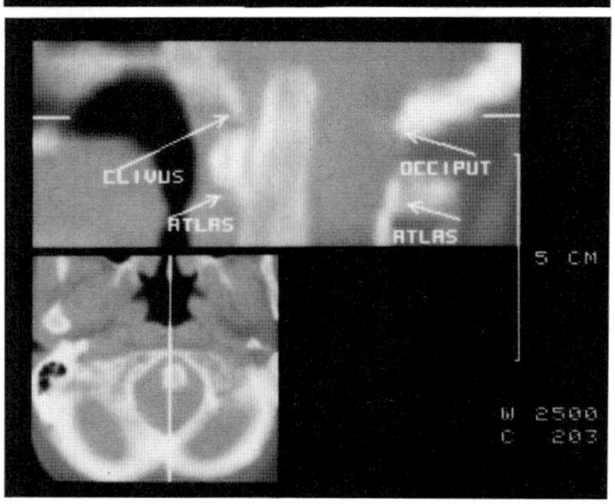


5

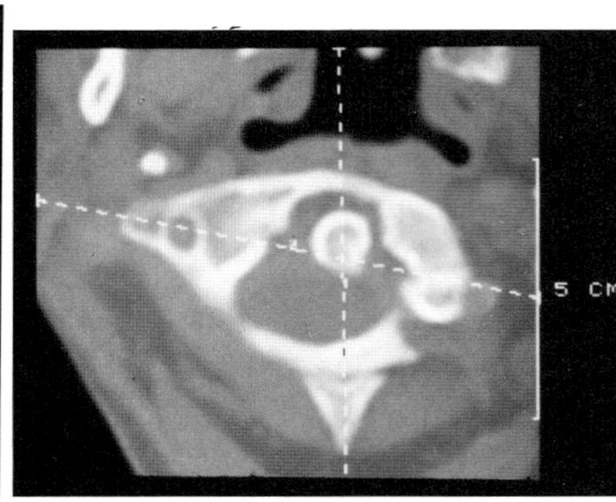


6

**Abb. 1.** Ausgeprägte Synovitis des Atlantodentalgelenkes, Defekt des Ligamentum transversum

**Abb. 2.** Erhebliche Denserosion

**Abb. 3.** Schwere Störung des Atlantoaxialgelenkes (Grad 4–5 nach Larson, Dale und Eek)

**Abb. 4.** Atlantodentale Dislokation von 12 mm, resultierende Spinalkanalweite 5 mm. Die Duragrenzen sind zur Verdeutlichung nachgezeichnet

**Abb. 5.** Ausgeprägte pseudobasilare Impression im Horizontalschnitt durch das Foramen magnum sowie in der sagittalen Sekundärrekonstruktion

**Abb. 6.** Atlantoaxiale Fehlstellung bei einseitiger Synovitis tion, die 5mal mit einer relativen Densfehlstellung zur gleichen Seite, dagegen 12mal zur Gegenseite kombiniert war. Diese Befunde können bisher nur als globaler Hinweis für die gestörte Biomechanik der Kopfgelenke aufgefaßt werden; die Auswertung der computertomographischen Bilder für eine biomechanische Beurteilung ist dadurch erschwert, daß ein Rheumatiker mit Störung der Kopfgelenke keine physiologische Normalstellung einnehmen kann. Somit fehlt eine feste Bezugsebene für weitere quantitative Ausmessungen des computertomographischen Bildes.

Zusammenfassend zeigt sich, daß die Computertomographie bei der Beurteilung der Kopfgelenke des Rheumatikers sowohl durch die transversale Bildebene als auch durch die direkte Darstellung von Weichteilstrukturen einen erheblichen Zugewinn an diagnostischer Information gegenüber den bisherigen Röntgenverfahren ergibt. Wir fassen daher die Computertomographie als wertvolle Ergänzung der konventionellen Röntgendiagnostik auf. Sie ist kein Ersatz für die klinische Untersuchung oder für das primäre konventionelle Röntgenbild in Normalposition und in Funktionsstellung.

Unverzichtbar erscheint die Computertomographie bei geplanten operativen Eingriffen an der Halswirbelsäule des Rheumatikers, da bereits präoperativ eine Übersicht über die komplexen anatomischen Strukturen der Kraniozervikalregion und über ihre pathologischen Veränderungen vermittelt werden kann.

## Literatur

Castor WR, Miller JDR, Rusell AS, Chiu PL, Grace M, Hanson S (1983) Computed tomography of the craniocervical junction in rheumatoid arthritis. J Comput Assist Tomogr 7:31

Dihlmann W, Nebel G (1980) Spinale Röntgenbefunde bei der adulten chronischen Polyarthritis. Akt Rheumatol 5:67

Dirheimer Y (1977) The craniovertebral region in chronic inflammatory rheumatic diseases. Springer, Berlin Heidelberg New York

Hirschfelder H (1986) CT-Befunde der oberen HWS bei fortgeschrittener chronischer Polyarthritis. Akt Rheumatol 11:61

Kaufmann RW, Glenn WV (1984) Advanced cervical rheumatoid arthritis. In: Post JM (ed) Computed tomography of the spine. Williams & Wilkens, Baltimore London

Larson A, Dale K, Eek M (1977) Radiographic evaluation of rheumatoid arthritis and related conditions by standard reference films. Acta Radiol [Diagn] (Stockh) 18:481

Schilling F, Haas JH, Schacherl M (1963) Die spontane atlanto-axiale Dislokation (Ventralluxation des Atlas) bei chronischer Polyarthritis und Spondylitis ankylopoetica. Fortschr Röntgenstr 99:518

# Magnetische Resonanztomographie im Bereich des kraniozervikalen Überganges: Untersuchungen mit und ohne Gadolinium-DTPA

F. KOSCHOREK, H.-P. JENSEN und B. TERWEY

## Einleitung

Seit der Einführung der magnetischen Resonanztomographie in die neurochirurgische und neurologische Diagnostik hat dieses bildgebende Verfahren gezeigt, daß es von hohem diagnostischem Wert ist – besonders bei Prozessen im Bereich des kraniozervikalen Überganges. Andere bildgebende Verfahren wie Röntgen-Computer-Tomographie und Myelographie sind unterlegen, da die Bilder durch Knochenartefakte und Überlagerungen anderer Strukturen in ihrer Beurteilbarkeit beeinträchtigt werden. Die magnetische Resonanztomographie kann viele Aspekte der kraniozervikalen Region in einer einzigen Untersuchung ohne Artefakte von umgebenden Strukturen darstellen. Eine weitere Verbesserung der magnetischen Resonanztomographie stellt die Einführung des paramagnetischen Kontrastmittels Gadolinium-DTPA dar, da möglicherweise die Spezifität durch die Anwendung der dynamischen magnetischen Resonanztomographie gesteigert werden kann.

## Patienten

194 Patienten, bei denen Erkrankungen im Bereich des kraniozervikalen Überganges vermutet wurden, wurden mit einem supraleitenden Magneten, der bei einer Feldstärke von 0,35 bzw. 0,5 T arbeitete, untersucht.

Tabelle 1 zeigt die Verteilung der Erkrankungen.

Von Juni bis Dezember 1985 wurde in einigen Fällen Gadolinium-DTPA angewandt, um mehr Informationen über die Art einer Läsion zu erhalten. Dabei wurde auch eine Technik angewandt, die ähnlich der dynamischen Computer-Tomographie ist. Innerhalb von 160 s wurden insgesamt 9 Bilder mit TR = 100 ms und TE = 30 ms gemessen. Die unmittelbar nach Ende der Kontrastmittelinjektionen gemessenen Bilder wurden mit einer Matrix von 128 × 128 aufgenommen. Die Änderung der Signalintensität wurde gegen den Zeitpunkt der Messung aufgetragen.

Abbildung 1 zeigt die Parameter, die bei der dynamischen magnetischen Resonanztomographie bestimmt wurden. Um die Information weiter zu erhöhen, wurde in einigen Fällen die H-1-NMR-Spektroskopie angewandt.

## Ergebnisse

In Übereinstimmung mit anderen Autoren [2, 5] hat die magnetische Resonanztomographie einen hohen Stellenwert in der Diagnostik bei Läsionen im Bereich des Foramen magnums, des kraniozervikalen Überganges und der hinteren Schädelgrube. Meningeome und Neurinome werden gut dargestellt, da in $T_2$-gewichteten Bildern eine hohe Signalintensität auftritt. Bei der Anwendung von Gadolinium-DTPA wurden bei einer Dosis von 0,2 ml/kg Körpergewicht keine Nebenwirkungen beobachtet. Die Ergebnisse sind so gut wie sie von anderen Autoren [1, 6] berichtet werden.

**Tabelle 1.** Magnetische Resonanztomographie bei Läsionen im Bereich des kraniozervikalen Übergangs – Verteilung des Patientenguts

| | | |
|---|---|---|
| Fehlbildungen | | 51 |
| Arnold-Chiari | 8 | |
| Arnold-Chiari, Syringomyelie und basiläre Impression | 2 | |
| Syringomyelie/Hydromyelie | 31 | |
| Basiläre Impression | 2 | |
| Atlasassimilation | 1 | |
| Dandy-Walker-Syndrom | 2 | |
| Entzündliche/degenerative Erkrankungen | | 18 |
| Multiple Sklerose | 16 | |
| Ponto oliväre Atrophie | 1 | |
| Zentrale pontine Myelinolyse | 1 | |
| Vaskuläre Läsion | | 19 |
| AV Angiom im Pons/IV. Ventrikel | 3 | |
| Hirnstamminfarkt | 8 | |
| Kleinhirninfarkt | 8 | |
| Läsion in der Mittellinie und in der hinteren Schädelgrube | | 33 |
| Tumoren in Medulla oblongata | 8 | |
| Tumoren in Pons | 3 | |
| Tumoren im Kleinhirn | 8 | |
| Metastasen im Kleinhirn | 1 | |
| Arachnoidalzysten | 5 | |
| Hämatom im Pons | 2 | |
| Lindau Tumoren | 3 | |
| Tumoren im IV. Ventrikel | 3 | |
| Läsion im oberen Zervikalkanal und im Rückenmark | | 60 |
| Intramedulläre Tumoren | 25 | |
| Meningeome | 2 | |
| Neurinome | 4 | |
| Knochentumoren | 3 | |
| Bandscheibenvorfälle | 26 | |
| Normalbefunde | | 13 |
| Gesamtsumme | | 194 |

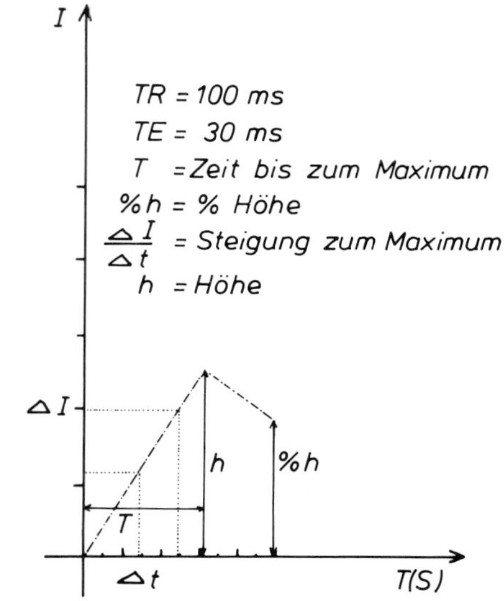


**Abb. 1.** Parameter, die mit der dynamischen magnetischen Resonanztomographie bestimmt werden

**Tabelle 2.** Charakterisierung von Läsionen durch die dynamische magnetische Resonanztomographie mit Gadolinium-DTPA

| Läsion | Zeit bis zum Maximum (sec) | Höhe des Maximums | % der Höhe | Steigung zum Maximum | Fall-anzahl |
|---|---|---|---|---|---|
| Angiome | 36,7 | 118,3 | 40,8 | 4,0 | 3 |
| Paragliome | 106,7 | 243,8 | 85,3 | 2,9 | 3 |
| Meningeome | 70,0 | 297,1 | 57,3 | 2,7 | 4 |
| Gliome | 105,0 | 143,6 | 82,9 | 1,3 | 4 |
| Metastasen | 150,0 | 115,5 | 93,7 | 0,78 | 2 |
| Hirninfarkte | 80,0 | 60,8 | 92,0 | 1,05 | 1 |

Der Anstieg der beobachteten Signalintensität war in der Höhe ähnlich dem Kontrast-Enhancement, das von der Computer-Tomographie her bekannt ist. Dies erlaubte eine Differenzierung von solidem Tumorgewebe von umgebendem Hirnödem. Die Ergebnisse der dynamischen magnetischen Resonanztomographie, die wir bei 17 Patienten mit Läsionen im Bereich des zentralen Nervensystems durchführten, zeigt Tabelle 2. Angiome hatten in dieser kleinen Fallzahl eine kurze Zeit bis zum Maximum der Signalintensität und einen steileren Anstieg zum Maximum der Signalintensität im Vergleich zu Paragliomen, Meningeomen und Gliomen. Im Vergleich zu Paragliomen und Meningeomen hatten Gliome eine flachere Steigung zum Maximum der Signalintensität [3].

Als klinisches Beispiel der Fall eines Plexuspapilloms im Bereich des 4. Ventrikels (Abb. 2–5). Nach Kontrastmittelgabe kommt es zu einem deutlichen Protonen-Relaxations-Enhancement in den soliden Tumor-Gewebsanteilen, so daß eine bessere Differenzierung zwischen Ödem und Tumor möglich wird. Die dynamische

2
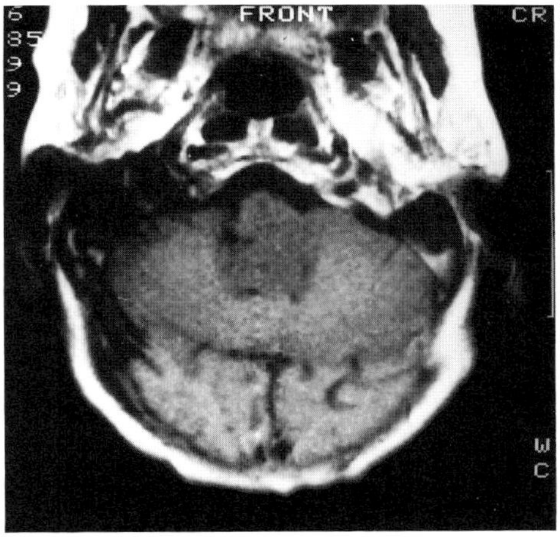


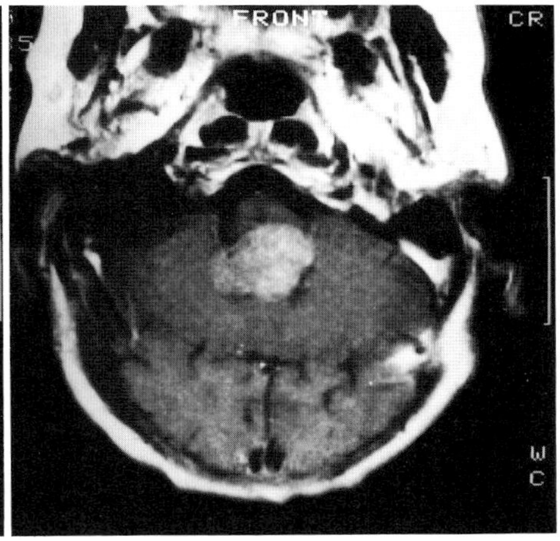

3

**Abb. 2.** Plexuspapillom. $T_1$-gewichteter axialer Schnitt mit einer Schichtdicke von 10 mm. TE = 400 ms, TE = 35 ms, umschriebene Zone verminderter Signalintensität, die dem Tumor entspricht

**Abb. 3.** Gleicher Schnitt wie Abbildung 2, gleiche Aufnahme-Parameter. Nach Injektion von Gadolinium-DTPA. Gute Abgrenzbarkeit von solidem Tumorgewebe durch Erhöhung der Signalintensität gegenüber umgebendem normalen Hirngewebe und Begleitreaktion auf das Tumorwachstum

4
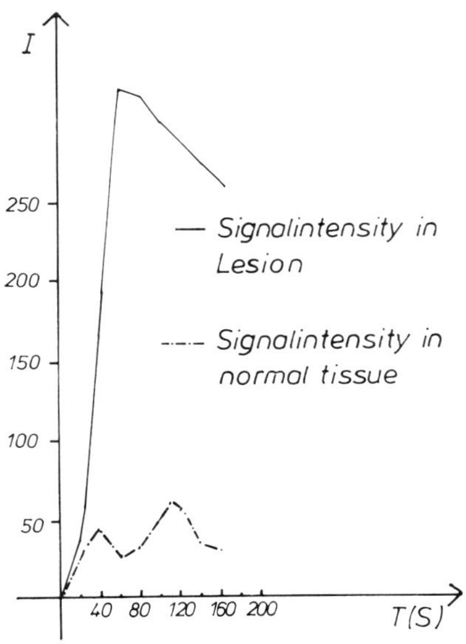


5
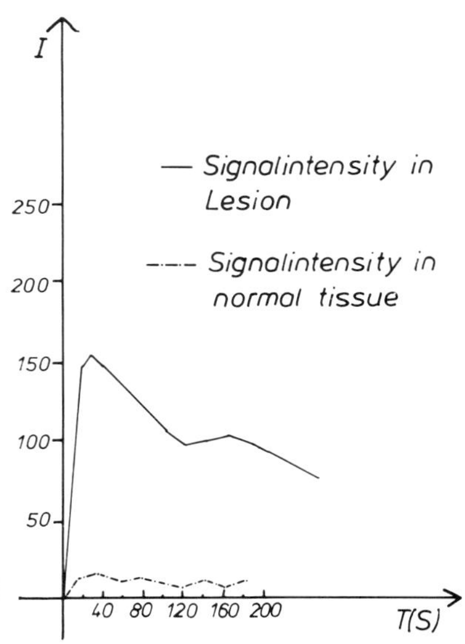


**Abb. 4.** Dynamische magnetische Resonanztomographie bei dem Fall von Abbildung 2 und 3

**Abb. 5.** Dynamische magnetische Resonanztomographie bei einem Angiom nach Blutung zum Vergleich magnetische Resonanztomographie ergab ein Maximum der Signalintensität in der Läsion nach 40 s (Abb. 4).

Der Fall eines 12jährigen Mädchens mit einem Kleinhirnastrozytom zeigt, wie durch die Kombination von magnetischer Resonanztomographie und H-1-NMR-Spektroskopie des Liquors die Information über die Art des Tumors verbessert werden kann (Abb. 6–8).

Der $T_1$-gewichtete Sagittalschnitt zeigt die Ausdehnung des Tumors bis in Höhe von HW 1. Der axiale Schnitt, der $T_2$-gewichtet ist, ergibt eine Verlängerung der $T_2$-Zeit in der Läsion, wobei durch das $T_1$-$T_2$-Mischbild (Abb. 7b) eine Differenzierung von soliden Tumoranteilen und Tumorbegleitreaktionen möglich wird. Das H-1-NMR-Spektrum des Liquors, das bei 360 Mhz aufgenommen wurde (Abb. 8), ergab,

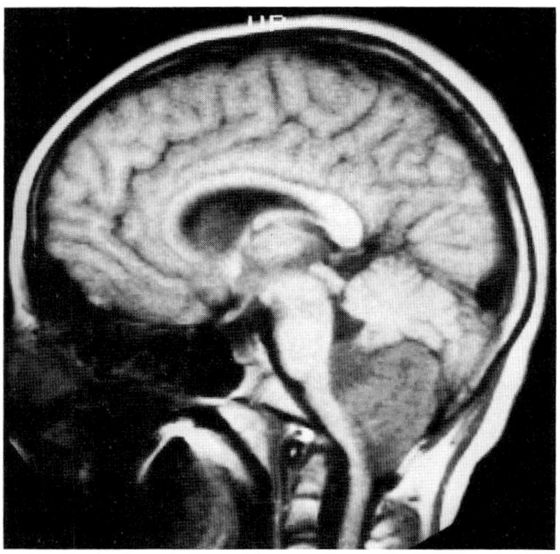

**Abb. 6.** Kleinhirnastrozytom. Sagittaler Schnitt. Schichtdicke 10 mm. TE = 600 ms, TE = 35 ms. Zone verminderter Signalintensität im Vergleich zum umgebenden normalen Hirngewebe, die dem Tumor entspricht. Der Tumor drückt auf die Medulla oblongata und ragt in das Foramen occipitale magnum hinein

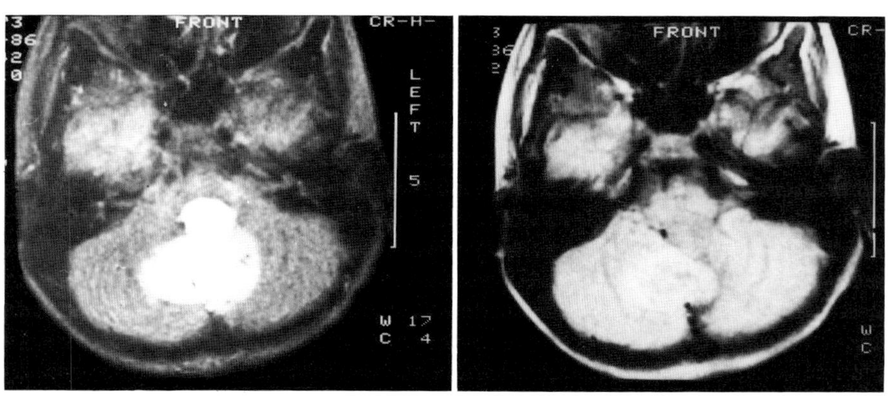


**a** **b**

**Abb. 7. a** $T_2$-gewichtetes Bild des Tumors von Abbildung 6. Schichtdicke 10 mm, TR = 1600 ms, TE = 140 ms. Umschriebene Zone vermehrter Signalintensität im Vergleich zum umgebenden Hirngewebe, die den Tumor repräsentiert. **b** $T_1$-$T_2$-Mischbild. TR = 1600 ms. TE = 35 ms. Umschriebene Zone inhomogener Signalintensität dorsal der Medulla oblongata

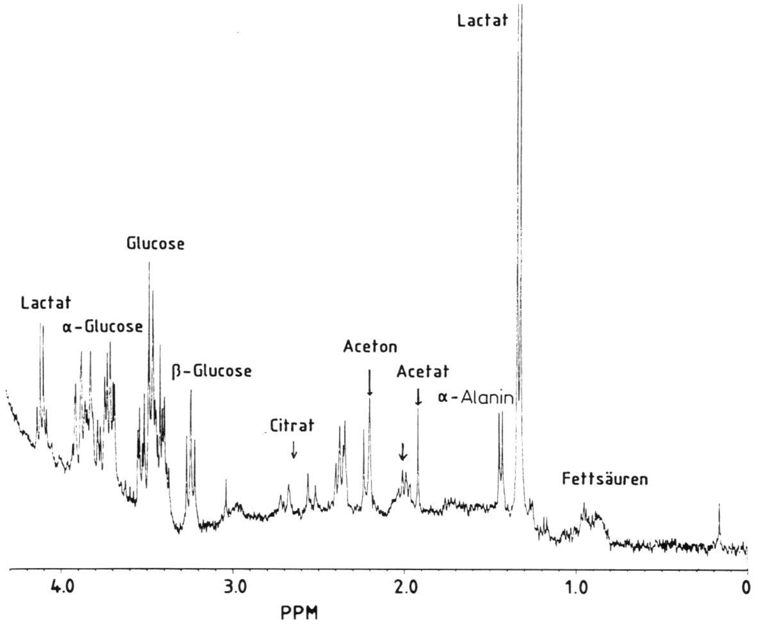


**Abb. 8.** H-1-NMR-Spektrum des Liquors bei 360 Mhz. Gleicher Patient wie Abbildung 6 und 7. Glutaminsäure (2,0 ppm)

daß der Betrag von Glukose (3,25 bis 3,9 ppm) im Vergleich zum Glukosegehalt des normalen Liquors erniedrigt war. Zusätzlich trat bei 2,0 ppm ein Signal auf, das in den von uns untersuchten normalen Liquors nicht erhalten war und inzwischen als Glutaminsäure identifiziert werden konnte.

## Kommentar

In unserer Serie von 194 Patienten war die magnetische Resonanztomographie anderen bildgebenden Verfahren in bezug auf die Darstellung der anatomischen Beziehungen überlegen. Da in einer einzigen Untersuchung viele Aspekte der kraniozervikalen Region ohne Artefakte durch umgebende Strukturen dargestellt werden können, ist dieses bildgebende Verfahren differenzierter als die Computer-Tomographie oder die Myelographie. Die Kriterien für die Identifizierung einer echten Läsion ist das Auftreten abnormer Signale, die mit verschiedenen Pulssequenzen reproduzierbar sind.

Die Anwendung von Gadolinium-DTPA in Form der dynamischen magnetischen Resonanztomographie scheint einen Schritt vorwärts darzustellen, da es möglich scheint, durch den Parameter Steigung zum Maximum und Zeit bis zum Maximum Angiome und Gliome von Meningeomen und Paragliomen differenzieren zu können. Allerdings muß dieser Eindruck durch eine Untersuchung an einer größeren Fallzahl unter Einsatz von sogenannten schnellen Meßsequenzen bestätigt werden.

Die Kombination von magnetischer Resonanztomographie und der H-1-NMR-Spektroskopie des Liquors scheint weitere Informationen über die Art einer Läsion geben zu können [4], da der Glukosegehalt in Abhängigkeit von der Dignität von Gliomen abfällt. So scheinen Gliome höheren Malignitätsgrades einen niedrigeren Glukosegehalt zu haben als Gliome niedrigen Malignitätsgrades.

## Literatur

1. Gadian DG, Paque EA, Bryant DI et al. (1985) Gadolinium-DTPA as contrast agend in magnetic resonance imaging: theoretical projections and practical considerations. J Comput Assist Tomogr 9:242–251
2. Han JS, Bonstelle CT, Kaufmann B et al. (1984) Magnetic resonance imaging in diseases of the brainstem. Radiology 150:705–712
3. Koschorek F, Jensen H-P, Terwey B (1987) Dynamic Magnetic resonance imaging: A further possibility for characterizing CNS lesions. AJNR 8:259–262
4. Koschorek F, Gremmel H, Stelten J, Offermann W, Leibfritz D (1986, 1987) High-resolution H-1 MR spectroscopy of cerebrospinal fluid in diseases of the central nervous system: Preliminary results and considerations. Radiology 161(P):326 (abstract), Radiology submitted. High-resolution H-1 MR spectroscopy for further characterizing CNS lesions: First applications and results. AJNR 8 (abstract), in press
5. Modic MT, Hardy RW, Weinstein NA et al (1984) Nuclear magnetic resonance of the spine: clinical potential and limitations. Neurosurgery 15:583–592
6. Runge VM, Schörner W, Niendorf H-P et al. (1985) Initial clinical evaluation of Gadolinium-DTPA for contrast enhanced magnetic resonance imaging. Magn Reson Imaging 3:27–35

# Kernspintomographische (MRI) Darstellung pathologischer Veränderungen im zervikookzipitalen Übergang

S. Döhring, J. Assheuer, K. P. Schulitz und H. Dreesbach

Der zervikookzipitale Übergang kann als Nadelöhr in der Verbindung des Hirns zur Peripherie betrachtet werden. Somit können minimale pathologische Veränderungen in dieser Region zu erheblichen motorischen und sensiblen Ausfällen führen [1].

Die Beurteilung dieser Region mit den üblichen radiologischen Verfahren ist wegen der knöchernen Einbettung des zentralen Nervensystems oft schwierig. Hier bietet das Kernspintomogramm wegen der artefaktfreien Darstellung in den 3 Raumebenen diagnostische Vorteile.

## Material und Methode

Es werden 16 differente Krankheitsbilder des zervikookzipitalen Übergangs demonstriert und die hierbei verwendeten Pulsfolgen dargestellt. Bei den Krankheitsbildern handelt es sich im einzelnen um: Basiläre Impression, Arnold-Chiari-Syndrom, Lindau-Tumor, Glioblastom, traumatische Syringomyelie, genuine Syringomyelie, Encephalomyelitis disseminata, Neurinom, Wurzelabriß, Bandscheibenvorfall, Pons-Infarkt, Arachnoidalzyste, Aneurysma der Arteria basilaris, Glomustumoren und Diastematomyelie.

Die kernspintomographischen Schnittbilder wurden mit einem supraleitenden Magneten bei einer Feldstärke von 0,15 T erzeugt, z.T. unter Verwendung von Oberflächenspulen (Vista-View 2035 Picker International). Entsprechend den Fragestellungen wurden T1 und/oder T2 gewichtete Protonendichte-Bilder angefertigt. Zudem kamen Partial Saturation Pulsfolgen mit Phasenverschiebung (PS) und Short-Time-Inversion-Recovery Pulsfolgen (STIR) zur Fett/Wasser-Trennung zur Anwendung [2].

## Ergebnisse

Entzündliche Prozesse, wie bei der Encephalomyelitis disseminata, sind aufgrund ihres begleitenden Ödems am besten mit T2 gewichteten Schnittbildern darzustellen.

Bei tumorösen Veränderungen ist die Verdrängung der benachbarten Strukturen besser im T1 gewichteten Bild sichtbar zu machen; der Prozeß selbst kommt dagegen mit höchstem Kontrast eher im T2 gewichteten Bild oder in STIR-Pulsfolgen

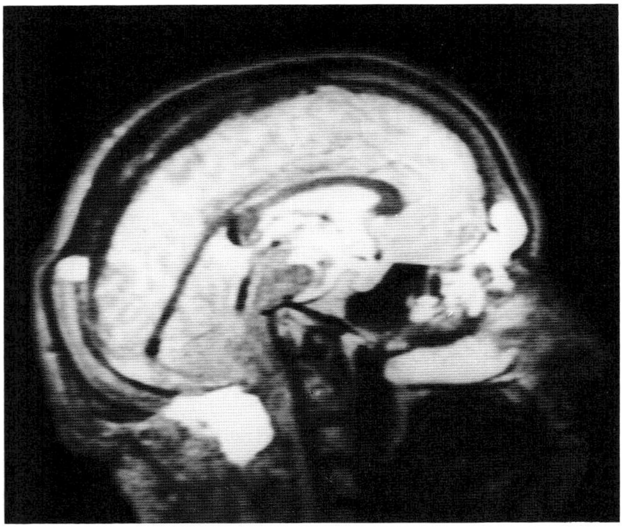

**Abb. 1.** Basiläre Impression. SE 1000/80

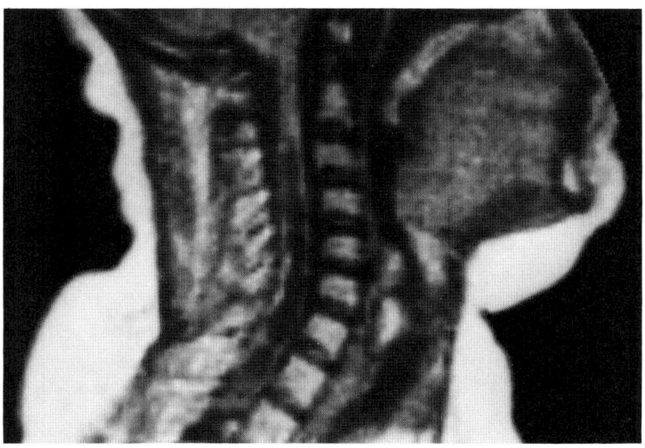

**Abb. 2.** Syringomyelie. SE 1000/80

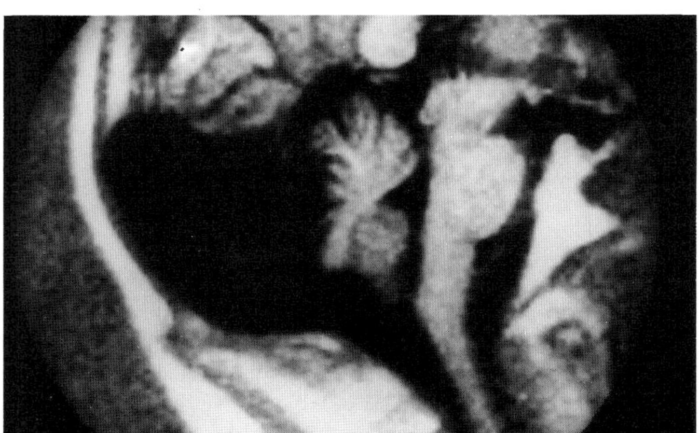

**Abb. 3.** Zystischer Prozeß. IR 2500/500

zur Darstellung. STIR-Techniken eignen sich besonders zur Darstellung von Veränderungen, die den Knochenmarksraum betreffen, da hiermit Signale aus dem Fettanteil des Markes unterdrückt werden können. Liquor-Flow-Störungen sind mit PS-Pulsfolgen nachweisbar. Fehlbildungen des zervikookzipitalen Übergangs wie z. B. basiläre Impression (Abb. 1), Diastematomyelie und Syringomyelie (Abb. 2) sind eindrucksvoll mit T1/T2 gemischt gewichteten bzw. T1 gewichteten Protonendichte-Bildern darzustellen.

Zystische Veränderungen, wie z. B. Arachnoidalzysten, können sowohl im T1- wie auch im stark T2-gewichteten Bild erkannt werden, wobei der Zysteninhalt bedingt durch seine lange T1- und lange T2-Relaxationszeit im ersten Fall eine deutlich verminderte und im zweiten Fall eine deutlich vermehrte Signalintensität aufweist (Abb. 3).

Blutungen, die im zervikookzipitalen Übergang zu einer traumatischen Syringomyelie führen können, stellen sich in der Frühphase sowohl im T1- wie auch im T2-gewichteten Bild mit hohem Signal dar aufgrund der paramagnetischen Eigenschaften des Methämoglobins.

Tumore, wie z. B. das Oligodendroblastom, sind an ihrem zystischen Anteil, der Raumforderung und ihrem perifokalen Ödem zu erkennen, wie allgemein das perifokale Ödem Hinweise auf die Wachstumstendenz des Tumors geben kann.

Die Abgrenzung von Ödem und Tumor ist einmal durch Anwendung verschieden stark T2 wichtender Pulsfolgen oder durch T1 gewichtete Bilder vor und nach Applikation von Gadolinium DTPA möglich.

Im Spinalkanal ermöglicht die sagittale Schnittführung eine leichtere Bestimmung der Tumorausdehnung (Abb. 4).

Extramedulläre Tumore des Nervensystems wie das Neurinom zeigen in den PS-Pulsfolgen eine hohe Signalintensität bei nur mäßiger Signalgebung in den Spin-Echo-Sequenzen (Abb. 5). Schwer hiervon abzugrenzen sind meningeale Tumore.

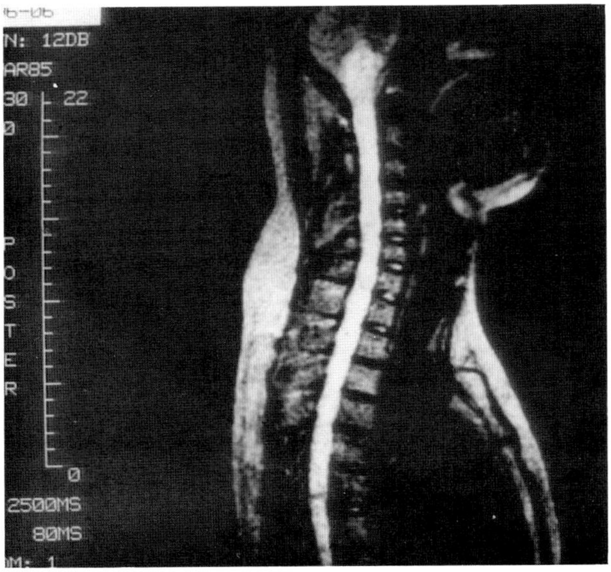


**Abb. 4.** Gliom. SE 2500/120

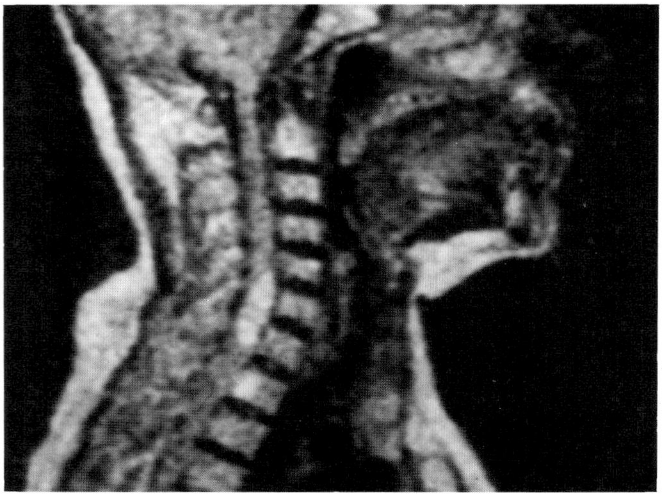

**Abb. 5.** Neurinom. PS 400

## Diskussion

Die Möglichkeit der Schnittführung in 3 Raumachsen bei der kernspintomographischen Untersuchung gestattet eine bessere topographische Darstellung pathologischer Prozesse im zervikookzipitalen Übergang. Darüber hinaus gelingt es durch Auswahl verschiedener Pulsfolgen, den Prozeß sowohl mit hohem Kontrast darzustellen als auch differentialdiagnostische Hinweise zu geben.

Vorteile in der Anwendung von signalverstärkenden Substanzen können zur Zeit nicht abschließend beurteilt werden.

## Literatur

1. Exner G (1986) Der kraniozervikale Übergang als Ort vielfältiger neurologischer Störungen. D Ärzteblatt 83:320
2. Bydder GM, Steiner RE, Blumgart LH, Khenia S, Young JR (1985) MR imaging of the liver using short T1 inversion recovery sequences. J Comput Assist Tomogr 9:1084

# Die funktionsanalytische Röntgenuntersuchung des zervikookzipitalen Übergangs nach Arlen

J. AECKERLE und J. HEISEL

## Einleitung

Das *obere HWS-Syndrom* bzw. das *zervikoenzephale Syndrom* wird in den allermeisten Fällen Funktionsstörungen des oberen und/oder unteren Kopfgelenkes zugeordnet, welches nach manualmedizinischen Gesichtspunkten diagnostiziert wird (Torklus 1979). Einzelheiten und Ursachen der Störung der arthromuskulären Funktion konnten bisher wegen schlecht reproduzierbarer Meßmethoden nicht erforscht bzw. dokumentiert werden (Arlen 1979).

Ziel der vorliegenden Arbeit ist es, mit Hilfe der röntgenologisch-biometrischen Funktionsanalyse nach Arlen durch Dokumentation exakter, reproduzierbarer Meßwerte die verschiedenen Funktionsstörungen des zervikookzipitalen Überganges zu objektivieren.

Zum Meßverfahren selbst wird auf die Veröffentlichungen von Arlen verwiesen. Ziel der Methode ist es, die Bewegungsausschläge der einzelnen Halswirbel gegenüber dem nächsthöheren Wirbel bzw. dem Okziput in sagittaler Projektion am Röntgenbild zu messen. Die Röntgenuntersuchung der Halswirbelsäule erfolgt in sagittaler Projektion nach dem standardisierten Verfahren nach Gutmann (1981) (Abb. 1, 2).

Als Besonderheit zeigt sich bei den Bewegungsausschlägen die sogenannte *paradoxe Atlaskippung* bei der Flexion, d.h. eine Kipp-Bewegung des Atlas, die der Bewegung der Gesamt-Halswirbelsäule entgegengesetzt ist, so daß in sagittaler Projektion der nach dorsal geöffnete Winkel zwischen der Bewegungsebene des Okziput und C1 sich verkleinert im Gegensatz zu allen anderen Bewegungssegmenten. Diese paradoxe Kipp-Bewegung, die im Bewegungsdiagramm mit negativen Vorzeichen versehen ist, ist nach Arlen für den Atlas bei der Flexion physiologisch, jedoch ein Zeichen für eine Bewegungsstörung in allen anderen Funktionseinheiten (Abb. 3).

## Eigene Untersuchungen

### Methodik

Das Untersuchungsgut der vorliegenden Arbeit bestand aus 63 Patienten mit manualmedizinisch festgestellten *Funktionsstörungen* der *Kopfgelenke* und entsprechender klinischer Symptomatik. Das maximale Lebensalter der Untersuchten wurde auf 43 Jahre begrenzt, Fälle mit röntgen-morphologisch sichtbaren pathologischen Veränderungen wurden von der Untersuchung ausgeschlossen (Tabelle 1).

1

| | Statik | | | | | | Dynamik | | | |
|---|---|---|---|---|---|---|---|---|---|---|
| | Basiswinkel | | | Intervert. Winkel | | | Intervertebr. Mobilität | | | |
| | Flex | Norm | Ext | Flex | Norm | Ext | Norm Flex | Norm Ext | Flex Ext | F% |
| C0 | 35 | 87 | 152 | | | | | | | |
| C1 | 54 | 107 | 153 | +19 | +20 | +1 | -1 | 19 | 18 | |
| C2 | 39 | 83 | 108 | -15 | -25 | -25 | 10 | 0 | 10 | |
| C3 | 42 | 80 | 120 | +3 | -3 | -8 | 6 | 5 | 11 | |
| C4 | 48 | 77 | 109 | +6 | -3 | -11 | 9 | 8 | 17 | |
| C5 | 47 | 75 | 98 | -1 | -2 | -11 | 1 | 9 | 10 | |
| C6 | 59 | 70 | 83 | +12 | -5 | -15 | 17 | 10 | 27 | |
| C7 | 70 | 68 | 66 | +11 | -2 | -172 | 13 | 15 | 28 | |
| | | | | | | | | | | |
| | | | | | | | | | | |

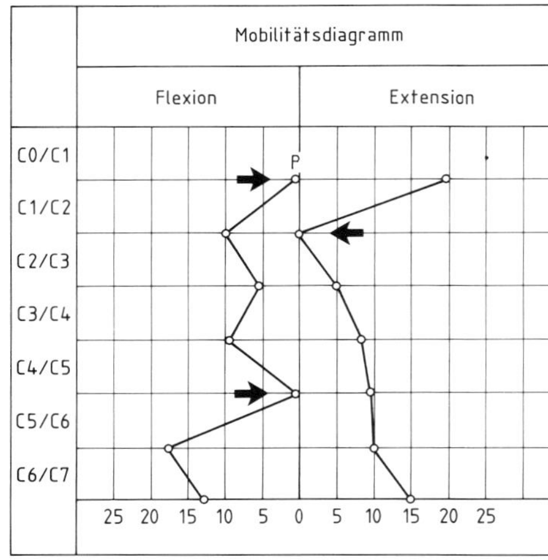


2

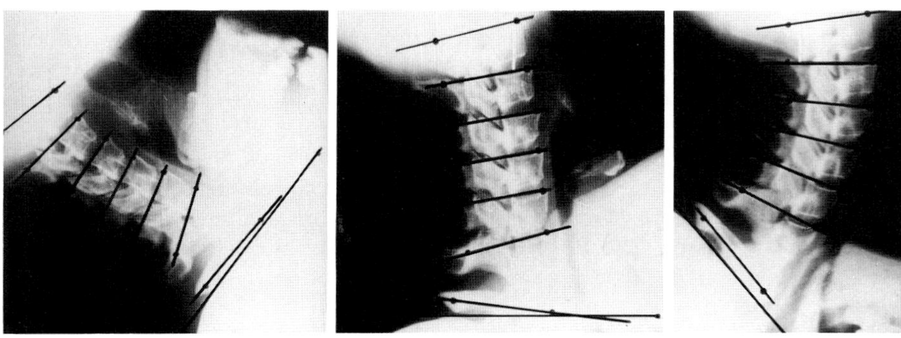

**Abb. 1 u. 2.** Die röntgenologisch-biometrische Funktionsdiagnostik der Halswirbelsäule nach Arlen: Meßverfahren im Röntgenbild und Auswertung auf dem sogenannten Mobilitätsdiagramm

**Tabelle 1.** Kasuistik

| | | |
|---|---|---|
| n = 63 Patienten m. Kopfgelenkblock.<br>45 weibl. P.<br>18 männl. P.<br><br>*Alter:* ∅ 29,5 Jahre<br>min. 18,5 Jahre<br>max. 43,0 Jahre | *Kontrollgruppe:*<br>n = 48 Patienten<br>29 weibl. P.<br>17 männl. P. | *Alter:* ∅ 28,7 Jahre<br>min. 19,0 Jahre<br>max. 43,0 Jahre |

Den Patienten mit Blockierungssymptomatik wurde ein *Kontrolluntersuchungsgut* von 48 Patienten gegenübergestellt. Dieses Kollektiv war bei der klinisch-manualmedizinischen Untersuchung sowie von der Beschwerdesymptomatik als auch röntgen-morphologisch in den Segmenten C0/1 bis C3/4 unauffällig. Des weiteren wurden bei der Kontrollgruppe nur die Fälle berücksichtigt, die im Segment C2/3

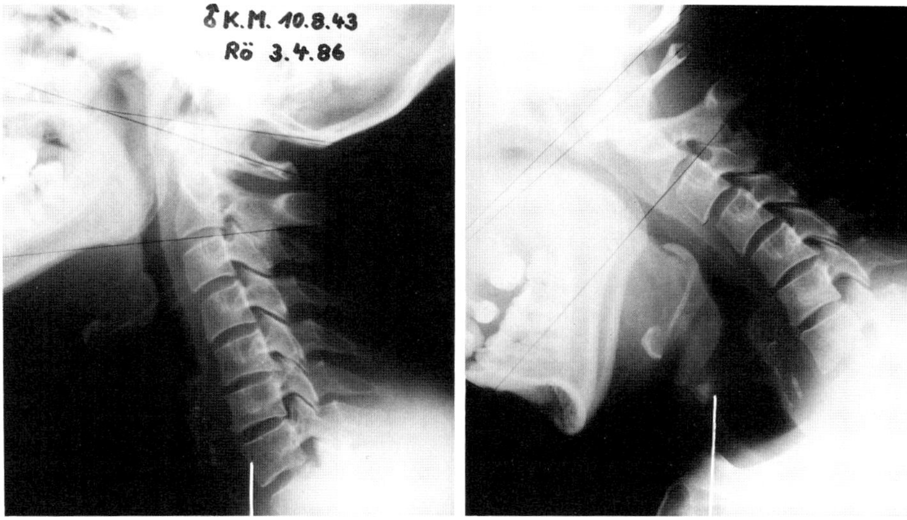


**Abb. 3.** Die physiologische inverse (paradoxe) Atlaskippung bei Flexion der HWS: Verringerung des Abstandes zwischen Hinterhauptskuppe und Dornfortsatz C 1 bei Distanzvergrößerung aller restlichen Dornfortsätze

einen Mindestbewegungsausschlag in Flexions- und Extensionsrichtung von 5 Grad zeigten; d.h., daß nach bisherigen Untersuchungen von diesem Segment her keine Störungen zu erwarten waren.

## Ergebnisse

### *Meßwerte*

Anhand der Kontrollgruppe wurde der durchschnittliche physiologische Bewegungsausschlag des Segmentes C 0/1 ermittelt. Bei der Flexion fand sich ein Bewegungsausschlag von durchschnittlich 5,75° ohne Berücksichtigung eines evtl. negativen Vorzeichens wegen paradoxer Atlaskippung. Bei der Extension fand sich durchschnittlich 11,75°, so daß eine Gesamtmobilität von 17,5° im Durchschnitt resultiert.

In der *Blockierungsgruppe* fand sich demgegenüber eine fast um die Hälfte verminderte Flexion. Diese war nur noch bis 2,54° im Durchschnitt möglich, während sich der Extensionsausschlag sogar geringfügig vergrößerte; insgesamt war die Gesamt-Mobilität mit 15,19° nur leichtgradig gegenüber der Kontrollgruppe herabgesetzt (Tabelle 2a, b).

Im *Segment C1/2* zeigte die Kontrollgruppe eine durchschnittliche Flexion von 8,31° bei einer Extension von 6,93° und einer Gesamt-Mobilität von 15,24°.

In der Gruppe mit klinisch auffälligem Befund war der Flexionsausschlag mit 6,35° im Schnitt deutlich verringert bei fast gleichem Extensionsgrad, so daß insgesamt eine Mobilitäts-Minderung von 13,4° resultierte (Tabelle 2c, d).

**Tabelle 2a–d.** Gradzahl der Bewegungsausschläge der Segmente C0/1 bzw. C1/2 Flexion u. Extension

**Tabelle 2a.** Kontrollgruppe. Bewegungsausmaß C0/1

| | Flexion | Extension | Gesamtmobilität |
|---|---|---|---|
| ∅ | 5,75° | 11,75° | 17,50° |
| max. | 13,00° | 24,00° | 25,00° |
| min. | 0,00° | 5,00° | 7,50° |

**Tabelle 2b.** „Blockierungsgruppe". Bewegungsausmaß C0/1

| | Flexion | Extension | Gesamtmobilität |
|---|---|---|---|
| ∅ | 2,54° | 12,65° | 15,19° |
| max. | 9,00° | 25,00° | 27,00° |
| min. | 0,00° | 2,00° | 4,00° |

**Tabelle 2c.** Kontrollgruppe. Bewegungsausmaß C1/2

| | Flexion | Extension | Gesamtmobilität |
|---|---|---|---|
| ∅ | 8,31° | 6,93° | 15,24° |
| max. | 19,00° | 20,00° | 23,00° |
| min. | 1,00° | 4,00° | 5,00° |

**Tabelle 2d.** „Blockierungsgruppe". Bewegungsausmaß C1/2

| | Flexion | Extension | Gesamtmobilität |
|---|---|---|---|
| ∅ | 6,35° | 7,05° | 13,40° |
| max. | 11,00° | 22,00° | 23,00° |
| min. | 1,00° | 1,00° | 4,00° |

Häufigkeit der *Inversion* C0/1-Flexion: Hinsichtlich der *paradoxen Atlaskippung* war festzustellen, daß diese im Kontrollkollektiv in ungefähr der Hälfte aller Fälle zu beobachten war; in der Gruppe mit Blockierungen konnte keine wesentliche Differenz der Häufigkeit gefunden werden (Kontrollgruppe 52,1%, Blockierungsgruppe 52,4%).

*Funktionsstörungen*

Zur Feststellung und Einteilung von Funktionsstörungen wurden die Bewegungsausmaße in Anlehnung an Arlen eingeteilt in Normalausschlag, d.h. größer als 5°; *Hypomobilität:* Bewegungsausschlag 3–5° sowie *Blockierung,* d.h. 0–2° (Tabelle 3). Wegen der großen Häufigkeit von *Hypomobilitäten*, auch in der Kontrollgruppe, zeigte sich als zweckmäßig, diese nur zu dokumentieren, wenn sie gleichzeitig bei Extension *und* Flexion *desselben Segmentes* auftrat oder sogar in Kombination mit einer *Blockierung* desselben Segmentes.

**Tabelle 3.** Einteilung der Funktionsstörungen und ihre Abkürzungen

| Funktionelle Bewegungsstörung | | Abkürzungen |
|---|---|---|
| Blockierung: | F bzw. E 0–2° | |
| Hypomobilität: | 3–5° F bzw. E bei gleichzeitiger Blockierung E bzw. F desselben Segments außer C 0/1 F | H |
| Komb. Hypomobilität C 1/2: | 3–5° F + 3–5° E C 1/2 | Komb. H |
| Inversion: | Inverse Kippung von C 0/1 E oder C 1/2 F bzw. E | I |
| Ungleichgewicht: | Kompensatorische Überbeweglichkeit von F bzw. E bei Blockierung E bzw. F desselben Segmentes | |

**Tabelle 4.** Vielfeldertest. Kombination von Bewegungsstörungen

| Keine Blockierung | | Einfach-blockierung | | Mehrfach-blockierungen | | Blockierung / Kombiniert mit |
|---|---|---|---|---|---|---|
| K | B | K | B | K | B | |
| | | 2 | 7 | 0 | 6 | U |
| 0 | 0 | 0 | 0 | 0 | 4 | I |
| | | 0 | 4 | 0 | 3 | U + I |
| | | 0 | 10 | 0 | 2 | H |
| 0 | 6 | | | | | Komb. H |
| 0 | 1 | | | | | H + I |
| 34 | 0 | 12 | 11 | 0 | 9 | Keine weiteren Bewegungs-störungen |

Für den Bewegungsausschlag C0/1 Flexion fand das Merkmal „Hypomobilität“ keine Anwendung wegen der von Natur aus geringen Bewegungsausschläge bei Flexion dieses Segmentes.

Lag eine *kompensatorische Überbeweglichkeit* eines Bewegungsausschlages bei gleichzeitiger Blockierung der anderen Richtung desselben Segmentes vor, wurde das Merkmal „Ungleichgewicht“ zusätzlich zur Blockierung dokumentiert.

Eine *Inversion* wurde ebenfalls dokumentiert mit Ausnahme bei C0/1 Flexion. Hierbei zeigte sich eine Häufigkeit von 19,0% der Blockierungsgruppe bei 0% in der Kontrollgruppe.

Im *Vielfelder-Test* (Tabelle 4) zeigte der Vergleich der beiden Gruppen, daß das Merkmal „*Blockierung*“ wesentlich häufiger in der Gruppe mit klinisch diagnostizierter Funktionsstörung vorzufinden ist als in der Kontrollgruppe. Die *Mehrfachblockierung* ist in über einem Drittel der Fälle anzutreffen, während die Kontroll-

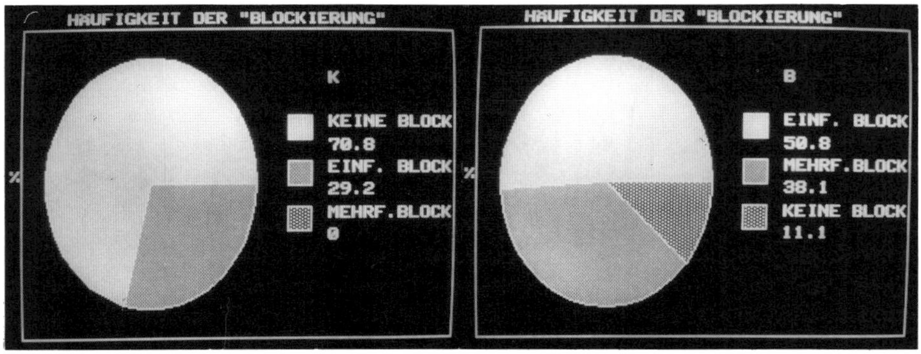


4 5

**Abb. 4 u. 5.** Die Häufigkeit von Einfach- bzw. Mehrfachblockierungen (Bewegungsausschlag 0–2 Grad) in der Kontrollgruppe (*K*) und Blockierungsgruppe (*B*).

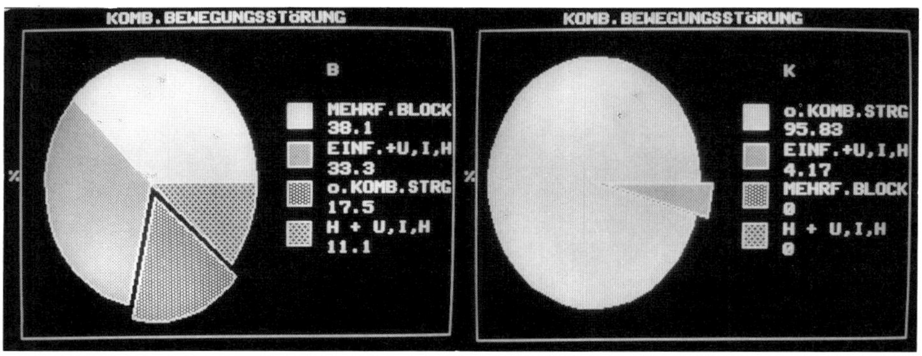


6 7

**Abb. 6 u. 7.** Die Häufigkeit von kombinierten Bewegungsstörungen in Blockierungsgruppe (*B*) und Kontrollgruppe (*K*). (Abkürzungen s. Tabelle 3)

gruppe keine Mehrfachblockierung zeigt (Mehrfachblockierung: mindestens 2 Blokkierungen desselben oder verteilt auf beide Segmente) (Abb. 4, 5).

Ein zusätzliches *Ungleichgewicht* bei bestehender Blockierung lag in der Kontrollgruppe im Segment C0/1 in keinem Fall vor, während die Blockierungsgruppe eine Häufigkeit von 23,8% zeigte. Im Segment C1/2 war ebenfalls ein Überwiegen von Ungleichgewichten in der Blockierungsgruppe zu verzeichnen.

*Kombination* von Bewegungsstörungen: Abgesehen von den schon erwähnten Mehrfachblockierungen zeigt sich auch bei den Einfachblockierungen ein deutliches Überwiegen in der Blockierungsgruppe, wenn man *zusätzlich* weitere Bewegungsstörungen berücksichtigt, wie *Ungleichgewicht, Inversion* und zusätzliche Hypomobilitäten desselben Segmentes.

Unter den 7 Fällen ohne Blockierung zeigten 6 immerhin eine kombinierte Hypomobilität im Bewegungssegment C1/2 bzw. in einem Fall eine Hypomobilität, kombiniert mit einer Inversion.

In der *Kontrollgruppe* waren Störungs*kombinationen* bis auf 2 Fälle nicht vorzufinden (Abb. 6, 7).

Insgesamt gesehen waren unter den 63 Patienten mit Kopfgelenkblockierungen nur in 11 Fällen ausschließlich eine *einzige* Bewegungsstörung in Form einer *Einfachblockierung* vorzufinden, während alle anderen Patienten mindestens eine Zweierkombination von Bewegungsstörungen aufzeigten.

In der Kontrollgruppe zeigten von den 48 lediglich 2 Patienten eine kombinierte Störung in Gestalt einer Einfachblockierung mit Ungleichgewicht.

## Diskussion

Die Meßmethode von Arlen scheint uns wegen der guten *Reproduzierbarkeit* der Ergebnisse eine Meßmethode zu sein, die bisherigen röntgenologisch-dynamischen Untersuchungen überlegen ist.

Beim Vergleich der absoluten Meßwerte der einzelnen *Bewegungsausschläge* von Blockierungsgruppe und Kontrollgruppe fällt insbesondere eine relativ deutliche Verminderung der Flexion von C 0/1 in der Blockierungsgruppe auf bei nur geringfügig verminderter Gesamtmotilität, was auf eine kompensatorische Überbeweglichkeit des Extensionsausschlages C 0/1 bei Kopfgelenkblockierungen schließen läßt.

Im Segment C 1/2 ist, sowohl bei Flexion als auch bei Extension der durchschnittliche Bewegungsausschlag leicht verringert in der Gruppe mit klinisch auffälligem Befund.

Die Häufigkeit der *Mehrfachblockierung* und deren ausschließliches Vorkommen in der Gruppe mit klinisch zu diagnostizierender funktioneller Störung läßt dieses Merkmal als *pathognomonisch* für die sogenannte Blockierung erscheinen (Abb. 8). Dieses Ergebnis steht in Übereinstimmung mit der von Arlen beschriebenen Erfahrung, daß sich in seinem Untersuchungskollektiv bei Kopfschmerzpatien-

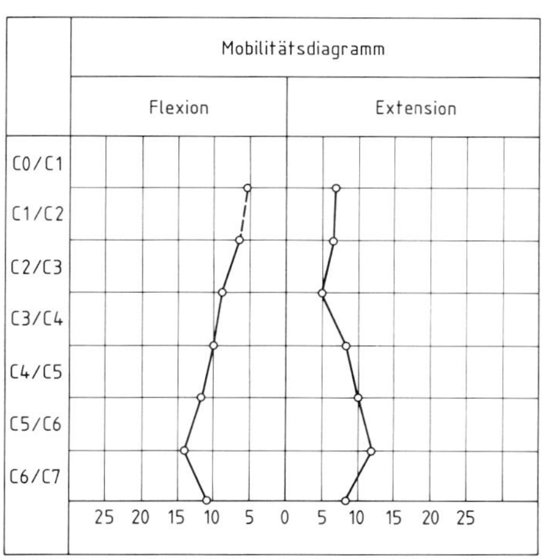


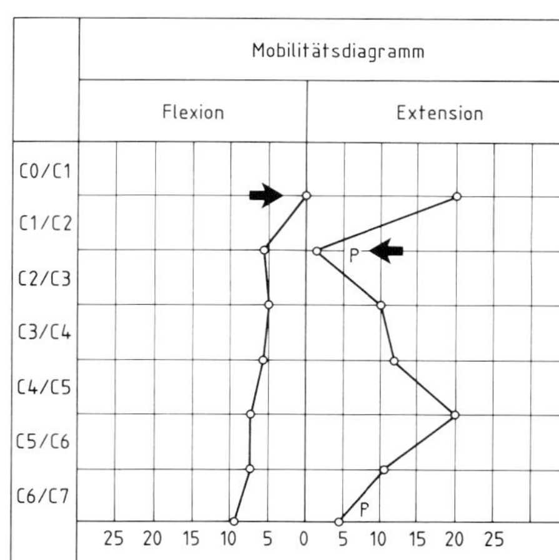


**Abb. 8.** Typisches Mobilitätsdiagramm der Kontrollgruppe (links) gegenüber Blockierungsgruppe (rechts) bei Blockierung C 0/1 Flexion u. C 1/2 Extension

ten zervikaler Genese gehäuft die sogenannte Mehrfachblockierung findet. In allen anderen Fällen ohne Mehrfachblockierung findet sich zumindest eine *Kombination* verschiedener o. b. Störungen, wobei in der Regel eine *Einfachblockierung* mit den anderen Störungen, wie *Hypomobilitäten, Ungleichgewichten* oder *Inversionen* gepaart ist.

Tritt eine Störung nur unilateral und nur in einer Segmenthöhe auf, ist diese offensichtlich von keiner klinisch relevanten Bedeutung, da dieses Phänomen auch in der Kontrollgruppe häufig zu beobachten ist, wie schon in einer früheren Arbeit berichtet wurde (Aeckerle u. Teusch 1985).

Die biometrische Funktionsanalyse nach Arlen scheint uns geeignet, die klinisch schwierig zu differenzierenden Syndrome seitens des zervikookzipitalen Überganges sowohl *qualitativ* als auch *quantitativ* aufzuschlüsseln. Beschwerden dieser Region, die oft unter dem Allgemeinbegriff „*oberes HWS-Syndrom*" zusammengefaßt werden, lassen sich durch diese Methode objektivieren bzw. dokumentieren und erscheinen somit für Grundlagenforschung, gutachterliche Belange und klinische Verlaufskontrollen von Interesse zu sein.

## Literatur

Aeckerle J, Teusch KH (1985) Der röntgenologische Nachweis klinisch diagnostizierter Blockierungen der Halswirbelsäule. Man Med 23:47–50

Arlen (1979) Biometrische Röntgen-Funktionsdiagnostik der Halswirbelsäule. Manuelle Medizin Bd 5, Fischer, Heidelberg Stuttgart

Gutmann G (1981) Die funktionsanalytische Röntgen-Diagnostik der Halswirbelsäule und Kopfgelenke. In: Gutmann G (Hrsg) Funktionelle Pathologie und Klinik der Wirbelsäule, Bd 1/1: Die Halswirbelsäule, Teil 1. Fischer, Stuttgart

Torklus D (1979) Cervicaler Kopfschmerz. Orthop Prax 15:730–733

# Die operationspflichtigen kraniozervikalen Fehlbildungen

L. Solymosi und J. Wappenschmidt

Fehlbildungen am kraniospinalen Übergang sind relativ häufig und in ihrer Morphologie und Ausprägung sehr verschiedenartig. Ihre klinische Bedeutung liegt darin, daß sie in bestimmten Fällen zur Einengung des Foramen occipitale magnum bzw. des oberen zervikalen Spinalkanals und damit zur mechanischen Kompression lebenswichtiger neuraler Strukturen führen, die nur chirurgisch behandelt werden können.

Dabei handelt es sich im wesentlichen um die vordere und paramediane basiläre Impression, die Atlasassimilation bzw. Okzipitalisation, um Fehlbildungen des Dens und dessen Fixationsbänder. Die Manifestation eines Okzipitalwirbels ist selten Ursache neuraler Funktionsstörungen. Die häufigste Form ist die basiläre Impression, wobei es sich bei der vorderen um eine Hypoplasie des Basisokzipitale, bei der seitlichen um eine solche des Exookzipitale handelt. Es resultiert eine trichterförmige Einstülpung des bei dieser Läsion im Durchschnitt schon engeren Foramen occipitale magnum schädelinnenwärts.

In vivo lassen sich diese Veränderungen nur am konventionellen Röntgenbild, im Computertomogramm und in der neuesten Zeit mit der Kernspintomographie verifizieren. Nachweis und Ausmaß der Veränderungen lassen sich dabei mit den bekannten Meßlinien und -winkeln bestimmen. Die Meßwerte sind aber großen Schwankungsbreiten unterworfen, wobei ausgeprägte Abweichungen zweifelsfrei, Grenzwerte aber schwierig und nur unter kritischer Auswertung aller Meßmethoden einzuordnen sind. Eine kritische Bewertung ist aber unbedingt notwendig, um die Diagnose und Therapie nicht in eine falsche Richtung zu lenken. Für die Annahme einer Mißbildung wird man sich entscheiden, wenn neben den abnormen Meßwerten Formveränderungen am betroffenen Skelett vorliegen.

Die milde Form der basilären Impression bleibt meist symptomlos und damit nicht therapiebedürftig. Neurologische Störungen können aber dann auftreten, wenn zusätzlich weitere Anomalien vorliegen wie die Atlasokzipitalisationen, die das Foramen occipitale magnum von dorsal her einengen. Dagegen lagen im eigenen Krankengut bei Fällen mit voll ausgeprägtem Bild der vorderen basilären Impression immer neurologische Störungen vor.

Im Vollbild der vorderen basilären Impression (Abb. 1) überschreitet der Dens die Chamberlainsche Linie in ganz erheblichem Ausmaß. Der Klivus ist hypoplastisch, verkürzt und steilgestellt. Es liegt eine Platybasie vor. Das Basion ist stark angehoben, die Foramen occipitale magnum-Ebene steilgestellt. Durch Klivusverlagerung und Klivusfehlstellung wird der infratentorielle Raum erheblich verkleinert, so daß Anteile der parenchymatösen Organe, wie die Tonsillen, in manchen Fällen sogar Wurm und 4. Ventrikel (Arnold-Chiari-Syndrom) nach extrakraniell verlagert werden. Der Verdacht, daß es sich um eine Arnold-Chiari-Mißbildung handelt, kann mit Kernspintomographie aber auch mit der Angiographie bestätigt werden.

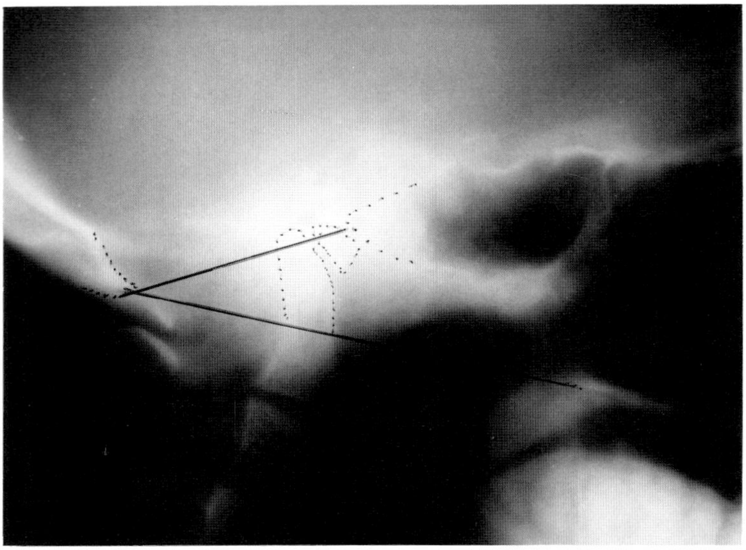

**Abb. 1.** Vollbild der vorderen basilären Impression

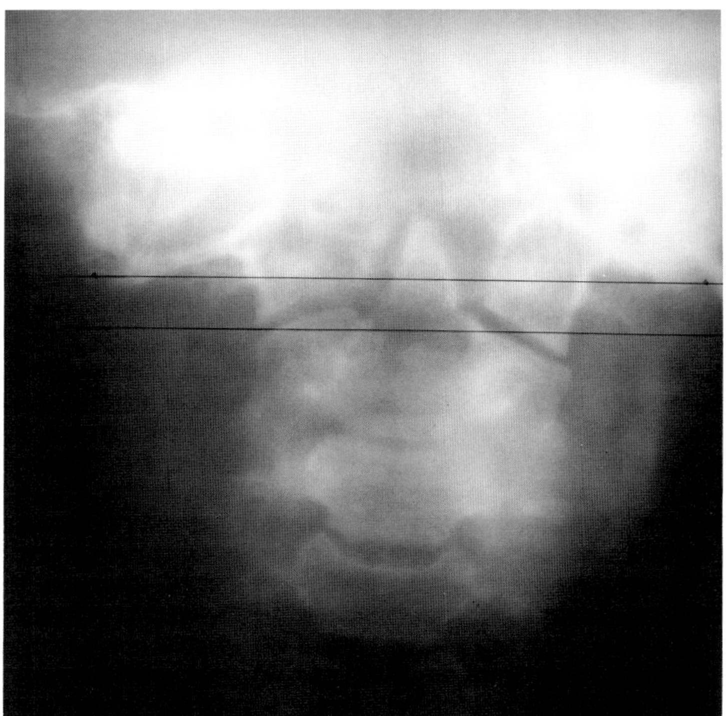

**Abb. 2.** Paramediane basiläre Impression

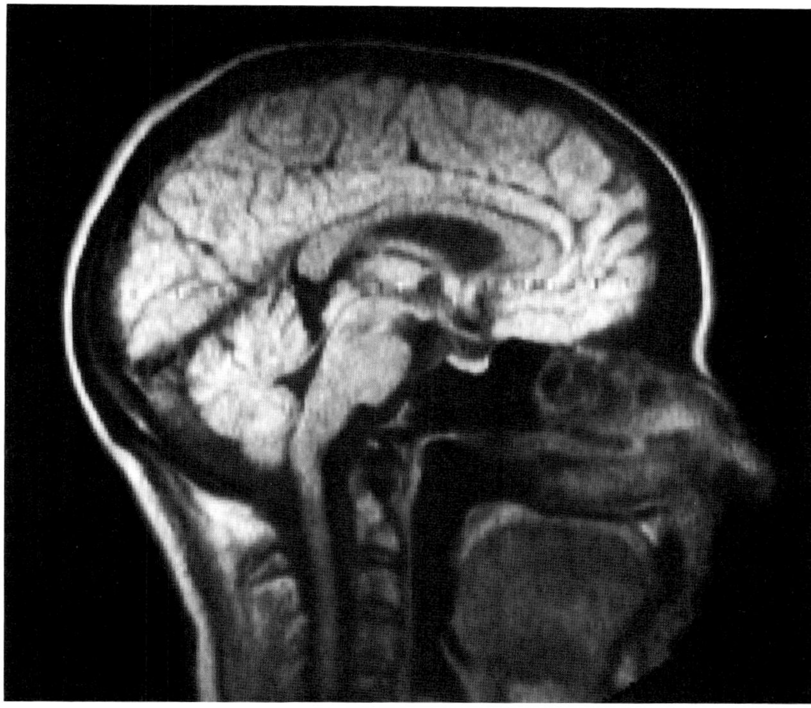

**Abb. 3.** Ventrale Kompression der Medulla oblongata im MR-Bild

Als Folge der Platybasie besteht ein nahezu horizontaler Verlauf des intrakavernösen Abschnittes der A. carotis interna. Der Tonsillenast der A. cerebelli inferior posterior ist in Folge des Tonsillentiefstandes durch das Foramen occipitale magnum in den zervikalen Spinalkanal verlagert.

Die paramediane basiläre Impression kann isoliert selten, aber zusammen mit der Atlasokzipitalisation zu schweren neurologischen Störungen führen. Die Atlasokzipitalisation kann dabei partiell oder total, uni- oder bilateral ausgebildet sein. Ein entsprechendes Beispiel zeigt die Abb. 2. Im frontalen Schichtbild findet man eine starke Anhebung von Atlas und Axis, wobei der Dens die Biventer- und die Bimastoid-Linie in erheblichem Ausmaß überschreitet. Die Hinterhauptskondylen sind hypoplastisch und medialwärts verlagert, die Massa lateralis beidseits an die Hinterhauptskondylen synostosiert. Die parakondylären Anteile der Schädelbasis sind verdünnt und verkürzt, sie steigen von medial nach lateral zu steil ab. In der seitlichen Projektion ebenfalls enormer Hochstand des Dens mit Einengung des Foramen occipitale magnum von vorne, dazu Synostosierung des hinteren Atlasbogens an die Unterschuppe des Hinterhauptbeines. Es kommt also in solchen Fällen zu einer Einengung des Foramen occipitale magnum von ventral, von der Seite und von dorsal. Diese allseitige Einengung erklärt die klinische Erfahrungstatsache, daß gerade die kombinierten Fehlbildungen häufiger und zu schwerwiegenderen neurologischen Störungen führen.

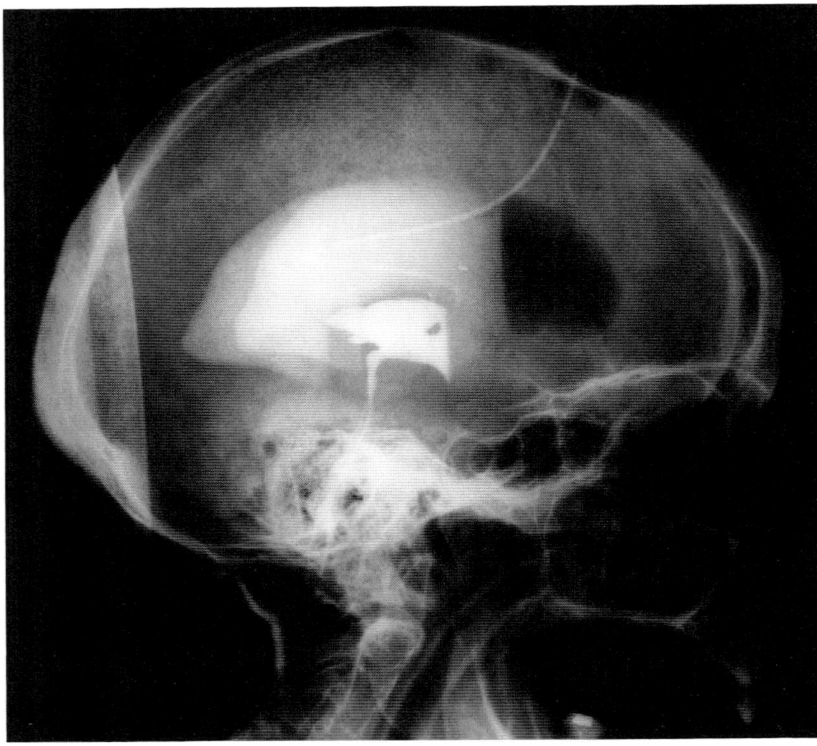

**Abb. 4.** Arnold-Chiari-Malformation im Ventrikulogramm. Verlängerter Aquädukt mit kaudal verlagertem 4. Ventrikel und Okklusionshydrozephalus

Der Processus paracondylaris als Ausdruck einer Manifestation eines Okzipitalwirbels, ist klinisch ohne Bedeutung. Zur Einengung des Foramen magnum und damit zu neurologischen Symptomen kann es aber kommen, wenn sich Rudimente eines Okzipitalwirbels wie ein Arcus präbasioccipitalis, Condylus tertius u.a. (von Torklus u. Gehlen 1970), am Vorderrand des Foramen occipitale magnum im atlantookzipitalen Zwischenraum finden.

Es ist bekannt, daß das Ausmaß der röntgenologischen Veränderungen keine Rückschlüsse zuläßt ob und in welchem Maß durch sie neurologische Störungen verursacht sind (Poeck 1982). Um die adäquate Behandlung anwenden zu können, muß aber unbedingt die Ursache der Ausfallserscheinungen eruiert werden.

Ausfallserscheinungen können einmal verursacht sein durch mechanische Kompression durch das enge Foramen, den nach oben und hinten gerückten Dens oder den okzipitalisierten Atlas. Infolge der chronischen Traumatisierung an den Engstellen kann es außerdem zu einer adhäsiven Arachnopathie mit Verwachsung und Verdickung der Dura kommen, die die raumfordernde Komponente noch verstärken und die zu zusätzlichen Liquorabflußstörungen führen. Hier ist eine Dekompression angezeigt. Wenn im Krankheitsverlauf schwere progrediente Ausfälle mit drohender Querschnittssymptomatik vorliegen, kann die Therapie nur chirurgisch

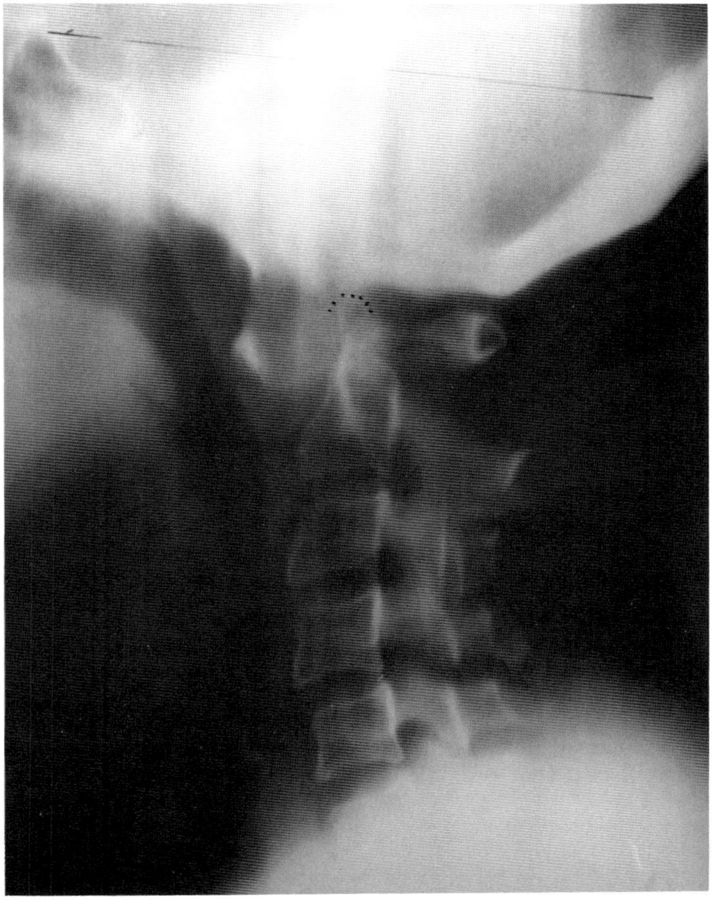

**Abb. 5.** Insuffizienz des Ligamentum transversus. Neutralhaltung

sein. Im Kernspintomogramm ist diese Kompression sogar direkt darstellbar (Abb. 3). Klinische Erscheinungen können aber auch verursacht sein durch Durchblutungsstörungen oder durch assoziierte parenchymatöse Mißbildungen, wie eine Syringomyelie oder eine Arnold-Chiari-Mißbildung (Abb. 4). Bei letzteren kann eine Shunt-Operation bei drohender Einklemmung vordringlich sein.

Das Os odontoideum mobile ist eine schwere Mißbildung, deren neurologische Störungen ausschließlich durch mechanische Kompression verursacht sind. Die klinische Bedeutung liegt in der Instabilität der Atlas-Axis-Verbindung, die zu einer abnormen Beweglichkeit der beiden Segmente gegeneinander und damit zu einer bewegungsabhängigen schweren Markkompression bzw. zu Torsion und Kompression der Aa. vertebrales führen kann. Dabei muß für die Diagnostik beachtet werden, daß in neutraler Haltung das Os odontoideum regelrecht stehen kann und die Verschiebung erst bei Extensionsbewegung auftritt. Zur Erfassung dieser bewe-

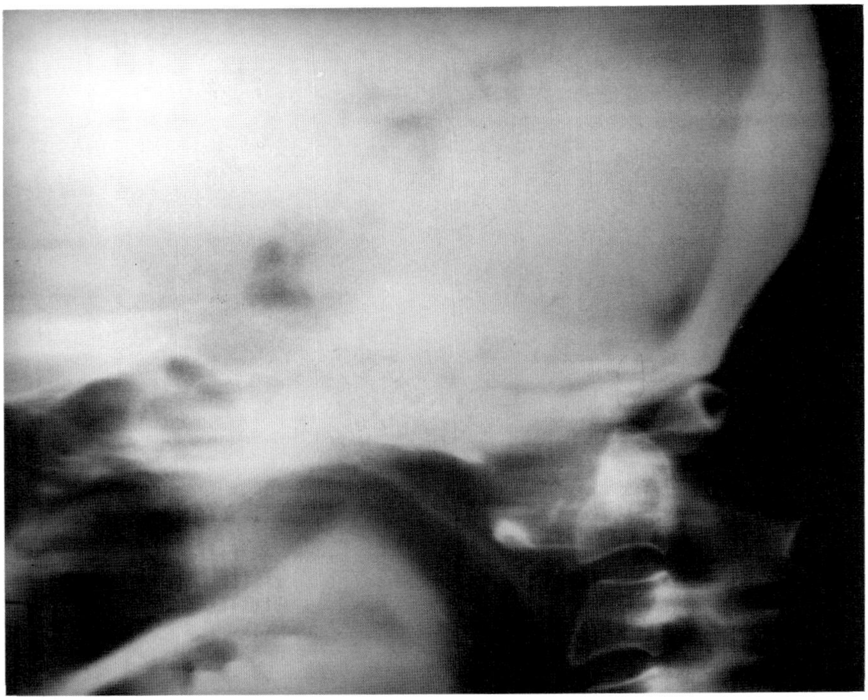

**Abb. 6.** Insuffizienz des Ligamentum transversum. Flexionsstellung

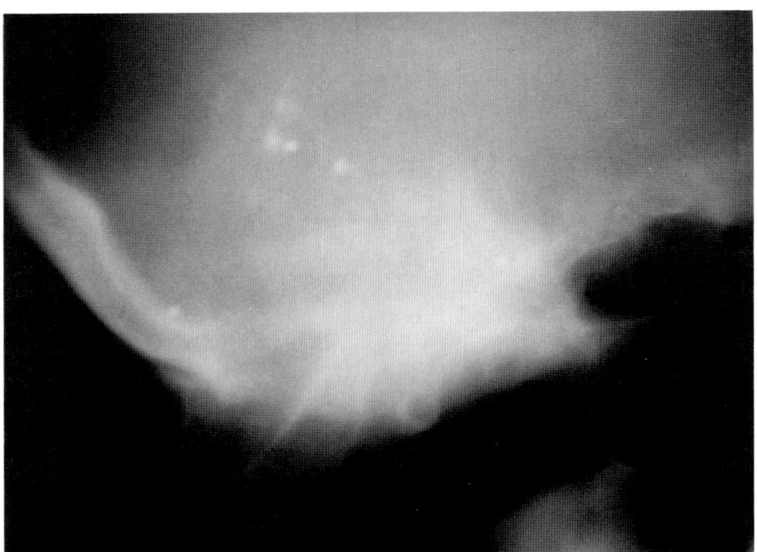

**Abb. 7.** Kombinierte Insuffizienz des Ligamentum transversum und alare

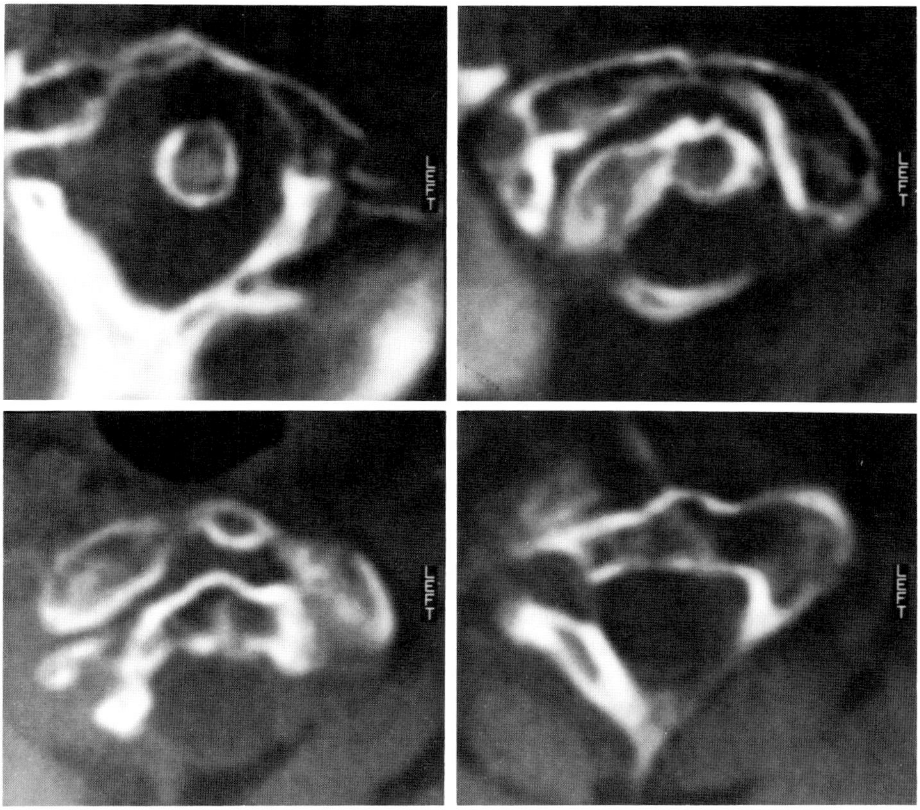


**Abb. 8.** Atlantoaxiale Rotationsdislokation infolge einer einseitigen Luxation. Rechtsseitige atlantoaxiale Luxation mit Dorsal-, Kranial- und links Lateralverlagerung des Dens. Deutliche Einengung des Foramen occipitale magnum

gungsabhängigen Fehlstellungen sind deshalb Funktionsaufnahmen unbedingt notwendig. Die Behandlung dieser Fälle kann nur chirurgisch erfolgen.

Zu einer schweren bewegungsabhängigen atlantodentalen Instabilität (atlantodentale Dislokation) kommt es auch bei angeborener oder erworbener Insuffizienz der Fixationsbänder des Dens (Wackenheim 1974). Das typische Bild ist die erheblich erweiterte atlantodentale Distanz und die Gleitbewegung des Dens nach hinten mit deutlicher Einengung des Foramen occipitale magnum und des oberen zervikalen Spinalraums (Abb. 5). In Flexionsstellung ist die Einengung noch hochgradiger (Abb. 6).

Eine weitere schwere atlantoaxiale Instabilität kommt in Folge einer kombinierten Insuffizienz des Ligamentum transversum und Ligamentum alare vor (Abb. 7). Die atlantodentale Distanz ist mäßig erweitert, der Dens aber in erheblichem Ausmaße über die Foramen occipitale magnum-Linie schädelinnenwärts und nach dorsal verlagert, das Foramen occipitale magnum ist hochgradig eingeengt. Auch diese Läsionen gehören zu den operationspflichtigen Prozessen.

Eine spezielle Form der atlantodentalen Instabilität ist die atlantoaxiale Rotationsluxation (Abb. 8), die angeboren aber auch erworben sein kann und sich unter dem klinischen Bild des Schiefhalses manifestiert. Besondere Bedeutung für die Diagnostik hat wegen der axialen Schnittführung die Computertomographie.

## Schlußfolgerungen

Es gibt somit operationspflichtige Fehlbildungen wie die atlantodentale Instabilität durch eine Bänderinsuffizienz oder durch ein Os odontoideum mobile, weil sie ihrem Spontanverlauf überlassen zu schweren fortschreitenden irreparablen neurologischen Ausfallserscheinungen führen. Bei den übrigen klinisch manifesten Formen, insbesondere aber bei einer kombinierten basilären Impression und Atlasokzipitalisation muß computertomographisch oder kernspintomographisch geprüft werden, ob die Krankheitserscheinung durch mechanische Kompression oder auf die chirurgisch nicht oder nur wenig zu beeinflussenden assoziierten parenchymatösen Mißbildungen zurückzuführen sind. Wenn im MR-Bild eine Kompression nervöser Strukturen direkt sichtbar wird und im Krankheitsverlauf schwere progrediente Ausfallserscheinungen mit drohender Querschnittssymptomatik vorliegen, kann die Therapie nur eine chirurgische sein. Eine kontinuierliche Überwachung und Nachbeobachtung ist bei allen Patienten dringend erforderlich, um schwere Liquorabflußstörungen rechtzeitig zu erkennen und behandeln zu können.

## Literatur

Poeck K (1982) Neurologie. Ein Lehrbuch für Studierende und Ärzte. Springer, Berlin Heidelberg New York

von Torklus D, Gehle W (1970) Die obere Halswirbelsäule. Thieme, Stuttgart

Wackenheim A (1974) Roentgen diagnosis of the cranio-vertebral region. Springer, Berlin Heidelberg New York

# Beitrag zur differenzierten operativen Therapie bei atlantoaxialer Instabilität

H.-E. Clar, R. Preger und W. Duspiva

Die atlantoaxiale Instabilität stellt ein besonderes therapeutisches Problem dar. Dieses ergibt sich aus der komplexen Anatomie, der Gefahr einer medullären Schädigung sowie der differenzierten statischen und Bewegungsfunktion der oberen Halswirbelsäule.

Alle drei Komponenten müssen einzeln beim Vorliegen einer Schädigung in der genannten Region analysiert werden, bevor ein therapeutisches Konzept entwickelt werden kann (Wackenheim 1974).

*1. Anatomische Struktur*
Die konventionelle Röntgendiagnostik, Übersichts- und Schichtaufnahmen lassen in erster Linie Aussagen über die knöchernen Veränderungen zu.

Im Computertomogramm lassen sich Weichteilstrukturen und intraspinales Fremdgewebe erkennen. Schwierigkeiten bereitet die Interpretation der Strukturen im CT bei starker Dislokation und Asymmetrie.

*2. Der klinische Befund* läßt den Grad der Einengung und Verlagerung der Medulla oblongata nur teilweise erkennen, da der Wirbelkanal gegenüber dem Rückenmark in der Übergangsregion die größte Weite hat. Hier ist die Prüfung des Lhermittschen Zeichens ein wichtiger zusätzlicher klinischer Parameter zum Nachweis der funktionellen Reserve. Die genauen Lagebeziehungen von Medulla und Wirbelkanal können im zervikalen Myelogramm nachgewiesen werden.

*3. Die statische- und Bewegungsfunktion* ist neben den knöchernen Strukturen von den zahlreichen Band- und Muskelverbindungen abhängig. Vom Ausmaß der Zerreißung dieser Strukturen ist daher im wesentlichen der Grad einer atlantoaxialen Instabilität abhängig. Eine direkte Darstellung des Muskel- und Bandsystems ist nicht möglich. Mit Funktionsuntersuchungen unter Durchleuchtung oder mit Schichtaufnahmen in verschiedenen Funktionsstellungen läßt sich der Grad der Instabilität nachweisen.

Im kraniozervikalen Bereich gehen die Kraftlinien von den 2 Säulen am Atlas auf 3 Säulen am Corpus axis über. Die Axis stellt daher einen Schnittpunkt der Kraftlinien dar (Louis 1985). Hieraus ergeben sich Konsequenzen für die Wahl unterschiedlicher Operationsverfahren. Die Therapie sollte immer die klinischen Komponenten berücksichtigen. Die primäre Versorgung einer atlantoaxialen Instabilität soll immer eine Entlastung einer Myeloneinengung durch Extension sein (gegebenenfalls Entfernung einer raumfordernden Blutung, Knochenfragmente im Wirbelkanal). Der nächste Schritt ist die Wiederherstellung der Stabilität. Hierbei sind auch funktionelle Gesichtspunkte von großer Bedeutung. Schließlich sollte die anatomisch korrekte Stellung angestrebt werden, um sekundären Wirbelkanalstenosen oder Gelenksarthrosen vorzubeugen.

1 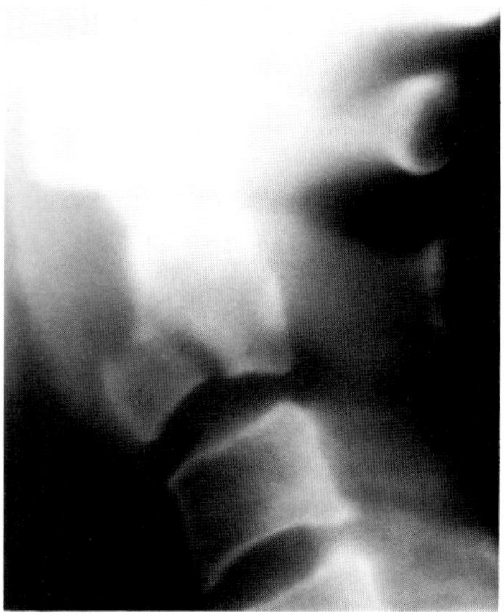 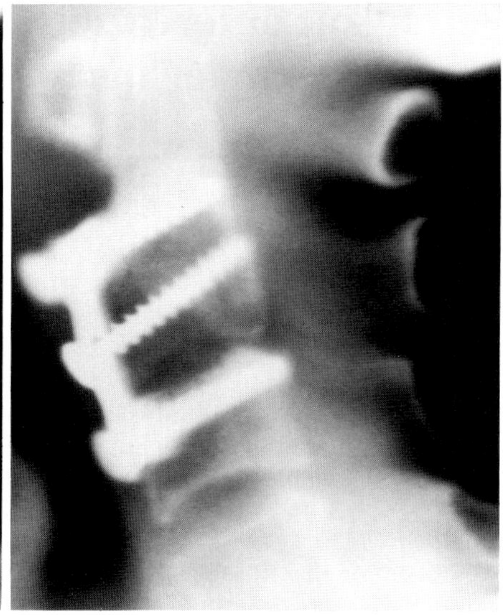 2

**Abb. 1.** Luxationsfraktur HWK 2/3 nach Reposition durch Halo-Fixateur externe

**Abb. 2.** Zustand nach Plattenosteosynthese mit Knochenspan HWK 2/3

Hieraus ergeben sich unterschiedliche Therapieformen beim Vorliegen einer atlantoaxialen Instabilität.

## 1. Ventraler kranialer Zugang

*a) Plattenosteosynthese*

| | |
|---|---|
| *Fallbeispiel:* | Traumatische Fraktur HWK 2 (Abb. 1 u. 2)<br>75jähriger Patient, Mopedunfall, starke Nackenschmerzen. |
| Rö.-HWS: | Dislokation HWK 2/3 mit schräg verlaufender Fraktur Basis HWK 2, keine neurologischen Ausfälle. |
| Therapie: | Sofortversorgung mit Halo-Fixateur externe mit Reposition der Fraktur und voller Mobilisation |
| Operation: | Ventraler Zugang, zervikale Plattenosteosynthese HWK 2/3 mit Knochenspan |
| Verlauf: | Frühmobilisation im Halo-Fixateur. Versorgung mit Plexidurkragen nach 10 Tagen |
| Spätergebnis: | Knöcherne Überbauung der Fraktur nach 6 Monaten |
| Funktion: | Beweglichkeit des Kopfes frei in allen Richtungen. Rotation nicht eingeschränkt |

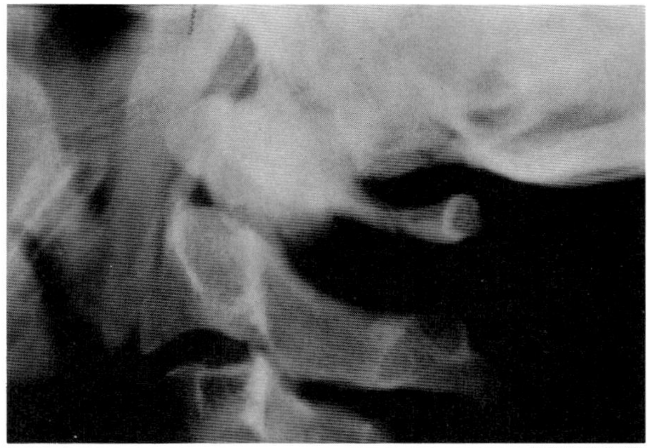

**Abb. 3.** Densfraktur mit geringer Instabilität

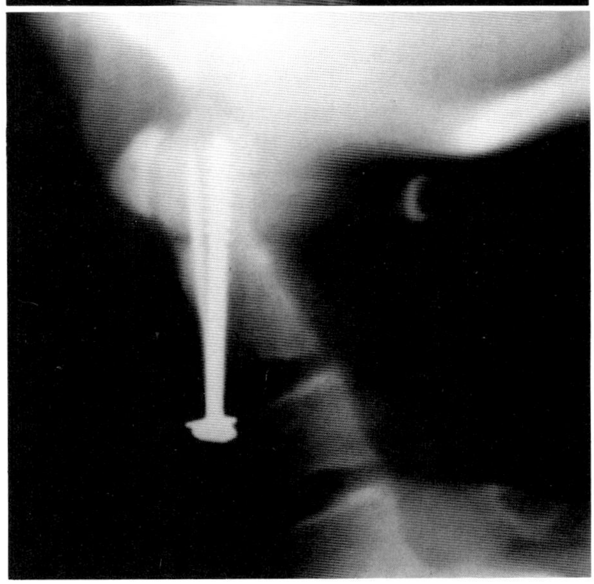

**Abb. 4.** Zugschraubenosteosynthese mit zusätzlichem Kirschnerdraht

*b) Zugschraubenosteosynthese des Dens*

| | |
|---|---|
| *Fallbeispiel:* | Horizontale Fraktur des Dens mit Dislokation ohne grobe Instabilität bei weitgehend erhaltenem Bandapparat (Abb. 3 u. 4) |
| | 43jähriger Patient, Sturz von der Hebebühne. |
| Rö.-HWS: | Dislozierte Densfraktur, keine neurologischen Ausfälle |
| Therapie: | Extension für 3 Tage |
| Operation: | Ventrale Zugschrauben und Kirschnerdraht-Osteosynthese des Dens |
| Verlauf: | Frühmobilisation mit Plexidurkragen |
| Spätergebnis: | Übungsstabilität nach 3 Monaten |
| Funktion: | Beweglichkeit des Kopfes frei, Rotation nicht eingeschränkt |

**2. Dorsale Fixierungsmethode**

Spondylodese der Wirbelbögen (Kompressionsklammer, Roosen-Trauschel)

| | |
|---|---|
| *Fallbeispiel:* | Atlantoaxiale Dislokation bei primär chronischer Polyarthritis<br>60jähriger Patient, seit 1/2 Jahr zunehmendes Absinken des Kopfes nach vorn, massive Nacken-Hinterkopfschmerzen<br>Seitliches Tomogramm: Dislokation des Dens nach vorn um Wirbelkörperbreite, hochgradige Einengung des Spinalkanals |
| Neurologischer Befund: | Keine neurologischen Ausfälle |
| Therapie: | Halo-Fixateur externe, Stufenweise Reposition der Dislokation bei Mobilisation |
| Operation: | Dorsale Osteosynthese der Wirbelbogen HWK 1 u. 2 mit Kompressionsklammer und Knochenspaninterponat |
| Verlauf: | Sofortmobilisation. Entfernung des Halo nach einer Woche, Versorgung mit Plexidurkragen |
| Spätergebnis: | Feste Osteosynthese bei voller Belastbarkeit nach 9 Monaten |
| Funktion: | Beweglichkeit des Kopfes fast vollständig aufgehoben. Rotation nicht möglich |
| *Fallbeispiel:* | Atlantoaxiale Dislokation durch Spontanfraktur infolge Tumor im Densbereich (Abb. 5 u. 6)<br>56jährige Patientin, paranoide Psychose, vor 3 Jahren Sturz aus dem Bett mit Fraktur des Dens bei zystischem Tumor im Corpus des Dens. Therapie konservativ mit Minervagips Beschwerdefrei für 2½ Jahre, dann zunehmende Schmerzen im Nacken. Schluckstörungen. |
| Röntgen: Myelotomogramm: | Hochgradige Dislokation plus Osteolyse vom Korpus, Dens HWK 2, kraniozervikale Dysplasie mit Teilaplasie des Atlasbogens. Einengung des Zervikalmarks |
| Neurologischer Befund: | Choreatiforme Bewegungsstörungen. Absinken des Kopfes nach vorn. Spastische Tetraparese |
| Operation: | Dorsale Osteosynthese os okzipitale mit den Bögen HWK 2 u. 3 mit Kompressionsklammer und Knocheninterponat |
| Verlauf: | Sofortmobilisation. Plexidurkragen |
| Spätergebnis: | Übungsstabile Osteosynthese nach 3 Monaten.<br>Neurologischer Befund: völlige Rückbildung der Tetraspastik nach 3 Wochen |
| Funktion: | Beweglichkeit des Kopfes aufgehoben, Rotation nicht möglich. |

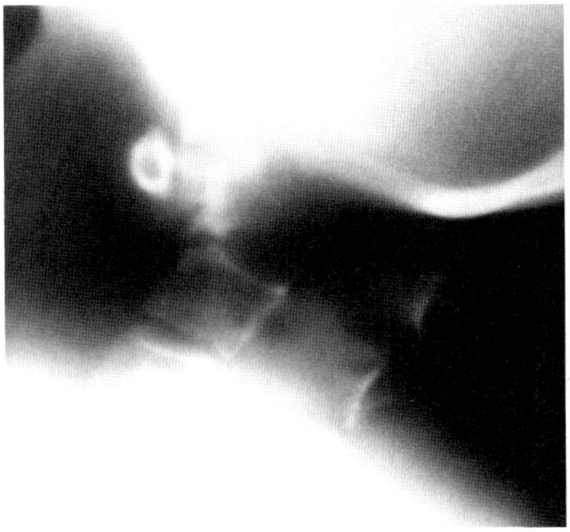

5

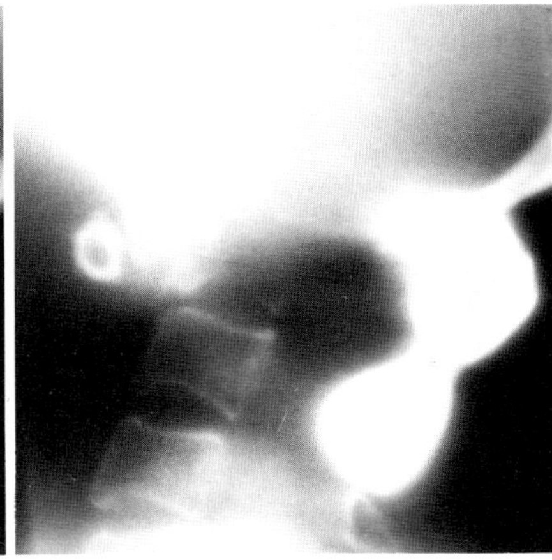

6

**Abb. 5.** Atlantoaxiale Dislokation bei Tumor HWK 2

**Abb. 6.** Dorsale Kompressionsosteodese (Roosen, Trauschel)

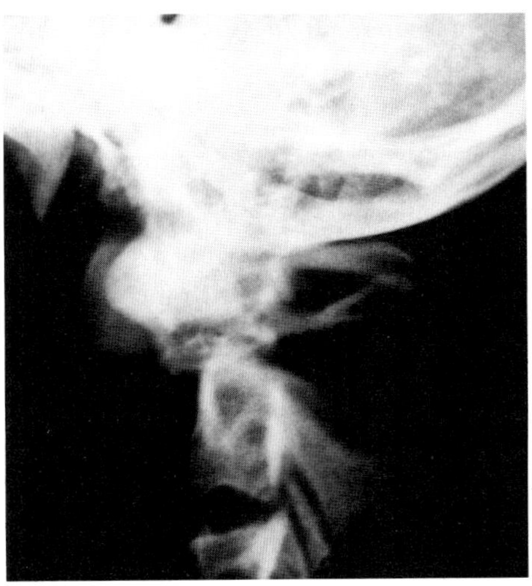

7

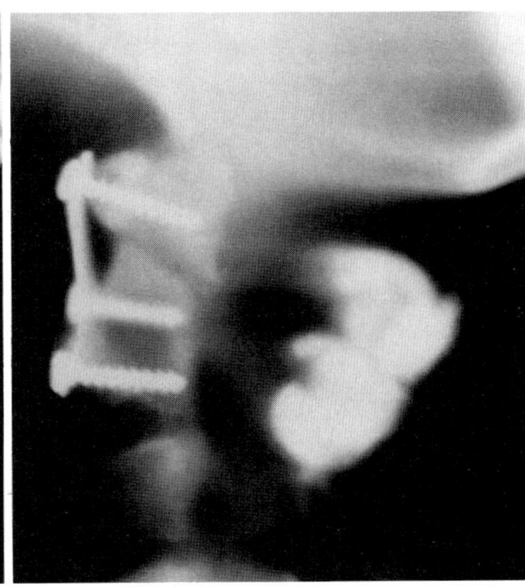

8

**Abb. 7.** Luxationsfraktur HWK 2 mit hochgradiger Instabilität

**Abb. 8.** Zustand nach kombinierter ventraler, transoraler Plattenosteosynthese HWK 1/2 und dorsaler „Zuggurtung“ mit Kompressionsklammer

**3. Kombinierte ventrale und dorsale Stabilisierung**

(transorale Plattenosteosynthese dorsal, Kompressionsklammer)
Ventrale transorale Plattenosteosynthese und dorsale Kompressionsklammer mit Knochenspaninterponat.

| | |
|---|---|
| *Fallbeispiel:* | Hochgradig instabile Densfraktur. 18jähriger Patient, Schleudertrauma der HWS. (Abb. 7 u. 8) |
| Rö.-HWS: | Densfraktur mit hochgradiger Instabilität nach ventral u. lateral |
| Neurologischer Befund: | Proximale Armparesen bds. infolge Wurzelausrissen C 3 bis C 6 beidseits. Keine Rückenmarkschädigung |
| Therapie: | Extension |
| Operation: | Ventral transorale Plattenosteosynthese HWK 1/2. Dorsal: Kompressionsklammer HWK 1 + 2 mit Knochenspaninterponat |
| Verlauf: | Extubation nach einer Woche. Versorgung mit Plexidurkragen, nach 14 Tagen Vollmobilisation |
| Spätergebnis: | Feste Osteosynthese HWK 1/2 ohne Dislokation nach 6 Monaten. Neurologischer Befund: periphere Armparesen beiderseits, keine Ausfälle der langen Rückenmarkbahnen |
| Funktion: | Beweglichkeit des Kopfes aufgehoben. Rotation nicht möglich |

## Schlußfolgerung

Zur operativen Behandlung der zervikokranialen Instabilität stehen mehrere technische Verfahren zur Verfügung, die eine differenzierte Therapie erlauben:

1. Die ventrale Plattenosteosynthese eignet sich besonders für Keilbrüche im vorderen Bereich des Dens sowie zur Fixierung einer Luxationsfraktur HWK 2/3. Mit der Platte kann das Fragment komprimiert und zusätzlich der Knochenspan fixiert werden. Die Bewegungsfunktion wird nur im fusionierten Segment HWK 2/3 aufgehoben.
2. Mit der Kompressionsschraube des Axis können Querbrüche des Dens fixiert werden. Um aber eine Rotation im Bruchspalt zu verhindern, muß zusätzlich ein Kirschnerdraht oder eine 2. Schraube eingebracht werden. Diese Methode eignet sich für alle Frakturen mit geringgradiger Instabilität. Nach Frakturüberbauung ist mit einer uneingeschränkten Beweglichkeit zu rechnen (Knöringer 1985).
3. Dorsale Bogenosteosynthesen mit der Roosen-Trauschel-Klammer können in allen Fällen eingesetzt werden, wenn die Instabilität Folge einer Osteolyse (Rheumatische Veränderungen, Tumoren, Entzündungen) ist. Die Osteosynthese kann nicht nur zwischen zwei Bögen, sondern im Bedarfsfall sogar zwischen Occiput und HWK 3 durchgeführt werden. Die dorsale Versteifung führt zu einer Aufhebung der Kopfbeweglichkeit.

4. Hochgradige atlantoaxiale Instabilität nach Traumen mit Densfraktur und vollständiger Bandzerreißung erfordern ein kombiniertes ventrales und dorsales Vorgehen. Nach Anlegen einer transoralen Spondylodese mit einer AO-Platte kann mit einer zusätzlichen dorsalen Kompressionsklammer eine „Zuggurtung" ausgeübt werden. Auch dieser Eingriff führt zu einer Aufhebung der Bewegungsfunktion im atlantoaxialen Segment (Grote 1986).

Die atlantoaxiale Instabilität kann heute differenziert operativ behandelt werden ohne zusätzliches Risiko neurologischer Störungen. Die Indikation zur Operation sollte um so eher gestellt werden, je älter ein Patient ist, damit nicht durch zu lange Immobilität zusätzliche altersbedingte Risikofaktoren wirksam werden.

## Literatur

Grote W (1986) Neurochirurgie. Thieme, Stuttgart

Knöringer P (1985) Diagnostischer Wert der Computertomographie der spinalen Verletzungen. Unfallchirurg 88:63–74

Louis R (1985) Die Chirurgie der Wirbelsäule. Springer, Berlin Heidelberg New York Tokyo

Wackenheim A (1974) Roentgendiagnosis of the craniovertebral region. Springer, Berlin Heidelberg New York

# Die posteriore dynamische Kompressions-spondylodese bei atlantoaxialer Instabilität

K. Roosen, A. Trauschel, R. Kalff und W. Grote

Die Vielfalt der Operationsmethoden zur Behandlung der symptomatischen atlantoaxialen Instabilität beweist die besondere Problematik [1, 4–6, 8, 10–14, 18, 24–26]. Risse der Drahtcerclagen, Duraläsionen, Frakturen von Bögen, Knochenspänen und der Implantate sowie Spätinstabilitäten wurden beschrieben [7, 25].

Wegen dieser Probleme entstand die Idee, die Bögen von hinten dynamisch zu verklammern (Abb. 1). Die Methode sollte einfach, sicher, biomechanisch zuverlässig und entsprechend den individuellen anatomischen Gegebenheiten variabel sein [19–23].

Die Integration einer Feder in einen Hakenschaft ermöglicht einen kontinuierlichen Anpreßdruck des Systems nach Maßgabe der Federspannung (Abb. 2). Abstandsminderungen durch Drucknekrose oder reparative Umbauprozesse werden durch den Federweg von 3–4 mm kompensiert, so daß der für die Osteosynthese erforderliche Druck erhalten bleibt.

Die Feder wird im Hakenkörper durch eine Mutter gehalten, die in Längsrichtung zur Kontrolle der Federspannung verschieblich, aber verdrehgesichert und unverlierbar in den Schaft eingearbeitet ist (Abb. 2). Vom Operateur müssen 3 Teile miteinander verspannt werden. Alle Einzelteile sind variabel (Abb. 3); die Schraubenlänge, die Größe der Klammerschäfte, die Breite und die Tiefe der Haken, so daß das Implantat den kindlichen wie den ausgewachsenen Knochenstrukturen angepaßt werden kann. Bei dünnen Bögen – typisch für die Wirbelsäule des Rheumatikers – empfiehlt es sich wegen der günstigeren Druckverteilung breite Haken zu verwenden.

Die Lagerung des Schraubenkopfes in einer konkaven Kalotte und unterschiedliche Durchmesser von Schraubenschaft und Hülsenbohrung erlauben eine Schrägstellung der Schraube; dadurch gelingt die optimale Anpassung an die von der Horizontalen abweichenden Wirbelbögen (Abb. 4). Eine Biegebelastung der Schrauben wird vermieden. Zur besseren Haftung am Knochen sind die Hakeninnenflächen aufgerauht.

Selbst wenn bei maximaler Federspannung von 250 N nur ein Drittel der möglichen Metall-Knochen-Kontaktfläche belastet wird, was bei unebenem Bogenrelief denkbar ist, treten lediglich Drücke von 6 bzw. 9 $N/mm^2$ in Abhängigkeit vom gewählten Klammermodell auf. Drähte lösen im Gegensatz dazu ein Vielfaches an punktueller Belastung aus.

Das Segment wird unter Bildwandlerkontrolle optimal eingestellt. Nach Anfräsen der Knochenkontaktflächen wird ein stabiler kortikospongiöser Span (Abb. 4, 5) in den interlaminären Raum eingepaßt. Als autologes Knochentransplantat werden Beckenkamm- oder Tibiaspäne verwandt. Resezierte Dornfortsätze sind auch bei ausreichender Größe nicht tragfähig; unter dem Federdruck sintern sie zusammen

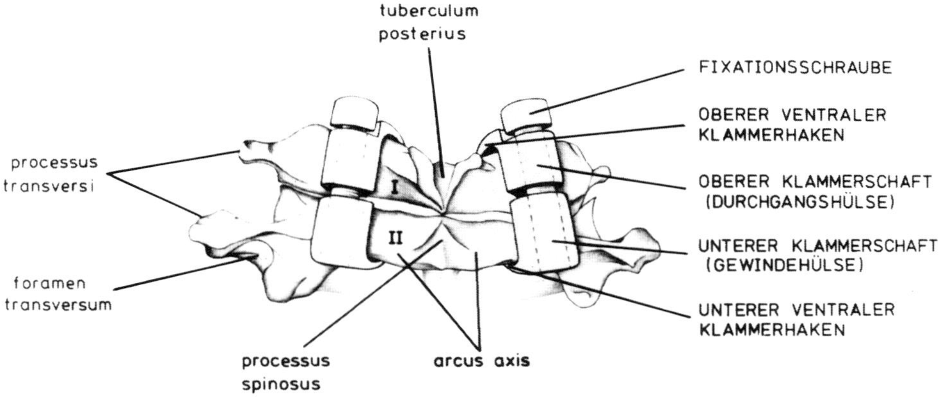


**Abb. 1.** Klammer zur dorsalen atlanto axialen Fusion. *I* = Atlas, *II* = Axis

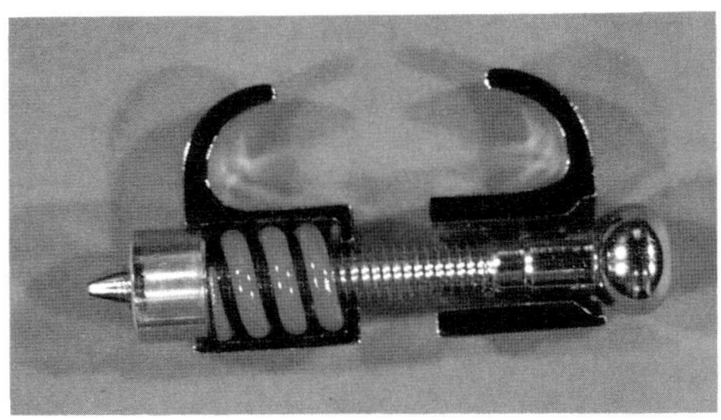

**Abb. 2.** Querschnitt durch die Kompressionsklammer mit integrierter Feder

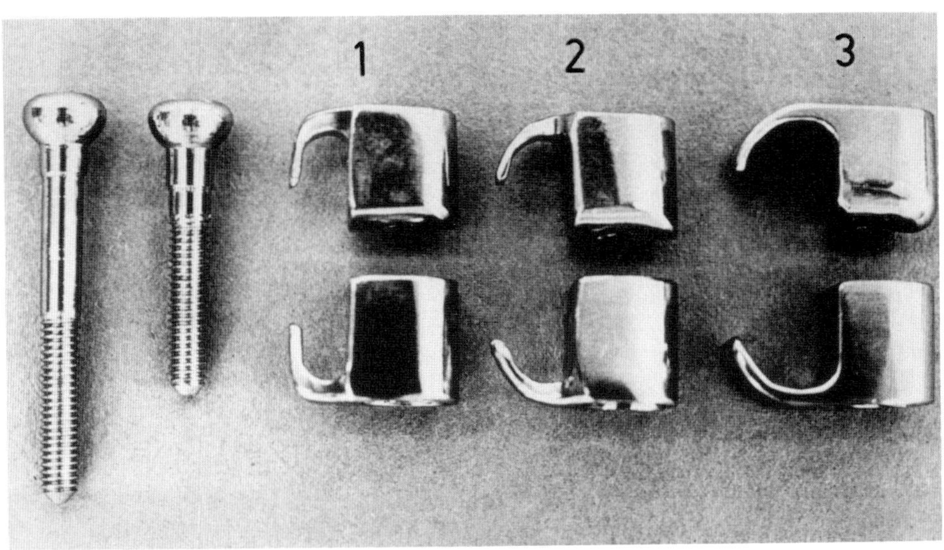


**Abb. 3.** Variable Klammermodelle und Schraubenlängen

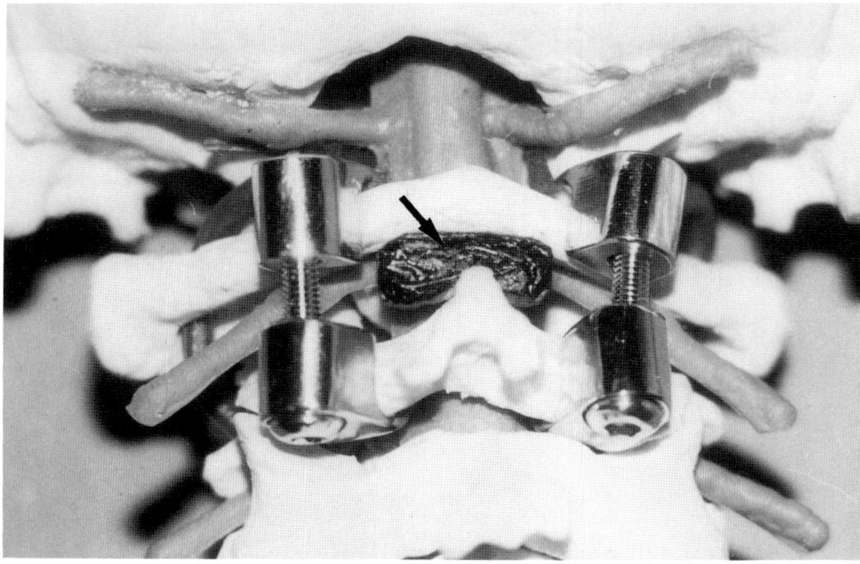

**Abb. 4.** Wirbelsäulen-Modell. Beachte: Interarkualer kortikospongiöser Beckenkammspan (*Pfeile*) als Distanzhalter und Osteosyntheseschiene. Mögliche Schrägstellung der Schrauben in der Klammer

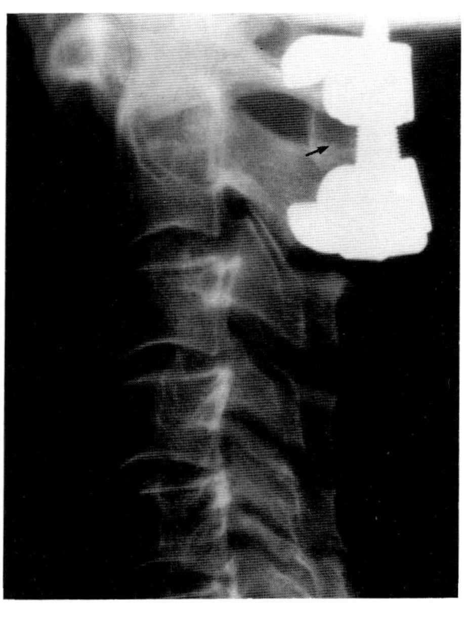

**Abb. 5.** Postoperative Röntgenkontrolle nach C 1/2 – Klammerarcodese
*Pfeil* = Beckenkammspan

und bedingen die sekundäre Instabilität, die zwangsläufig zur Lockerung des Implantats führen muß.

Bei den in Tabelle 1 aufgeführten Erkrankungen mit mobiler atlantoaxialer Dislokation wurde die Methode eingesetzt, bisher 36 Patienten in den vergangenen 6 Jahren.

Als besonders geeignet erwies sich das Verfahren zur Stabilisierung der symptomatischen atlantoaxialen Hypermobilität beim angeborenen Os odontoideum [20] und bei der primär chronischen Polyarthritis mit den für den Rheumatiker typischen, ausgedünnten, wenig tragfähigen Knochenstrukturen.

Bei frischen Halswirbelsäulenverletzungen mit atlantoaxialer Luxation kann die Klammer nach vorheriger anteriorer Segmentfixation als additive hintere Zuggurtung verwendet werden (Abb. 6). Bei frischen Densfrakturen Typ II nach Anderson und Alonzo [2] bestimmt der Verlauf der Frakturlinie in der Densbasis, ob der rotationserhaltenden vorderen Kompressions-Schraubenosteosynthese des Dens nach Böhler [3, 15] oder der hinteren Klammerspondylodese der Vorzug gegeben wird (Abb. 7). Bei horizontalem oder schräg nach dorsal deszendierendem Frakturspalt garantiert die Zugrichtung der „Böhler-Schrauben" die für die Osteosynthese erforderliche, optimale Kompression der Fragmente aufeinander. Fällt die Frakturlinie von dorsokranial nach rostrokaudal ab, empfiehlt Böhler die zusätzliche Verwendung einer an Axisbasis und Dens anzubringenden Winkelplatte, um das ventrale Abgleiten des Dens auf der Frakturbasis zu vermeiden. Biomechanisch günstiger, sicherer und einfacher erscheint uns in diesen Fällen die hintere Verklammerung, auch unter Preisgabe des Rotationsvermögens.

Die Immobilisation der risikoreichen [15], symptomatischen Spätpseudarthrose des Dens nach initial unzureichender Frakturbehandlung gelingt am einfachsten durch die dorsale Bogenklammer. Nach solider Bogenosteosynthese ist die Pseudarthrose pathodynamisch unwirksam.

Die in der ersten Phase der klinischen Erprobung des Systems beobachteten Komplikationen gibt Tabelle 2 wieder.

Die Implantatlockerung trat bei metastatischem Befall des Dens auf; das System mußte sich zwangsläufig lockern, da die vordere tumorbedingte Instabilität Mikrobewegungen erlaubte. Zweimal war zum Zeitpunkt der Schraubenlockerung die Bogenosteosynthese bereits stabil, so daß die Systemkomplikation biodynamisch unwirksam und damit zu vernachlässigen war.

Bei einer Rheumapatientin führte die Lockerung zum Rezidiv der atlantoaxialen Dislokation. Im erforderlichen Zweiteingriff wurden die Klammern durch Konter-

**Tabelle 1.** Ätiologie der atlantoaxialen Instabilität

- Fehlbildung (Os odontoideum)
- Trauma
- PCP

**Tabelle 2.** Komplikationen

| | |
|---|---|
| *Früh* | |
| Infektion – oberflächlich | 1 |
| Sensibilitätsverlust C 2 | 1 |
| Torticollis | 1 |
| *Spät* | |
| Lockerung – Klammer (Tumor) | 1 |
| – Schrauben (1 re OP) | 3 |

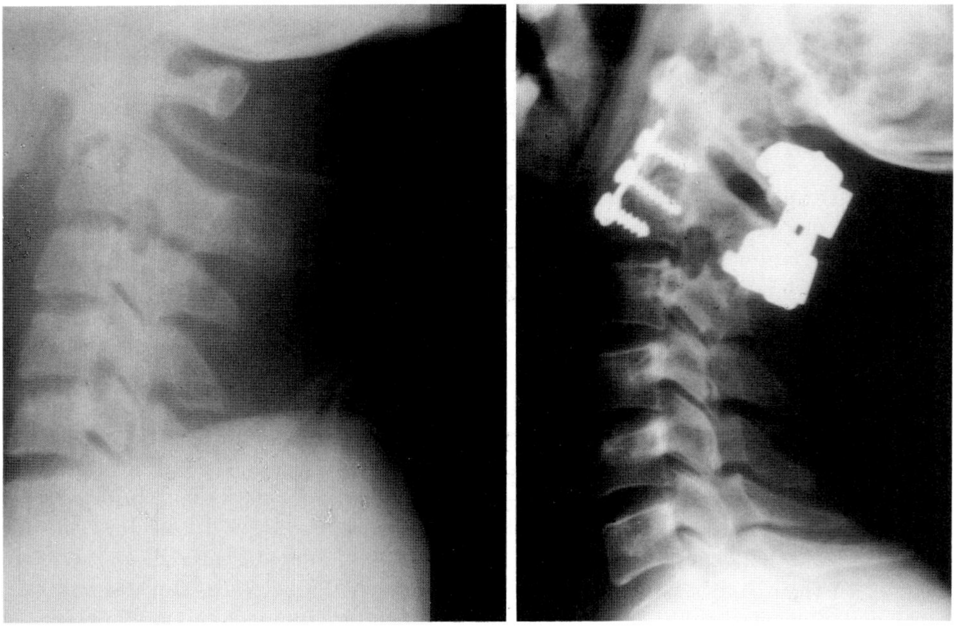

**Abb. 6.** *Links:* frische komplizierte C2-Fraktur mit atlantoaxialer Instabilität. *Rechts:* nach vorderer transoraler Plattenosteosynthese C2 hintere Zuggurtung C 1/2 durch Klammern

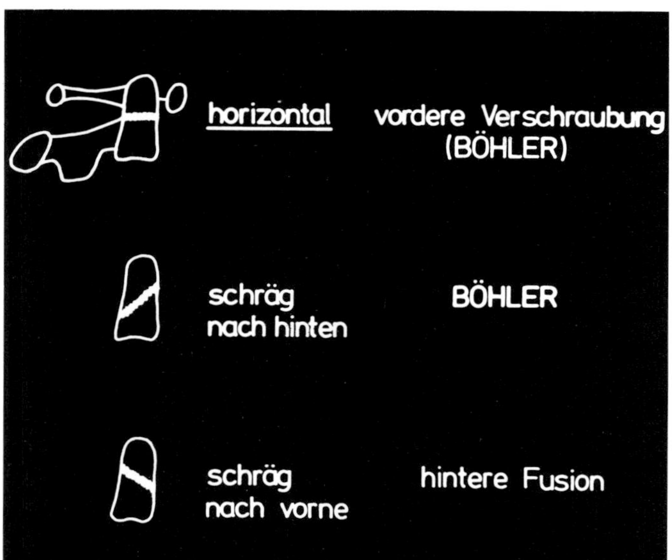


**Abb. 7.** Frakturlinien. Dens-Fraktur Typ II

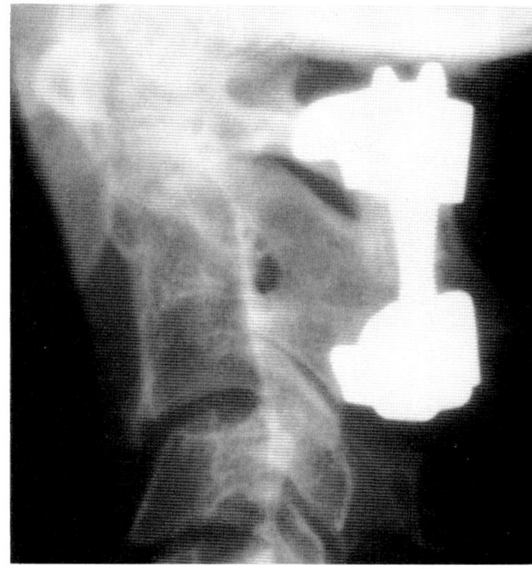

**Abb. 8.** Funktionsstabile Bogenosteosynthese C 1/C 3 9 Monate nach traumatischer C 1/2-Fraktur. Nebenbefund: angeborener Blockwirbel C 2/3; deshalb Ausdehnung der Spondylodese nach kaudal auf C 3 durch Wahl längerer Schrauben

muttern gesichert. Mittlerweile beugt eine veränderte Technologie der Klammern wirksam dieser Komplikation vor [23].

Die Spätresultate sind befriedigend. Bei 21 Patienten liegt der Eingriff länger als 1 Jahr zurück. In allen Fällen wurde eine belastungsstabile Bogenosteosynthese erreicht. Die Rotation war selbstverständlich immer auf ein Drittel eingeschränkt; 2 Patienten litten darunter, die übrigen kompensieren die Behinderung durch Rumpfdrehung und führten ein normales Leben.

Auf Wunsch von 3 Patienten wurden die Klammern explantiert. Laut metallurgischer Beurteilung gab es keine Belastungsschäden des Materials.

Sowohl intraoperativ wie röntgenologisch waren die soliden knöchernen Spondylodesen zu erkennen (Abb. 8).

Als Nachteil der Methode muß der Rotationsverlust genannt werden, weshalb, wenn möglich, zur Behandlung der Densfrakturen das Verfahren nach Böhler als Methode der Wahl gelten muß (Abb. 7).

Das Verfahren ist abhängig von der Integrität und Belastbarkeit der Bogenstrukturen, insbesondere des hinteren Atlasbogens. Kongenitale mediane Atlasbogenspalten betrachten wir aus eigener günstiger Erfahrung jedoch nicht als Kontraindikation gegen den Einsatz der Klammern, da die Spalten durch breite, spaltüberbrückende Knochenspäne sicher abgestützt werden können [9, 16, 17].

Die intraoperative Korrektur der Segmentfehlstellung ist durch die Klammer nicht möglich; sie muß vorher durch intraoperative Lagerung oder präoperative Extension gewährleistet sein.

Den Nachteilen stehen die positiven Eigenschaften des Verfahrens gegenüber.

Die Handhabung ist sicher und bei etwas Geduld einfach. Für alle Bogengrößen werden passende Modelle vorgehalten. Die Konfiguration des Implantats gewährleistet eine günstige Druckverteilung auf die knöcherne Struktur. Eine zusätzliche externe Orthese ist in der Regel überflüssig. Die Patienten können sich am ersten postoperativen Tag belasten. Nach 3–4 Monaten ist die übungsstabile interlaminäre Spondylodese verwirklicht.

Erstmals wurde am atlantoaxialen Übergang durch das Klammersystem mit integrierter Feder das Prinzip der langfristig dynamischen, intravitalen Osteosynthese verwirklicht.

## Literatur

1. Alexander E (Jr), Davis Ch (1969) Reduction and fusion of fracture of the odontoid process. J Neurosurg 31:580–582
2. Anderson LD (1983) Fractures of the odontoid process of the axis. In: The Cervical spine. Lippincott, Philadelphia, pp 206–222
3. Böhler J (1981) Schraubenosteosynthese von Frakturen des Dens axis. Unfallheilkunde 84:221–223
4. Brattstroem H, Granholm L (1976) Atlanto-axial fusion in rheumatoid arthritis. A new method of fixation with wire and bone cement. Acta Orthop Scand 74:619–628
5. Brooks AL, Jenkins EB (1978) Atlanto-axial arthrodesis by the wedge compression method. J Bone Joint Surg [Am] 60:279–284
6. Estridge MN, Smith RA (1967) Transoral fusion of odontoid fracture. J Neurosurg 27:462–465
7. Fried LC (1973) Atlanto-axial fracture dislocations. Failure of posterior C 1 to C 2 fusion. J Bone Joint Surg [Br] 55:490–496
8. Gallie WE (1939) Fractures and dislocations of the cervical spine. Am J Surg 46:495–499
9. Geipel P (1930) Zur Kenntnis der Spina bifida des Atlas. ROFO 42:583–589
10. Guillaume du Toit MB (1976) Lateral atlanto-axial arthrodesis – a screw fixation technique. S Afr J Surg 14:9–12
11. Holness RO, Huestis WJ, Howes WJ et al. (1984) Posterior stabilization with an interlaminar clamp in cervical injuries: Technical note and review of the long term experiences with the method. Neurosurgery 14:318–322
12. Hupfauer W, Schlegel KF (1972) Unsere Technik der atlanto-axialen Fusion. Chirurg 43:476–479
13. Kelly DL, Alexander E (Jr), Courtland HD et al. (1972) Acrylic fixation of atlanto-axial dislocations. Technical Note. J Neurosurg 36:355–371
14. Knöringer P (1984) Zur Behandlung frischer Frakturen des Dens axis durch Kompressionsschraubenosteosynthese. Neurochirurgia (Stuttg) 27:68–72
15. Kocks W, Kalff R, Roosen K, Grote W (1986) Spina bifida anterior atlantis – Fehlinterpretation einer angeborenen Mißbildung als Dens-Fraktur. Unfallchirurg 89:142–144
16. Lipson StJ, Hammerschlag StB (1984) Atlantoaxial arthrodesis in the presence of posterior spondyloschisis (bifid arch) of the atlas. Spine 9:65–69
17. McLaurin RL, Vernal R, Salomon JH (1972) Treatment of fractures of the atlas and axis by wiring without fusion. J Neurosurg 36:773–780
18. Roosen K, Trauschel A, Grote W (1982) Posterior atlanto-axial fusion: A new compression clamp for laminar osteosynthesis. Arch Orthop trauma Surg 100:27–31
19. Roosen K, Grote W, Trauschel A (1983) Modern treatment of the symptomatic os odontoideum. Neurosurg Rev 6:229–223
20. Roosen K, Grote W, Trauschel A (1983) Dorsale Verklammerungsspondylodese der oberen Halswirbelsäule – ein neues technisches Konzept. Med Orthop Techn 103:18–21
21. Roosen K, Rauhut F, Maksoud M (1984) HWS-Verletzungen im Kindesalter. Neurochirurgia (Stuttg) 27:1–5
22. Roosen K, Trauschel A, Grote W (1986) The technique of posterior dynamic compression spondylodesis – realized at the atlanto-axial segment. Acta Neurochir (Wien) (in press)
23. Schürmann K (1979) Atlanto-axial dislocation in rheumatoid arthritis with cervical cord compression (myelopathy). Adv Neurosurg 7:151–158
24. Sherk HH, Snyder B (1978) Posterior fusions of the upper cervical spine: Indications, techniques and prognosis. Orthop Clin North Am 9:1091–1099
25. Stöwsand D, Muhtaroglu U (1975) Dorsale Stabilisierung bei Luxationsfrakturen des 1. und 2. Halswirbels mit Palacos und Drahtumschlingung. Neurochirurgia (Stuttg) 18:120–126

# Operative Versorgung der Densfraktur von ventral durch Doppelgewindeschrauben

P. Knöringer

## Einleitung

Die Frakturen des Dens axis werden als überwiegend knöcherne Verletzung meist konservativ behandelt. Nach geschlossener Reposition in leichter Sedierung und Relaxierung unter Bildwandlerkontrolle mit Haloring oder Crutchfield-Extensionsbügel erfolgt die externe Ruhigstellung durch Haloweste oder Minervagips. Die publizierten Ergebnisse der konservativen Therapie ohne Berücksichtigung der individuellen Methoden der einzelnen Autoren sind jedoch mit einer Pseudarthrosehäufigkeit von 32% (658 Fälle/186 Denspseudarthrosen) nicht übermäßig gut (Knöringer 1984). Jahna (1971), der bei der größten Einzelfallzahl der angeführten Publikationen mit einer Pseudarthroserate von 8% (90 Fälle/7 Pseudarthrosen) eine deutlich bessere Erfolgsstatistik aufweisen kann, erzielt seine Ergebnisse durch konsequente Ruhigstellung, die unter Umständen allerdings bis zu 9 Monaten aufrecht erhalten werden muß.

Da vor allem schlaffe Denspseudarthrosen durch ständige Mikrotraumatisierung des Rückenmarks zur chronischen zervikalen Myelopathie oder durch bewegungsabhängige Kompression der Arteriae vertebrales zur intermittierenden vertebrobasilären Insuffizienz führen können und bei jedem erneuten Trauma durch verstärkte Verschiebung des mobilen Dens die Gefahr einer akuten Rückenmarkskompression mit hoher Querschnittslähmung besteht, muß bei Vorliegen einer pseudarthrotisch ausgeheilten Densfraktur die Indikation zur operativen Stabilisierung gestellt werden.

In Anbetracht der relativ hohen Pseudarthrosehäufigkeit bei konservativer Therapie und der Unbequemlichkeiten, die bei konsequenter Ruhigstellung mit Haloweste oder Minervagips in Kauf genommen werden müssen, wurde immer wieder nach primären operativen Alternativen zur konservativen Therapie gesucht. Während die dorsalen und seitlichen Fusionsoperationen durch Ausschaltung des Kopfdrehgelenks zur Bewegungseinschränkung der Halswirbelsäule führen, sind die transoralen Osteosynthesen durch ein erhöhtes Infektionsrisiko belastet und können somit nicht als Eingriffe in der Frühphase empfohlen werden. Die Kompressionsschraubenosteosynthese des Axis vom anterolateralen Zugang aus weist diese Nachteile nicht auf und stellt daher in geübter Hand bei frischen Densfrakturen eine echte Alternative zur konservativen Therapie dar.

## Osteosynthese mit Kleinfragmentspongiosaschrauben

In unserer Klinik wird seit 1982 die von Böhler (1981, 1982) ausgearbeitete Densverschraubung zur Behandlung frischer Frakturen des Dens axis durchgeführt. Bei der Originalmethode werden 2 Kleinfragmentspongiosaschrauben benutzt, wobei mindestens 1 Schraube den Dens an den Axiskörper fixiert und eine Kompression im Frakturspalt bewirkt, während die 2. vor allem der Erzielung einer rotationsstabilen Osteosynthese dient. Von Böhler wird die Verwendung von Unterlagsscheibchen gefordert, um einen Einbruch der Schraubenköpfe in die Wirbelkörperspongiosa zu vermeiden.

Nach unseren Erfahrungen sind diese 4,0 mm Kleinfragmentspongiosaschrauben den anatomischen Verhältnissen des verletzten Wirbels nicht optimal angepaßt. Der Gewindeteil der Schrauben ist relativ häufig zu lang, so daß unter Umständen Gewindegänge in den Frakturspalt zu liegen kommen, wodurch eine Sperrwirkung hervorgerufen werden kann. Der Durchmesser des Gewindeteils ist mit 4 mm ungünstig, da 2 Schrauben in den Zahnfortsatz des Axis, der einen Durchmesser von 8 bis 12 mm aufweist, eingedreht werden sollen. Es bleibt zu wenig Reserveraum, so daß die Schrauben zu häufig durch die seitliche Kortikalis austreten. Schließlich stehen die Schraubenköpfe, auch ohne Verwendung von Unterlagsscheibchen fast regelmäßig soweit nach kaudal über, daß sie bei Ventralflexionsbewegungen an den vorderen Oberrand C3 anstoßen und so das Bewegungssegment C2/3 irritieren (Abb. 1). Klinisch äußert sich dies in Nackenhinterkopfschmerzen, die bei und nach Arbeiten auftreten, welche eine Zwangshaltung des Kopfes in Ventralflexion erfor-

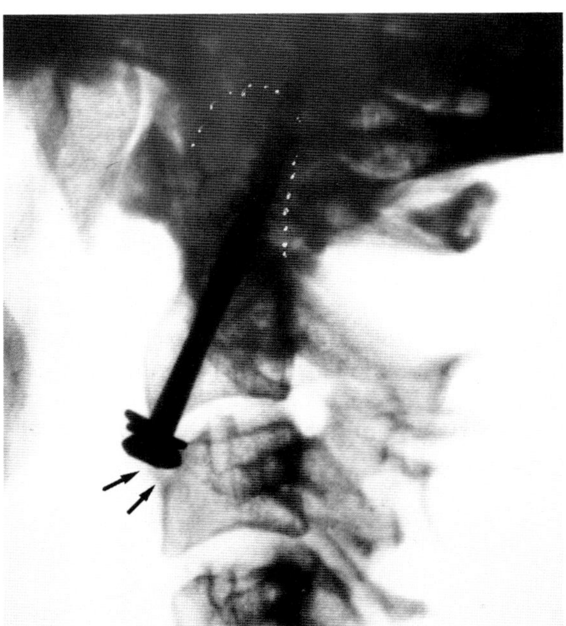

**Abb. 1.** Irritation des Segments C2/3 durch die überstehenden Schraubenköpfe der Kleinfragmentspongiosaschrauben. Teilweise Umscheidung der Schraubenköpfe durch Osteophytenbildung (*Pfeile*)

dern. Nach Osteophytenumscheidung der Schraubenköpfe innerhalb des 1. postoperativen Jahres bessert sich dieses Beschwerdebild durch die verminderte Beweglichkeit C2/C3 zwar deutlich ohne jedoch ganz abzuklingen, da in der Regel keine vollständige Fusion eintritt. Einen weiteren verbesserungswürdigen Punkt bilden die zum Vorbohren nötigen handelsüblichen Kirschnerdrähte. Sie besitzen mit einem Zuschliff auf 3–4 mm eine zu lange und scharfe Spitze. Da die Schrauben die dorsale Kortikalis des Dens voll fassen müssen, ist es erforderlich, diese beim Vorbohren zu perforieren. Somit stellen die sehr scharfen Spitzen der Kirschnerdrähte, die bei vollem Aufbohren 3–4 mm überstehen, selbst bei korrekter operativer Technik eine nicht unerhebliche Verletzungsgefahr für Dura (2–4 mm dorsal der Dens kortikalis), Arteriae vertebrales bzw. A. basilares (4–8 mm dorsal der Dens kortikalis) und Medulla oblongata (6–8 mm dorsal der Dens kortikalis) dar. Aus diesen Gründen schien es angezeigt nach Verbesserungsmöglichkeiten des Instrumentariums zu suchen.

## Osteosynthese mit Doppelgewindeschrauben

*Instrumentarium:* Um die negativen Auswirkungen der Schraubenköpfe zu beseitigen wurden Schrauben mit 2 endständigen Gewindeteilen entwickelt, die nahezu ganz im Axis versenkt werden (Knöringer 1986). Die selbstschneidenden Gewindeteile sind hinsichtlich der Länge und des Durchmessers den anatomischen Verhältnissen, die bei den häufigsten Frakturtypen vorgefunden werden, angepaßt. Die Gewindegänge des vorderen Schraubenendes verlaufen steiler und liegen weiter auseinander als die des hinteren. Durch die Anordnung der endständigen Gewinde muß der mit dem vorderen Schraubenteil gefaßte Dens einen größeren Weg zurücklegen als der mit dem hinteren verbundene Axiskörper, wodurch eine Kompression im Frakturspalt herbeigeführt wird (Abb. 3). Die zu lang und scharf angeschliffene Spitze des Kirschnerbohrdrahtes wurde durch eine kurz angeschliffene Meißelspitze ersetzt (Abb. 2). Durch Entwicklung röntgennegativer Retraktoren konnte das bildwandlergesteuerte operative Vorgehen vereinfacht (keine Überlagerung Metallretraktor–Bohrdrähte usw.) und die Dauer der Strahlenexposition (kürzere Durchleuchtungszeiten durch überlagerungsfreie Sicht) herabgesetzt werden (Knöringer 1985, 1986).

*Operatives Vorgehen:* Die präoperative Diagnostik erfolgt durch Röntgenübersichtsaufnahmen (transoral ap und seitlich) und Computertomographie C1/2, evtl. ergänzt durch Röntgentomographie (Knöringer 1985). Mit einem nach Umbach modifizierten Crutchfield-Extensionsbügel (4 Dorne) wird die Reposition vorgenommen und das Ergebnis durch entsprechende Lagerung unter Extension aufrechterhalten. Der Patient wird für die Operation oral intubiert. Es ist unbedingt darauf zu achten, daß der Tubus links seitlich der Mitte zu liegen kommt und der Mund, z. B. durch Einlegen einer Mullbinde zwischen die Zahnreihen, ausreichend weit geöffnet ist. Anderenfalls wird der Dens bei der a. p.-Durchleuchtung durch den Tubus oder die Zähne verdeckt und kann beim Vorbohren nicht exakt angezielt werden. Der etwa 4 cm lange Hautschnitt verläuft leicht schräg in den Spannungslinien der

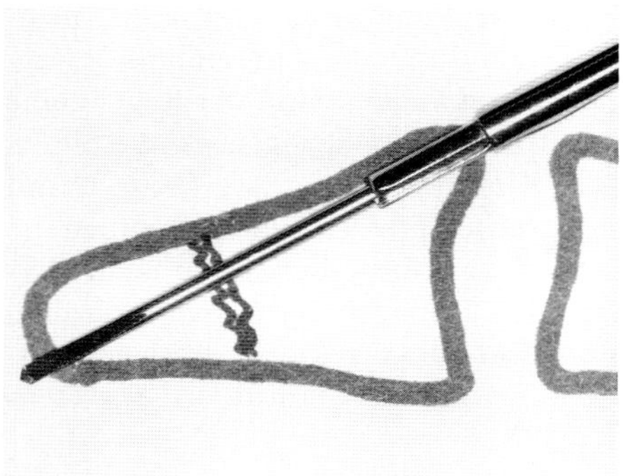

2

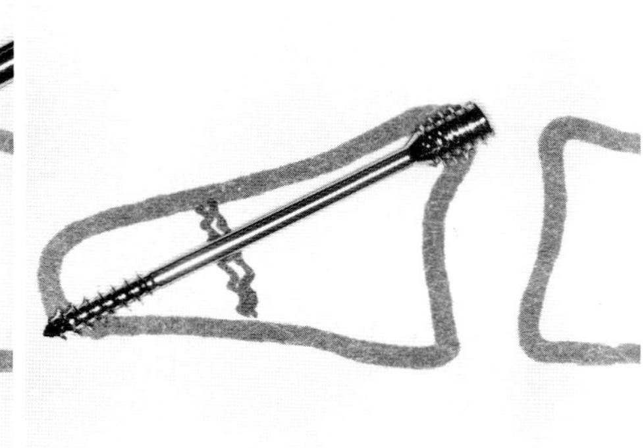

3

**Abb. 2.** Die Fraktur ist durch einen 1,8 mm Bohrdraht überbrückt, der durch die Bandscheibe C2/3 in den Axiskörper eintritt und die dorsale Densspitze perforiert. Durch die kurz angeschliffene Meißelspitze des Bohrdrahts und einen am Bohrdraht angebrachten verstellbaren Tiefenanschlag (nicht abgebildet) ist die Verletzungsgefahr für Dura und Rückenmark weitgehend beseitigt. Durch einen kanülierten Bohrer mit determinierter Eindringtiefe ist für das hintere selbstschneidende Gewinde vorgebohrt

**Abb. 3.** Eine Doppelgewindeschraube ist appliziert. Das hintere Schraubenende irritiert das Segment C2/3 nicht. Die dorsale Denskortikalis und basale ventrale Kortikalis des Axiskörpers werden zur Verankerung voll genutzt

rechten Halsseite in Höhe des Ringknorpels (C5/6). Dies ist wichtig, da zum einen nur so ein exaktes Vorgehen in den Spalträumen möglich ist, wodurch eine Verletzung des n. laryngeus superior und hypoglossus mit Sicherheit vermieden werden kann und zum anderen die spätere Bohrrichtung bereits vorgegeben wird und optimal eingehalten werden kann. Nach vertikalem Spalten des Platysmas wird der Oberrand des Muskulus omohyoideus aufgesucht und dann die Halswirbelsäule hinter den Halseingeweiden etwa bei C4/5 stumpf aufgesucht. Von dort aus wird unter Sicht des Kopflichtes retropharyngeal bis C2/3 vorgegangen. Ist C2 erreicht, werden 2 Bildwandler positioniert und die Metallhalter durch röntgennegative Retraktoren ersetzt. Unter simultaner Durchleuchtung in beiden Ebenen wird die Fraktur mit 2 Bohrdrähten, die an der vorderen unteren Axisfläche durch die Bandscheibe C2/3 eintreten und die dorsale Kortikalis im Bereich der Densspitze gerade eben perforierend überbrückt. Über die liegenden Bohrdrähte wird mit einem kanülierten Bohrer mit determinierter Eindringtiefe für das selbstschneidende breitere hintere Schraubengewinde vorgebohrt (Abb. 2). Nach Entfernen eines Bohrdrahtes wird die Schraubenlänge ausgemessen und eine passende Doppelgewindeschraube soweit eingedreht, bis sie die Fraktur überbrückt. Anschließend wird auf die gleiche Weise die 2. Schraube implantiert. Nun wird die Extension durch Aushängen der Gewichte beendet und beide Schrauben fest angezogen. Bei korrekter Lage perforiert das vordere Schraubenende die Denskortikalis um 1 bis 2 mm und das hintere liegt in der unteren vorderen Kortikalis des Axiskörpers (Abb. 3). Auf diese Weise werden Irritationen des Rückenmarks und des Bewegungssegments C2/3 vermieden und die harten Strukturen des Wirbels voll zur Verankerung und Erzielung der Kompression genutzt. Die Abbildungen 4–6 zeigen 3 klinische Fallbeispiele. Es wird eine prävertebrale Redondrainage gelegt und die Wunde durch Platysma-,

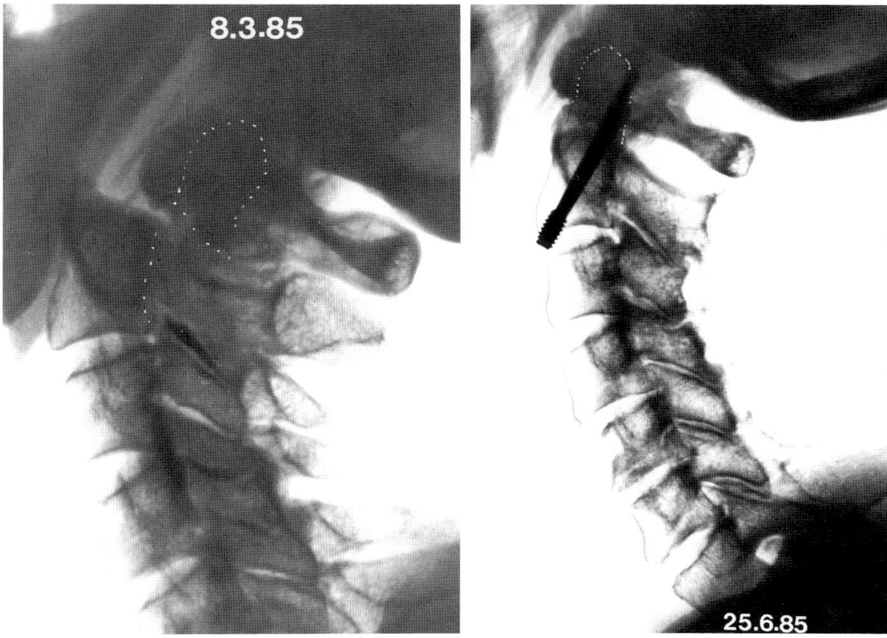


a b

**Abb. 4. a** Densfraktur mit Dislokation des Zahnfortsatzes um Wirbelkörperbreite nach dorsal. Klinisch hochgradiges hohes Querschnittssyndrom mit noch erhaltener Atmung. **b** Nach anatomischer Reposition und Osteosynthese stabile Ausheilung der Fraktur und gute Rückbildung der neurologischen Ausfälle. Patient wieder ohne Hilfe gehfähig, kann sich selbst versorgen. Es besteht noch eine beinbetonte Tonuserhöhung mit Ungeschicklichkeit der Hände und Behinderung des Gehvermögens

Subkutan- und Intrakutannaht verschlossen. Für 6 Wochen erfolgt eine Ruhigstellung durch Halskrawatte mit Kinnstütze. Dies erscheint vor allem zur Behandlung der ligamentären Instabilität C 1/2, die durch Überdehnung der Gelenksbänder C 1/2 bedingt und mehr oder minder immer vorhanden ist, indiziert.

## Ergebnisse

Von März 1982 bis Anfang April 1986 wurden 30 Densfrakturen operativ versorgt. Von 6 Pseudarthrosen wurden 4 durch interarkuale Fusion mit Span und Strehli-Platte, eine durch transartikuläre Verschraubung C 1/2 und Op. nach Brooks und eine weitere von ventral durch Plattenosteosynthese stabilisiert. 24 frische Frakturen wurden durch Kompressionsschraubenosteosynthese vom anterolateralen Zugang aus behandelt, wobei in 8 Fällen Kleinfragmentspongiosaschrauben und in 16 Doppelgewindeschrauben benutzt wurden. Der älteste Patient war zum Operationszeitpunkt 88 Jahre, der jüngste 16 Jahre alt. 2 Todesfälle waren zu beklagen, die jedoch nicht der operativen Methode zur Last gelegt werden können. Eine 71jährige Pa-

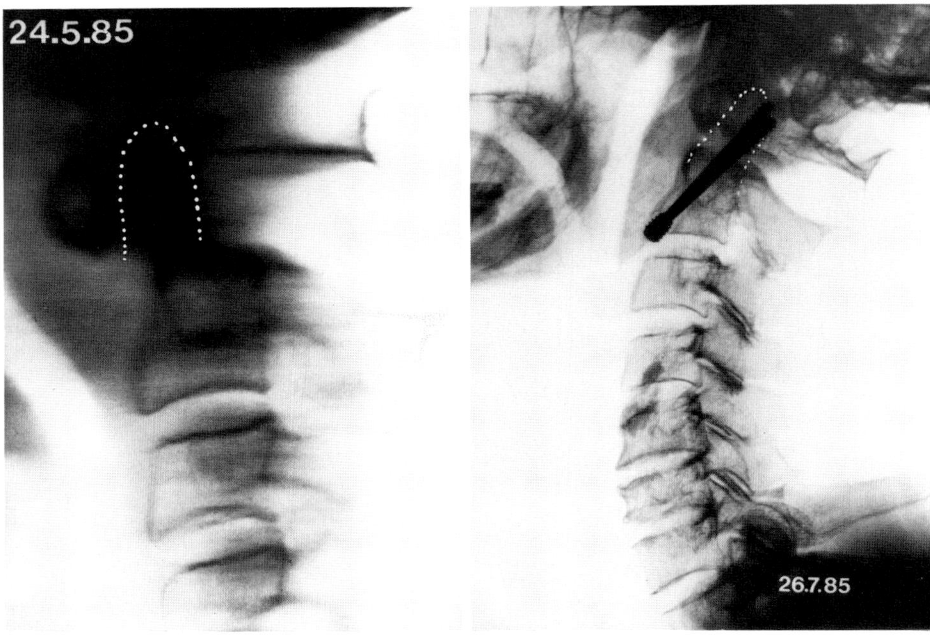


a b

**Abb. 5. a** Densfraktur mit Dislokation um ¾ Wirbelkörperbreite nach ventral. Klinisch Nakkenhinterkopfschmerzen, keine neurologischen Ausfälle. **b** Stabile Ausheilung in physiologischer Stellung ohne wesentliche Beschwerden und ohne Beeinträchtigung des Kopfdrehgelenkes

tientin verstarb 5 Tage postoperativ an Herzkreislaufkomplikationen, ein 81jähriger Patient 28 Tage postoperativ an den Folgen des unfallbedingten irreversiblen hohen Querschnitts mit Atemlähmung. Zwei Verletzungen konnten durch die Verschraubung nicht zur stabilen Ausheilung gebracht werden. In einem Fall handelte es sich um eine kombinierte Dens-Jeffersonfraktur. Hier mußte vor allem wegen der Jeffersonfraktur zusätzlich von dorsal durch transartikuläre Verschraubung C 1/2 und Op. nach Brooks stabilisiert werden. Im weiteren Fall faßten die vorderen Schraubengewinde die Kortikalis der Densspitze nicht ausreichend, so daß bei dem älteren Patienten mit weicher Spongiosa keine feste Osteosynthese erreicht werden konnte und zusätzlich von dorsal fusioniert werden mußte. Dieser Mißerfolg ist darauf zurückzuführen, daß die erforderlichen Schraubenlängen nicht exakt genug bestimmt und daher zu kurze Schrauben implantiert wurden. Die übrigen 20 Verletzungen konnten ohne signifikante Einschränkung der Halswirbelsäulenbeweglichkeit, insbesondere des Kopfdrehgelenkes, zur stabilen Ausheilung gebracht werden. Wundheilungsstörungen oder andere Komplikationen traten nicht auf. Berufstätige Patienten konnten wieder in ihren alten Beruf eingegliedert werden.

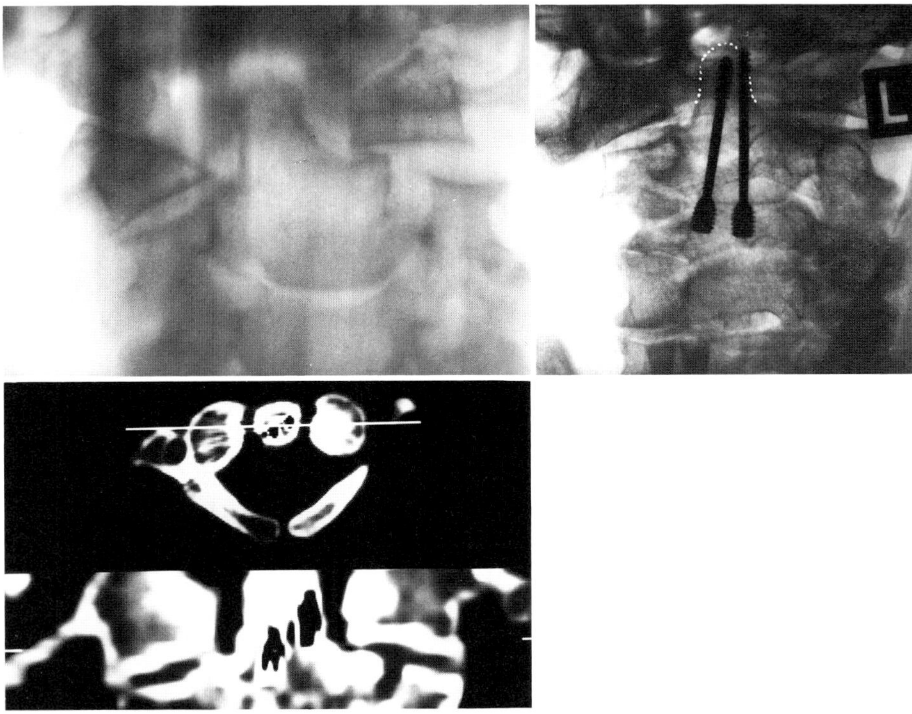


a b c

**Abb. 6. a** Densfraktur mit Dislokation nach rechts. Die tieflaufende Frakturlinie reicht bis in das linke Gelenk C 2/3. Die obere Halswirbelsäule ist nach links verlagert. Klinisch heftige Nackenhinterkopfschmerzen ohne neurologische Ausfälle. **b** Nach exakter Reposition des Dens und Verschraubung sofortige Rückbildung der Schmerzzustände durch die Wiederherstellung der Anatomie der oberen Halswirbelsäule bei stabilen Verhältnissen. **c** Im axialen CT ist die Lage der Schrauben im Dens sichtbar, in der koronaren Rekonstruktion sind neben der Schraubenlage die wiederhergestellten Wirbelgelenke C 2/3 dargestellt

## Diskussion

Bei frischen Densfrakturen stellt die Kompressionsschraubenosteosynthese des Axis ein schonendes und sicheres Verfahren dar. Unter den bekannten operativen Methoden ist sie, da keine Funktionsstörungen durch Ausschaltung des Kopfdrehgelenks in Kauf genommen werden müssen, in geübten Händen das Mittel der Wahl. Gegenüber den konservativen Behandlungsmethoden muß sie als echte Alternative hinsichtlich der Sicherheit der stabilen Ausheilung, der geringeren Belästigung des Patienten und der Dauer der Arbeitsunfähigkeit angesehen werden. Durch die Entwicklung von Doppelgewindeschrauben, bei denen die störende Wirkung der Schraubenköpfe wegfällt, durch Veränderungen an den Bohrdrähten, am Applikationsset und durch die Einführung von röntgennegativen Retraktoren konnte das Verfahren der Densverschraubung weiter verbessert werden. Da die implantierten

Schrauben keine Irritation ausüben, ist eine spätere Metallentfernung nicht nötig, so daß die Patienten durch einen Eingriff definitiv versorgt werden können. Das Instrumentarium einschließlich der Schrauben, das entsprechend den klinischen Erfahrungen und experimentellen Ergebnissen mehrfach abgewandelt wurde, dürfte nunmehr ausreichend erprobt und ausgereift sein.

## Literatur


Böhler J (1981) Schraubenosteosynthese von Frakturen des Dens axis. Unfallheilkunde 84:221–223

Böhler J (1982) Anterior stabilization for acute fractures and non-unions of the dens. J Bone Joint Surg [Am] 64:18–27

Jahna H (1971) Behandlung und Behandlungsergebnisse von 90 Densfrakturen und Luxationsfrakturen. Unfallheilkunde 108:72–76

Knöringer P (1984) Zur Behandlung frischer Frakturen des Dens axis durch Kompressionsschraubenosteosynthese. Neurochirurgia (Stuttg) 27:68–72

Knöringer P (1985) Diagnostischer Wert der Computertomographie bei spinalen Verletzungen. Unfallchirurg 88:63–74

Knöringer P (1985) Röntgennegative Retraktoren bei Osteosynthesen an der Wirbelsäule. Unfallchirurg 88:373–376

Knöringer P (1986) X-ray translucent retractors in spine surgery. J Neurosurg 64:520–521

Knöringer P (1987) Double-threded compression screws in osteosynthesis of acute fractures of the odontoid process. In: Voth D, Glees P (eds) Diseases in the cranio-cervical junction. Anatomical and pathological aspects and detailed clinical accounts. de Gruyter, Berlin New York, pp 127–136

Knöringer P (1986) Osteosynthese der Densfraktur durch Zweigewindekompressionsschrauben. Unfallchirurg 181:93–97

# Klinische Erscheinungen bei kraniozervikalen Übergangsstörungen – Eine Demonstration ohne Röntgenbild

R. Heckl und J. Harms

Bei der Besprechung der klinischen Erscheinungen am kraniozervikalen Übergang soll hier nur auf die häufigsten knöchernen Fehlbildungen eingegangen werden. Dazu gehören:

Basiläre Impression
Atlantoaxiale Dislokation
Os odontoideum

Als nicht-knöcherne Mißbildung muß aber noch die *Kleinhirntonsillenektopie* (Arnold-Chiari I) dazugenommen werden, weil diese nicht nur isoliert vorkommt, sondern auch mit knöchernen Fehlbildungen kombiniert sein kann.

Die Beschwerden, welche die Patienten angeben, sind vielgestaltig. So bringen sie in wechselndem Ausmaß und in verschiedenen Kombinationen folgendes vor: *Kopfschmerzen, Schwindel, Lähmungen, Gleichgewichtsstörungen* und *Sensibilitätsstörungen.*

Die *Kopfschmerzen* gehören zu den einigermaßen konstant auftretenden Beschwerden. Man kann folgende Kopfschmerzformen unterscheiden:

Nacken-Hinterkopfschmerzen (dumpf)
Okzipitalneuralgie
Schmerzen in der Stirn-Schläfenregion, öfters einseitig Preßkopfschmerz („Hustenkopfschmerz")

Der dumpfe Nacken-Hinterkopfschmerz ist weitaus am häufigsten. Nicht ganz so häufig sind Beschwerden, die man meist als Okzipitalneuralgie anspricht, aber auch Schmerzen in der Stirn-Schläfenregion, welche sich meist aus dem Nacken- Hinterkopfschmerz herausentwickeln.

Eine gewisse Besonderheit stellt der *Preßkopfschmerz* („Hustenkopfschmerz") dar, auf den später noch eingegangen wird. Die weiteren Beschwerden wie Schwindel, Lähmungen, Gleichgewichts- und Sensibilitätsstörungen sind recht uncharakteristisch und können bei einer Vielzahl von neurologischen Leiden vorkommen.

Auch die Verlaufsformen sind verschiedengestaltig. Man kann folgende Formen unterscheiden:

chronisch progredient
primär chronisch-progredient/rasch progredient
chronisch-progredient – sistierend
akute Exazerbation (nach Traumen)
rezidivierende intermittierende Erscheinungen.

Am häufigsten ist der chronisch-progrediente Verlauf. Dieser Verlaufstyp kann sich, ohne daß man die Gründe im einzelnen aufdecken könnte, in einen rasch progredienten Verlauf umwandeln. Auch kennen wir einige Patienten, welche zunächst einen chronisch-progredienten Verlauf aufwiesen, bei denen aber die Symptomatik dann zum Stillstand kam. Relativ häufig kommt es vor, daß bei z.T. symptomlosen Patienten nach Traumen plötzlich schwerwiegende Ausfälle auftreten, die eigentlich in keinem Zusammenhang mit der Schwere des Traumas stehen. Wenig bekannt ist, daß auch rezidivierend-intermittierende Erscheinungen auftreten können (Heckl u. Baum 1982).

Häufig entdeckt der Röntgenologe eine kraniozervikale Übergangsstörung, ohne daß der Patient in seinem Leben irgendwelche Beschwerden hatte. Die hier genannten Verlaufsformen zeigen nichts Charakteristisches. Jede neurologische Erkrankung kann einem dieser Verlaufstypen zugeordnet werden. Nur noch eine Krankheit, nämlich die Multiple Sklerose, zeigt so viele verschiedene Verlaufstypen. Es gibt keine klinische Symptomgruppierung, welche für irgendeine der genannten Mißbildungen besonders charakteristisch wäre. Die Vielgestaltigkeit der Symptome wird dadurch noch vergrößert, daß neben der Kleinhirntonsillenektopie auch öfters eine *Syringomyelie* mit knöchernen kraniozervikalen Übergangsstörungen kombiniert sein kann.

Vom Befund her kann man aber in der Regel den Läsionsort, nämlich das obere Halsmark bzw. den kraniozervikalen Übergang, einigermaßen eingrenzen. Auf die Ätiologie aber kann man ohne röntgenologische Zusatzuntersuchungen nicht schließen. Allerdings gibt es öfters vom äußeren Erscheinungsbild her Möglichkeiten, eine kraniozervikale Übergangsstörung zu vermuten. Bei der basilären Impression fallen die Patienten häufig auf durch einen besonders kurzen Hals (Abb. 1).

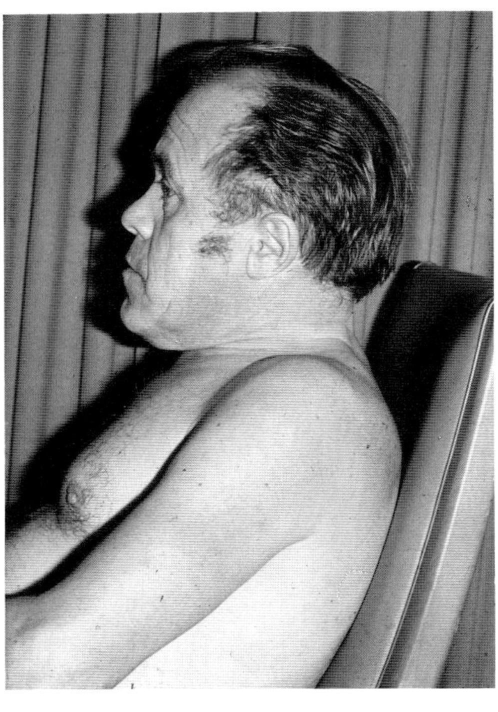

**Abb. 1.** Patient mit ausgeprägter basilärer Impression. Als äußeres Merkmal: kurzer Hals

Die primäre, d.h. angeborene basiläre Impression ist eine *Dysplasie* und gehört in den sogenannten „Status dysraphicus“. Deshalb ist es nicht verwunderlich, daß man bei dieser knöchernen Mißbildung eine begleitende Syringomyelie finden kann, welche auch zum Status dysraphicus gehört. Weitere dysraphische Zeichen, die mit knöchernen Mißbildungen am kraniozervikalen Übergang vergesellschaftet sein können, sind eine vermehrte Behaarung im Bereich des lumbosacralen Übergangs als Ausdruck eines unvollständigen Bogenschlusses oder überzählige Mamillen. Häufig findet man auch bei kraniozervikalen Übergangsstörungen Gesichtsasymmetrien.

*Hirnnervenstörungen* sind nicht sehr häufig. Wir fanden einmal eine Hypoglossusparese. Nicht allzu selten ist die Parese des N. accessorius, die allerdings häufig übersehen wird.

Im Vordergrund des klinischen Befundes steht meistens eine *Pyramidenbahnschädigung* mit spastischen Lähmungen, vorwiegend an den Beinen.

Bei einer Exazerbation des Krankheitsbildes durch ein Trauma kann man gelegentlich auch eine deutlich armbetonte Parese finden. Diese Lähmungsform ist als „Bellsche Kreuzungslähmung“ bekannt. Sie soll dadurch entstehen, daß die Spitze des Dens gewissermaßen auf die Pyramidenbahnkreuzung ventral der Medulla oblongata aufdippt.

Verschiedentlich finden sich auch *vestibulocerebelläre* Zeichen, meist dann, wenn gleichzeitig noch eine Kleinhirntonsillenektopie besteht.

Fast so häufig wie Pyramidenbahnstörungen finden sich in wechselndem Ausmaß auch *Hinterstrangläsionen.* Wie bei anderen hohen Halsmarkprozessen bzw. Prozessen am spinomedullären Übergang, ist eine Armbetonung sehr häufig, ohne daß man weiß, wie dies zu erklären wäre.

*Oberflächensensibilitätsstörungen* sind häufig, aber meist nicht sehr ausgeprägt. Findet man, wenn auch nur angedeutet, eine dissoziierte Sensibilitätsstörung, dann muß man an eine begleitende Syringomyelie denken.

Selten kommt es zu *Blasenstörungen.* Wenn solche vorliegen, dann nur, wenn die übrigen Symptome z.B. Paresen, schon massiv ausgeprägt sind.

Die Diagnose kann ziemlich schwierig werden, wenn der Verlauf nicht wie üblich chronisch progredient ist, sondern wenn das Krankheitsbild mit *intermittierenden* Erscheinungen beginnt, oder der chronisch progrediente Verlauf durch intermittierende Erscheinungen unterbrochen wird.

Bei 12 Patienten mit kraniozervikalen Übergangsstörungen (eingeschlossen auch solche mit sekundären Formen wie rheumatische Erkrankungen) zeigten sich folgende intermittierende Erscheinungen:

| | |
|---|---|
| Preßkopfschmerz („Hustenkopfschmerz“) | 3 Fälle |
| Plötzliche, vorübergehende Lähmungen | 3 Fälle |
| Lhermittesches Zeichen | 3 Fälle |
| Drop-Attacken | 2 Fälle |
| Kurzfristige Blindheit | 1 Fall |
| Amnestische Episode | 1 Fall |
| Thermparästhesien | 1 Fall |

Unter *Preßkopfschmerz* verstehen wir Kopfschmerzen, welche bei plötzlicher Betätigung der Bauchpresse auftreten wie z.B. beim Niesen, Pressen, beim Stuhlgang oder

Husten (Heckl 1985). Bei unseren 3 Fällen lag immer eine Tonsillenektopie vor. Eventuell entsteht dieser Kopfschmerz dadurch, daß bei Betätigung der Bauchpresse durch Erhöhung des intrakraniellen Drucks die Kleinhirntonsillen in das Foramen magnum eingepreßt werden.

Bei einigen Patienten kam es durch eine vermutlich noch physiologische Belastung der Halswirbelsäule (z. B. Trampolinspringen, minimales Schleudertrauma) zu einer *vorübergehenden Lähmung*. Häufig ist auch das *Lhermittesche Zeichen*. Dabei handelt es sich um Mißempfindungen von elektrisierendem Charakter, meist in den Armen oder entlang der Wirbelsäule, hervorgerufen durch bestimmte Kopfbewegungen. Diese Mißempfindungen sind Ausdruck einer Hinterstrangreizung.

Bei zwei Patienten bestanden *Drop-Attacken*, wobei nicht zu entscheiden war, ob es sich hierbei um eine direkte mechanische Läsion der Medulla gehandelt hatte oder um eine vertebrobasiläre Insuffizienz. Bei einer Patientin traten *amnestische Episoden* auf.

Eine Patientin litt unter *Thermparästhesien*. Dabei handelte es sich um Kälte- und Wärmemißempfindungen an den Beinen, wie sie manchmal von Patienten mit Tumoren am kraniozervikalen Übergang berichtet werden.

Die Beschwerden, die Symptome und die Verlaufsform bei kraniozervikalen Fehlbildungen sind so vielgestaltig, daß ohne Zusatzuntersuchung klinisch die Verdachtsdiagnose nur selten gestellt werden kann. Auch wenn man röntgenologisch die kraniozervikale Übergangsstörung nachgewiesen hat, gilt es, das ganze Spektrum differentialdiagnostischer Möglichkeiten durchzugehen. Denn wir wissen, daß bei einer Reihe von Patienten mit einer kraniozervikalen Übergangsstörung *keine* klinischen Symptome vorliegen. Deshalb erlaubt der Nachweis einer kraniozervikalen Übergangsstörung per se noch nicht eine entsprechende klinische Symptomatik darauf zurückzuführen. Obwohl die kraniozervikale Übergangsstörung nachgewiesen ist, muß man sorgfältig eine Ausschlußdiagnostik betreiben, um eine andere Krankheit wie z. B. die Multiple Sklerose, die zervikale Raumforderung oder eine funikuläre Myelose nicht zu übersehen.

## Literatur

Heckl R, Baum R (1982) Akute und intermittierende Erscheinungen bei Mißbildungen am kraniozervikalen Übergang. Nervenarzt 53:318–322

Heckl R (1985) Der Preßkopfschmerz („Hustenkopfschmerz") Begriffsbestimmung und Überlegungen zur Ätiologie. Fortschr Neurol Psychiatr 53:395–436

# Funktionelle Störungen der vorderen Halsorgane im ursächlichen Zusammenhang mit Funktionsstörungen des zervikokranialen Übergangs

K. SEIFERT

## 1. Anatomische Grundlage

Schon alte anatomische Ansichten zeigen uns:

Die Halswirbelsäule ist auf dem tragenden Schultergürtel aufgerichtet und durch Muskelzüge verspannt „wie ein Schiffsmast mit seiner Takelage" (Leonardo da Vinci 1513).

Auch die vordere Halsmuskulatur, vor allem die Zungenbeinmuskulatur, ist mit einbezogen in diesen Haltungs- und Bewegungsapparat für den oberen Hals und den schweren vorderlastigen Schädel (Seifert 1981b). Über die Unterkieferbewegung ist auch der Kauapparat mit diesem System funktionell eng verbunden.

Die obere Gruppe der Zungenbeinmuskulatur wird motorisch innerviert aus dem V., VII. und XII. Hirnnerven, der M. geniohyoideus direkt aus C1 und C2, die ganze untere Zungenbeinmuskelgruppe vorwiegend aus C2 und C3, weniger aus C1 und C4 (Lanz u. Wachsmuth 1955). Die sensible Innervation ist hier weitgehend ungeklärt (Lang 1981). Es sind demnach aus anatomischen Gründen vor allem die obersten Halsmarksegmente, aus denen Störungen in ihren Versorgungsgebieten sich auch auf die vordere Halsmuskulatur auswirken können. Die dazugehörigen subjektiven Beschwerdebilder und objektiven Störungen zu suchen und zu erfassen lag also nahe.

## 2. Fragestellung

Für den HNO-Arzt haben sich in den letzten Jahren im wesentlichen 3 Problemkreise im Zusammenhang mit Störungen der HWS ergeben, die sich teilweise überschneiden können:

1. Zentral wirksame, otoneurologische Störungen wie Schwindel mit objektiven Gleichgewichtsstörungen und Nystagmus und auch Tinnitus und Hypacusis, Folgen einer Fehleingabe proprio- und nozizeptiver Afferenzen aus der gestörten HWS und ihrer Muskulatur in den Hirnstamm und das zentralvestibuläre System (Hülse 1983, Scherer 1985).
2. Schmerzsyndrome im Kopf-Halsbereich (Seifert 1981a) wie z.B. die Otalgie und die Zungenbeintendopathie (Seifert 1981b, 1982a, b), auch schmerzhafte Störungen im Kauapparat (Kellerhals 1984), meist Insertionstendopathien, also Schmerzen aus überlasteten Muskelansätzen, wobei die Überlastung Folge eines reflektorischen Muskelhypertonus ist.

3. Funktionsstörungen der vorderen Halsmuskulatur, oft ohne Schmerz, mit Globusgefühl (Kondziella 1983), auch Dysphagie (Falkenau 1976, 1977 a, b) und Dysphonie, also Schluckstörungen und Stimmstörungen (Seifert 1984, 1985 a, b).

Diese 3. Gruppe steht hier zur Diskussion: Sie ist schwieriger als die anderen beiden Gruppen exakt zu erfassen und abzugrenzen, und sie ist zudem mit ärztlichen Vorurteilen belastet („Globus hystericus"). Schluckstörungen und Globus sind auch früher schon mehrfach als Folgen von HWS-Veränderungen diskutiert worden (Decher 1969). Dagegen ist die Notwendigkeit einer Einbeziehung von Störungen der Halswirbelsäule und ihrer Muskulatur in die Rehabilitation der gestörten Singstimme und Sprechstimme allenfalls bei Stimmbildnern und Gesangspädagogen geläufig (Frank u. Breunlich 1982), die ärztliche Phoniatrie zeigt sich erstaunlich uninteressiert.

## 3. Das Beschwerdebild und seine Ursachen

Der Patient klagt über ein Kloßgefühl im Halse, ein Fremdkörpergefühl, eine Schluckhemmung, seltener auch ein Enge- oder Beklemmungsgefühl, gibt auch Atemnot, Heiserkeit, Schluckzwang und Räusperzwang an. Organische Prozesse wie Tumor, Struma, Entzündung und Paresen müssen sorgfältig ausgeschlossen werden (Seifert 1986). Wenige Fälle können rein mechanisch verursacht sein durch schwere deformierende HWS-Veränderungen mit großen Osteophyten, den sog. Morbus Forestier. Für den großen Rest bleibt die funktionell-zervikal-vertebragene Ursache – oder aber die psychogene Störung: Nach neueren Ergebnissen, zunehmend gesichert durch die Erfahrungen mehrerer Jahre, ist allerdings der rein psychogene Globus, der Globus nervosus, sehr selten, dagegen die funktionell reflektorische Störung die bei weitem häufigste Ursache des Globus.

## 4. Das pathogenetische Konzept

Die älteren pathogenetischen Konzepte der zervikalvertebragenen Dysphagie, zusammenfassend dargestellt in der klassischen Monographie von Decher (1969), konnten nicht befriedigen, denn sie verlangen als Ursache stets pathomorphologische, also in der Regel röntgenologisch sichtbare Veränderungen.

Nun sind zwar sogenannte degenerative, pathomorphologisch und röntgenologisch faßbare Veränderungen der HWS durchaus häufig zu finden und „fast normal", – sie betreffen aber ganz überwiegend die Segmente C4/5 bis C7/D1; und deren untere Halsmarksegmente C5–8 sind an motorischer Innervation von Kopf und Hals gar nicht beteiligt, ihr Versorgungsgebiet ist die obere Extremität.

Zervikalvertebragene Störungen im Kopf-Hals-Gebiet können also nur aus der oberen HWS und dem zervikokranialen Übergang kommen. Hier sind pathomorphologische Störungen selten im Vergleich zur Häufigkeit der verschiedenen Beschwerdebilder. D.h. aber: Fehlen hier pathomorphologische Veränderungen, so müssen die Störungen eine funktionelle Ursache haben. Dies gilt wie eingangs gezeigt besonders auch für die vordere Halsmuskulatur.

Aus dieser einfachen Schlußfolgerung ergibt sich unser neues Konzept der Pathogenese zervikalvertebragener Schluckstörungen mit oder ohne Globusgefühl und/oder Stimmstörungen: diese Störungen sind überwiegend Folge funktioneller Störungen der obersten HWS-Segmente mit reflektorischer Tonussteigerung u.a. in der vorderen Halsmuskulatur.

Der reflektorische Muskelhypertonus ist Teil der Nozireaktion (Wolff 1983), einer reflektorischen Reaktion auf eine pathomorphologische oder – häufiger – eine funktionelle Störung im Regelkreis „Arthron". Dieses Grundkonzept der funktionellen Störung im Haltungs- und Bewegungsapparat kann heute als weitgehend gesichert gelten, auch wenn die funktionelle Störung im Bewegungsapparat klinisch nur mit einer segmentalen Funktionsuntersuchung und Palpation zu erfassen ist, in der Regel nicht mit dem Röntgenbild. Die Nozireaktion löst vor allem muskuläre Verspannungen und Bewegungshemmungen aus, erst mit Überschreiten einer Summationsschwelle auch den subjektiven Schmerz.

Globusgefühl, Dysphagie und Dysphonie bei reflektorischem Muskelhypertonus können ebenso wie die otoneurologischen Störungen mit Spontanschmerz verbunden sein. Der Schmerz kann aber auch (noch) fehlen; und fehlt der Schmerz, so ist es für den Untersucher besonders wichtig, an diese möglichen Zusammenhänge zu denken und sie durch sorgfältige Untersuchung zu erfassen.

## 5. Entstehung der subjektiven Beschwerden

So bleibt die Frage, wie eigentlich der reflektorische Muskelhypertonus der vorderen Halsmuskulatur die subjektive Mißempfindung des Globusgefühls und/oder der Dysphagie hervorruft: Die Erklärung ist bislang rein hypothetisch, – vielleicht ganz einfach:

Normale Schluckhaltung des Menschen ist eine Neutralhaltung von Kopf und Hals. Bei Retroflexion wird die vordere Halsmuskulatur vermehrt gedehnt und gespannt und drückt den Kehlkopf gegen die Halswirbelsäule – immer dann ist auch beim Gesunden das Schlucken deutlich schwieriger und oft mit einem Enge-, Hemmungs- oder Kloßgefühl verbunden. Es erscheint naheliegend, für die reflektorisch vermehrte Spannung der vorderen Halsmuskulatur einen gleichen Effekt anzunehmen.

## 6. Bisherige Ergebnisse

Diesem Konzept der vertebragen-reflektorischen Muskelfehlsteuerung als Ursache von Dysphagie, Globus und Dysphonie fehlt bislang der Beweis durch Maß und Zahl, also z.B. durch elektromyographische Untersuchungen, wie sie nur mit den größeren technischen Mitteln der Klinik möglich wären. Andererseits kann aber das unmittelbare Verschwinden der subjektiven Schluckbeschwerden mit der Beseiti-

**Tabelle 1.** 102 Fälle mit Globusbeschwerden (4. Quartal 1984). Altersverteilung, Geschlechtsverteilung (weiß = männlich, schraffiert = weiblich)

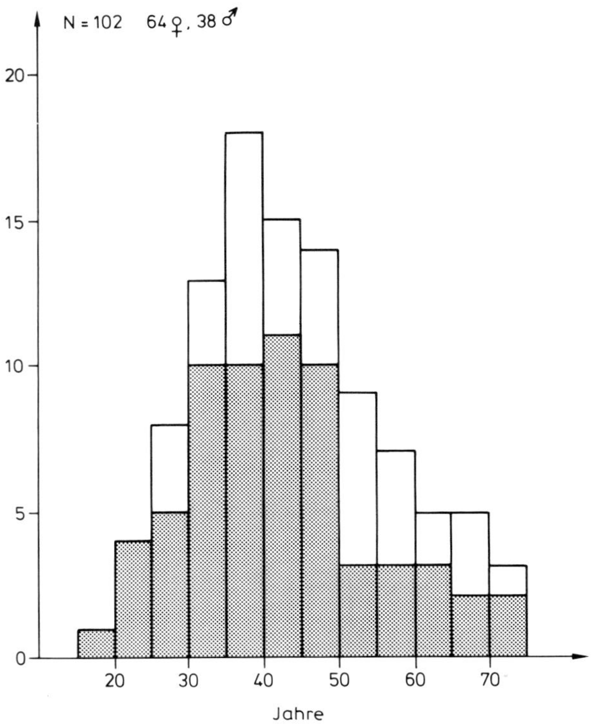


gung der funktionellen Störung im zervikokranialen Übergang auch als ein Beweis für den Kausalzusammenhang angesehen werden.

Hier nun die bisherigen Ergebnisse:

Im IV. Quartal 1984 wurden 102 Fälle mit Globusbeschwerden untersucht und behandelt.

Der Altersgipfel liegt um das 40. Lebensjahr; Frauen sind fast doppelt so häufig betroffen wie Männer (Tabelle 1).

Tabelle 2 zeigt aufgelistet die weiteren Befunde im Zusammenhang mit den Globusbeschwerden: auch von diesen Fällen wurde ein Teil nach Beseitigung einer funktionellen HWS-Störung zumindest vorübergehend beschwerdefrei.

Die funktionell-reflektorischen Bewegungsdefizite der HWS, die sogenannten „Blockierungen", fanden sich überwiegend im Bewegungssegment C2/3, z. T. auch zugleich im Okziput-Atlas-Gelenk C0/1, selten allein im Segment C0/1 und/oder im Segment C3/4. Bewegungsstörungen im Segment C1/2, also in den Atlas-Axis-Gelenken, verschwanden in der Regel spontan mit der Beseitigung der Bewegungsstörung im Segment C2/3.

**Tabelle 2.** 102 Patienten mit Globusbeschwerden (4. Quartal 1984); weitere Befunde

| | |
|---|---|
| n = 102 | |
| Chronische Pharyngitis | 15 |
| Offens. Depression | 6 |
| Kardialer „Globus“ | 4 |
| Struma | 1 |
| Blockwirbel | 2 |
| Mb. Forestier | 2 |
| Hyperfunktion. Dysphonie ohne funktionelle HWS-Störung | 2 |
| Ungeklärt/unverändert | 2 |

**Tabelle 3.** Untersuchungs- und Behandlungsergebnisse von 102 Patienten mit Globusbeschwerden (4. Quartal 1984)

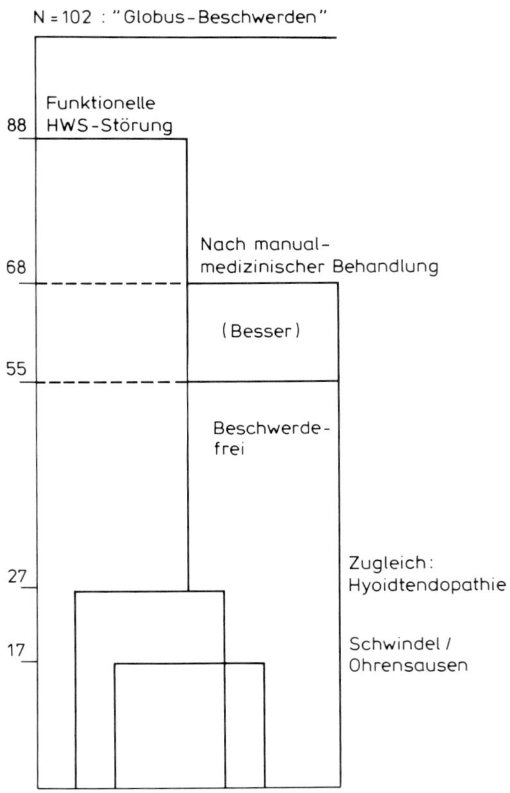

Tabelle 3 zeigt das Untersuchungs- und Behandlungs-Ergebnis:

Von den 102 Fällen hatten 88 Patienten funktionelle Störungen („Blockierungen") im obersten HWS-Abschnitt; 27 hatten zugleich Schmerzen im Zungenbein, 17 auch otoneurologische Störungen.

Nach Manipulationsbehandlung waren von diesen 88 Patienten 55 sofort oder innerhalb des 1. Tages völlig beschwerdefrei. Bei weiteren 13 wurde eine Besserung, aber nicht so eindeutig, angegeben. Dieses Ergebnis dürfte trotz der Fehler der kleinen Zahl eine deutliche Ermutigung darstellen, auf diesem Gebiet weiterzuarbeiten.

## Literatur


Decher H (1969) Die zervikalen Syndrome in der Hals-Nasen-Ohren-Heilkunde. Thieme, Stuttgart

Falkenau HA (1976) Kasuistischer Beitrag zur Pathogenese und Chirotherapie des cervicalen Syndromes in der Hals-Hasen-Ohren-Heilkunde. HNO 24:339

Falkenau HA (1977a) Chirotherapie der cervicalen Syndrome in der Hals-Nasen-Ohren-Heilkunde. HNO 25:269

Falkenau HA (1977b) Pathogenese und Chirotherapie des pharyngoösophagealen zervikalen Syndroms. Laryngol Rhinol Otol (Stuttg) 56:466

Frank F, Breunlich E (1982) Hygiene, Altersabhängigkeit und Störungen der Singstimme. In: Biesalski P, Frank F (Hrsg) Phoniatrie – Pädaudiologie. Thieme, Stuttgart New York

Hülse M (1983) Die zervikalen Gleichgewichtsstörungen. Springer, Berlin Heidelberg New York Tokyo

Kellerhals B (1984) Schmerzsyndrome des Kopf-Hals-Bewegungsapparates – eine Standortbestimmung. HNO 32:181

Kondziella W (1983) Zervikales Globusgefühl – Ursache und Behandlung. Man Med 21:51

Lang J (1981) Pers Mitt

v. Lanz T, Wachsmuth W (1955) Praktische Anatomie, Bd 1/2: Hals. Springer, Berlin Göttingen Heidelberg

Leonardo da Vinci (1513) zit bei Putscher M (1981) Leonardo als Anatom. Die Waage 20:142

Scherer H (1985) Halsbedingter Schwindel. Arch Otorhinolaryngol [Suppl] 1985/II:107

Seifert K (1981a) Schmerzsyndrome im Hals-Nasen-Ohren-Bereich bei Funktionsstörungen der Halswirbelsäule. Vortr 12th World Congress of Oto-Rhino-Laryngology, Budapest 21.–26. 06. 81

Seifert K (1981b) Cervical-vertebragene Schluckschmerzen in der Hals-Nasen-Ohren-Heilkunde – Die Zungenbeintendopathie. Man Med 19:85

Seifert K (1982a) Reflektorischer Muskelhypertonus in der vorderen Halsmuskulatur bei Funktionsstörungen der oberen Halswirbelsäule. Vortr Internat Symposion – Wirbelsäule und Muskulatur. Prag 05.–07. 05. 82

Seifert K (1982b) Zur Bedeutung der Manuellen Medizin für die Hals-Nasen-Ohren-Heilkunde. – Ein Beispiel: Die Zungenbeintendopathie. HNO 30:431

Seifert K (1984) Dysphagie, Dysphonie und Globus bei funktionellen Störungen der Halswirbelsäule. Vortr. 68. Vers. Südwestdtsch. Hals-Nasen-Ohren-Ärzte, Bad Homburg 28.–30. 09. 84

Seifert K (1985a) Globusgefühl und unklare Schluckbeschwerden als Symptome einer funktionellen Störung der Halswirbelsäule. Vortr. Tgg. Westdtsch. Hals-Nasen-Ohrenärzte, Dortmund 26./27. 04. 85

Seifert K (1985b) Obere HWS und Globusgefühl. Vortr 2. internat. Sem. für Manuelle Medizin, 12.–17. 10. 85, Lichtenthal/Baden-Baden

Seifert K (1986) HNO-ärztliche Diagnostik und Differentialdiagnostik cervical-vertebragener Beschwerdebilder. Man Med 24:49–53

Wolff HD (1983) Neurophysiologische Aspekte der manuellen Medizin. 2. Aufl. Springer, Berlin Heidelberg New York Tokyo

# Frakturen und Bandverletzungen im okzipitozervikalen Übergang

N. Walker und R. Heger

Patienten mit Verletzungen der oberen Halswirbelsäule sterben sehr häufig direkt an der Unfallstelle. Mit der zunehmenden Verbesserung des Notfallrettungswesens, insbesondere durch eine Verkürzung des Intervalls zwischen Unfall und definitiven Beatmungsmaßnahmen, haben sich auch die Chancen, eine lebensbedrohliche Verletzung im oberen HWS-Bereich zu überleben, verbessert.

Die aus der allgemein-orthopädischen Behandlung gewonnenen Behandlungsprinzipien bringen auch bei den Verletzungen des okzipitozervikalen Übergangs verbesserte Chancen einer kausalen und differenzierten Therapie.

Wenn nach einem Unfall die Verletzung der Halswirbelsäule sofort erkannt wurde – nach Bohlmann (1979) wurde rund ⅓ aller Halswirbelsäulenverletzungen wegen der Schwere der Gesamtläsion, u.a. wegen häufig zusätzlich vorliegendem Schädelhirntrauma, erst später erkannt –, so gelten auch für die Frakturen der oberen Halswirbelsäule die grundsätzlichen Überlegungen bzgl. der traumatisierten Wirbelsäule, wie u.a. von Magerl (1980), Louis (1979), Böhler (1982b) und Walker (1983), dargelegt, daß nämlich unabhängig vom neurologischen Status als Behandlungsergebnis eine schmerzfreie und möglichst anatomisch korrekte Wirbelsäule anzustreben ist.

Nach Böhler (1981) ist bei Verletzungen der Halswirbelsäule die operative Behandlung eindeutig der konservativen Behandlung überlegen. Für den Bereich des okzipitozervikalen Übergangs macht er dabei allerdings gewisse Einschränkungen.

In der Orthopädischen Klinik II des Rehabilitationskrankenhauses Markgröningen wurden von Januar 1982 bis März 1986 255 Patienten mit Wirbelfraktuen behandelt. Bei rund 5% der Patienten (13 Patienten) bestanden Frakturen der oberen Halswirbelsäule. Hinzu kamen noch weitere 11 Patienten ohne Frakturen, aber Luxationen und Bandverletzungen im oberen HWS-Bereich.

Lokalisationen der Wirbelfrakturen/-luxationen bzw. Bandverletzungen:

| | |
|---|---|
| Dens axis | 7 Patienten |
| C 1-Frakturen | 4 Patienten |
| C 2-Frakturen | 4 Patienten |
| Bogenfraktur C 2 | 3 Patienten |
| Bogenfraktur C 3 | 1 Patient |
| (Sub)-Luxation C 1/2 | 5 Patienten |
| (Sub)-Luxation C 2/3 | 2 Patienten |
| (Sub)-Luxation C 3/4 | 4 Patienten |

Auffällig war, daß bei 6 Patienten zusätzlich weitere Wirbelkörperläsionen, vornehmlich im HWS-Bereich, vorlagen. Schwere Nebenverletzungen außerhalb der Wirbelsäule bestanden bei 4 Patienten. Nur 1 Patient hatte ein schweres Schädelhirntrauma.

Verkehr und Sport stehen an erster Stelle der Verletzungsursachen der oberen HWS, bei 25 Patienten fanden wir 14mal Unfälle im Zusammenhang mit dem Straßenverkehr, 5 Unfälle bei Sport und Spiel, 4 Unfälle im häuslichen Bereich, 1 beruflichen Unfall und 1 kriegsbedingte Verletzung.

Bei den genannten Unfallursachen überrascht es nicht, daß unter den 25 Patienten die Altersgruppe zwischen 18 und 25 Jahren besonders häufig vertreten war. Hervorzuheben ist aber auch, daß 6 Kinder zwischen 4 und 15 Jahren mit z.T. schwersten Verletzungen ¼ dieser Patientengruppe ausmachen.

Bei 5 Patienten bestand zum Zeitpunkt der Aufnahme eine komplette, bei 7 Patienten eine inkomplette Tetraplegie, 13 Patienten hatten keine neurologischen Störungen. Eine durchschnittliche Behandlungsdauer läßt sich bei dem inhomogenen Patientengut nicht angeben, da verständlicherweise eine Behandlungsdauer bei einem tetraplegischen und einem nicht neurologisch gestörten Patienten unterschiedlich sein muß. In der Regel wurden die Patienten ohne neurologische Störungen nach Einleitung der Therapie mit kurzem stationären Aufenthalt ambulant weiterbehandelt. Die Behandlungsdauer bei den tetraplegischen Patienten dauert bis zu 53 Wochen.

13 Patienten wurden konservativ behandelt, 6mal mit einem Minerva-Gips (Abb. 1) bzw. einem Halo-Bodycast, 3mal mit einer Kopf-Hals-Brust-Orthese, 1mal durch 3monatige Halo-Extension im Drehbett. 3 Patienten benötigten keine spezifische Wirbelsäulenbehandlung, sondern lediglich eine neuromuskuläre Rehabilitation.

Bei rund 50% unserer Patienten sahen wir eine Indikation zur operativen Behandlung, in der Regel war die Beurteilung des vertebralen Mittelsegments nach Roy-Camille et al. (1979) bzw. die Entwicklung der neurologischen Situation ausschlaggebend für die Entscheidung zur konservativen oder operativen Therapie.

Bei den 12 operierten Patienten haben wir 10mal eine dorsale Spondylodese mit Drahtcerclage und Knochenspananlagerung (Abb. 2), davon 2mal mit Einschluß des Okziputs, 1mal mit dekompressiver Laminektomie, 2mal erfolgte eine Dens-Verschraubung nach Böhler bzw. eine Dens-Teilexstirpation.

An Komplikationen hatten wir bei der operativen Gruppe eine tödliche Lungenembolie zu beklagen, bei den konservativ behandelten Patienten kam es zu einer Nachkyphosierung C1/C2. Wie von Böhler (1981) bereits beobachtet, hatten 4 Patienten während 8–10 Tagen nach dem Unfall ein zerebrovaskulärbedingtes Durchgangssyndrom mit örtlich-zeitlicher Verwirrung, Kreislaufregulationsstörungen und passageren Blutdruckkrisen.

Von 7 Patienten mit kompletter Tetraplegie bei der Aufnahme konnten 2 Patienten als Fußgänger mit einer inkompletten Tetraplegie die Klinik verlassen, 1mal nach operativer und 1mal nach konservativer Therapie mit mehrwöchiger Beatmungsdauer.

Von den nachuntersuchten 12 Patienten mit neurologischen Störungen klagte bei der Nachuntersuchung je 1 Patient der operativen und 1 Patient der konservativen Gruppe über bewegungsabhängige Schmerzen im HWS-Bereich, über eine HWS-Beweglichkeitsminderung klagten von der operativen Gruppe 3 Patienten und von der konservativ behandelten Gruppe 1 Patient. Bei den 13 Patienten ohne neurologische Störungen bestanden bewegungsabhängige Schmerzen bei 3 Patienten in der operativen und 2 Patienten in der konservativen Gruppe, zu einer Minderung der HWS-Beweglichkeit kam es in der operativen Gruppe 5mal und in der konservativen Gruppe 2mal.

Auffällig war, daß bei 25% der Patienten ohne neurologische Störungen auch nach mehr als 1 Jahr postoperativ noch Beschwerden bestanden wie gelegentliche Schwindelerscheinungen, gelegentliche Gleichgewichtsstörungen, Wetterfühligkeit, häufig Kopfschmerzen und gelegentliche Übelkeitserscheinungen.

## Zusammenfassung

Von 255 Patienten, die vom Januar 1982–März 1986 wegen Wirbelfrakturen in der Orthopädischen Klinik II des Rehabilitationskrankenhauses Markgröningen behandelt wurden, hatten rund 5% der Patienten Frakturen im oberen Bereich der Halswirbelsäule, zusätzlich 11 Patienten hatten Luxationen oder Bandverletzungen im Okzipitozervikalbereich.

12 der insgesamt 25 Patienten hatten bei der Aufnahme schwere neurologische Störungen, darunter 7 Patienten mit kompletter Tetraplegie bei der Aufnahme. Von den 7 tetraplegischen Patienten konnten 2 Patienten als Fußgänger mit inkompletter Tetraplegie die Klinik wieder verlassen. Rund die Hälfte, nämlich 12 Patienten, wurden operiert, dabei war die Art der Verletzung und die Entwicklung der Neurologie für die Behandlungsart ausschlaggebend. Bei den Operationsmethoden dominierte vor allen Dingen die dorsale Spondylodese mit Drahtcerclage und Knochen-

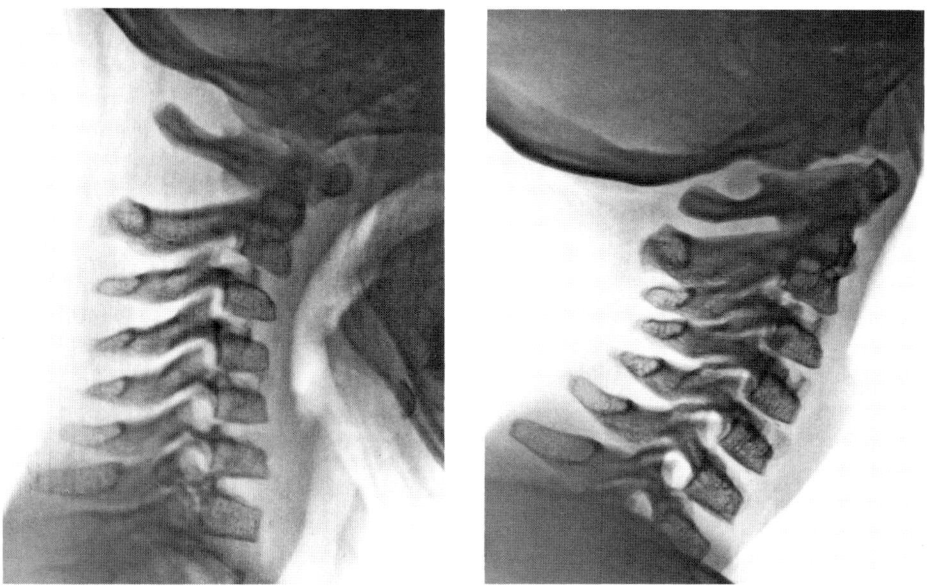

**Abb. 1.** *Patient D. H. 27. 10. 81.* Durch Sturz von einer Schaukel erlitt die 4jährige Patientin eine Subluxation atlanto-axial und bei C2/C3. Im Bild bei Behandlungsbeginn links erkennt man die Vergrößerung der Distanz zwischen vorderem Atlasbogen und Dens sowie zwischen den Dornfortsätzen C1/C2. In Narkose wurde mit leichter Längsextension die Fehlstellung beseitigt, nach 4wöchiger Ruhigstellung im Minerva-Gips folgenlose Ausheilung

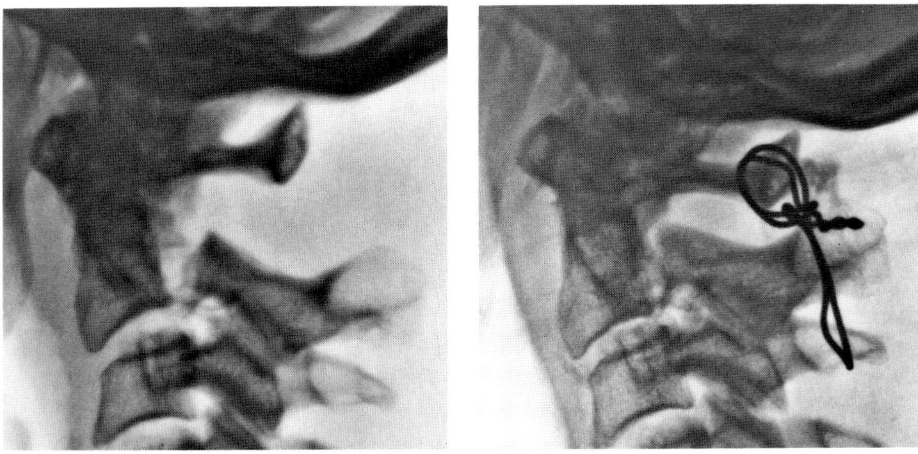

**Abb. 2.** *Patient A. T. 16. 04. 32.* Die 52jährige Patientin erlitt bei einem Autoauffahrunfall eine Basisfraktur der Wirbelpedikel C2 mit Bandruptur zwischen den Wirbelbögen C1 und C2. Unter Durchleuchtung war konservativ keine stabile Stellung zu erreichen. Deshalb Spanschienung und Drahtcerclage C1–C3

spänen. Bei den konservativ behandelten Patienten kam am häufigsten der Halo-Bodycast bzw. der Minerva-Gips zur Anwendung. Straßenverkehr und Sport standen an 1. Stelle der Verletzungsursachen. Postoperativ fiel bei den Nachkontrollen vor allen Dingen eine stärkere Bewegungseinschränkung in der HWS bei den operierten Patienten auf, über Schmerzen in der Halswirbelsäule klagten operierte und nicht operierte Patienten in gleicher Häufigkeit.

Auffällig war das Auftreten eines zerebrovaskulär bedingten Durchgangssyndroms mit örtlicher-zeitlicher Verwirrung und Kreislaufregulationsstörungen mit passageren Blutdruckkrisen bei 3 Patienten ohne neurologische Ausfälle.

## Literatur


1. Bohlmann HH (1979) Acute fractures and dislocations of the cervical spine. J Bone Joint Surg [Am] 61:1119–1142
2. Böhler J (1981) Schraubenosteosynthese von Frakturen des Dens axis. Unfallheilkunde 84:221–223
3. Böhler J (1982a) Bilanz der konservativen und operativen Knochenbruchbehandlung – Becken und Wirbelsäule. Chirurg 54:226–233
4. Böhler J (1982b) Anterior stabilization for acute fractures and non-unions of the dens. J Bone Joint Surg [Am] 64:16–27
5. Louis B (1979) Traumatismes du rachis cervical, II. Fractures et luxations. Bd. Masson, Paris 8:1931–1937
6. Magerl F (1980) Operative Frühbehandlung bei traumatischer Querschnittlähmung. Orthop 9:34–44
7. Roy-Camille R, Saillant G, Marie-Anne S, Mamoudy R (1980) Behandlung von Wirbelfrakturen und Wirbelluxationen am thorako-lumbalen Übergang. Orthop 9:63–68
8. Walker N (1983) Weichteilverletzungen der HWS. Indikation und Umfang der sog. „Unfalldiagnostik". In: Hohmann D, Kügelgen B, Liebig K, Schirmer M (Hrsg) Neuroorthopädie 1. Springer, Berlin Heidelberg New York Tokyo, S 278–283
9. Walker N, Heger R (1985) Ergebnisse der operativen Behandlung von BWS-Traumata. Neuroorthopädie III. Springer, Berlin Heidelberg New York, S 198–205

# Spondylolisthesis

# Biomechanische Studien zur Ätiologie der Spondylolisthesis

A. Schreiber, H. A. C. Jacob und Y. Suezawa

Seit dem Erscheinen des Werks von Neugebauer vor mehr als 100 Jahren sind zahlreiche Publikationen zum Thema der Spondylolisthesis erschienen. In unserer Klinik versuchte Scherb 1921, das schwere Wirbelgleiten mit Extension am Becken und mit spinaler Fusion zu behandeln. Trotzdem gibt es heute keine allgemein akzeptierte Erklärung für die Ätiologie der Spondylolisthesis oder der Lyse, d.h. für das gelegentlich beobachtete Auseinanderweichen der knöchernen Strukturen im Isthmus. Auch weitere Fragen sind immer noch ohne Antwort geblieben. Taillard (1957), Francillon und Schreiber (1966) und Schreiber (1968) wiesen auf mechanische und prädisponierende Faktoren als Ursache für das Auftreten der Spondylolisthesis hin.

In der zentraleuropäischen Gesamtbevölkerung leiden etwa 5% an einer Spondylolyse. Im Vergleich dazu sind aber mehr als 30% der Spitzenturner(innen), Gewichtheber, Ringkämpfer, Kontorsionisten usw. davon betroffen.

Diese Tatsache läßt es als sehr wahrscheinlich erscheinen, daß mechanische Faktoren ursächlich für die Entwicklung der Spondylolyse oder ihre Auslösung anzuschuldigen sind.

Während der letzten 25 Jahre haben verschiedene Forscher, so Harris und Wiley (1963), Lamy und Farfan (1975), Groher (1975), Cyron et al. (1976) und andere mehr erfolglos versucht, an Leichenknochen durch mechanische Krafteinwirkungen eine isolierte Isthmusfraktur hervorzurufen (Abb. 1).

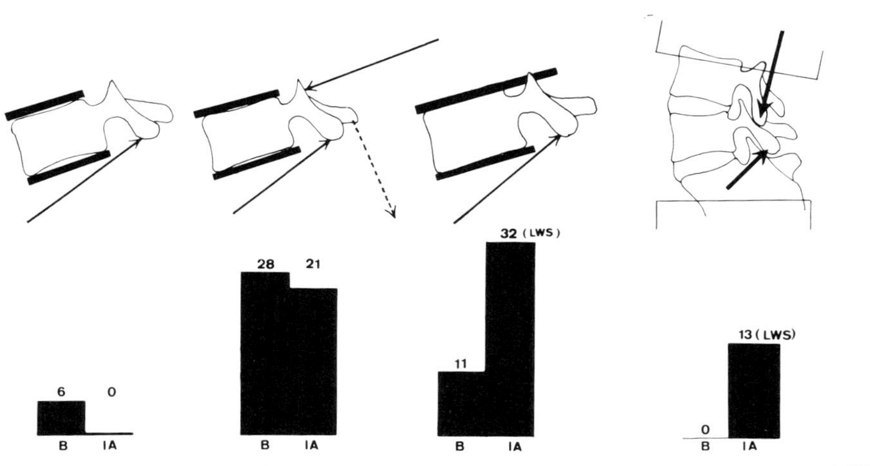


**Abb. 1.** Verschiedene Belastungsversuche. Fraktur in Bogenwurzel (*B*) und Interartikular-Portion (*IA*)

Statistisch gesehen wurde bei unfallbedingten Wirbelbrüchen nie eine isolierte Isthmusfraktur beobachtet, so daß die mechanische Theorie der Entstehung der Spondylolyse oder -olisthesis nicht ausschließlich zuzutreffen scheint. Wie aber läßt sich die starke Häufung der Lyse in speziellen Sportarten, bei denen die Lendenwirbelsäule viel stärker belastet wird als in der Allgemeinbevölkerung, erklären? Ist es wirklich unmöglich, in der Pars interarticularis eine Fraktur zu setzen? Um diese Fragen zu beantworten, unternahmen wir es, die wirksamen Kräfte und ihr Verhältnis zueinander in jedem Teil des Wirbels mit Hilfe einer simulierten Belastung zu erfassen, und zwar mittels folgender Versuchsanordnungen:

Zuerst ging es um die Kraftübertragung zwischen $LWK_5$ und $SWK_1$, wozu die kaudalen und kranialen Enden eines frischen Leichenwirbelpräparates in einer Testvorrichtung festgehalten wurden und $LWK_5$ in bezug auf $SWK_1$ in anteriorer Richtung verschoben wurde. Der aufgewendeten Transversalkraft entsprach eine ebenso große Axialkraft. Obwohl wir eine maximale Transversalkraft von 2,5 kN einwirken ließen, trat keine Fraktur auf. Erst nachdem mittels Durchtrennung des dorsalen Teils des Wirbelbogens eine Spina bifida simuliert wurde, konnten wir mit einer Belastung von 1,8 kN im Isthmus eine Fraktur erzeugen. Es ist wichtig, hier anzumerken, daß die kranialen Gelenke so abgestützt waren, daß einer Fraktur in der Bogenwurzel vorgebeugt wurde. Bei ähnlichen Versuchen ohne diese Maßnahme kam es stets zu einer Fraktur des Pedikels. Statt weiterhin auf diese Weise mit frischen Leichenpräparaten zu experimentieren, um die erwünschte Fraktur zu erzeugen, entschieden wir uns für Dehnungstests an mazerierten Präparaten von $LWK_5$. Mazerierte Wirbel sind im Bereich von Bogenwurzel und Isthmus mit kleinen Dehnungsmessern beschickt worden.

Obwohl sich die Materialeigenschaften mazerierter Knochen stark von jenen frischer Knochen unterscheiden, so dürfte sich doch das Verhältnis zwischen den Dehnungsmeßwerten, die an verschiedenen Punkten der gleichen Struktur erhoben werden, auf physiologische Verhältnisse übertragen lassen. Ziel dieses Vorgehens war es, die Belastungsart zu bestimmen, bei welcher auf den Isthmus eine größere Spannung ausgeübt wird als auf die Bogenwurzel (bisher waren die Frakturen durchgehend im Pedikelgebiet aufgetreten). Wegen der Annahme, daß unter speziellen Bedingungen mit extremer Flexion und extremer Extension die durch die Gelenkfazetten üoertragene Kraft mittels Randbelastung übertragen wird, bleibt die Richtung der Kraftvektoren nicht unbedingt senkrecht zu den Gelenkflächen. Deshalb wurden die Präparate auf verschiedene Arten belastet, wie auf Abb. 2 ersichtlich. Man erkennt, daß nur unter einer Belastung wie im Fall 3 (Abb. 3) die Zugdehnungen im Isthmus größer als in der Bogenwurzel sind.

Deshalb untersuchten wir frische Leichenpräparate in ähnlicher Weise, indem die Lendenwirbelsäule so stark in Hyperlordose gebracht wurde, daß die kaudalen Ränder der unteren Gelenkfazetten von $LWK_4$ den Wirbelbogen von $LWK_5$ berührten. Zudem erfolgte eine vertikale Belastung der Wirbelsäule, während die Neigungsebene der Bandscheibe $LWK_5/SWK_1$ in einem Winkel von etwa 45° zur Horizontalen gehalten wurde. Der Belastungsversuch mit einem frischen Autopsiepräparat führte bei einer axialen Belastung von 2 kN zu einer bilateralen Fraktur in der Pars interarticularis von $LWK_5$. Weitere Versuche dieser Art, bei denen aber nur $LWK_4$, $LWK_5$ und das Sacrum verwendet wurden, führten bei Belastungen zwischen 3 kN und 11 kN – im Mittel 5,4 kN – in 13 von 14 Fällen ebenfalls zu einem

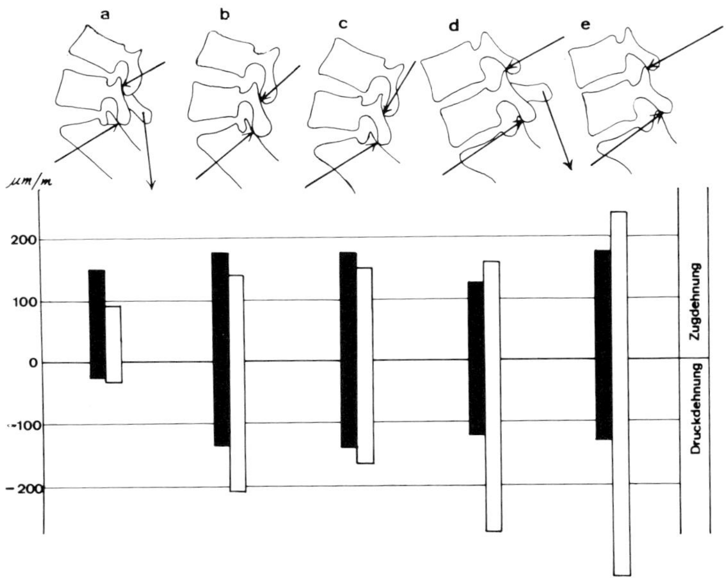


**Abb. 2.** (s. Text)

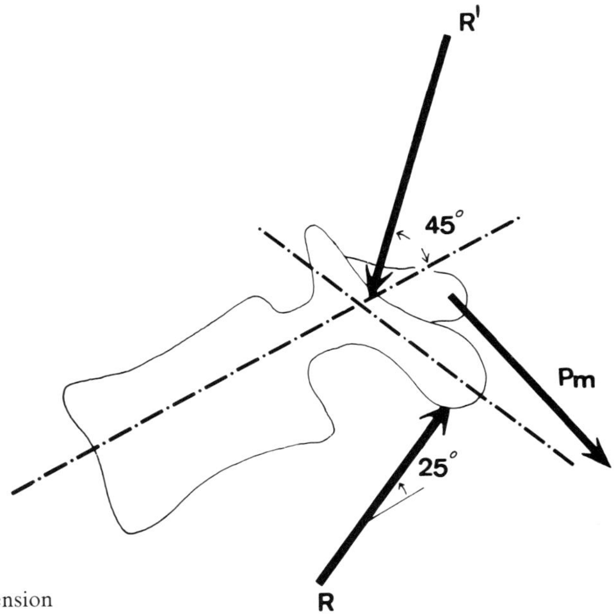


**Abb. 3.** Belastung in Hyperextension

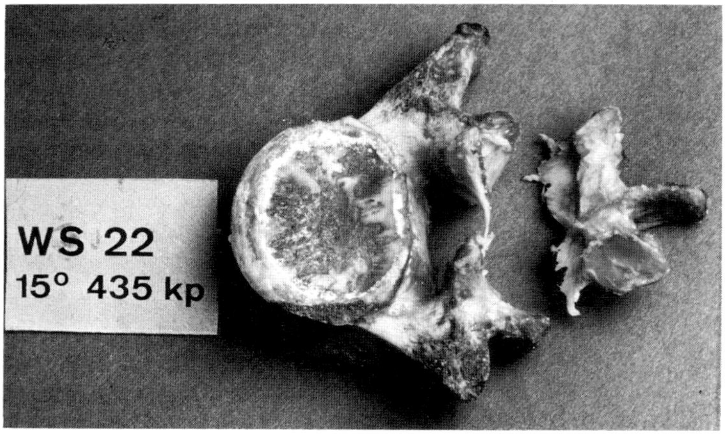


**Abb. 4.** Beidseitig gebrochener Isthmus

Defekt des Isthmus von $LWK_5$. Die Abb. 4 zeigt das Beispiel eines beidseitig gebrochenen Isthmus.

Wie könnte es unter physiologischer Bedingungen zu einer solchen Situation kommen?

In normaler Extension oder Flexion dreht sich $LWK_4$ um einen Drehpunkt, der in der Bandscheibe lokalisiert ist. Gleichzeitig gleiten die posterioren Gelenkfazetten von $LWK_4$ und $LWK_5$ aufeinander. Bei fortgesetzter Extension kommt der kaudale Rand der unteren Fazetten von $LWK_4$ auf den Bogen von $LWK_5$ zu liegen, und zwar genau in der Isthmusregion. Setzt man die Extension weiter fort, so wird dieser Kontaktpunkt zum Drehpunkt und die Bandscheibe erfährt eine Dehnung! In dieser Stellung kann die ganze Axialkraft nur über die posterioren Gelenkfortsätze durch das Isthmusgebiet von $LWK_5$ geleitet werden, da die Bandscheibe jetzt überhaupt keine axialen Kräfte mehr zu übertragen vermag.

Eine Bestätigung dieser Vorgänge findet sich in verschiedenen Berichten, die eine Häufung der Spondylolyse bei gewissen Sportarten erwähnen; die Inzidenz ist aber dort sehr hoch, wo die Hyperlordose mit einer großen axialen Kraftwirkung kombiniert ist, beispielsweise 47% im Falle der Speerwerfer!

Wir haben gezeigt, daß eine statische Belastung der Lendenwirbelsäule unter speziellen Bedingungen zu einer Isthmusfraktur führt. Es muß aber ausdrücklich erwähnt werden, daß eine wiederholte Belastung der Wirbelsäule in der gezeigten Art ebenso gut auch zu Ermüdungsrissen führen kann, und zwar bei viel niedrigeren Belastungen.

Bedenkt man, daß der Isthmus zur Hauptsache aus Kortikalisknochen besteht und deshalb eine relativ lange Zeit für den Knochen-Turnover benötigt, und daß zudem die Arterien, welche dieses Gebiet versorgen, genau in dieser verletzlichen Region in den Knochen eintreten, so könnte die Ermüdung durchaus auch zur vollständigen Ruptur führen. Irgendwelche vorbestehende strukturelle Schwächen wie etwa eine Spina bifida oder eine Dysplasie der Pars interarticularis dürften bei derartigen Belastungen zweifellos die Entwicklung einer Isthmusfraktur begünstigen.

## Literatur

Cyron BM, Hutton WC, Troup JDG (1976) Spondylolytic fracture. J Bone Joint Surg [Br] 58:462

Francillon MR, Schreiber A (1966) Beitrag zur Kenntnis der Spondylolisthesis. Arch Orthop Trauma Surg 60:7

Groher W (1975) Die Entstehung der Spondylolyse – klinische und experimentelle Untersuchungen. Orthop Praxis 11:214

Harris RT, Wiley J (1963) Acquired spondylolyses as a sequel to spine fusion. J Bone Joint Surg [Am] 45:1159

Lamy C, Farfan HF (1975) The strength of the neural arch and the etiology of spondylolysis. Orthop Clin North Am 6:215

Scherb R (1921) Zur Indikation und Technik der Albee de Quervain'schen Operation. Schweiz Med Wochenschr 763

Schreiber A (1968) Ungeklärte Spondylolisthesis-Probleme. Verh Dtsch Orthop Ges 55:154

Suezawa Y (1981) Zur Aetiologie der Spondylolisthesis: Experimentelle Untersuchungen über die Biomechanik des lumbosakralen Abschnittes von Y. Suezawa und H.A.C. Jacob und Nachkontrollen von Y. Suezawa. Zusammengest. von Y. Suezawa. In: Junghans H (Hrsg) Die Wirbelsäule in Forschung und Praxis. Bd 94. Hippokrates, Stuttgart

Taillard W (1957) Les spondylolisthésis. Masson et Cie. Editeurs, Paris

# Therapiekonzept für die Spondylolisthesis

W. Dick und E. Morscher

## Einleitung

So vielfältig das Erscheinungsbild und die Genese der Spondylolisthesen ist, so vielfältig muß auch die Reihe der therapeutischen Antworten ausgelegt sein, die der Behandler gegenüber diesem Oberbegriff einzusetzen gewillt und in der Lage ist.

Dabei genügt nicht die auf Newman [24] zurückgehende Einteilung in:

- Kongenitale (dysplastische) Spondylolisthesen
- isthmische (spondylolytische) Spondylolisthesen
- degenerative Spondylolisthesen
- pathologische Spondylolisthesen
- die seltenen makrotraumatischen Spondylolisthesen werden heute zu den Luxationsfrakturen der Wirbelsäule gerechnet.

Vielmehr muß sie nach zusätzlichen Gesichtspunkten weiter differenziert werden.

Bekanntlich bedeutet die Diagnose einer Spondylolisthesis beim Vorliegen von Rückenschmerzen keineswegs immer, daß diese auch die Ursache ist [8, 38], wissen wir doch, daß die überwiegende Anzahl der rund 4% Träger dieses Merkmals in der Bevölkerung beschwerdefrei sind. Im Kindesalter steigt die Häufigkeit des Vorkommens von Null bei der Geburt – auch die sogenannte kongenitale Spondylolisthesis ist ja nur eine angeborene Dysostose und noch keine Wirbelgleitung beim Neugeborenen – bis zum Wachstumsabschluß auf die Erwachsenenrate an, während sie dann mit gewissen Einschränkungen konstant bleibt. Es handelt sich demnach um ein im Kindes- und Adoleszentenalter expandierendes Geschehen, das im Erwachsenenalter weitgehend zum Stillstand kommt, allerdings dann degenerativen Veränderungen unterworfen ist [9, 32]. Spondylolisthesen sind also im Kindesalter potentiell progredient; das Therapiekonzept wird somit vom Alter des Patienten abhängig sein.

## Spondylolisthesen im Kindes- und Jugendalter

Wird bei einem beschwerdefreien Kind zufällig anläßlich einer anderweitig initiierten Röntgenuntersuchung im Kindesalter eine Spondylolyse oder eine Spondylolisthesis mit Verschiebung von weniger als 50% entdeckt, so sollte auf jährlichen bis zweijährlichen Kontrollen bis zum Wachstumsabschluß bestanden, aber großer Wert darauf gelegt werden, daß das Kind ein normales Leben führt und nicht zum „Rückenkrüppel“ wird. Im Sport ist allenfalls von Wettkampf- oder Leistungssportarten abzuraten; Turn- und Sportbefreiungen vom obligatorischen Schulunterricht sind dagegen selten angezeigt:

*Zufallsbefund:* Spondylolyse
Spondylolisthesis < 50%:
- jährliche Kontrollen
- normales Leben führen lassen
- nur geringe Sporteinschränkungen

Anders ist es, wenn tiefe Kreuzschmerzen zum Arztbesuch und zur Diagnosestellung führten: haben die Schmerzen erst vor kurzer Zeit angefangen, möglicherweise mit einem oder mehreren repetierten kleinen Traumen und liegt eine isthmische, d.h. spondylolytische Form der Olisthesis oder eine reine Spondylolyse vor, so ist es durchaus sinnvoll und vielversprechend, eine Ruhigstellung des Lenden/Kreuzbeinüberganges im Gipskorsett durchzuführen, denn in manchen dieser Fälle liegt der Pathogenese eine Ermüdungsfraktur der Interartikularportionen zugrunde [16, 25, 35]. Dabei wird im Korsett jene Position angestrebt, in welcher die Wirbelbogenränder röntgenologisch am weitesten einander genähert sind. Im Anschluß an 3 Monate Gipsbehandlung ist noch für ein weiteres halbes Jahr ein Überbrückungsmieder mit gleichzeitigem Rücken- und Bauchmuskeltraining vorzusehen. Zippel [38] berichtete 1980, daß mit diesem Vorgehen bei Kindern unter dem 6. Lebensjahr in 70% ein knöcherner Durchbau der Spondylolyse erreicht wurde, bei Kindern zwischen dem 6. und 11. Lebensjahr noch in 50%. Spätere Kontrollen, vor allem in Zeiten vermehrten Wachstums, sind angezeigt, um eine erneute Ruhigstellung durchzuführen, wenn sich eine neuerliche Bogenlockerung zeigen sollte.

*Schmerzen:* Spondylolyse
Spondylolisthesis < 50%:
kurze Anamnese – isthmische Form:
- Gipskorsett für 3 Monate
- Überbrückungsmieder
- Physiotherapie
- Kontrollen

Bei den Spondylolisthesen mit dysplastischen, elongierten Interartikularportionen, solchen mit großen Defekten im Bogen und mit sehr langer Anamnese ist das Ziel nicht der knöcherne Durchbau, sondern die Befreiung von den Beschwerden. Hierzu reicht häufig eine physiotherapeutische Behandlung (s. folgendes Kapitel). Bleiben die Schmerzen trotzdem bestehen, so ist auch in dieser Gruppe ein Gipskorsett sehr wirksam, was die Schmerzbefreiung angeht. Beide Male werden wir – es handelt sich ja um Kinder – die jährlichen Kontrollen bis zum Wachstumsabschluß fortführen, haben wir doch nur eine schmerzhafte in eine schmerzlose Spondylolisthesis umgewandelt, die aber trotzdem progredient sein kann. Nur in wenigen Fällen wird auch die Gipsruhigstellung die Schmerzen nicht beseitigen können: erst hier stellt sich nun die Indikation zur operativen Behandlung.

*Schmerzen:* Spondylolyse
Spondylolisthesis < 50%

lange Anamnese – kongenitale Form:

*Physiotherapie*
→ Schmerzen → *Gipskorsett*
→ Schmerzen → *Operation*

jährliche Kontrollen *Operation*

Die zuletzt genannten Kinder mit den therapieresistenten Schmerzen zählen zusammen mit jenen, bei denen der Gleitprozeß unter den Kontrollen eine Zunahme zeigt, zur Gruppe der operativ zu Behandelnden. Obligat dazuzunehmen sind auch die Jugendlichen, bei welchen bei der Diagnosestellung bereits eine Verschiebung von mehr als 50% besteht, also die Meyerding III- und IV-Formen [20], denn hier ist die Wahrscheinlichkeit der Zunahme und die Wahrscheinlichkeit von späteren Beschwerden so groß sowie die Erschwernis der Therapie durch weiteres Abrutschen so gravierend, daß die Indikation zur Stabilisierung sofort zu stellen ist. Ein Beispiel, das für sich selbst spricht, zeigt die starke Progredienz zwischen dem 14. und 18. Lebensjahr in Abb. 1.

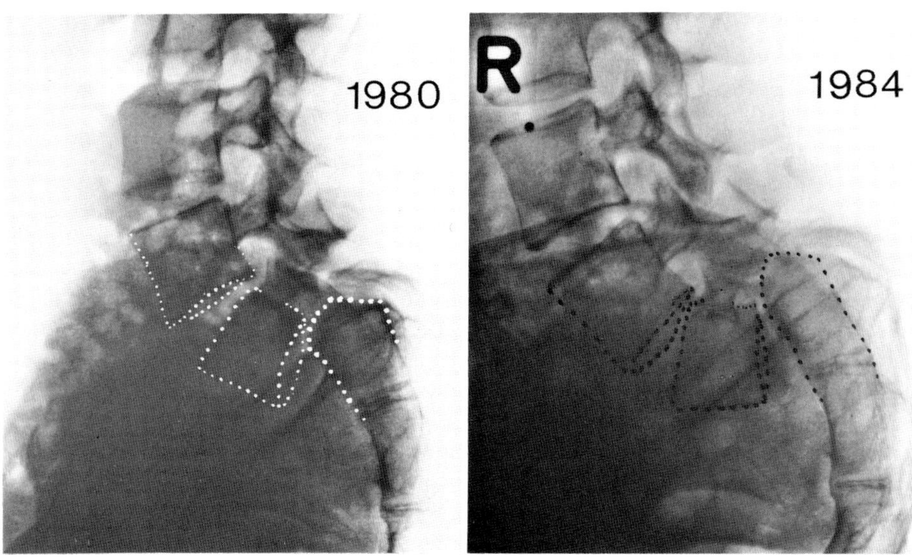


**Abb. 1.** Zunahme der Spondylolisthesis bei einem 14jährigen Mädchen mit Ausgangswert von weit über 50% Gleitung innerhalb von 4 Jahren

*Kind/Adoleszenter:* Spondylolisthesis > 50%
Zunahme der Gleitung
Therapieresistente Schmerzen
(ohne und mit neurologischen Ausfällen):
– operative Behandlung

Die Verfahren, die zur operativen Behandlung einer Spondylolisthesis angegeben wurden, reichen von der einfachen Wegnahme des Bogens [10] über das „direct repair" der Spondylolyse [4, 23], die dorsale Spondylodese [1, 12, 15, 25, 31, 37], die interkorporelle Spondylodese [17, 19, 21], die Reposition der Olisthesis [13, 28, 29, 30] bis hin zur kombinierten, ventrodorsalen Rundum-Operation [3, 5, 11, 22]. Welches Verfahren sollen wir wählen? Um diese Frage zu beantworten, müssen wir das Ziel unseres Eingriffes analysieren: was müssen wir erreichen, um *den* Faktor auszuschalten, der im konkreten Fall zur Operationsbedürftigkeit führte? Ist es die Stabilisation, die Dekompression oder die Reposition?

Hier spaltet sich die oben global angesprochene operationsbedürftige Gruppe nun weiter auf: bei *den* Jugendlichen, bei denen eine Zunahme der Gleitung beobachtet wurde oder bereits eine massive Verschiebung über 50% hinaus vorliegt, ist das Hauptziel natürlich die Stabilisation, um ein weiteres Abrutschen zu verhindern. Natürlich möchten wir die Stabilisation in einer möglichst verbesserten Stellung erzielt wissen, müssen aber nicht eine volle Reposition erzwingen: eine solide Fusion auch in einer Restfehlstellung wird Beschwerdefreiheit und Schutz vor weiterem Gleiten bringen. Dabei müssen wir uns aber bewußt sein, daß eine *dorsale* Spondylodese im Jugendalter nicht mit Sicherheit eine weitere Progredienz verhindert [2], da die Spondylodesemasse einem plastischen Umbau unterworfen ist. Es ist daher der *interkorporellen ventralen* Spondylodese der Vorzug zu geben, die sich auch leichter auf das eine betroffene Bewegungssegment begrenzen läßt.

Bei den Progredienzkontrollen sollten auch allfällige olisthetische Skoliosen, die ja häufig kombiniert vorkommen, beachtet werden: ihre Zunahme genügt, das Kriterium der Progredienz zu erfüllen, auch wenn im Seitenbild keine meßbare weitere Vorverschiebung eingetreten ist.

*Spondylolisthesis* > 50%: Zunahme der Gleitung
inkl. progrediente olisthetische Skoliose:
– (Teil-)Reposition und Spondylodese

Anders wieder wird die Wahl des Vorgehens sein, wenn gegen die konservative Therapie resistente Schmerzen den Entschluß zur Operation bringen: wir müssen dann den Schmerzort näher analysieren. Die Schmerzen bei einer Spondylolyse/Spondylolisthesis sind keineswegs einheitlich und auch nicht konstant über einen vieljährigen Verlauf, sondern sie können an verschiedenen Orten und durch sehr unterschiedliche Ursachen ausgelöst werden, wie die folgende Tabelle 1 zeigt:

Diese Aufstellung ist das Kernstück bei der Therapiewahl: ein noch so gutes Verfahren, perfekt ausgeführt und komplikationslos ausgeheilt, muß wirkungslos bleiben, wenn es am falschen Ort gegen einen falschen Mechanismus eingesetzt wird. Die richtige Differentialindikation entscheidet weit mehr als alles andere über Erfolg oder Mißerfolg einer Operation. Leider aber sind wir nicht immer imstande, die Ursache der Schmerzauslösung sicher zu erkennen. Unsere Evaluationsverfah-

**Tabelle 1.** Schmerzursachen und -lokalisationen

| | |
|---|---|
| Spondylolyse | Spondylolysezone |
| Hyperlordose | |
| Fehlstellung | Wirbelbogen und -gelenke |
| Instabilität | |
| Diskusdegeneration | Bandscheibe |
| Diskushernie | |
| Entrapment im Foramen | Nervenwurzel bzw. Cauda e. |
| Entrapment durch Wirbelhinterkante | |

ren werden sich noch verfeinern müssen; manuelle Untersuchungstechniken leisten jedenfalls gute Dienste. Was aber jugendliche Patienten angeht, so hat die Erfahrung gezeigt, je jünger der Patient ist, desto eher sind die Schmerzen in der Spondylolysezone selbst gelegen, während diese beim Erwachsenen eher in den Hintergrund rückt. Beim Jugendlichen bietet sich daher die direkte Rekonstruktion der Spondylolysezone an, wie sie von Buck [4] 1970 vorgeschlagen wurde, vorausgesetzt, daß die Bandscheibe des Olisthesesegmentes noch keine Degenerationszeichen aufweist. Dabei wird von der Hinterkante des spondylolytischen Bogens eine Zugschraube durch die Interartikularportion in den processus articularis superior eingebracht und natürlich die Spondylolysezone vom Bindegewebe befreit und mit einer Spongiosaplastik aufgefüllt. Das Verfahren stellt also eine echte Osteosynthese zweier Fragmente eines Wirbels und keine Spondylodese dar. Vom funktionellen Gesichtspunkt her wäre die Methode demnach ideal: es wird kein Bewegungssegment blockiert. Weil aber die Größenverhältnisse und der zur Verfügung stehende Platz sehr klein sind, sind Brüche der dünnen Schrauben in immerhin rund 20% aufgetreten. Es wurden daher verschiedene Modifikationen, z. B. mit Drahtzuggurtungen,

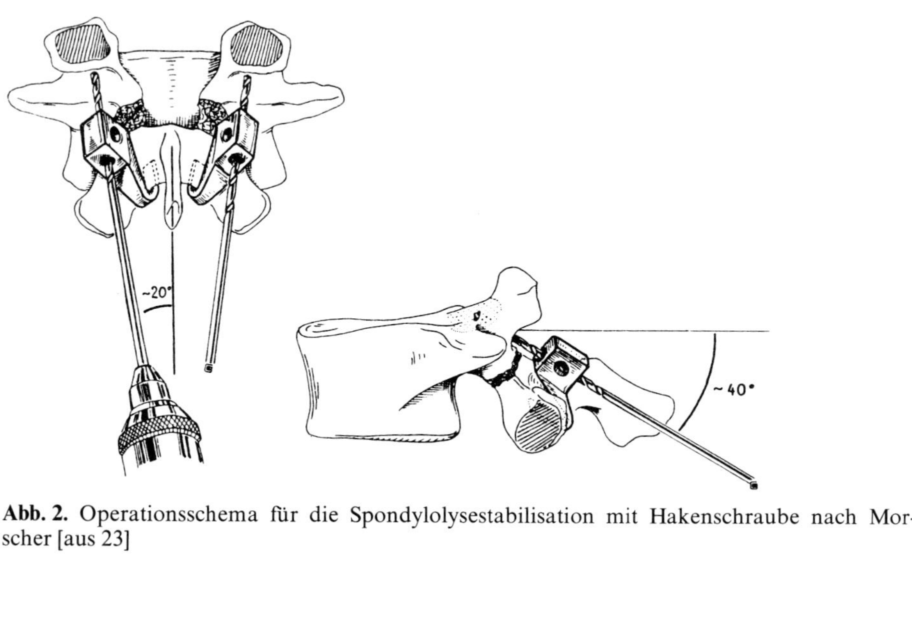


**Abb. 2.** Operationsschema für die Spondylolysestabilisation mit Hakenschraube nach Morscher [aus 23]

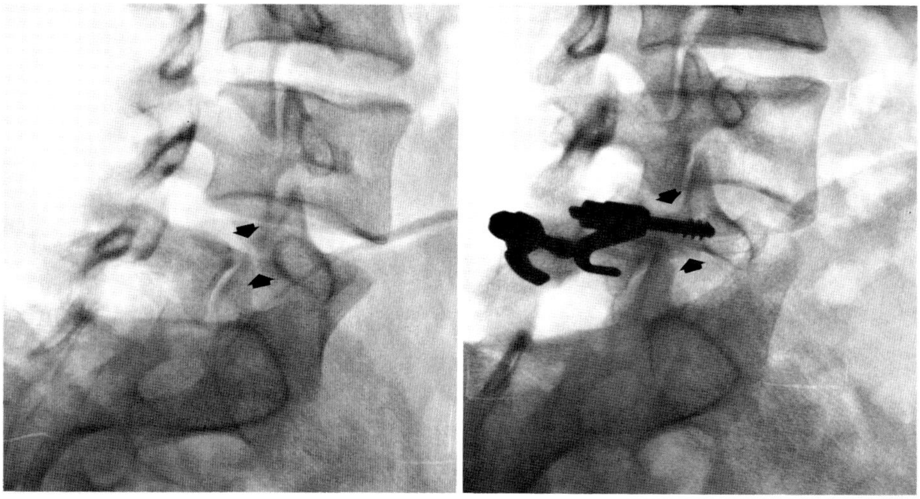

**Abb. 3.** Klinisches Beispiel einer Direktstabilisation ohne Spondylodese bei jugendlichem Patienten

beschrieben. Morscher entwickelte eine Hakenschraube mit einer vom üblichen Harrington-Haken abweichenden Hakenform [23]. Die kräftige Schraube, die vorne ein Spongiosagewinde und im Schaft ein Mutterngewinde für Kompressionsmuttern trägt, verläuft hierbei nicht durch die Spondylolysezone selbst, sondern unmittelbar kranial darüber, so daß der ganze Lyseraum für die Spongiosaplastik zur Verfügung steht (Abb. 2 und 3). Auch bei der gehäuft vorkommenden Spina bifida mit ihrer überaus dünnen Lamina ist mit dem Haken im Gegensatz zu einer Schraube ein sicheres Fassen möglich.

Die technisch einfachere Bogenresektion jedoch darf im Kindesalter niemals als alleiniger Eingriff ohne gleichzeitige Spondylodese erfolgen, weil sonst mit Sicherheit schwerste Deformierungen zu erwarten sind im Verlauf des weiteren Wachstums.

## Spondylolisthesis im Erwachsenenalter

Bei erwachsenen Patienten ändern sich die eben vorgestellten Schemata, weil

1. die Sorge um eine Zunahme des Gleitprozesses weitgehend wegfällt,
2. eine knöcherne Konsolidation der Interartikularportion auf konservativem Wege durch Gipskorsett kaum zu erreichen ist und
3. die Spondylolyse als Schmerzauslösezone in den Hintergrund tritt, dafür aber degenerative Abläufe mit Nah- und Fernauswirkungen hinzukommen.

Gehen wir nach dem gleichen Muster wie beim Kind vor, so werden wir den beschwerdefreien Erwachsenen, bei dem wir zufällig auf eine Spondylolyse oder Spondylolisthesis gestoßen sind, ein ganz normales Leben führen lassen. Freilich werden wir ihn, ohne ihn psychisch auf seinen Rücken zu fixieren, darüber informieren, daß er (wie jeder 25. in der Bevölkerung!) eine Veränderung hat, die später allenfalls auch einmal zu Beschwerden führen könnte. Zippel schrieb 1980 sehr pointiert: „Im Erwachsenenalter ist es therapeutischer Unfug, selbst hochgradige, aber stabilisierte, schmerz- und symptomfreie Fälle von Spondylolisthesis mit irgendeiner Behandlungsmethode zu belästigen" [38].

*Zufallsbefund:*
Spondylolyse
Spondylolisthesis:
- normales Leben führen lassen
- im Sport nur Hochleistung einschränken
- Information ohne Dramatik, daß Beschwerden kommen können

Hat der Patient aber Beschwerden, die mit der Wirbelverschiebung in kausalen Zusammenhang zu bringen sind – und nicht jede Kreuzmüdigkeit oder lumbalgiformen oder ischiasartigen Schmerzzustände sind auf den Röntgenbefund des abgeglittenen Wirbels zurückzuführen, es sei nur an die vermehrten Diskushernien in kranialer gelegenen Segmenten erinnert –, so ist in jedem Fall zunächst eine konsequente konservative Behandlung anzusetzen (siehe folgendes Kapitel), wobei durch geeignete Physiotherapietechniken vor allem die segmentale Muskulatur gekräftigt werden soll. In diesem Programm wird das Lendenmieder kontrovers betrachtet. Wir meinen jedoch, daß es über die Schmerzminderung zu mehr körperlicher Aktivität verhilft als es durch die Ruhigstellung zu Muskelabbau führt. Der Patient wird zu beraten sein, wie er selbst Verantwortung für das richtige Umgehen mit seinem eigenen Rücken in Beruf und Freizeit übernehmen kann.

*Schmerzen:*
Spondylolyse
Spondylolisthesis:
- abgestufte konservative Behandlung
  (physikalisch, physiotherapeutisch, Lendenmieder etc.)
- Berufsberatung
- Sport nach Schmerzausmaß

Beim Erwachsenen ergibt sich nur *dann* eine Operationsindikation, wenn Schmerz, Haltungs- und Gangstörung oder neurologische Störung auf eine genügend lange und konsequente konservative Behandlung nicht ansprechen. Ist die Indikation zur Operation aber gegeben, so muß die Verfahrenswahl wiederum differenziert erfolgen: es gibt keinen „Standardeingriff" zur Behandlung einer jeden Erwachsenen-Spondylolisthesis. Wieder müssen die Schmerzursachen und -lokalisationen nach Tabelle 1 analysiert und das Operationsziel definiert werden. Halten wir beispielsweise die *Instabilität* – oder genauer: die gestörte Segmentbeweglichkeit – für die hauptsächliche Komponente und ist die Bandscheibe schon degenerativ verändert, so ist beim Erwachsenen nicht mehr die Direktverschraubung der Spondylolyse, sondern die Versteifung des Segmentes angezeigt.

Wir ziehen der durchaus auch möglichen posterolateralen Fusion in situ die interkorporelle ventrale Spondylodese vor, mit der sich gleichzeitig die Höhe des Zwischenwirbelraumes und damit des Foramen intervertebrale wiederherstellen und oft auch eine partielle Reposition der Ventralgleitung als Zugabe erreichen läßt. Vor allem aber ist diese Fusion sicher auf *ein* Segment beschränkt. Ob man neuerdings eines der später noch zu besprechenden monosegmentalen Implantate einsetzen will, um die Nachbehandlung zu vereinfachen, wird von Fall zu Fall anders zu entscheiden sein.

*Operationsziel:*
Stabilisation
Dekompression
Reposition
– Beim Erwachsenen in der Regel
  nicht Verschraubung der Lyse,
  sondern Spondylodese
  (interkorporelle gegenüber dorsaler bevorzugt)

Steht die *Kompression* neuraler Elemente im Vordergrund, so unterscheidet sich wiederum das Erwachsenen- und das Jugendalter: beim jugendlichen Patienten kann davon ausgegangen werden, daß neurologische Symptome in der Regel mit solider Fusion auch ohne weitere Maßnahmen verschwinden [2, 14]. Die dekomprimierenden Operationen im Erwachsenenalter werden in einem speziellen Kapitel von Loew abgehandelt. Hier sei nur folgender Hinweis eingefügt:

Wir halten die alleinige Dekompression durch Bogenresektion nach Gill und White [10] dort für angebracht, wo über degenerative osteophytäre Veränderungen die Wirbelsäule sich selbst schon stabilisiert hat, d.h. bei den degenerativen Olisthesen nach dem 50. Lebensjahr. In den andern Fällen erscheint uns eine Kombination mit einer gleichzeitigen Spondylodese als ratsam.

*Operationsziel:*
Stabilisation
Dekompression
Reposition
– Alleinige Bogenresektion bei degenerativen Olisthesen (Gill u. White [10]) nach 50. Lebensjahr oft möglich; davor Kombination mit Spondylodese

Schließlich kann auch die *Reposition* Hauptziel der operativen Behandlung werden, nämlich dann, wenn das Ausmaß des Gleitprozesses zu einer Störung der Statik geführt hat, die der Patient nicht mehr kompensieren kann. Die Spondylolisthesis ist ja eine kyphotische Deformität, über welcher sich kompensatorisch eine langgezogene, den Körperschwerpunkt weit nach vorne verlagernde Lordose ausbildet, die weit in die Brustwirbelsäule reichen kann. Das Sakrum wird mit Zunahme des Gleitprozesses immer senkrechter eingestellt [34, 36]. Die Ischiokruralmuskulatur verkürzt sich. Der Patient kann nur noch mit gebeugten Knien stehen [30]. Die in schmerzhafter Dauerkontraktion der Muskulatur fixierte Lendenwirbelsäule verliert beim Gehen ihre Eigenbeweglichkeit.

Zur Reposition solcher Grad IV- und V-Spondylolisthesen sind verschiedene dorsale und kombiniert ventral-dorsale Verfahren [3, 11–13, 28–30] angegeben worden, die in der Regel auf dem Distraktionsprinzip beruhen. In der Tat kann mit dem Harrington-Distraktionsinstrumentarium bei der Spondyloptose der abgeglittene

Wirbel aus dem kleinen Becken hochgeholt werden, besonders, wenn man zweizeitig vorgeht und nachspannt, wie Morscher 1975 gezeigt hat [22].

Diesen Verfahren haften jedoch einige systembedingte und deshalb unvermeidliche Unvollkommenheiten an. Wie das Schema in Abb. 4a zeigt, führt die Richtung der Krafteinwirkung des Harrington-Stabes dazu, daß die Ventralverlagerung des Körperschwerpunktes nicht beseitigt und die Vertikalisierung des Sakrums nicht aufgehoben werden kann. Außerdem wäre, um mit diesem System die Kyphose im Gleitsegment zu korrigieren, eine Zweipunkt-Abstützung beidseits der Abwinkelung nötig; dies ist am Sakrum aber nicht zu realisieren. Schließlich resultiert aus der Instrumentation eine lange Versteifungsstrecke: die ganze Lendenwirbelsäule ist mit dem Sakrum fusioniert. Der Vorschlag, den 5. Lendenwirbelkörper durch Schrauben näher an den Längsstab heranzuziehen [30, 31], ändert am biomechanischen Grundprinzip nichts Wesentliches: für eine echte Reposition wäre eine zusätzliche gegenläufige entkyphosierende Rotation von Sakrum und 5. Lendenwirbelkörper erforderlich (Abb. 4b).

Die Methoden von Schöllner [29], Louis [27] und Harms [11] verbinden die Korrektur aller Komponenten der Deformität mit einer auf ein einziges Segment beschränkten Fusion vom vorderen [17], hinteren [29] oder kombinierten Zugang [11] aus.

Diesen Methoden sei hier ein eigenes Verfahren zur Seite gestellt, das auch bei extremen Spondyloptosen noch eine anatomische Reposition erlaubt: Die langen Hebelarme der Schanz-Schrauben des Fixateur externe [18] und interne [6], von dorsal transpedikulär in den Wirbelkörper bzw. das Sakrum eingebracht, bieten eine gute Handhabe, die Stellung des Gleitwirbels zu korrigieren. Sie ermöglichen

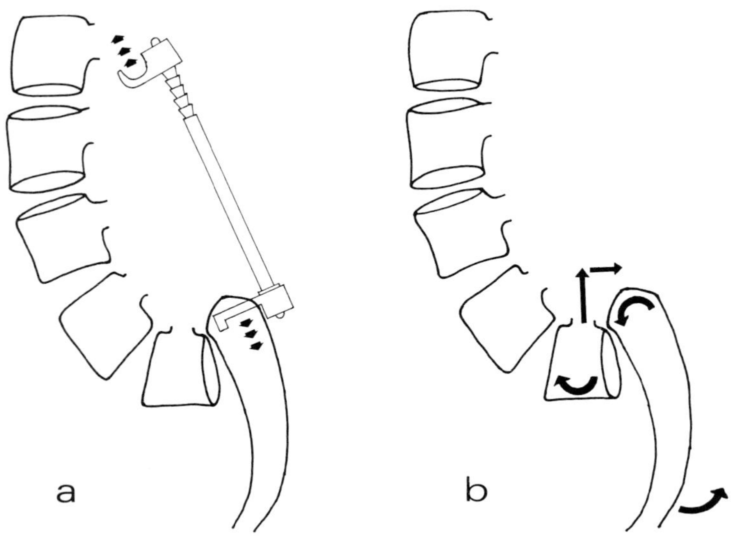


**Abb. 4. a** Mit dem Harrington-Distraktionsinstrumentarium lassen sich mangels eines zweiten knöchernen Abstützungspunktes kaudal von der Deformität prinzipiell nicht alle für eine anatomische Reposition erforderlichen Kraftrichtungen erzielen. **b** Die für eine anatomische Reposition der Spondyloptose notwendigen Krafteinwirkungen

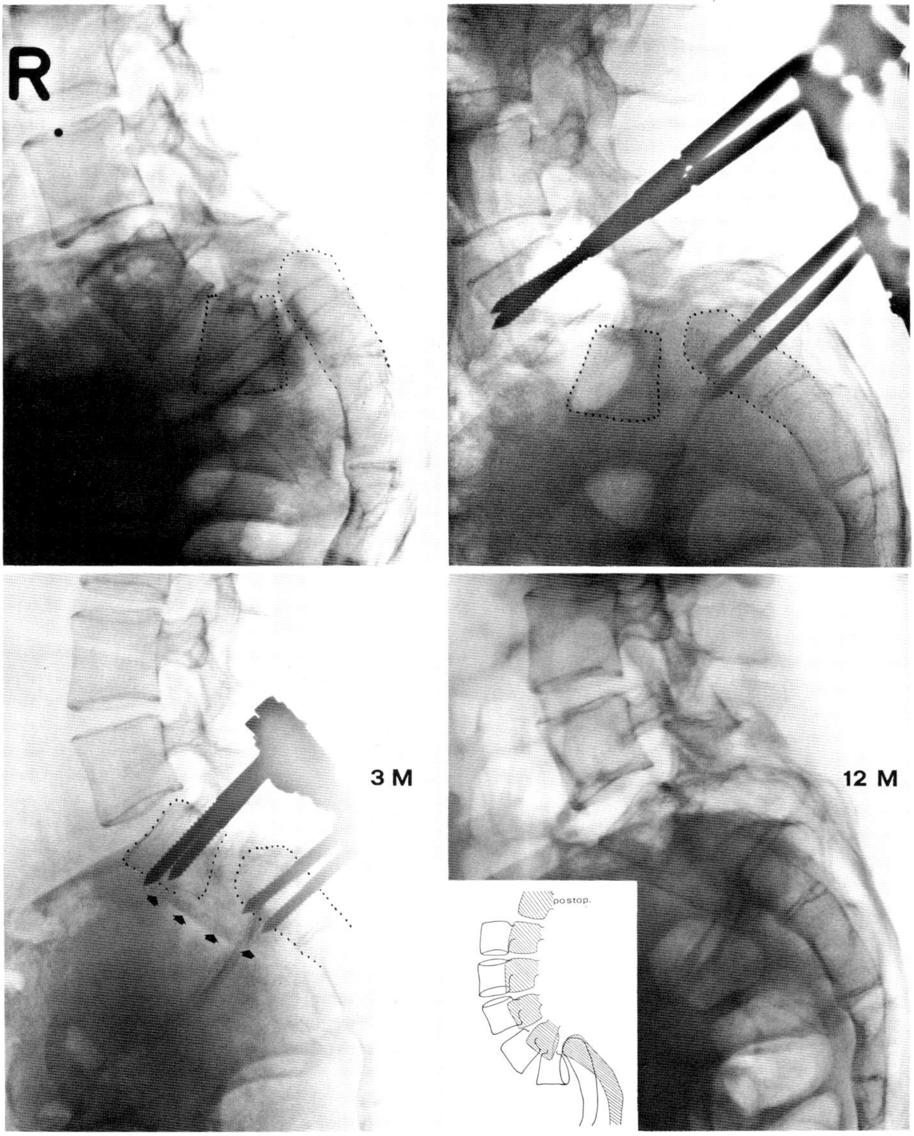


**Abb. 5.** Patientin aus Abb. 1. Externe Reposition mittels perkutanen Schanz-Schrauben $LWK_4$ $SWK_1$ über 14 Tage, dann dorsale monosegmentale Fixation $LWK_5$ $SWK_1$ und ventrale interkorporelle Spondylodese mit autologer Knochenpaste. Metallentfernung nach 12 Monaten. Normalisierung der relevanten Winkel und der Lage des Körperschwerpunktes

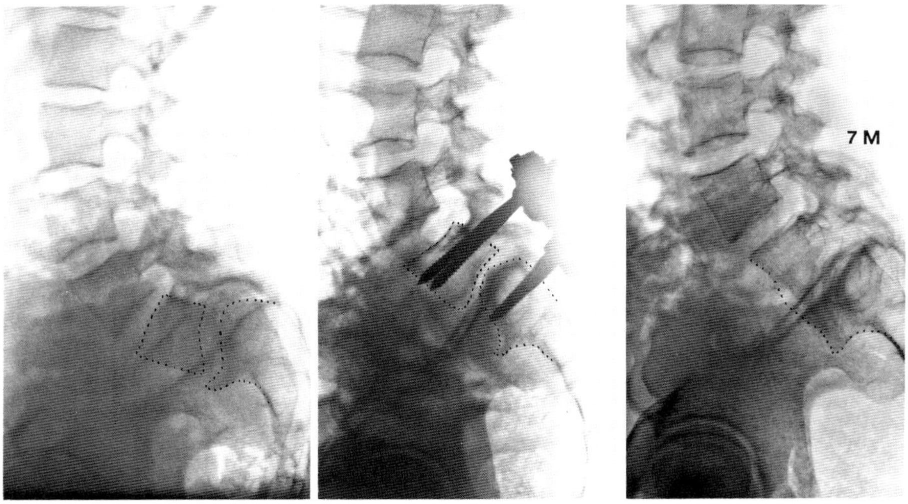


**Abb. 6.** Beispiel einer einzeitigen Reposition und monosegmentalen Fixation mit kombiniertem ventralem und dorsalem Vorgehen wie im Text beschrieben. Frühmobilisation nach 10 Tagen, rascher knöcherner Durchbau

sogar, perkutan herausgeleitet, bei extremen Spondyloptosen in zweizeitigem Vorgehen eine langsame externe Reposition über 14 Tage beim wachen Patienten mit anschließender interner Stabilisation (Abb. 5). Bei Spondylolisthesen Grad III und IV hingegen wird eine ausreichende Reposition in einer einzigen Sitzung möglich sein.

Das Vorgehen läuft dabei folgendermaßen ab: Zunächst wird von der hinteren Beckenschaufel eine pastenartige, fein zerriebene Mischung von Corticalis und Spongiosa als autologes Transplantat mit der Hüftprothesenraffel gewonnen [7] oder mit der Knochenmühle aus Spänen hergestellt: Dann erfolgt durch einen ventralen Zugang die Resektion des Anulus fibrosus und, so weit erreichbar, der Bandscheibe des Gleitsegmentes. Die Deckplatten werden mit der Kürette angefrischt, die Vorderflächen von Sakrum und Gleitwirbel ebenfalls angefrischt. Nun kann mit der Knochenpaste die ventrale interkorporelle Spondylodese angelegt und der ventrale Zugang verschlossen werden. Diese Reihenfolge bietet den Vorteil, daß einerseits die anschließende Reposition von dorsal viel leichter geht (wegen des „anterior release") und andererseits die interkorporell und reichlich ventral vor dem Gleitsegment angelagerte Knochenpaste der Stellungsänderung der Wirbel bei der Reposition automatisch folgt. Die anschließende monosegmentale Fixation mit dem Fixateur interne ist solide genug, eine Mobilisierung des Patienten nach längstens 14 Tagen zu erlauben und einen raschen Durchbau der Spondylodese sicherzustellen (Abb. 6).

Für die ersten 3 bis 6 Monate empfiehlt sich zum Schutze ein Ortholenmieder.

*Operationsziel:*
Stabilisation
Dekompression

Reposition:

Grad III, IV

- *Einzeitiges Vorgehen:*
  1. Entnahme autologer Knochenpaste
  2. Transperiton. „anterior release“, Anlagerung der Knochenpaste interkorporell
  3. Dorsale Reposition und Stabilisation mit Fixateur interne oder anderem monosegmentalem Implantat

Grad V

- *Zweizeitiges Vorgehen:*

  A. Montage eines Fixateur *externe* mit transpedikulären Schanzschrauben von dorsal in $LWK_4$ und $SWK_1$

  Zweiwöchige Reposition von außen

  B. Umsetzen auf Fixateur *interne* $LWK_5/SWK_1$ oder anderes monosegmentales Implantat und transperitoneale interkorporelle Spondylodese

Allen reponierenden Verfahren gemeinsam ist eine Verlängerung der Wegstrecke für die Wurzeln $LWK_5$ und damit die Möglichkeit sensibler oder motorischer Ausfälle peripher, die typischerweise meist nicht unmittelbar postoperativ, sondern erst nach Stunden oder Tagen eintreten. Sind sie rein zugbedingt, erholen sie sich in aller Regel spontan und vollständig. Es empfiehlt sich aber bei der Reposition eine Wegnahme des Bogens von $LWK_5$, um Übersicht über die Wurzeln zu haben und eine direkte Kompression vermeiden zu können.

Überschlagsmäßig dürfte nur etwa ein Zehntel aller Spondylolisthesen schmerzhaft und behandlungsbedürftig werden [38]. Mit dem hier vorgestellten differenzierten Therapiekonzept können von diesen wiederum rund 60–90% erfolgreich konservativ behandelt werden, und für die verbleibenden Patienten bieten richtig ausgewählte operative Verfahren eine gute Prognose.

## Literatur


1. Bohlman HH, Cook SS (1982) One-stage decompression and posterolateral and interbody fusion for lumbosacral spondyloptosis through a posterior approach. J Bone Joint Surg [Am] 64:415–418
2. Boxall D, Bradford DS, Winter RB, Moe JH (1979) Management of severe spondylolisthesis in children and adolescents. J Bone Joint Surg [Am] 61:479–495
3. Bradford DS (1979) Treatment of severe spondylolisthesis. A combined approach for reduction and stabilization. Spine 4:423–429
4. Buck JE (1970) Direct repair of the defect in spondylolisthesis. J Bone Joint Surg [Br] 52:432–437
5. DeWald RL, Faut MM, Taddonio RF, Neuwirth MG (1981) Severe lumbosacral spondylolisthesis in adolescents and children. J Bone Joint Surg [Am] 63:619–626
6. Dick W (1984) Innere Fixation von Brust- und Lendenwirbelfrakturen. Huber, Bern Stuttgart Toronto
7. Dick W (1986) Use of the acetabular reamer for harvesting autogeneic bone graft material: a simple method to produce bone paste. Arch Orthop Trauma Surg, im Druck

8. Francillon MR (1974) Spondylolisthesis – manchmal irreführender Wegweiser. Z Orthop 112:1155
9. Fredrickson BE, Baker D, McHolick WJ, Yuan HA, Lubicky JP (1984) The natural history of spondylolysis and spondylolisthesis. J Bone Joint Surg [Am] 66:699–707
10. Gill GG, White HL (1963) Surgical treatment of spondylolisthesis without spine fusion. J Bone Joint Surg [Am] 45:666
11. Harms J, Stoltze D, Grass M (1985) Operative Behandlung der Spondylolisthese durch dorsale Reposition und ventrale Fusion. Orthop Praxis 12:996–1001
12. Harrington PR, Dickson JH (1976) Spinal instrumentation in the treatment of severe progressive spondylolisthesis. Clin Orthop 117:157–163
13. Heine J, Matthiass HH, Schilke P (1985) Weitere Erfahrungen mit der Reposition der Spondylolisthesis nach Schöllner. Orthop Praxis 12:981–986
14. Hensinger RN, Lang JR, MacEwen GD (1976) Surgical management of spondylolisthesis in children and adolescents. Spine 1:207–217
15. Imholz H (1985) Über die Behandlung der lumbalen Instabilität bei der Spondylolisthesis und beim degenerativen Lockerungssyndrom durch die Distraktionsspondylodese mit dem Instrumentarium nach Knodt. Orthop Praxis 12:987–989
16. Letts M, Smallman T, Afanasiev R, Gouw G (1986) Fracture of the pars interarticularis in adolescent athletes: a clinical-biomechanical analysis. J Pediatr Orthop 6:40–46
17. Louis R, Maresca C (1977) Stabilisation chirurgicale avec réduction des spondylolysis et des spondylolisthesis. Int Orthop 1:215–225
18. Magerl F (1982) External skeletal fixation of the lower thoracic and the lumbar spine. In: Uhthoff HK (ed) Current Concepts of External Fixation of Fractures. Springer, Berlin Heidelberg New York, S 353–366
19. Matzen KA, Köppl W (1985) Die operative Behandlung der Spondylolisthesis mit der ventralen Distraktionsspondylodese. Orthop Praxis 12:1002–1004
20. Meyerding HW (1932) Spondylolisthesis: surgical treatment and results. Surg Gynecol Obstet 54:371–377
21. Morscher E (1974) Indikation und Technik der vorderen Spondylodese der Lumbalwirbelsäule bei degenerativen Erkrankungen. Z Orthop 112:763–766
22. Morscher E (1975) Zweizeitige Reposition und Stabilisation der Spondyloptose mit dem Harrington-Instrumentarium und vorderer interkorporeller Spondylodese. Arch Orthop Trauma Surg 83:323–334
23. Morscher E, Gerber B, Fasel J (1984) Surgical treatment of spondylolisthesis by bone grafting and direct stabilization of spondylolysis by means of a hook screw. Arch Orthop Trauma Surg 103:175–178
24. Newman PH (1963) The etiology of spondylolisthesis. J Bone Joint Surg [Br] 45:39–59
25. Niethard FU, Pfeil J (1985) Untersuchungen zur Entstehung von Spondylolyse und Spondylolisthese. Orthop Praxis 10:779–784
26. Niethard FU, Pfeil J (1985) Retrosomatische Spondylolyse des 5. Lendenwirbels mit Segmentationsstörung des zugehörigen Wirbelbogens. Z Orthop 123:859–863
27. Pfeil J, Niethard FU (1985) Röntgenmorphologische Veränderungen der Lendenwirbelsäule bei der Spondylolisthesis im Kindesalter. Orthop Praxis 10:785–790
28. Scaglietti O, Frontino G, Bartolozzi P (1976) Technique of anatomical reduction of lumbar spondylolisthesis and its surgical stabilization. Clin Orthop 117:164–175
29. Schöllner D (1975) Ein neues Verfahren zur Reposition und Fixation bei Spondylolisthesis. Orthop Praxis 11:270–274
30. Sijbrandij S (1981) A new technique for the reduction and stabilisation of severe spondylolisthesis. J Bone Joint Surg [Br] 63:266–271
31. Sijbrandij S (1985) Reposition und Stabilisation der schweren Spondylolisthesis. Orthop Praxis 10:797–802
32. Taillard W (1954) Le spondylolisthesis chez l'enfant et l'adolescent. Acta Orthop Scand 24:115–144
33. Verbiest H (1979) The treatment of lumbar spondyloptosis or impending lumbar spondyloptosis accompanied by neurologic deficit and/or neurogenic intermittent claudication. Spine 4:68–77

34. Wiltse LL, Newman PH, Macnab I (1976) Classification of spondylolisis and spondylolisthesis. Clin Orthop 117:23–29
35. Wiltse LL, Widell EH jr, Jackson DW (1975) Fatigue fracture: the basic lesion in isthmic spondylolisthesis. J Bone Joint Surg [Am] 57:17–22
36. Wiltse LL, Winter RB (1983) Terminology and measurement of spondylolisthesis. J Bone Joint Surg [Am] 65:768–772
37. Zielke K, Pellin B (1974) Modifikation des Sakralstabes der Harrington-Implantate zur lumbosakralen Spondylodese. Arch Orthop Trauma Surg 80:63
38. Zippel H (1980) Die Spondylolisthesen. Med Sport 20:65–78

# Untersuchungsmethoden und Befunde bei Spondylolisthese – Konservative Therapiemöglichkeiten

H. Tilscher und G. Skorpik

## I. Einleitung

Wichtigstes Symptom bei vertebragenen Störungen ist der Schmerz. Als Ursache für Kreuzschmerzen mit und ohne Ausstrahlung kommen einerseits *gestörte* Funktionen der Strukturen im Lenden-Becken-Hüftbereich in Frage, andererseits *zerstörte* Funktionen, also Erkrankungen mit faßbaren pathomorphologischen Veränderungen. Die Spondylolisthesis ist eine Erkrankung mit einer röntgenologisch faßbaren gestaltlichen Veränderung, deren Objektivierung durch eine entsprechende Röntgenaufnahme erfolgt. Trotzdem sollen typische Details aus der Anamnese und der klinischen Befunderhebung erarbeitet werden, um bereits bei der körperlichen Untersuchung an das Vorliegen der Spondylolisthese denken zu lassen, andererseits um aus der Aktualitätsdiagnose (Tilscher 1984) Indikationen zu einer gezielten Therapie zu erhalten.

Zur Erarbeitung von typischen Symptomen und kritischen Details, die erst in ihrer Gesamtheit den Verdacht auf ein Wirbelgleiten erwecken, wurde wie folgt vorgegangen:

## II. Patientengut und Methodik

Aus dem Patientengut der Abteilung für konservative Orthopädie und Rehabilitation der Jahre 1981 bis 1985 wurden die Krankengeschichten von 76 Patienten mit röntgenologisch nachgewiesenen lumbalen Spondylolisthesen bearbeitet.

Es wurden insgesamt 80 Olisthesen gezählt. Unter der Annahme, daß die sogenannten „echten Olisthesen“ einem anderen Pathomechanismus zugrunde liegen als die „Pseudolisthesen“, wurden zum Großteil beide Gruppen getrennt, oder miteinander verglichen.

## III. Klassifizierung der Olisthesen

Echte Olisthesen fanden sich: 20 (25%)
Pseudolisthesen: 60 (75%).

Bei der Lokalisierung der Olisthesen ergaben sich folgende Zahlen (Abb. 1). Das Wirbelgleiten war am weitaus häufigsten im Segment L 5/S 1.

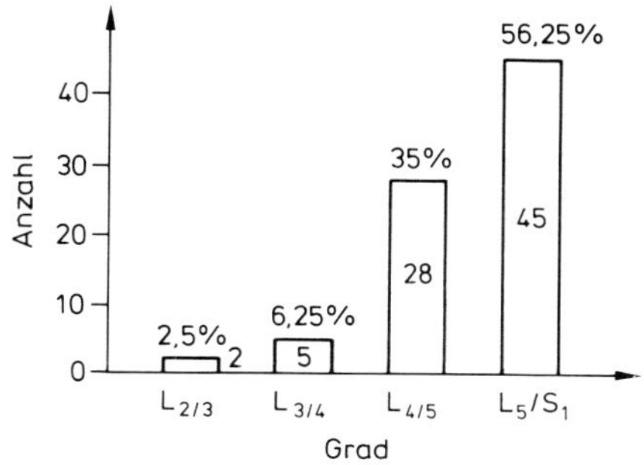


**Abb. 1.** Lokalisation der Olisthesen

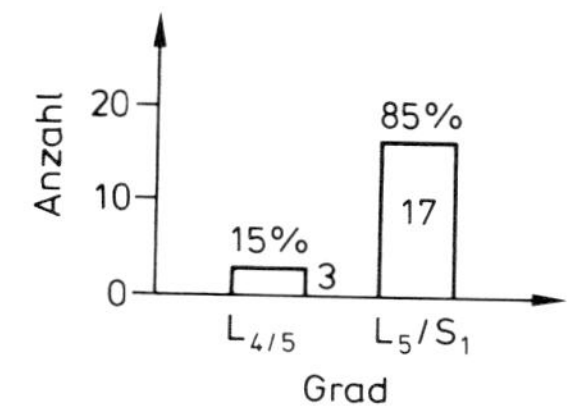


**Abb. 2.** Lokalisation der echten Olisthesen

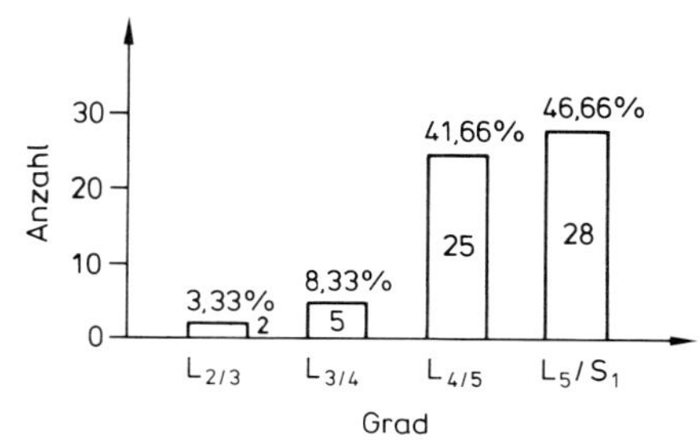


**Abb. 3.** Lokalisation der Pseudolisthesen

Wichtigstes Unterscheidungsmerkmal zwischen echter Olisthese und Pseudolisthese ist das Erhaltenbleiben der Interartikularportion bei der Pseudolisthese mit einer Verschmälerung des Zwischenwirbelraums und Deformierung der Gelenkfortsätze (s. Abb. 5 u. Abb. 6).

Echte Olisthesen konnten 17mal, das sind 85% der einschlägigen Fälle im Segment L5/S1 und 3mal, also in 15% der Fälle zwischen L4/5 beobachtet werden (Abb. 2).

Anders die Pseudolisthesen, die bereits ab dem Segment L2 vorkamen (Abb. 3). Das Ausmaß des Gleitens wurde nach der Einteilung von Meyerding (Meyerding 1943) bestimmt.

In beiden Olisthesegruppen war der Meyerdinggrad I am häufigsten zu finden. Das Ausmaß des Wirbelgleitens in den Segmenten L5/S1 und L4/5 war in beiden Gruppen ähnlich.

## IV. Anamnestische Daten

1. Das *Durchschnittsalter* der 76 Patienten (46 weibliche, 30 männliche) war 54,63 Jahre (19–82 Jahre). Das Durchschnittsalter bei den Olisthesen war 41,8 Jahre und damit deutlich niedriger als das der Pseudolisthesen mit 59,2 Jahren. Die Patienten gaben eine durchschnittliche Schmerzdauer bis zur Aufnahme vom 8,52 Jahren an (2 Wochen bis 40 Jahre).

2. *Auslösung:* Es wurde 5mal ein eindeutiges Trauma angegeben wie Schiunfall, Motorradunfall, Stürze etc. Im einzelnen gaben die Patienten folgende Schmerzauslösungsmechanismen an: Belastung, langes Gehen, Stehen, Aufstehen nach langem Sitzen, Drehbewegungen, Vorbeugen, Aufrichten, Heben etc., also eher uncharakteristische dynamische Belastungen.
3. *Schmerztopik:* (Abb. 4) Bei der Beurteilung der Schmerztopik konnte bereits ein kritisches Detail erarbeitet werden: mehr als die Hälfte aller Patienten hatten symmetrisch in beide Beine ausstrahlende Schmerzen. Dabei war die häufigste Ausstrahlungstopik lumbal, gluteal, Oberschenkel und Unterschenkel, eventuell auch inguinal. Der Häufigkeit nach folgten an zweiter Stelle lokale Schmerzen lumbal, gluteal und inguinal. Am dritthäufigsten waren Schmerzen, die vom Kreuz über das Gesäß in den Oberschenkel ausstrahlten (Tabelle 1).

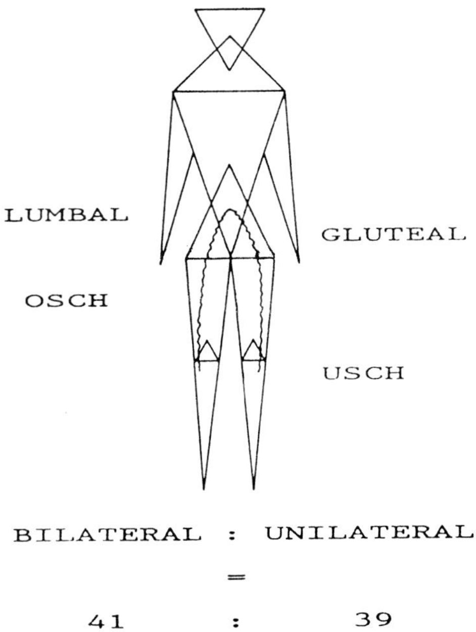


**Abb. 4.** Schmerztopik

**Tabelle 1.** Schmerztopik

| | Lum. glut. ing. | Lum. glut. ing. OS | Lum. glut. ing. OS US | Lum. glut. ing. US |
|---|---|---|---|---|
| $L_{2/3}$ | 1 | 0 | 1 | 0 |
| $L_{3/4}$ | 1 | 0 | 3 | 1 |
| $L_{4/5}$ | 11 | 4 | 13 | 0 |
| $L_5/S_1$ | 12 | 11 | 19 | 2 (1× nur US) |
| | 25 | 15 | 36 | 3 (1× US) |

# V. Klinische Untersuchung

## 1. Inspektion

In Abhängigkeit von der Konstitution und vom Ernährungszustand kann man besonders bei ausgeprägtem Wirbelgleiten, besonders in leichter Anteflexion des Patienten, eine Stufenbildung in den Dornfortsatzreihen finden.

Bei deutlicher Stufenbildung zwischen den Dornfortsätzen kann zwar die Diagnose eines Wirbelgleitens gestellt werden, aber weder eine Höhenlokalisation noch eine Differenzierung zwischen echter und Pseudospondylolisthese. Bei der echten Spondylolisthesis mit ihrem dehiszenten Spalt in der Interartikularportion gleiten nämlich die vorderen Anteile des Wirbels nach ventral und nehmen den nächst höheren Wirbel wie die gesamte darüberliegende Wirbelsäule mit. Es bleiben die dorsalen Anteile dieses Wirbels stehen, wodurch die Stufenbildung zwischen den Dornfortsätzen eine Etage höher lokalisiert ist (Abb. 5, s. auch Pfeile).

Bei der Pseudospondylolisthesis (Abb. 6) kommt es durch die Erniedrigung und damit der fehlenden Sprengkraft der Bandscheibe zu einer Entspannung der die Wirbel zusammenhaltenden Bänder, also zu einer Störung des diskoligamentären Spannungsausgleiches, welches Gleitvorgänge dann ermöglicht, wenn gleichzeitig die haltenden Gelenkfortsätze deformiert werden. Es gleitet also der obere Wirbel in toto über den unteren und die Stufenbildung findet sich im Gleitsegment (Abb. 6, s. auch Pfeile).

## 2. Die Palpation

Die Tastpalpation erfaßt unter anderem die Stufenbildung. Die Schmerzpalpation sucht Druckschmerzhaftigkeiten im Bereiche der gestörten Strukturen, wie z. B. im Interspinalband oder im Interspinalraum, weiters in gestörten Sekundärstrukturen wie den Bandansätzen, hier vor allem des Ligamentum iliolumbale und Ligamentum iliosacrale, schließlich Maximalpunkte in der reflektorisch schmerzhaft verspannten Muskulatur bzw. ihrer Insertionen. Die Schmerzpalpation kann ein kritisches Detail zur Diagnose beitragen, bietet später aber auch eine Indikation für die Reflextherapie in Form von Friktionen, Nadelungen, therapeutischen Infiltrationen,

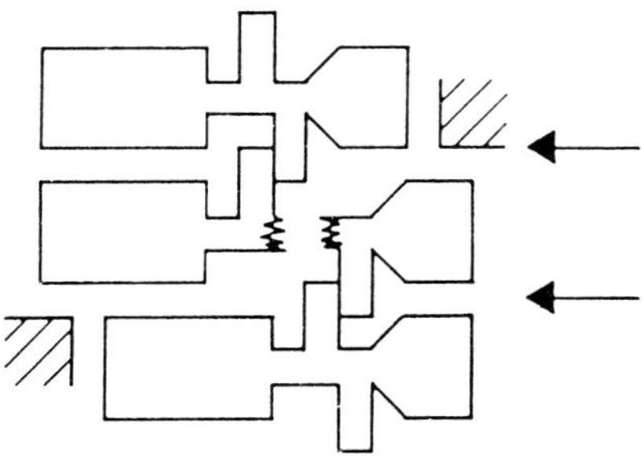

**Abb. 5.** Spondylolisthese

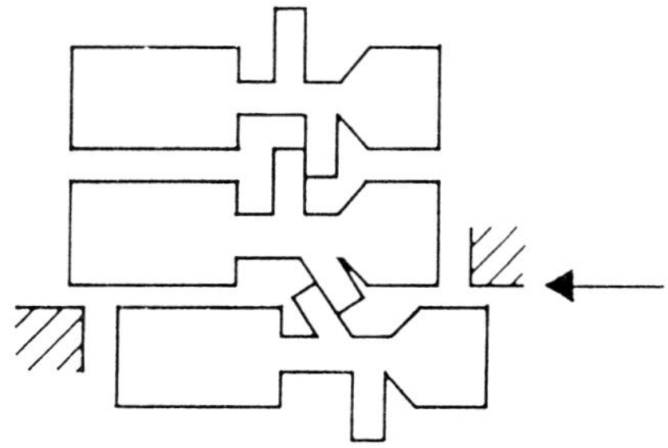

**Abb. 6.** Pseudospondylolisthese

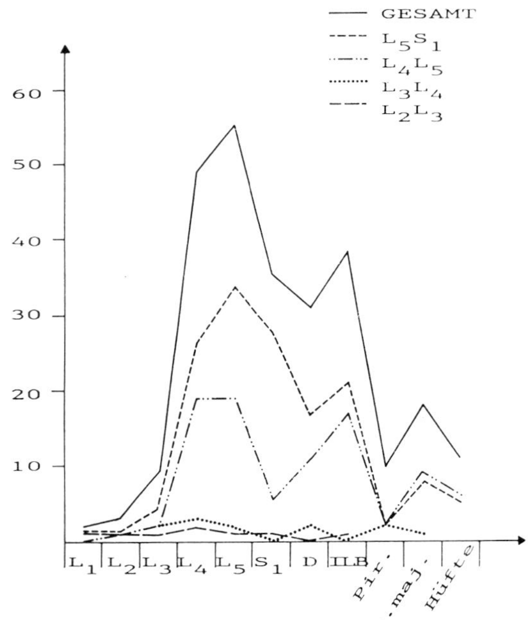


**Abb. 7.** Druckschmerz

Sklerosierungen etc. Die Schmerzpalpation wird bei jedem unserer Patienten an ca. 50 Strukturen durchgeführt, wobei der Fingerdruck etwa 5 Kilopond beträgt.

In der Lenden-, Becken-, Hüftregion sind es unter anderem folgende Strukturen: Die Dornfortsätze und Interspinalräume der Lendenwirbel, die Insertionen der Iliolumbalbänder, Iliosakralbänder bzw. das Iliosakralgelenk, der sogenannte D-Punkt (der medialste Ursprung des M. glutaeus medius) M. piriformis, der Trochanter major und das Hüftgelenk. Betrachtet man nun die entsprechenden Tabellen mit den Druckpunkten in Abhängigkeit von der Etagenhöhe des Wirbelgleitens (Abb. 7), so zeigt sich, daß einmal L5 am häufigsten druckschmerzhaft ist, gefolgt von L4, S1, dem Iliolumbalband, dem D-Punkt, viel später erst der Trochanter major, die Hüfte, der M. piriformis etc. Je höher die Olisthese lokalisiert ist, um so höher sind die entsprechenden Druckschmerzhaftigkeiten und um so weniger die Druckschmerzhaftigkeiten im Bereich von L5 und S1. Druckschmerzhaftigkeiten in der oberen Lumbalregion liefern einen gewissen Hinweis für eine Olisthese.

## 3. Federungstest

Mit dem Federungstest (springing test) wird die Beweglichkeit und die Schmerzhaftigkeit eines Bewegungssegmentes durch Druck auf den unteren Wirbel geprüft. Man erhält Anhaltspunkte für eine segmentale Bewegungseinschränkung, aber auch Bewegungsvermehrung im nächsthöheren Bewegungssegment.

Von den 76 Patienten wiesen 11 Hypermobilitätszeichen auf, 9 Patienten hatten eine Pseudolisthese, 2 eine echte Olisthese. Bei den 9 Pseudolisthesen war die Hypermobilität 7mal im Olistheseniveau, einmal ein Segment höher und einmal ein

**Tabelle 2.** Hypermobilität

| | Hyper-mobilität | Im Segment | Oberes Segment | Unteres Segment |
|---|---|---|---|---|
| Echte Olisthesen | 2 | 1 | 1 | |
| Pseudolisthesen | 9 | 7 | 1 | 1 |
| Gesamt | 11 | 8 | 2 | 1 |

Segment tiefer. Von den 2 echten Olisthesen war einmal die Hypermobilität im Olisthesenniveau, einmal im höhergelegenen Segment (Tabelle 2). Man kann also im Segment einer Pseudolisthese mit einer Überbeweglichkeit rechnen.

## 4. Hüftbeweglichkeitsstörungen

Bei der Untersuchung der Lenden-, Becken-, Hüftregion ist es notwendig, auch die Hüftfunktion zu beurteilen. Coxarthrosen können auch Lumbalsyndrome verursachen (Tilscher u. Friedrich 1984). Echte Olisthesen hatten 50% Hüftstörungen, Pseudolisthesen 65%. Wenn man gegenüber der freien Hüftrotation (S90°) die Rotationseinschränkung (entsprechend dem Kapselmuster) in drei Stufen teilt, nämlich:

Stufe I Rotation 40 bis 59 Grad,
Stufe II Rotation 20 bis 39 Grad,
Stufe III Rotation 0 bis 19 Grad,

so fällt einmal auf, daß 60% der Olisthesen in der Höhe von L5/S1 freie Hüftrotationen hatten, bei L4/5 50%, bei L3/4 40% und L2/3 50%, die allerdings wegen der geringen Fallzahl nicht zu rechnen sind.

Bei der Rotationseinschränkung I. Grades führt die Olisthese L3/4, II. Grades die Olisthese L4/5 und III. Grades wieder L3/4 mit 10%. Die echten Olisthesen sind vornehmlich im Segment L5/S1, in L4/5 dominieren die Pseudolisthesen, in L3/4 kommen keine echten Olisthesen vor, so daß ein Zusammenhang zwischen der Hüftstörung und der Pseudolisthese zu bestehen scheint. Dies gibt auch Grund zur Überlegung, ob bei der Entstehung der Pseudolisthese die gestörte Hüftfunktion, nämlich die verlorengehende Überstreckbarkeit des Hüftgelenkes und die dadurch resultierende funktionelle Überbelastung der Lendenwirbelsäule im Sinne der Hyperlordosierung beim Schreitakt ein Mitfaktor zur Entstehung der Pseudolisthese sein könnte. Interessant ist auch, daß eine Druckschmerzhaftigkeit der Hüfte und des Trochanter major bei der Pseudolisthese L4/5 häufig zu finden ist (Abb. 7). Man kann somit sagen, je höher die Olisthesen, um so seltener eine echte Olisthese, um so seltener eine normale Hüftbeweglichkeit, somit um so seltener eine normale Hüfte.

## 5. Neurologische Befunde

Bei jedem Ausstrahlungsschmerz ist eine neurologische Untersuchung notwendig, um besonders die motorischen und sensiblen Defizitsyndrome auszuschließen, welche vor allem auf eine extradurale Raumforderung hinweisen.

**Tabelle 3.** Neurologische Ausfälle. 10 von 80 Olisthesen (12,5%)

| Rad. Läsion | | $S_1$ | $L_5$ | $L_4$ | Gesamt |
|---|---|---|---|---|---|
| Olisthesis (25%) | | | | | |
| 5 | $L_5/S_1$ | 4 | 1 | | 5 |
| Pseudolisthese (8,33%) | | | | | |
| 2 | $L_5/S_1$ | | 2 | | 2 |
| 2 | $L_{4/5}$ | | 2 | | 2 |
| 1 | $L_{3/4}$ | | 1 | 1 | 2 |

Von 76 Patienten mit 80 Olisthesen hatten nur 10 radikuläre Läsionen (12,5%), also jeder 8. (Tabelle 3). Die übrigen Ausstrahlungsschmerzen ohne neurologische Ausfälle müssen somit dem sogenannten Projektionsschmerz oder der pseudoradikulären Symptomatik zugeordnet werden. Von den 10 radikulären Läsionen konnten 5 bei der echten Olisthese L5/S1 festgestellt werden, und zwar 4mal bei Grad I und einmal bei Grad II. 4 Patienten hatten S1 Zeichen. Bei den echten Olisthesen fand sich somit der neurologische Ausfall, ähnlich der Symptomatik beim Bandscheibenvorfall, oft im neurologischen Segment darunter. 5 Pseudolisthesen, und zwar alle 5mal mit dem Grad I, hatten bei einer Pseudolisthese L5/S1 2mal eine radikuläre Läsion von L5, bei L4/5 2mal eine radikuläre Läsion von L5 und bei L3/4 je 1mal eine radikuläre Läsion L4 und L5. Es kann somit gesagt werden, daß ¼ aller echten Olisthesen neurologische Ausfälle hat, aber nur 8,33% aller Pseudolisthesen. Fast alle echten Listhesen hatten eine radikuläre Läsion S1, die Pseudolisthesen vor allem eine radikuläre Läsion L5. Man kann darüber hinaus sagen, daß Ausstrahlungsschmerzen ohne neurologisches Defizitsyndrom ein dringender Hinweis für ein Wirbelgleiten sind.

## VI. Zusammenfassung

Zusammenfassend können folgende Kriterien als kritische Details erarbeitet werden: Langdauernde Schmerzanamnese mit Traumen und Verheben in der Anamnese und dynamischen Belastungen als Auslöser. Wichtig ist eine beidseitige Schmerzausstrahlung, vor allem vom Kreuz in das Gesäß, in den Ober- und Unterschenkel. Bei der Untersuchung findet man, besonders bei leichter Anteflexion, eine Stufe im Lendenwirbelsäulenbereich.

Die Druckschmerzhaftigkeit in der Lenden-Becken-Hüftregion betrifft besonders die Dornfortsätze und Interspinalbänder sowie die Iliolumbalbandansätze. Bei Pseudolisthesen im oberen Lendenwirbelsäulenbereich sind auch obere Lendenwirbelsäulenareale druckschmerzhaft. Der Federungstest zeigt gelegentliche Hypermobilitäten, eine Hüftrotationseinschränkung kann beobachtet werden und kommt oft bei der Pseudolisthese vor. Neurologische Ausfälle sind selten und dann machen die echten Olisthesen in erster Linie S-Symptome, die Pseudolisthesen primär L-Läsionen.

# VII. Die Therapie

Die Spondylolisthese ist durch morphologische Veränderungen gekennzeichnet, welche eine restitutio ad integrum nicht ermöglichen. Somit handelt es sich um keine Erkrankung, sondern um ein Leiden. Die Therapie hat sich nach der Aktualität zu richten, weshalb kein fixer, routinemäßig durchzuführender Therapieplan vorgeschlagen werden kann (Tilscher 1984). Man kann aber zwischen einer Akuttherapie, einer Behandlung der im Vordergrund stehenden chronisch-rezidivierenden Beschwerden und der Rehabilitation unterscheiden.

## 1. Die Akuttherapie

Bei intensiver Schmerzsymptomatik ist die kurzzeitige Gabe von Analgetika bzw. von nichtsteroidalen Antirheumatika notwendig. Die Angabe des Patienten, beim Stehen, Gehen, im Sitzen und bei Belastung Schmerzen zu verspüren, ist die Indikation zur Stufenbettlagerung nach einem „Probeliegen", ob diese Lagerung tatsächlich gut tut. Von der Lagerung im Spondylolisthesebänkchen, wie dies in der Aera Erlacher in unserem Hause üblich war, sind wir abgekommen (Russe et al. 1963).

Diese Stufenbettlagerung muß individuell dosiert werden können, sei es jetzt, was die Winkelstellung der Hüftgelenke und der Knie anlangt, sei es die Dauer dieser Lagerung, denn oft verspüren die Patienten auch bei der längeren Lagerung eine Schmerzverstärkung.

## 2. Die Behandlung der chronisch rezidivierenden Beschwerden

*Die therapeutische Lokalanästhesie*

Unter all den Maßnahmen zur Schmerzbehandlung hat sich die therapeutische Lokalanästhesie, bei welcher bekanntlich der Behandlungseffekt die Einwirkungszeit

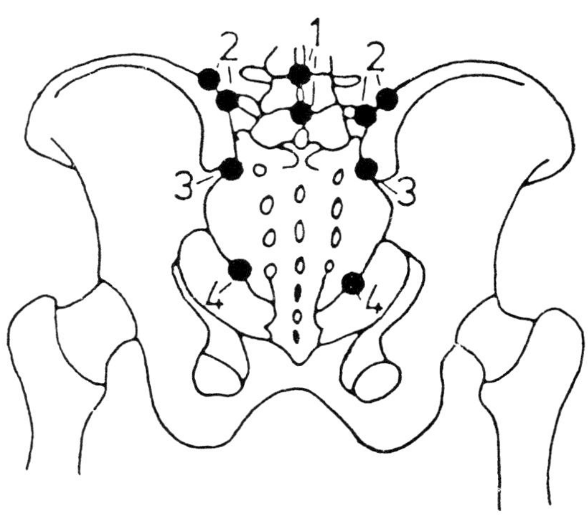


**Abb. 8.** Wichtige schmerzhafte Bänder der Lenden-Becken-Region. *1* = Lig. interspinosum, *2* = Lig. iliolumbale, *3* = Lig. iliosakrale, *4* = Lig. sakrotuberale

des Mittels überdauert, am meisten bewährt (Tilscher u. Eder 1986). Durch die lokale Anästhesierung der bei der klinischen Untersuchung festgestellten Maximalpunkte bzw. der als Schmerzursache verdächtigen Strukturen gelingt es, den Patienten vorübergehend oder längere Zeit die Schmerzen zu erleichtern. Es sind vor allem die Interspinalräume bzw. die Gegend der Stufenbildung im Dornfortsatzbereich, dann aber die im Kapitel „Palpation" erwähnten Punkte, wie das Iliolumbalband, die Iliosakralbänder, der D-Punkt, der M. piriformis, etc. (Abb. 8).

*Die Sklerosierung nach Hackett-Barbor* (Hackett 1958; Barbor 1966)

Besonders bei den Patienten, welchen die therapeutische Lokalanästhesie nur kurzzeitig eine Linderung erbringt, wird die sklerosierende Therapie nach Hackett-Barbor durchgeführt. Die Sklerosierung versucht, durch die topische Injektion von 6 ml 1%igem Xylocain gemischt mit 4 ml folgender Lösung

| | |
|---|---|
| Rp/Glucose | 25,0 |
| Glycerin | 25,0 |
| Phenol | 2,5 |
| Aqua dest. ad | 100,0 |

steril, pyrogenfrei als Ampulle

eine lokale entzündliche Reaktion zu provozieren. Es soll in den Bandansätzen die Bildung eines Granulationsgewebes angeregt werden, welches die Tuberkulumbildung ermöglicht. Das Tuberkulum hat vor allem die Aufgabe, bei Bändern, die nach dem Austritt aus dem Knochen unter angulärer Belastung stehen, diese Belastung in eine arkuäre umzuwandeln, ähnlich dem Mechanismus der Drahtspirale am Bügeleisen. Trotz der dies beweisenden histologischen Untersuchungen von Zicha (Zicha 1980), scheint es sich dabei eher um eine chemische Denervierung, also um eine Verödung der Schmerzrezeptoren zu handeln. Die therapeutische Lokalanästhesie allein, die Nadelung bzw. das bloße „Sticheln" mit der Nadelspitze, erbringt nicht denselben positiven therapeutischen Effekt wie die Barborlösung (Tabelle 4).

Die Bedeutung der therapeutischen Lokalanästhesie geht auch aus den Entlassungsfragebögen hervor, die letzten Endes Patienten ausfüllen, die durch ihre langdauernde Krankheitsgeschichte bereits vieles an Therapie erfahren und oft erlitten haben. Von 76 Befragten gaben 55 der Infiltration mit einem Lokalanästhetikum als

**Tabelle 4.** Therapieeffekt

| | 1. Stelle | 2. Stelle | 3. Stelle |
|---|---|---|---|
| Infiltration | 55× | | |
| davon Barbor | 37× | | |
| Manipulation | 1× | 25× | 5× |
| Heilgymnastik | 2× | 7× | 16× |
| Massage | 1× | 8× | 13× |
| Unterwasser | 3× | 12× | 5× |
| Akupunktur | | 4× | 5× |

wirksamste Therapiemaßnahme den Vorzug, 37 von den 55 (67%) spezifizierten dabei die Barborlösung (Tabelle 4).

*Die manuelle Therapie*

Beim Vorliegen von Blockierungen im thorakolumbalen Übergang oder im Bereiche der Kreuzdarmbeingelenke wurden Manipulationen durchgeführt. Sie wurden in ihrer Effizienz von 25 Patienten an die zweite Stelle der erfolgreichen Anwendungen eingesetzt (Tabelle 4).

*Die Akupunktur*

Wichtiges Argument für den Einsatz der nebenwirkungsarmen Akupunktur bei Wirbelsäulenstörungen ist nicht die oft zu beobachtende Effizienz, sondern auch die weitgehende Übereinstimmung von Akupunkturpunkten mit den von uns gefundenen Maximalpunkten (Grill et al. 1978).

*Die physikalische Therapie*

Die konservative Therapie besteht meistens aus einem Akkord mehrerer Therapiemaßnahmen, wobei die Beurteilung einer einzigen Therapieform schwierig ist. Die wissenschaftliche Erforschung einer einzigen von den zahlreichen, angewandten Therapiemöglichkeiten ist schwierig. Es scheint nämlich nicht human zu sein, einen an Schmerzen leidenden Patienten, der sich sogar in Spitalsbehandlung begeben muß, aus Forschungsgründen mit einer einzigen, evtl. unsicher wirkenden Monotherapie zu behandeln. Es darf außerdem der bei stationär aufgenommenen Patienten erzielte Therapieeffekt nie ohne Berücksichtigung des als Behandlungsprinzip wirkenden Spitalsbetts beurteilt werden.

Die oft sehr wirksamen verschiedenen Methoden aus der physikalischen Therapie, die ebenfalls nach der Aktualität des vorliegenden Krankheitsbildes eingesetzt werden müssen, vervollständigen die konservativen Therapiemaßnahmen.

## 3. Die Rehabilitation

Die im Jahre 1971 gegründete Abteilung für konservative Orthopädie und Rehabilitation definiert die Aufgaben der Rehabilitation als die Erkennung und Elimination von allen Störfaktoren, die im Sinne der Multikausalität zu dem bestehenden Krankheitsbild beitragen (Tilscher u. Eder 1983).

*Heilgymnastik*

Bei der Rehabilitation mit einem lumbalen Wirbelgleiten müssen besonders die Lordose vermehrenden und damit die Gleitprozesse fördernden muskulären Dysbalancen diagnostiziert und beeinflußt werden.

Dazu ist es notwendig, die verkürzten posturalen Muskeln, wie den M. psoas und den M. rectus femoris, zu dehnen, und die phasischen Muskeln, wie den

M. glutaeus maximus und die Bauchmuskulatur, zu kräftigen. Anschließend muß die für den Gehakt unbedingt notwendige Normalstereotypie erlernt werden, nämlich die Kontraktion des M. glutaeus maximus zur Hüftüberstreckung in der Beschleunigungsphase des Standbeines.

*Das Mieder*

Zur Kompensation des vorliegenden Schadens wird die statische und dynamische Belastung des Achsenorgans Wirbelsäule durch das Tragen von entsprechenden Orthesen gemildert. Die Verordnung von Orthesen geschieht nach dem probeweisen Tragen eines Schaumgummimieders, welches dem Patienten um den Leib geschlungen und mit elastischen Binden fixiert wird. Dies ermöglicht die Beurteilung, ob eine Fixation der Lendenwirbelsäule eine Beschwerdeerleichterung erbringt, um spätere Leerläufe mit relativ teuren Miedern zu vermeiden, die dann in entsprechenden Schränken ein Schattendasein verbringen.

Dem Argument, das Mieder würde zur Muskelatrophie führen, kann damit begegnet werden, daß ein Mieder durch die Beschwerdeerleichterung Aktivitäten erlaubt, welche die Muskelatrophie sogar noch sinnvoll bekämpfen.

26mal wurde eine Miederversorgung durchgeführt, vorwiegend mit dem klassischen Lendenstützmieder (Hohmann u. Uhlig 1982), aber auch mit der Tiggesbandage, dem Campmieder und der Nonatrophikbandage.

*Ergotherapie*

Vor der Entlassung erfolgt eine ergotherapeutische Beratung über die Form des Sitzens, des Gehens, Stehens, Liegens, Sportausübungen, des Arbeitsplatzes, des Autositzes.

## VIII. Ergebnisse

In dem erwähnten Entlassungsfragebogen wird vom Patienten gleichfalls das Ausmaß der Besserung angegeben. Es handelt sich dabei um subjektive Angaben vom Patienten, die, und das sei noch einmal betont, durch eine lange Beschwerdedauer und Therapieresistenz gekennzeichnet waren (Abb. 9).

Bei 5 Patienten gab es keine Besserung, bei 10 Patienten eine Besserung zwischen 0 und 25%, bei 14 Patienten zwischen 25 und 50%. Befriedigend war die Besserung bei 29 Patienten, also mehr als einem Drittel, nämlich zwischen 50 und 75%, und eine sehr gute Besserung konnte bei 18 Patienten, also rund einem Viertel der Behandelten, festgestellt werden. Bei einer Nachuntersuchung mit einer Nachuntersuchungszeit von durchschnittlich 2 Jahren und 2 Monaten (zwischen 9 Monaten und 5 Jahren), konnten 42 von 76 Patienten kontrolliert werden, nämlich 17 Männer und 25 Frauen. Fast beschwerdefrei waren nur mehr 16,6% gegenüber 23,7% bei der Entlassung (Tabelle 5). Die Gruppe bis 75% Besserung blieb ungefähr gleich und die Gruppe bis 50% Besserung vergrößerte sich von 18,4% auf 26,2%. Die beidseitigen Schmerzen dominierten jetzt (Tabelle 6), waren aber besonders lumbal lo-

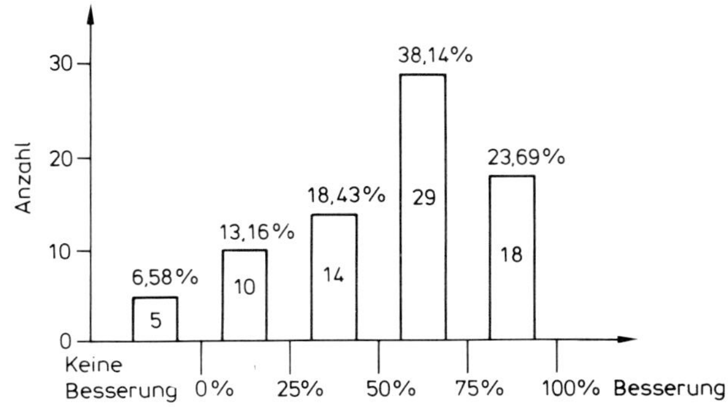


**Abb. 9.** Besserung des Beschwerdebildes (Entlassung)

**Tabelle 5.** (Nachuntersuchung)

| | Besserung | | | |
|---|---|---|---|---|
| | Bei Entlassung | | Bei Nachuntersuchung | |
| Keine Besserung | 5 | 6,6% | 5 | 11,9% |
| Bis 25% | 10 | 13,1% | 3 | 7,2% |
| Bis 50% | 14 | 18,4% | 11 | 26,2% |
| Bis 75% | 29 | 38,2% | 16 | 38,1% |
| Bis 100% | 18 | 23,7% | 7 | 16,6% |
| | 76 | 100% | 42 | 100% |

**Tabelle 6.** Schmerztopik

| | Erstuntersuchung | Nachuntersuchung |
|---|---|---|
| Einseitig | 39 | 8 |
| Beidseitig | 41 | 29 |

kalisiert (Tabelle 7). Bei der Schmerzpalpation hatten 12 Patienten keine Maximalpunkte mehr, der Rest besonders spinöse Schmerzen und im Bereich des Iliolumbalbandansatzes (Tabelle 8).

Die Hypermobilitätshäufigkeit war weitgehend unverändert (Tabelle 9).

Keiner der nachuntersuchten Patienten hatte eine radikuläre Läsion

Bei keinem der nachuntersuchten Patienten konnte eine röntgenologische Progredienz der Spondylolisthesen festgestellt werden

**Tabelle 7.** Schmerztopik

| | Erstuntersuchung | Nachuntersuchung |
|---|---|---|
| Lumbal | | 29 |
| Lumb. glut. ing. | 25 | 1 |
| Lumb. glut. ing. OS | 15 | 1 |
| Lumb. glut. ing. OS US | 36 | 6 |
| Keine Schmerzen | | 5 |

**Tabelle 8.** Maximalpunkte

| | Bei Nachuntersuchung | Bei Erstuntersuchung |
|---|---|---|
| ILB | 15 | 38 |
| $L_4$ | 14 | 49 |
| $L_5$ | 28 | 55 |
| $S_1$ | 19 | 35 |
| Keine Maximalpunkte | 12 | |

**Tabelle 9.** Hypermobilität

| | Erstuntersuchung | Nachuntersuchung |
|---|---|---|
| Echte Olisthesen | 2× ≙ 18,2% | 1× ≙ 16,7% |
| Pseudoolisthesen | 9× ≙ 81,8% | 5× ≙ 83,3% |
| Gesamt | 11 | 6 |

Die Nachuntersuchung ist zweifellos ein Argument dafür, bei einschlägigen Beschwerdebildern durch das Wirbelgleiten alle konservativen, reflextherapeutischen, physikalischen, rehabilitatorischen und ergotherapeutischen Maßnahmen auszuschöpfen, bevor an eine operative Intervention gedacht wird.

## Literatur

Barbor R (1966) Sklerosierende Behandlung von Ileo-Sakralschmerzen. FAC-Information 4, 1:16–17

Grill F, Polt E, Tilscher H (1978) Die Anwendung der Schmerzpalpation bei der Akupunktur von Erkrankungen des Bewegungsapparates. Fischer, Heidelberg, S 11–14

Hackett GS (1958) Ligament and Tendon Relaxation. Thomas, Springfield

Hohmann D, Uhlig R (1982) Orthopädische Technik. Enke, Stuttgart

Meyerding HW (1943) Sp. surgical treatment and results. Journal Bone Surg 25:65–77

Russe D, Gerhardt S, Machacek S, Popp O (1963) Atlas orthopädischer Erkrankungen. Huber, Bern Stuttgart, S 260

Tilscher H (1984) Die neuroorthopädische Schmerztherapie. In: Zimmermann M, Handwerker HD (Hrsg) Schmerz, Konzepte und ärztl. Handeln. Springer, Berlin Heidelberg New York Tokyo, S 230–247

Tilscher H, Friedrich M (1984) Differentialdiagnosen der Coxarthrosebeschwerden. In: Bauer R, Kerschbaumer F (Hrsg) Die Coxarthrose. Medizin. Lit. Verlagsges. Uelzen, S 43–50

Tilscher H, Eder M (1983) Die Rehabilitation von Wirbelsäulengestörten; 2. Aufl. Springer, Berlin Heidelberg New York Tokyo

Tilscher H, Eder M (1986) Lehrbuch der Reflextherapie. Hippokrates, Stuttgart

# Neurologische und neurophysiologische Befunde bei Spondylolisthesis

M. Stöhr

## Einleitung

Die neurologische Symptomatik der Spondylolisthesis ist einerseits uniform, da ausschließlich lumbosakrale Nervenwurzeln durch das Wirbelgleiten geschädigt werden können [8, 9]. Andererseits sind die Schädigungsmechanismen und -lokalisationen doch so variabel, daß ein breiteres Spektrum an klinischen Erscheinungsbildern vorkommt. Insgesamt kann man vier Ausfallsmuster unterscheiden:

1. Monoradikuläre Läsionen, welche uni- oder bilateral auftreten können.
2. Schädigungen von zwei benachbarten Nervenwurzeln (z. B. L5 und S1) in uni- oder bilateraler Ausprägung.
3. Ein Cauda equina-Syndrom.
4. Intermittierende Symptome in Form der neurogenen Claudicatio intermittens.

## Pathogenese der Wurzelläsionen

Die Vielzahl der klinischen Erscheinungsbilder läßt bereits vermuten, daß diesen unterschiedliche Pathomechanismen zugrundeliegen [2, 4]. Von der großen Zahl beschriebener Möglichkeiten [8] scheint vier Faktoren die größte Bedeutung zuzukommen:

1. Bei der spondylolytischen Form bildet sich häufig im Bereich der Pseudarthrose *Granulations- oder Kallusgewebe,* welches die hieran adhärente Nervenwurzel uni- oder bilateral zu komprimieren vermag.
2. Eine chronische ein- oder beidseitige Wurzelkompression resultiert ebenso bei *Einengung des Foramen intervertebrale* infolge Höhenminderung, Gleitvorgängen und/oder knöchernen Einengungen.
3. Sowohl in der Etage des Gleitwirbels als auch in den darüber- oder darunterliegenden Segmenten kommen gelegentlich *Bandscheibenprotrusionen* oder *Bandscheibenvorfälle* mit möglicher konsekutiver Wurzelläsion vor, wobei diese Fälle häufiger in neurologischen und neurochirurgischen als in orthopädischen Kliniken angetroffen werden.
4. Bei der spondylolytischen Form tritt bei starkem Wirbelgleiten eine *Zerrung der Cauda equina* über die Hinterkante des nächst tieferen Wirbelkörpers ein und kann zu permanenten oder intermittierenden Reiz- und Ausfallssymptomen führen. Bei der degenerativen Form, bei der die Bogenanteile mit in den Gleitvorgang einbezogen sind, resultiert hierdurch eine Einengung des Spinalkanals in

seinem sagittalen Durchmesser mit der möglichen Konsequenz einer *Kauda-Kompression*. Sofern die Einengung vorwiegend die lateralen Anteile des Spinalkanals betrifft, können hieraus bilaterale Symptome von zwei benachbarten Wurzeln (z. B. L5 und S1) unter Aussparung der kaudalen Sakralwurzeln auftreten, so daß die sonst für ein Kauda-Syndrom diagnostisch wegweisende Sensibilitätsstörung im Reithosengebiet ebenso fehlt wie Störungen der Blasen-Mastdarm-Funktion.

## Symptomatik

Eine Schädigung der *Wurzel L4* führt zu Schmerzen und/oder Parästhesien, die über die Oberschenkel-Vorderseite zur Vorder-Innenseite des Unterschenkels verlaufen. Bei ausgeprägteren Läsionen treten sensible Ausfallserscheinungen im autonomen Versorgungsgebiet dieser Wurzel im Zentrum des Dermatoms L4 sowie eine Quadrizepsparese mit Neigung zum Einknicken im Kniegelenk hinzu. Der Quadrizepsreflex ist abgeschwächt oder ausgefallen.

Die Schädigung der *Wurzel L5* führt zu Schmerzen und/oder Parästhesien an der Außenseite des Ober- und Unterschenkels mit Ausstrahlung in den medialen Fußrücken bis zur Großzehe. Etwaige sensible Ausfälle betreffen den lateralen Unterschenkel und den medialen Aspekt des Fußes, etwaige Paresen die Zehenextensoren und – entgegen einer weitverbreiteten Meinung – auch den M. tibialis anterior mit entsprechender Beeinträchtigung des Fersengangs. Deutlich paretisch ist oft auch die seitliche Glutäalmuskulatur mit positivem Trendelenburgschen Zeichen.

Beim *S1-Syndrom* sind die Schmerzen und Parästhesien an der Rückseite des Beines und am Fußaußenrand lokalisiert. Dort besteht oft auch eine Hypästhesie und Hypalgesie. Etwaige Paresen finden sich bevorzugt in den Fuß- und Zehensenkern mit Erschwerung des Zehenstandes. Schließlich ist in den meisten Fällen der Triceps surae-Reflex abgeschwächt oder ausgefallen.

Die motorische Funktionsprüfung beim Verdacht auf das Vorliegen einer lumbosakralen Radikulopathie erfolgt am effektivsten und schnellsten, indem man den Patienten auf einem Fuß stehen läßt (wobei man ihn zur Stabilisierung des Gleichgewichts leicht an beiden Händen faßt). Zunächst achtet man dabei auf ein Absinken des Beckens auf der Spielbeinseite, d. h. das Vorhandensein oder Fehlen des Trendelenburg'schen Zeichens. Danach wird der Patient aufgefordert nacheinander den Zehenstand, den Fersenstand und schließlich eine Kniebeuge auszuführen, so daß man in kürzester Zeit die wichtigsten Funktionen der Myotome L4, L5 und S1 zuverlässig erfaßt hat. Die Prüfung der Beineigenreflexe erfolgt am besten im Sitzen mit herabhängenden Beinen; bei fehlender Auslösbarkeit eines Reflexes wird die Reflexprüfung in Kombination mit dem Jendrassik'schen Handgriff wiederholt.

Durch Schmerzanalyse, motorische und sensible Funktionsprüfung sowie Eigenreflex-Untersuchungen lassen sich die meisten monoradikulären Wurzelläsionen zuverlässig erfassen. Dasselbe gilt selbstverständlich für Schädigungen von zwei benachbarten Wurzeln und für bilaterale Ausfälle, so daß hierauf nicht gesondert eingegangen werden muß.

Das *Kauda-Syndrom* ist durch meist bilaterale Reiz- und Ausfallserscheinungen von seiten der Sakralwurzeln und – bei hoher Läsion – zusätzlich von seiten der Wurzeln L5 und eventuell L4 gekennzeichnet, so daß die sensiblen und motorischen Ausfälle einer Summation der bereits genannten Symptome entsprechen. Diagnostisch entscheidend sind die hinzutretenden Sensibilitätsstörungen im Anogenitalbereich und die leider oft zu spät bemerkte Blasen-Mastdarm-Lähmung mit Harn- und Stuhlverhalt sowie Inkontinenz.

Außer mono- und biradikulären Wurzelläsionen sowie einem Kauda-Syndrom resultiert bei der Spondylolisthesis nicht allzu selten eine *neurogene Claudicatio intermittens* infolge einer intermittierenden (bzw. intermittierend verstärkten) Kompression oder Traktion einzelner Nervenwurzeln bzw. der gesamten Cauda equina. Die Symptomatik ist dementsprechend dadurch charakterisiert, daß nach einer unterschiedlichen Gehstrecke Parästhesien und schmerzhafte Mißempfindungen in einem radikulären oder polyradikulären Verteilungsmuster auftreten. Sofern der Patient diese Symptome mißachtet, können sich sensible Ausfälle, Schwächeerscheinungen und eine Gangunsicherheit hinzugesellen. Im übrigen ist bei den meisten dieser Patienten nicht (wie bei der vaskulären Form der Claudicatio intermittens) die Betätigung der Beinmuskulatur mit entsprechend höherem Sauerstoffbedarf, sondern allein die aufrechte Haltung entscheidend, so daß gleichartige Symptome auch bei längerem aufrechtem Stehen resultieren. Umgekehrt bringt eine Flexion der LWS prompte Erleichterung, so daß Patienten, die kaum in der Lage sind, einen halben Kilometer zu gehen, viele Kilometer beschwerdefrei radfahren können.

## Neurophysiologische Diagnostik

Für die neurophysiologische Diagnostik radikulärer Syndrome gilt grundsätzlich, daß diese Methoden nicht dazu da sind, eindeutige klinische Befunde zu bestätigen. So wird bei einer eindeutigen Parese des M. tibialis anterior keine *EMG-Ableitung* aus diesem Muskel benötigt; es kann aber zweckmäßig sein, die segmental zugeordnete tiefe Rückenmuskulatur zu untersuchen, die der klinischen Untersuchung nicht zugänglich ist und durch einen dort registrierten pathologischen Befund den radikulären Sitz der Läsion zu bestätigen. Die Rückenmuskulatur – z. B. der meist für die Ableitung verwendete M. multifidus – wird nämlich vom Ramus dorsalis des Spinalnerven innerviert. Ergibt die EMG-Ableitung aus dem genannten Muskel sog. Denervierungszeichen, so beweist dies den Sitz der Schädigung proximal der Abzweigung des Ramus dorsalis vom Spinalnerven, d. h. in der Regel im Bereich der Nervenwurzel. Eine Nerven- oder Plexusläsion distal dieser Abzweigung ist bei einem solchen Befund ausgeschlossen. Ableitungen aus der paravertebralen Muskulatur sind daher beim Nachweis einer radikulären Schädigungslokalisation von großer Bedeutung. Ein zweiter bei partiellen Kauda-Syndromen wichtiger Muskel ist der M. sphincter ani externus, welcher der klinischen Untersuchung nur eingeschränkt zugänglich ist. Zeigt die Ableitung aus diesem oberflächlich perianal gelegenen und daher leicht zugänglichen Muskel Fibrillationen und steile positive Wellen von rhythmischer Entladungsfolge, so beweist dies eine Schädigung kaudaler Sakralwurzeln.

EMG-Ableitungen aus verschiedenen Beinmuskeln sowie der Rücken- und Anal-Muskulatur sind die wichtigste neurophysiologische Methode beim Nachweis mono- oder polyradikulärer Läsionen, und zwar durch den Nachweis des radikulä-

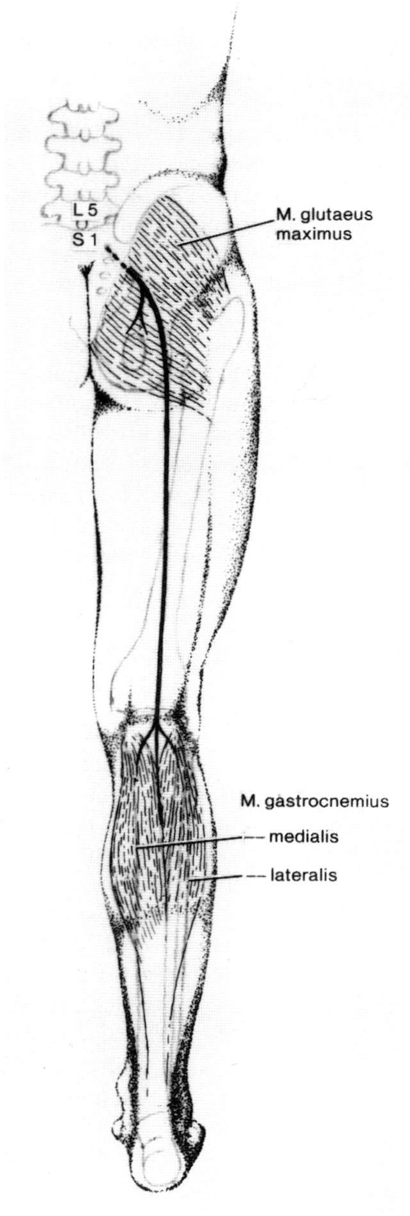


**Abb. 1.** Kennmuskeln der Wurzel S 1

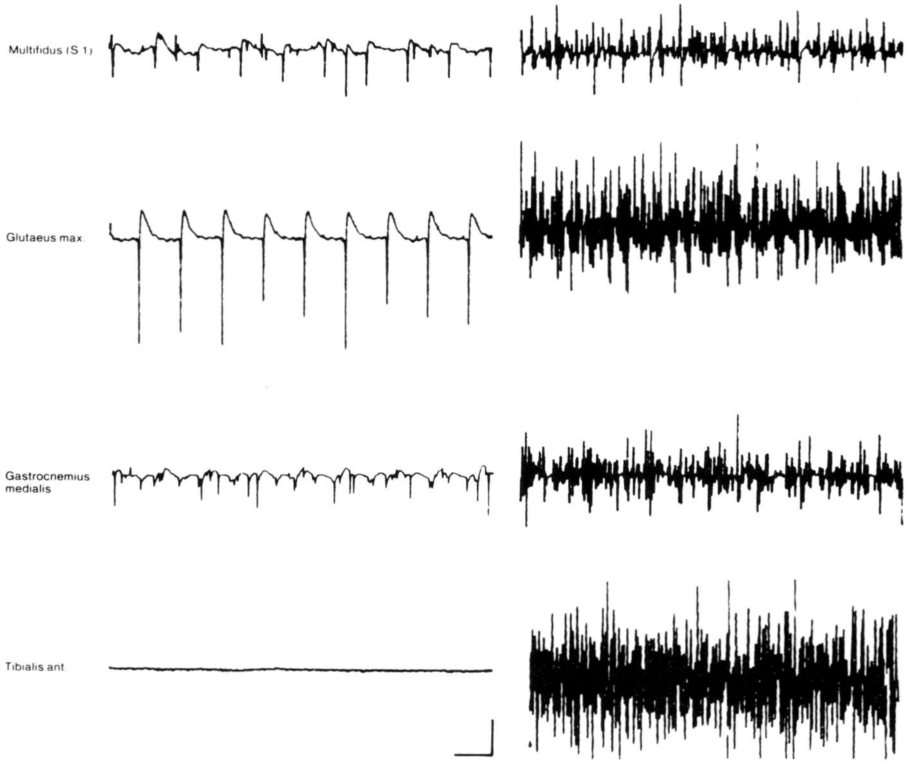


**Abb. 2.** EMG-Befunde bei S1-Syndrom. Denervierungsaktivität und gelichtetes Aktivitätsmuster bei Maximalinnervation in den Mm. multifidus, glutaeus maximus und gastrocnemius medialis; normaler Befund im M. tibialis anterior

ren Verteilungsmusters von Denervierungsaktivität und/oder neurogenen Umbauvorgängen (Abb. 1 und 2).

*Motorische und sensible Nervenleitgeschwindigkeitsmessungen* helfen in der Diagnostik radikulärer Läsionen selten weiter und sind höchstens beim differentialdiagnostischen Ausschluß anderer Möglichkeiten von Bedeutung. Am wichtigsten sind die Amplituden der sensiblen Nervenaktionspotentiale nach Stimulation in einem hypästhetischen Hautareal (bzw. dem von dort kommenden Hautnerven), die bei radikulärer Schädigungslokalisation normal, bei infraganglionärer Schädigungslokalisation dagegen erniedrigt oder ausgefallen sind [6]. Wichtiger sind neurographische Techniken, welche die Nervenwurzeln miteinbeziehen, d.h. *H-Reflex- und F-Wellen-Messungen* (Abb. 3 u. 4). Bei der Messung des H-Reflexes wird der N. tibialis in der Kniekehle mit einer Reizstärke stimuliert, die vorwiegend die propriozeptiven Fasern erregt. Die Impulswelle läuft in diesen Fasern nach rostral, tritt über die Hinterwurzeln in das Rückenmark ein und wird dort monosynaptisch auf die zugehörigen motorischen Vorderhornzellen umgeschaltet. Diese feuern eine Entladungssalve ab, welche über die Vorderwurzeln und den N. ischiadicus den M. triceps su-

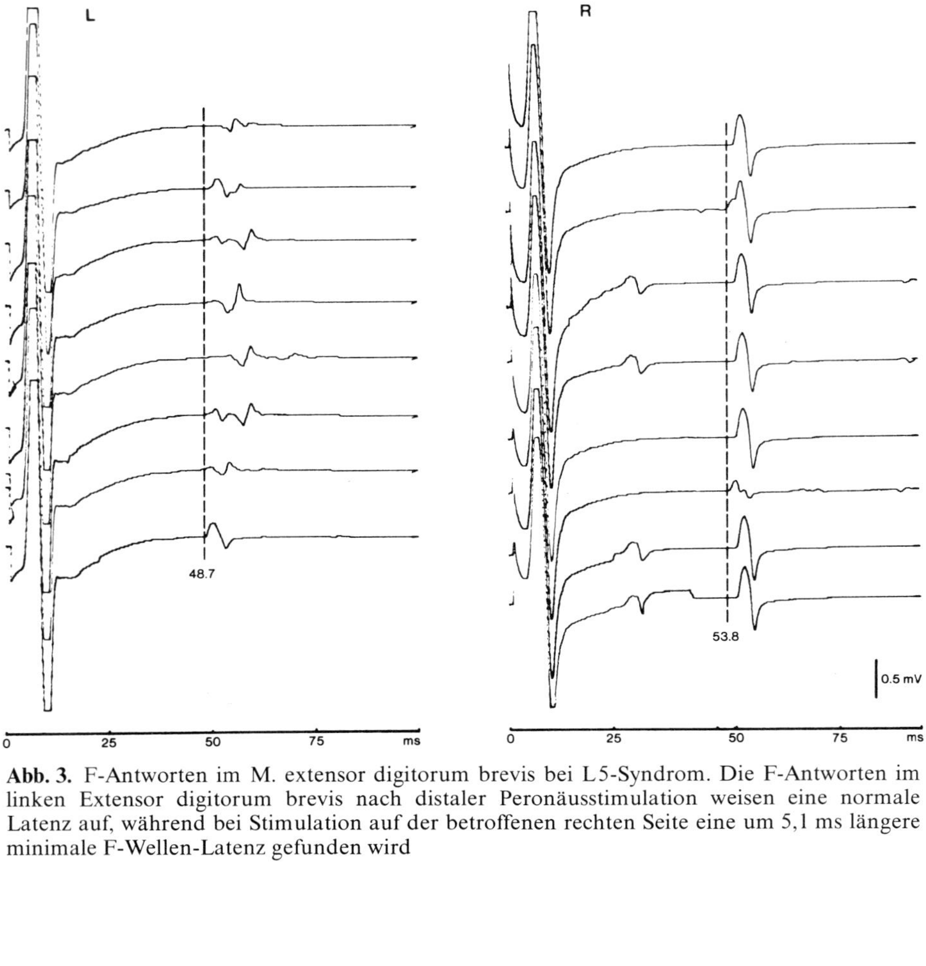


**Abb. 3.** F-Antworten im M. extensor digitorum brevis bei L5-Syndrom. Die F-Antworten im linken Extensor digitorum brevis nach distaler Peronäusstimulation weisen eine normale Latenz auf, während bei Stimulation auf der betroffenen rechten Seite eine um 5,1 ms längere minimale F-Wellen-Latenz gefunden wird

rae erreicht und dort eine Reflexzuckung auslöst. Die Reflexantwort wird mit Oberflächenelektroden abgeleitet. Sofern sich in diesem Reflexbogen – z. B. im Bereich der Wurzel S 1 – eine Schädigung findet, resultiert hieraus eine Verlängerung der Reflex-Latenz und eine Erniedrigung der Reflex-Amplitude [1, 5, 6].

In seltenen Fällen, in denen die genannten Verfahren nicht ausreichen, um zu einer klaren Diagnose zu kommen, kann man noch Ableitungen der *somatosensibel evozierten Potentiale* (SEP) durchführen [7]. Man stimuliert z. B. den N. tibialis hinter dem Innenknöchel und registriert simultan die sensiblen Nervenaktionspotentiale in der Kniekehle und Glutäalfalte, das Potential von der Cauda equina und das über dem Lumbosakralmark. Bei einer radikulären Schädigungslokalisation finden sich bei dieser Ableitetechnik normale sensible Nervenaktionspotentiale in der Kniekehle und in der Glutäalfalte, während die Potentiale von der Cauda equina und besonders vom Lumbosakralmark amplitudengemindert und häufig latenzverzögert sind.

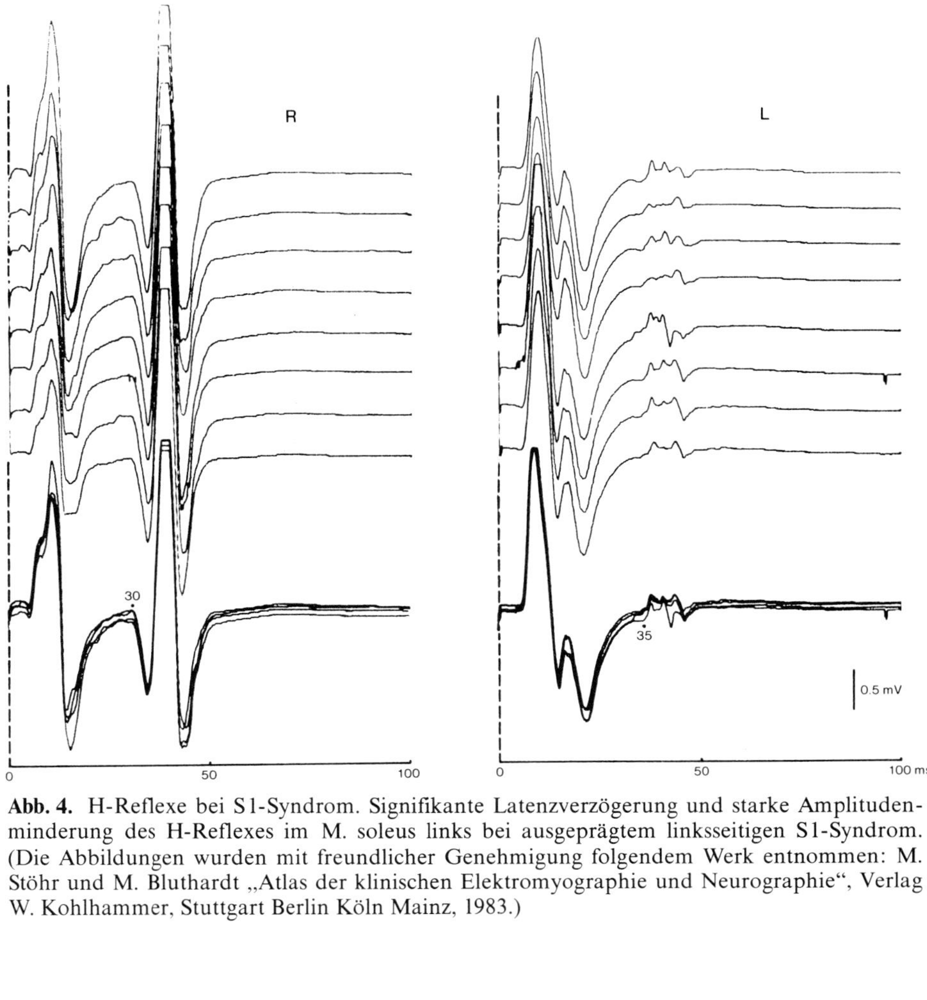


**Abb. 4.** H-Reflexe bei S1-Syndrom. Signifikante Latenzverzögerung und starke Amplitudenminderung des H-Reflexes im M. soleus links bei ausgeprägtem linksseitigen S1-Syndrom. (Die Abbildungen wurden mit freundlicher Genehmigung folgendem Werk entnommen: M. Stöhr und M. Bluthardt „Atlas der klinischen Elektromyographie und Neurographie", Verlag W. Kohlhammer, Stuttgart Berlin Köln Mainz, 1983.)

## Differentialdiagnose

Die Kombination von Anamnese, neurologischem Status und neurophysiologischen Befunden erlaubt sowohl den zuverlässigen Nachweis als auch die Erfassung des Schweregrades und Verteilungstypus von lumbosakralen Wurzelläsionen. Dabei erleichtert eine Übereinstimmung zwischen dem Segment des Wirbelgleitens und der Höhe der Wurzelläsion die Herstellung einer kausalen Verknüpfung und bestimmt darüber hinaus die Wahl des etwaigen operativen Vorgehens. Dies ist um so wichtiger, als bei der Häufigkeit einer Spondylolisthesis des öfteren mit einer zufälligen Kombination dieses Krankheitsbilds mit davon unabhängigen neurologischen Erkrankungen gerechnet werden muß. Aufgrund eigener Erfahrungen sind es besonders drei Syndrome, die differentialdiagnostisch berücksichtigt werden müssen:

1. *Polyneuropathien* unterschiedlicher Ätiologie können sich oft über lange Zeit nur an den unteren Extremitäten manifestieren und leicht z. B. mit einem bilateralen L5- und S1-Syndrom verwechselt werden. In Zweifelsfällen geben Messungen der motorischen und sensiblen Nervenleitgeschwindigkeiten – einschließlich einer Bestimmung der Amplituden der sensiblen Nervenaktionspotentiale – diagnostisch den Ausschlag.
2. *Beinplexusparesen,* z. B. auf entzündlich-allergischer, ischämischer, tumoröser oder iatrogener Grundlage [3, 5] können mono- und biradikuläre Syndrome imitieren. Sofern die EMG-Ableitung keine klare Zuordnung zu einem Plexus- bzw. radikulären Schädigungstyp ermöglicht, helfen SEP-Untersuchungen sowie eine Computertomographie des Beckens bei der Lokalisation des Prozesses weiter [7].
3. In seltenen Fällen können *Rückenmarkserkrankungen* – besonders in Kombination mit einer gleichzeitigen Polyneuropathie – differentialdiagnostische Schwierigkeiten bereiten, besonders bei der Abgrenzung gegenüber einem Kauda-Syndrom. Dies gilt besonders für Erkrankungen des untersten Rückenmarksabschnittes, d. h. des Lumbosakralmarks und des Conus medullaris. Es ist daher wichtig, daß bei Durchführung einer Myelographie nicht nur der lumbosakrale Abschnitt des Spinalkanals, sondern darüber hinaus auch mindestens der thorakale Anteil dargestellt wird. Unter allen Umständen müssen das Lumbosakralmark und der etwa in Höhe des ersten Lendenwirbelkörpers endende Conus medullaris dabei erfaßt werden, um z. B. dort lokalisierte Raumforderungen nicht zu übersehen, die das Bild einer Kauda-Kompression im Rahmen der Spondylolisthesis imitieren können.

## Literatur


1. Aminoff MJ, Goodin DS, Parry GJ (1985) Electrophysiological evaluation of lumbosacral radiculopathies: electromyography, late response, and somatosensory evoked potentials. Neurology 35:1514–1518
2. Moiel R, Ehni G (1968) Cauda equina compression due to spondylolisthesis with intact neural arch. J Neurosurg 28:262–265
3. Mumenthaler M, Schliack H (1982) Läsionen peripherer Nerven. Thieme, Stuttgart New York
4. Newman PH, Stone KH (1963) The etiology of spondylolisthesis. J Bone Joint Surg [Br] 45:39–59
5. Stöhr M (1980) Iatrogene Nervenläsionen: Injektion, Operation, Lagerung, Strahlentherapie. Thieme, Stuttgart New York
6. Stöhr M, Bluthardt M (1987) Atlas der klinischen Elektromyographie und Neurographie. Kohlhammer, Stuttgart Berlin
7. Stöhr M, Dichgans J, Diener HC, Buettner UW (1982) Evozierte Potentiale: SEP-VEP-AEP. Springer, Berlin Heidelberg New York
8. Verbiest H (1963) Spondylolisthesis: the value of radicular signs and symptoms. J Int Coll Surg 39:461–481
9. Woolsey RD (1954) The mechanism of neurological symptoms and signs in spondylolisthesis at the fifth lumbar, first sacral level. J Neurosurg 11:67–76

# Kriterien für Krankheitswert und Indikation für neurochirurgische Interventionen bei Spondylolisthesis

F. Loew und M. Strowitzki

Dem uns gestellten Thema liegt die Vermutung zugrunde, daß den meisten Neurochirurgen – die sich nicht wie Verbiest um die operative Behandlung der Spondylolisthesis besonders verdient gemacht haben – ein anderes Krankengut zugewiesen wird als dem operativ tätigen Orthopäden, und daß dieses wiederum verschieden sein dürfte von dem, was der niedergelassene Orthopäde zu sehen bekommt.

Das Thema wirft zusätzlich Fragen nach möglichen Besonderheiten neurochirurgischer Operationsindikation und operativer Behandlungsverfahren auf.

Anhand einer Analyse des eigenen Krankengutes sowie der Literaturberichte sollen in dieser Arbeit Antworten auf die Fragen des Themas gefunden und zugleich geprüft werden, was in Zukunft sowohl bezüglich der Auswahl- und Indikationskriterien als auch der operativen Verfahren verbessert werden könnte.

Unser Material umfaßt 127 Fälle, davon etwa die Hälfte mit spondylolytischer Spondylolisthesis und je ein Viertel mit degenerativer Spondylolisthesis ohne Bandscheibenvorfall sowie mit echtem Bandscheibenvorfall, wobei hier die Spondylolisthesis nur Begleitbefund gewesen ist (Tabelle 1).

Mit einer Ausnahme handelte es sich um relativ geringe Verschiebungen bis zu 20 mm, d.h. um Fälle mit einer Spondylolisthesis Grad I und Grad II. Es ist wahrscheinlich, daß in orthopädischen Kliniken ein größerer Anteil höhergradiger Listhesis-Fälle zur Behandlung kommt.

Alle Patienten wurden uns unter der Verdachtsdiagnose eines Bandscheibenvorfalles zugewiesen. Entsprechend überwiegen in der Symptomatik die radikulären Beschwerden und Ausfälle (Tabelle 2). Eine radikuläre Symptomatik fand sich bei allen Fällen mit echtem Bandscheibenvorfall sowie bei 80% der Patienten mit lytischer Spondylolisthesis und bei 64% der Fälle mit degenerativer Listhesis. In den beiden letztgenannten Gruppen war das Syndrom der Claudicatio spinalis (Verbiest) mit 10% bzw. 15% stärker vertreten als in der Gruppe der echten Bandscheibenvorfälle.

**Tabelle 1.** Spondylolisthesisfälle der Neurochirurgischen Universitätsklinik Homburg/Saar 1960–1985

| | |
|---|---|
| 33 | Patienten mit degenerativer Spondylolisthesis |
| 60 | Patienten mit spondylolytischer Spondylolisthesis |
| 34 | Patienten mit Bandscheibenvorfall und begleitender Spondylolisthesis (Symptomatik aufgrund des Vorfalles) |
| 0 | Patienten mit angeborener oder pathologischer Spondylolisthesis |

**Tabelle 2.** Symptome bei Spondylolisthesis im eigenen Krankengut

| | Degenerativ | Spondylolytisch | Prolaps mit Listhesis |
|---|---|---|---|
| Lumbago ohne Ischialgie | 21% | 18% | 0% |
| Lumboischialgie/Ischialgie | 64% | 80% | 100% |
| Positives Laséguezeichen | 52% | 48% | 74% |
| Reflexstörungen | 45% | 37% | 65% |
| Paresen | 39% | 38% | 24% |
| Claudicatio spinalis | 15% | 10% | 3% |
| n = | 33 | 60 | 34 |

Insgesamt wurden nur 80% der degenerativen und 75% der lytischen Listhesen operiert. Ausschlußkriterien waren:

- das Fehlen gröberer Kompressionszeichen im Myelogramm oder Computertomogramm,
- relativ geringe Beschwerden und
- das Fehlen belangvoller neurologischer Ausfälle.

In der Verlaufskontrolle zeigten sich zwei Drittel der nicht operierten Fälle der spondylolytischen Spondylolisthesis gebessert. Dies weist auf eine korrekte Wahl der Ausschlußkriterien hin. Bei den degenerativen Listhesis-Fällen dagegen besserte sich unter konservativer Therapie die Symptomatik durchweg nicht. Allerdings wäre es übereilt, daraus in Hinblick auf die später zu berichtenden günstigen Ergebnisse der Dekompressionsoperationen in solchen Fällen zu folgern, daß diese Patienten alle hätten operiert werden müssen, und damit die Ausschlußkriterien in Frage zu stellen. Beim Fehlen belangvoller Ausfälle und nur mäßigen subjektiven Beschwerden ist selbst dann, wenn diese konservativ nicht besserbar sind, ein operativer Eingriff keinesfalls gerechtfertigt. Dieser sollte immer in Relation zu dem bestehenden Beschwerdebild gesehen werden.

Ebenso wie die Verläufe der nicht operierten Fälle Rückschlüsse auf die Indikationsstellung erlauben, lassen sich auch anhand der Ergebnisse der operativen Therapie die Indikationsstellungen zu einer Operation überprüfen. Allerdings geht, wenn verschiedene Operationsverfahren zur Auswahl stehen, auch die Wahl der günstigsten Methode in die Ergebnisse mit ein. Die Kriterien, nach denen die Ergebnisse der operativen Behandlung bewertet und aufgeschlüsselt werden, sind in Tabelle 3 zusammengestellt.

Wir haben alle Patienten mit nachgewiesenem Bandscheibenvorfall operiert und die Bandscheibe ausgeräumt. In 6 Fällen wurde hierbei zusätzlich wegen der Listhe-

**Tabelle 3.** Bewertungskriterien der Behandlungsergebnisse

| | |
|---|---|
| Beschwerdefrei: | alle Aktivitäten schmerzfrei möglich |
| Gut: | alle Aktivitäten mit nur geringen Schmerzen möglich |
| Mäßig: | geringe Einschränkungen der Aktivität und mäßige Schmerzen |
| Schlecht: | erhebliche Schmerzen oder hinzugetretene Verschlimmerung |

sis knöchern dekomprimiert, wobei zweimal eine Gelenkresektion notwendig war, um den Wurzelverlauf ausreichend freizumachen. Die Ergebnisse sind in Tabelle 4 zusammengestellt. 75% gute Ergebnisse sind weniger als üblicherweise bei Bandscheibenvorfällen erreichbar. Hierbei sind die Versager nicht Folge der Dekompression oder gar der Gelenkresektion. Die Verlaufskontrollen dieser Patienten zeigen durchweg gute Ergebnisse. Die Versager beruhen vielmehr wahrscheinlich darauf, daß man sich mit der Beseitigung des Bandscheibenvorfalles zufrieden gegeben und zu wenig dekomprimiert hatte.

Bei den Patienten mit degenerativer Spondylolisthesis haben wir uns in 25 Fällen auf eine Dekompressionsoperation beschränkt. Nur ein Fall wurde mit gutem Ergebnis fusioniert. Bei doppelseitiger Symptomatik und beim Syndrom der Claudicatio spinalis wurde laminektomiert, wobei in der Hälfte dieser Fälle auch die Resektion komprimierender Gelenke mit einbezogen wurde. Nur in zwei Fällen haben wir uns wegen röntgenologisch nachgewiesener Instabilität auf eine Foraminotomie beschränkt. Die Ergebnisse (Tabelle 5) sind, übereinstimmend mit den wenigen Literaturberichten über diese Art des operativen Vorgehens, zu 90% gut. Die Kriterien für die Auswahl der Patienten und auch des Operationsverfahrens – Dekompressionsoperation als erster operativer Schritt bei degenerativer Spondylolisthesis – scheinen somit zutreffend.

Bei der spondylolytischen Spondylolisthesis dagegen differieren in der Literatur die Resultate reiner Dekompressionsoperationen erheblich, zwischen guten Ergebnissen von weniger als 50% der Fälle (Österman) bis hin zu mehr als 90% wie im eigenen Krankengut (Tabelle 6). Für diese Differenzen dürften Unterschiede des Krankengutes entscheidend sein. Ohne daß dieses im einzelnen aus den Veröffentlichungen zu belegen wäre, halten wir für wahrscheinlich, daß sich die günstigen Er-

**Tabelle 4.** Operationsergebnisse bei Fällen mit Bandscheibenvorfall (BSV) und gleichzeitig bestehender Listhesis (34 eigene Fälle)

| Art der Operation | Ergebnisse |
|---|---|
| Entfernung des BSV in jedem Fall | Nachuntersuchungen bis zu 7 Jahren |
| zusätzlich knöcherne Dekompression (6 ×), davon 2 × Gelenkresektion | 75% beschwerdefrei oder geringe lokale Restbeschwerden |
| | 15% unverändert<br>10% subjektiv schlechter |

**Tabelle 5.** Ergebnisse der Dekompressionsoperation bei degenerativer Spondylolisthesis (in %)

| | Loew 1986 | Alexander 1985 | Epstein 1976 |
|---|---|---|---|
| Beschwerdefrei | 36 } 92 | 63 } 89 | 90 |
| Gut | 56 } | 26 } | |
| Mäßig | – | 10 | 10 |
| Schlecht | 8 | – | – |
| Fallzahl | 25 | 41 | 10 |

**Tabelle 6.** Ergebnisse der Dekompressionsoperation bei spondylolytischer Spondylolisthesis (in %)

| | Loew 1986 | Lapras 1984 | Österman 1976 | Davis/Bailey 1972 | Amuso 1970 | Cedell 1970 | Henderson 1966 | Gill 1965 | Laurent 1958 | Gill 1955 |
|---|---|---|---|---|---|---|---|---|---|---|
| Beschwerdefrei | 29 } 93 | } 68 | 5 } 45 | } 74 | 27 } 54 | } 65 | 28 } 56 | 42 } 70 | 4 } 65 | 43 } 79 |
| Gut | 64 | | 40 | | 27 | | 28 | 28 | 61 | 36 |
| Mäßig | – | 20 | 55 | ? | 9 | 5 | 15 | 16 | 27 | 14 |
| Schlecht | 7 | 12 | – | ? | 36 | 30 | 28 | 14 | 8 | 7 |
| Fallzahl | 28 | 45 | 75 | 39 | 33 | 20 | 14 | 43 | 26 | 14 |

**Tabelle 7.** Ergebnisse von Fusionsoperationen bei spondylolytischer Spondylolisthesis (in %)

| | Loew 1986 | Loew 1986 | Cloward 1981 | Rollinger 1985 | Vigouroux 1978 | Freebody 1971 | Henderson 1966 | Henderson 1966 |
|---|---|---|---|---|---|---|---|---|
| Op-Verfahren: | post. interbody Fusion + Verplattung | post. interbody Fusion | post. inter.-body Fusion | dorso-ventrale Distraktions-spondylodese | versch. post. Fusionen | ant. trans-peritoneal Fusion | dors. Fusion | dors. Fusion + Laminektomie |
| Beschwerdefrei | 14 } 71 | 10 } 60 | 89 } 98 | } 76 | 23 } 64 | 77 } 91 | 58 } 80 | 79 } 86 |
| Gut | 57 | 50 | 9 | | 41 | 14 | 22 | 7 |
| Mäßig | – | – | – | 19 | 23 | 6 | 4 | 7 |
| Schlecht | 29 | 40 | 2 | 4 | 13 | 3 | 16 | 7 |
| n | 7 | 10 | 93 | 147 Op.-Verfahren nach Harms | 53 | 167 | 83 | 29 |

gebnisse der Dekompressionsoperationen, wie in unserem Material, auf Fälle mit nur geringer Verschiebung (Grad I und II) beziehen. Bei diesen Grad I- und II-Fällen erscheint die Empfehlung gerechtfertigt, als ersten operativen Behandlungsschritt die Dekompressionsoperation zu wählen und nur bei den wenigen Versagern als zweiten Schritt die Fusionsoperation anzuschließen.

Auch die in der Literatur berichteten Ergebnisse der Fusionsoperationen sind uneinheitlich mit allerdings im Mittel über 80% guten Resultaten (Tabelle 7). Aus unseren eigenen kleinen Fallzahlen können keinerlei Schlüsse gezogen werden, zumal unterschiedliche Fusionstechniken angewandt worden sind. Ähnliches gilt auch für die Veröffentlichung von Vigouroux et al. (1978). Von den übrigen Berichten her gewinnt man den Eindruck, daß bei gekonnter Technik alle gebräuchlichen Verfahren, sei es die dorsale Fusion, die interkorporale Fusion sowie die transabdominelle vordere Fusion und kombinierte Techniken, vergleichbar gute Ergebnisse bringen. Wir selber sind jetzt dazu übergegangen, die interkorporale Fusion von dorsal her mit einer Verplattung zu kombinieren, um die Patienten frühzeitiger mobilisieren und belasten zu können.

Welche Schlußfolgerungen können aus der Analyse unseres Krankengutes und der Literatur gezogen werden?

1. Der Neurochirurg sieht ein anderes Krankengut als der Orthopäde. Seine Fälle mit Spondylolisthesis kommen unter der Verdachtdiagnose Bandscheibenvorfall mit überwiegend radikulärer Symptomatik zur Aufnahme.
2. Es handelt sich um Erwachsene und nicht um Kinder und Jugendliche, für die andere Regeln gelten.
3. Die Fälle des neurochirurgischen Krankenguts haben überwiegend nur relativ geringe Verschiebungen (Grad I- und Grad II-Listhesis).
4. Nicht alle diese Fälle bedürfen operativer Therapie.
5. Operiert werden sollte:
   - beim Versagen konservativer Therapie,
   - wenn sich bereits belangvolle neurologische Ausfälle nachweisen lassen,
   - beim Syndrom der Claudicatio spinalis,
   - wenn sich myelographisch oder im CT eine deutliche Wurzel- und Duralsackkompression nachweisen läßt.
6. Röntgenologisch nachgewiesene Instabilität ohne entsprechende Beschwerden oder Ausfälle begründet noch keine Operationsindikation.
7. Bei den Grad I- und II-Listhesisfällen sowohl degenerativer wie spondylolytischer Genese bringt bei Erwachsenen die einfache Dekompressionsoperation ohne gleichzeitige Fusion in über 90% gute Ergebnisse.
8. Man sollte deshalb bei den Erwachsenen Grad I- und II-Fällen nur dann als Zweiteingriff eine Fusion ausführen, wenn die Dekompression erfolglos geblieben war und/oder die Verschiebung zunimmt.

## Literatur

Alexander E, Kelly DC, Courtland DH et al. (1985) Intact arch spondylolisthesis. J Neurosurg 63:840–844

Amuso SJ, Neff RS, Coulson DB, Laing PG (1970) The surgical treatment of spondylolisthesis by posterior element resection. J Bone Joint Surg [Am] 52:529–536

Cedell CA, Niberg G (1969) Long-term results of laminectomy in spondylolisthesis. Acta Orthop Scand 40:773–776
Cloward RB (1981) Spondylolisthesis: Treatment by laminectomy and posterior interbody fusion. Clin Orthop 154:74–82
Davis IS, Bailey RW (1972) Spondylolisthesis: Long-term follow-up study of treatment with total laminectomy. Clin Orthop 88:46–49
Epstein JA, Epstein BS, Lavine LS et al. (1976) Degenerative lumbar spondylolisthesis with an intact neural arch (pseudospondylolisthesis). J Neurosurg 44:139–147
Freebody D, Bendall R, Taylor RD (1971) Anterior transperitoneal lumbar fusion. J Bone Joint Surg [Br] 53:617–627
Gill GG, Manning JG, White HC (1955) Surgical treatment of spondylolisthesis without spine fusion. J Bone Joint Surg [Am] 37:493–520
Gill GC, White HC (1965) Surgical treatment of spondylolisthesis without spine fusion. A long-term follow-up of operated cases. Acta Orthop Scand [Suppl] 85:1–99
Harms J, Rolinger H (1982) Die operative Behandlung der Spondylolisthese durch dorsale Aufrichtung und ventrale Verblockung. Z Orthop 120:343–347
Henderson ED (1966) Results of the surgical treatment of spondylolisthesis. J Bone Joint Surg [Am] 48:619–642
Lapras C, Pierluca P, Pernot P, Mottolese C (1984) Traitement du spondylolisthésis (stade I–II) par décompression neurochirurgicale sans ostéosynthèse ni réduction. Neurochirurgie 30:147–152
Laurent LE (1958) Spondylolisthesis. Acta Orthop Scand [Suppl] 35:1–45
Österman K, Lindholm TS, Laurent LE (1976) Late results of removal of the loose posterior element (Gill's operation) in the treatment of lytic lumbar spondylolisthesis. Clin Orthop 117:121–128
Rolinger H (1985) Entstehung, Klinik und Therapie der Spondylolisthese. Inauguraldissertation, Medizinische Fakultät der Universität des Saarlandes, Homburg/Saar
Verbiest H (1972) Neurogenic intermittent claudication in cases with absolute and relative stenosis of the lumbar vertebral canal (ASLC and RSLC), in cases with narrow lumbar intervertebral foramina, and in cases with both entities. Clin Neurosurg 20:204–214
Verbiest H (1973) Impending lumbar spondyloptosis. Problems with posterior decompression and foraminotomy: Treatment by anterior lumbosacral console fusion. Clin Neurosurg 20:197–203
Verbiest H (1976) Neurogenic intermittent claudication with special reference to stenosis of the lumbar vertebral canal. North-Holland/American Elsevier, Amsterdam Oxford New York
Vigouroux RP, Chouse H, Decout C (1978) Opérations des spondylolisthésis par voie postérieure. Neurochirurgie 24:63–66

# Spondylolisthesis und Bandscheibenvorfall

U. RODEGERDTS

Die überwiegende Mehrheit aller Spondylolysen und Spondylolisthesen verlaufen symptomlos. Die Diagnose wird häufig per Zufallsbefund bei der Suche nach Diagnosen, die die Leistungsfähigkeit der Wirbelsäule nicht beeinträchtigen, gestellt.

Schmerzen setzen bei diesen Patienten erst sehr spät und dann sehr langsam ein. Anders ist es bei Patienten mit isthmischtrophischen und disgenetischen Spondylolysen, die schon frühzeitig neurologische Symptomatik aufweisen können, das heißt, es treten entweder Lumbalgien oder Ischialgien auf.

In der Konzentration auf diesen Patientenkreis mit Lumboischialgien und den dazugehörigen Varianten, gleich bei erwachsenen Patienten oder jugendlichen Patienten, setzt die Diagnostik bei Wurzelirritation oder Wurzelkompression sofort ein. Vorher sollten alle Symptome und ihre Ursache aus dem Gelenk- und knöchernen Bereich der unteren Lendenwirbelsäule abgeklärt sein.

Wegen der geringeren Belastung mit der Computertomographie oder der Kernspintomographie wird mit nativer und myeolographisch assistierter Technik an diesen Großgeräten wesentlich schneller zur Differentialdiagnose des Bandscheibenvorfalles oder anderer Ursachen die nicht invasive Untersuchung indiziert. Zur Differentialdiagnose gehören:

1. der Bandscheibenvorfall (BSV)
2. primäre und sekundäre Instabilität anderer Genese der unteren Bewegungssegmente.

Dazu gehört sehr häufig eine Osteochondrose mit Verschmälerung des Zwischenwirbelraumes, mit folgender Einengung der Foramina intervertebralia, oft mit folgender Spondylolisthesis vom Typ Newman. Gedacht werden muß

3. an das dorsale Impingement,
4. an das Wurzelstretching bei höheren Abrutschprozenten und
5. an die verschiedenen Formen der Wurzelkompression, z. B.
6. auch an ein Ligamentum flavum mit Gewebshypertrophie und dorsalem Impingement.
7. Trauma
8. Tumore

## Problemstellung

Der Bandscheibenvorfall im olisthetischen Segment wird von verschiedenen Autoren in unterschiedlicher Häufigkeit angegeben (Laurent 1958, Keyl 1969, Marquardt 1969, Schlegel 1969, Schreiber 1969). Da die Zahlen untereinander so stark differieren und von unseren Eindrücken so stark abwichen, schien es uns gerechtfertigt, das Problem der Wurzelirritation durch Bandscheibenvorfall im olisthetischen

Segment nochmals prospektiv zu verfolgen. Dieses ist nur möglich bei Patienten, die operativ behandelt werden, da die Aussagen über den Bandscheibenvorfall im olisthetischen Segment weder im Röntgenbild noch im Myelogramm noch in den bildgebenden Verfahren mit CT und MRI sicher abzuklären sind.

*Die Definition des Bandscheibenvorfalles, der dieser Studie zugrunde liegt:*

Auf der Basis degenerativer oder entzündlicher Zerstörung des Anulus fibrosus eines Bewegungssegmentes der Wirbelsäule tritt Bandscheibengewebe aus dem Zwischenwirbelraum aus. Im Spinalkanal resultiert je nach Größe des Bandscheibenvorfalles im Verhältnis zur Enge des Spinalkanals und der Formia ein Schmerzsyndrom und eine Störung neurologischer Funktionen über Kompression der intraduralen oder der segmentbezogenen extraduralen Nervenwurzel.

Die Ausprägung dieses Krankheitsbildes wird bestimmt durch die Größe des ausgetretenen Gewebeanteiles und der funktionellen Enge entweder im Spinalkanal oder intra- und extraforaminal.

Operiert, vor- und nachuntersucht wurden 102 Patienten (Abb. 1). Davon waren 81 präsakrale Segmente und 21 Segmente L4/5 betroffen. In 9 Fällen war das Segment L3/4 betroffen. Dieses Segment war jedoch nie isoliert verändert sondern war stets kombiniert mit einer Lyse oder Olisthese L4/5, in 2 Fällen mit L4/5 und L5/S1.

Insgesamt lagen bei 81,4% des Gesamtkollektivs therapieresistente Lumbalgien vor. Ischialgien fanden wir in 70,6% des Krankengutes, motorische Ausfälle in 20,6%, sensible Störungen in 35,3%. Positiven Preßschmerz konnten 22,5% der Patienten angeben. Die Verteilung auf die beiden präsakralen Segmente zeigt eine Differenz im Bereich der Ischialgien mit 90,5% bei L4/5 gegenüber 65,4% im präsakralen Segment. Die motorischen und sensiblen Ausfälle waren im Kollektiv der präsakralen Segmente deutlich geringer als im Segment 4/5 (s. Tabelle 1).

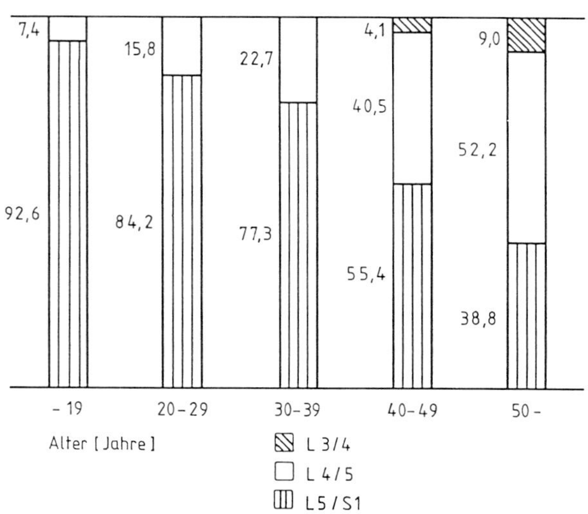


**Abb. 1.** Prozentuale Verteilung in den Altersgruppen

**Tabelle 1.** Symptomverteilung

| | Gesamt | % | $L_5/S_1$ | % | $L_3/L_4$ | % |
|---|---|---|---|---|---|---|
| Patienten | 102 | 100 | 81 | 100 | 21 | 100 |
| Mit Ischialgien | 72 | 25,5 | 53 | 65,4 | 19 | 90,5 |
| Lumbalgien | 83 | 81,4 | 65 | 80,2 | 18 | 85,7 |
| Motorischen Ausfällen | 21 | 20,6 | 15 | 18,5 | 6 | 28,6 |
| Sensiblen Störungen | 36 | 35,3 | 27 | 33,3 | 9 | 42,9 |
| Preßschmerz | 23 | 22,5 | 18 | 22,2 | 5 | 23,8 |

Die Differenzierung und Zuordnung zu einzelnen ätiologischen Gruppen wurde durchgeführt, sollen aber in dieser Arbeit hintanstehen. Wir fanden bei 6 Patienten einen echten Bandscheibenvorfall. Von diesen 6 Patienten hatte einer eine Spondylolyse mit einem intraforaminalen Vorfall, der mit gutem Ergebnis reseziert wurde. Bei den übrigen 5 Patienten lag zu dem Bandscheibenvorfall zusätzlich eine Olisthese und in 2 Fällen eine Instabilität in der Definition nach White und Panjabi vor. In allen 6 Fällen gab es über den intraoperativen Befund eine deutliche Erklärung der bandscheibenvorfallbedingten Schmerzen. In den beiden Fällen mit Instabilitäten wurde zusätzlich eine Spondylodese durchgeführt mit sehr gutem Ergebnis. In den anderen drei Fällen haben wir zunächst in typischer Weise den Bandscheibenvorfall reseziert. In der folgenden Nachuntersuchungszeit ergaben sich keine Zeichen einer zunehmenden Instabilität. Die endgültige Beurteilung konnte jedoch noch nicht vorgenommen werden, da der Zeitraum nach der OP mit drei Jahren für eine solche Entwicklung noch zu kurz ist.

## Diskussion

Der Bandscheibenvorfall mit folgender neurologischer Symptomatik im Bereich der Spondylolisthesis ist selten. Er liegt im Gesamtkollektiv von 238 Patienten mit 2,9% deutlich niedriger als in einem gleichwertigen Kontingent von Patienten die wegen normaler Kreuzschmerzsymptomatik in orthopädische Behandlung gehen.

Dabei muß aber beachtet werden, daß es sich in unserem Krankengut um ein ausgesuchtes Krankengut mit sehr hoher Operationsfrequenz handelt.

Die Ursachen für eine neurologisch-periphere Störung sind spondylolisthesisspezifisch und betreffen grundsätzlich die Nervenwurzel, die im olisthetischen Bewegungssegment über das Foramen intervertebrale den Spinalkanal verläßt (McNab 1977, Cloward 1981).

Das von Gill und White 1963 angenommene Stretching der Nervenwurzel S1 über die Hinterkante des Sakrums als alleinige Ursache der neurologischen Symptomatik ist selten.

Die Kompression oder Irritation der Nervenwurzel liegt intra- oder paraforaminal.

Das Foramen intervertebrale des Gesunden wird begrenzt kranial durch den Pedikel des Gleitwirbels und der Interartikularportion, dorsal durch das Gelenk des zugeordneten Bewegungssegmentes, kaudal durch den kranialen Anteil der Bogenwurzel des Grundwirbels. Die ventrale Begrenzung wird gebildet im proximalen Anteil durch die Rückflächen des kranialen Wirbelkörpers, im distalen Anteil durch die Bandscheibe des betroffenen Segmentes.

Die Begrenzung ändert sich im olisthetischen Segment dahingehend, daß die Nervenwurzel, von 2 Fällen in unserem Kollektiv abgesehen, in ihrer Lagebeziehung zum Pedikel mit dem Gleitwirbel disloziert. Der Anulus fibrosus wird unter Verlängerung der Wegstrecke zwischen der dorsalen Grundplatte des Gleitwirbels und dem korrespondierenden Teil der Deckplatte des Grundwirbels gespannt. Das bedeutet mechanisch ein direktes Gegenteil des Bandscheibenvorfalles.

Andererseits wird bei diesem Vorgang das Foramen im Gleitprozeß verkleinert, da die distale Wand des Foramens in Form der kranialen Gelenkfacette des Grundwirbels dorsal verbleibt.

Der kraniale Anteil des Foramens, der seine Begrenzung nur aus Strukturen des Gleitwirbels erhält, reitet nach dem Gleiten auf dem von dorsal/distal nach ventral/proximal ansteigenden Anulus fibrosus. Mit der Neigung des Gleitwirbels auf dem Grundwirbel nach vorn kommt es zu einer geringen Kompensation.

Da der Anulus fibrosus aus relativ straffem, d.h. nur gering verformbarem Gewebe besteht, schließt die foraminale Enge praktisch in Höhe der Grundplatte des Gleitwirbels ab.

Je nach Form und Ausprägung der Konturen des Gleitwirbels, z.B. der Stärke des Pedikels kann es schon zur Dauerdekompensation der Nervenwurzel kommen oder aber der Patient bleibt dauerhaft symptomlos.

Eine Veränderung dieser Verhältnisse ergibt sich zudem in jeder Bewegung, d.h. bei Inklination Entlastung, bei Lordosierung eine Belastung der Nervenwurzel.

Bei zunehmender Degeneration des Bewegungssegmentes geschieht eine weitere Einengung:

1. durch die Verschmälerung des ZWR unter Aufbrauch des Bandscheibengewebes unter der Grundplatte des Gleitwirbels. Die dorsalen Anteile des Bandscheibengewebes, die dieser Kompression nicht unterliegen, wulsten sich daher dorsal/kranial vor und engen wiederum das Foramen deutlich ein, ohne daß ein Bandscheibenvorfall nach o.g. Definition resultiert.
2. Hypertrophie des Narbenbindegewebes.
3. Ossifikationsvorgänge an der Grund- und Deckplatte des instabilen Bewegungssegmentes.
4. Reaktiv hyperostotischer Reaktionen am Pedikel-Stumpf mit pilzförmiger Struktur.
5. Zunehmender Instabilität des Bewegungssegmentes mit zusätzlichen Schwellungszuständen des reaktiven Gewebes und der Nervenwurzel.

Dadurch entsteht das typische wechselnde Beschwerdebild einer passageren Wurzelirritation oder die Dekompensation und Fibrosierung an der Nervenwurzel mit Funktionsverlust.

Unabhängig, welche ätiologisch-deskriptive Form der Spondylolisthesis vorliegt, verläuft diese Entwicklung nach den gleichen Kriterien. Voraussetzung ist ein mobiles oder hypermobiles Bewegungssegment.

Wird eine typische Nukleotomie unter der unkorrekten Diagnose „Bandscheibenvorfall bei Spondylolisthesis“ mit primärer und sekundärer Instabilität durchgeführt, muß zwangsläufig ein Fehlergebnis resultieren. Aus diesem Grund und aus der fehlenden Möglichkeit präoperativer sicherer Differenzierung ist es wichtig zu wissen, wie selten ein echter Bandscheibenvorfall im olisthetischen Segment vorliegt.

**Literatur:** beim Verfasser

# Ist die Spondylolisthese ein aktiver Wachstumsprozeß?

H. Konermann und H. Kolb

Ausgangspunkt unserer Überlegungen zur Entstehung der Spondylolisthese sind die Ergebnisse von Untersuchungen der Winkelverhältnisse bei Spondylolyse und Spondylolisthese im Vergleich zu denen „gesunder" Personen (Kolb 1984).

Von den gemessenen Winkeln liegen der *hintere Lumbosakralwinkel* (Abb. 1) und der *lumbosakrale Neigungswinkel* (Abb. 2) weitgehend im Normbereich. Dagegen ist der Kreuzbeinbasiswinkel bei nahezu allen Patienten mit Spondylolyse und Spondylolisthese erhöht, wie dies auch Wegener (1928), Tuschen (1966) und Suezawa und Jacob (1981) beschreiben (Abb. 3).

Als Ursache für das Einsetzen des Gleitprozesses wird, bei bestehender Spondylolyse, wohl am häufigsten die Schubkomponente der Resultierenden angeschuldigt (z. B. von Troup 1976), die mit der Vergrößerung des Kreuzbeinbasiswinkels, dem Sinus dieses Winkels entsprechend, ansteigt.

Allenfalls durch Bänder, Muskulatur und die Bandscheibe gebremst, soll der Gleitwirbel auf der schiefen Ebene abrutschen. Junghanns (1933), Taillard (1959) und Schoen und Tischendorf (1954) halten die Bandscheibe für die einzige wirksame Bremse des Gleitvorganges, der zumindest progredient werde, wenn die Bandscheibe degeneriert sei (Brocher 1958; Leger 1959; Suezawa und Jacob 1981).

Der Winkel der präsakralen Bandscheibe (Abb. 4), der von verschiedenen Untersuchern als Hinweis auf die Beschaffenheit der Bandscheibe gewertet wird, ist bei unseren Patienten, wie auch überwiegend in der Literatur angegeben, zumeist verkleinert. Nur Niethard (1981) fand keine Veränderungen dieses Winkels.

Ist die Beschaffenheit der Bandscheibe, vor allem deren Degeneration also Ursache des Gleitprozesses und hält sie ihn in Gang? Wir glauben nein! Dabei möchten wir vor allem berücksichtigt wissen, daß die als Ursache angegebenen Verschleißveränderungen der Bandscheibe des Gleitsegmentes erst weit nach Wachstumsabschluß beobachtet werden, mit Wachstumsabschluß im allgemeinen der Gleitvorgang aber beendet ist. Wenn Degenerationen der Bandscheibe aber verantwortlich zu machen wären für den Gleitvorgang, dann müßte man beim Auftreten der Bandscheibendegeneration im fortgeschrittenen Alter stets ein erneutes Einsetzen des Gleitvorganges erwarten. Dies wird jedoch nicht beobachtet. In der Literatur wird der Form des Gleitwirbels, beschrieben im lumbalen Index, eine wesentliche Bedeutung zugesprochen. Dabei beschreibt der lumbale Index die Höhe der Wirbelkörperhinterwand (mm)/Höhe der Wirbelkörpervorderwand (mm) mal 100. Der Mittelwert beim Mann schwankt um 87,5, bei der Frau um 85. Bei Kindern finden Taillard (1959) und Wiltse (1962) Werte um 89,6. Taillard (1959) gibt an, daß sich bei Kindern mit einem lumbalen Index von weniger als 70 und einer abgerundeten Kreuzbeindeckplatte der Gleitprozeß bis zur Spondyloptose fortsetzt. Zippel (1980) beschreibt, daß sich die Konfiguration des Gleitwirbels parallel zur Schwere der Verschiebung ändere.

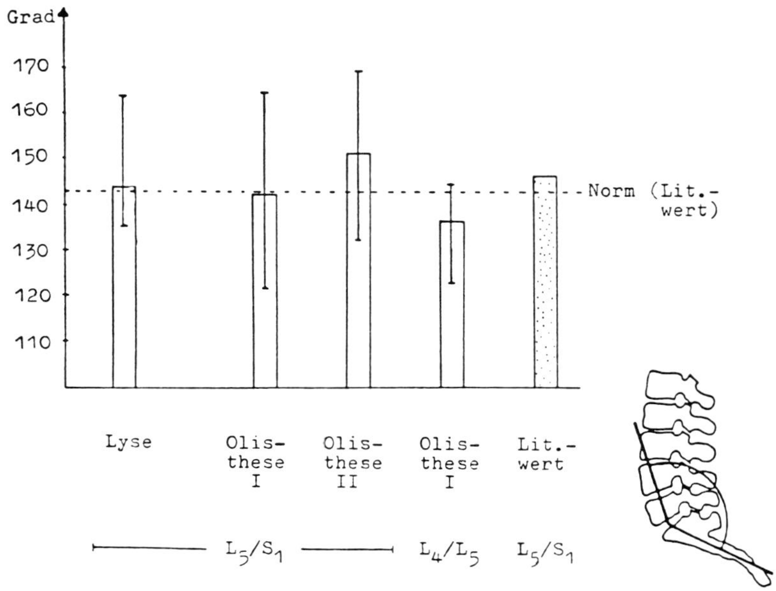


**Abb. 1.** Gemittelte Werte mit Streubreiten des hinteren Lumbosakralwinkels bei 62 Patienten mit Spondylolyse und Spondylolisthese im Vergleich mit dem Normwert (*gestrichelt*).
Eine weitere Aufschlüsselung nach Männern (N = 43) und Frauen (N = 19) ergibt keine Unterschiede in unserem Kollektiv. Angaben in der Literatur Spondylolyse und Spondylolisthese bei L5/S1 gepunktet

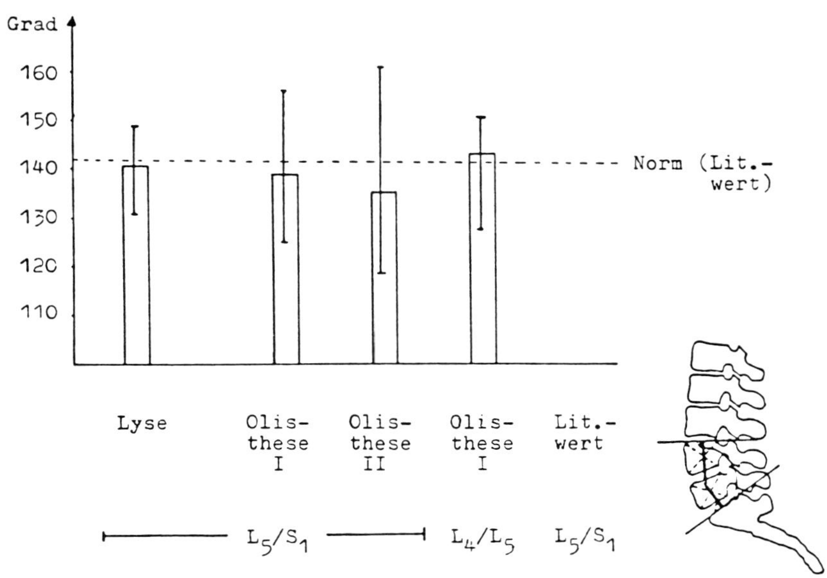


**Abb. 2.** Gemittelte Werte und Streubreiten des lumbosakralen Neigungswinkels bei 62 Patienten mit Spondylolyse und Spondylolisthese im Vergleich mit dem Normwert (*gestrichelt*). Eine weitere Aufschlüsselung nach Männern und Frauen ergibt keine Unterschiede

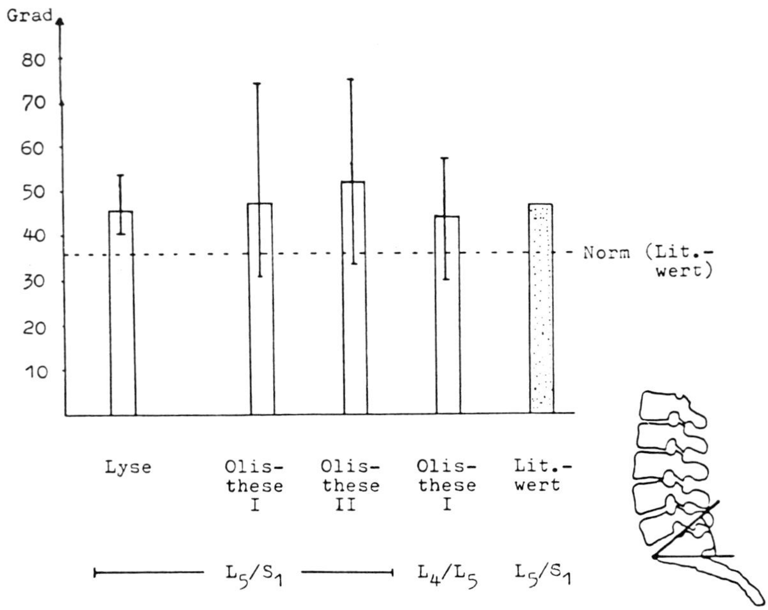


**Abb. 3.** Gemittelte Werte und Streubreiten des Kreuzbeinbasiswinkels bei 62 Patienten mit Spondylolyse und Spondylolisthese. Der Normwert ist *gestrichelt* eingezeichnet. Der in der Literatur angegebene Wert des Kreuzbeinbasiswinkels für Spondylolyse und Spondylolisthese bei L5/S1 ist gepunktet. Eine weitere Aufschlüsselung nach Männern und Frauen ergibt keine Unterschiede in unserem Kollektiv

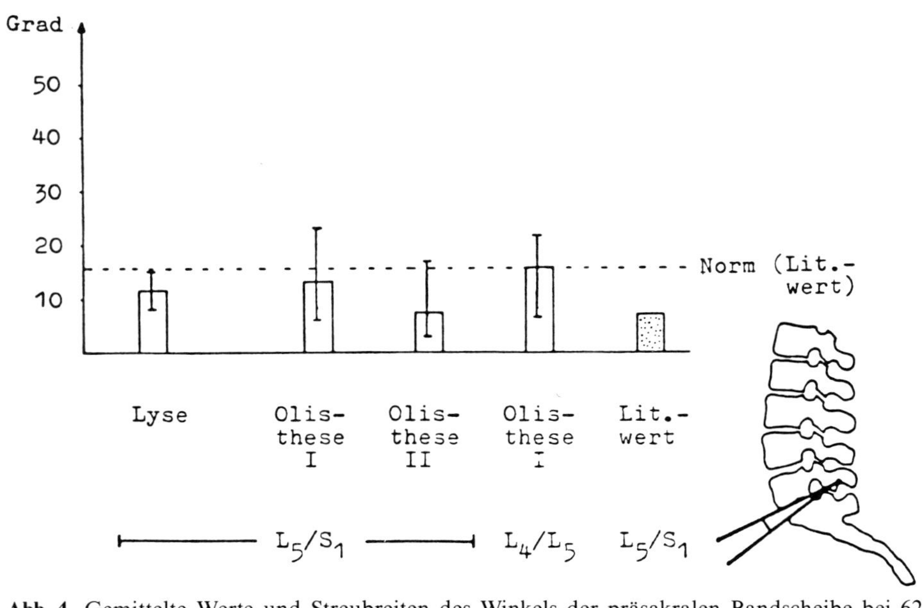


**Abb. 4.** Gemittelte Werte und Streubreiten des Winkels der präsakralen Bandscheibe bei 62 Patienten. Der Normwert ist *gestrichelt*, der in der Literatur angegebene Wert *gepunktet* eingezeichnet. Eine weitere Aufschlüsselung nach Männern und Frauen ergibt keine Unterschiede

**Tabelle 1.** Vergleich des Kreuzbeinbasiswinkels und des lumbalen Index bei 15 Patienten mit Spondylolisthese $L_5/S_1$ I. und II. Grades aus unserem Kollektiv. In der ersten Gruppe ist eine Steilstellung der Kreuzbeinbasis mit einer Keilform des Gleitwirbels kombiniert, bei flacher Kreuzbeinbasis finden sich dagegen Wirbelkörper mit weitgehend normaler Form

| Kreuzbeinbasiswinkel | | Lumbaler Index | |
|---|---|---|---|
| Steil | 48 | 55 | Klein |
| | 54 | 65,7 | |
| | 56 | 67,8 | |
| | 56 | 67,6 | |
| | 60 | 71,4 | |
| | 62 | 70,5 | |
| | 68 | 69,5 | |
| | 68 | 59 | |
| Flach | 20 | 79,4 | Groß |
| | 31 | 82,5 | |
| | 33 | 84,2 | |
| | 34 | 84,2 | |
| | 35 | 89,7 | |
| | 36 | 86,4 | |
| | 39 | 79 | |

Ist die Formänderung des Gleitwirbels also Ursache des Gleitprozesses und hält sie ihn in Gang?

Wir glauben auch hier, nein!

Bei höheren Gleitgraden sind nämlich zwei Gruppen mit gegensätzlichem Verhalten des Kreuzbeinbasiswinkels und der Form des Gleitwirbels zu unterscheiden: die eine Gruppe zeigt einen relativ kleinen Kreuzbeinbasiswinkel mit großem lumbalen Index, die andere einen großen Kreuzbeinbasiswinkel mit kleinem lumbalen Index (Tabelle 1).

Die direkte Abhängigkeit dieser beiden Größen: Kreuzbeinbasiswinkel und lumbaler Index, wird aus statischen Erfordernissen der Gesamtwirbelsäule verständlich. Die Kombination einer steilgestellten Kreuzbeinbasis mit Wirbelkörpern mit kleinem lumbalen Index ist statisch stabil.

Wenn aber ein kleiner Kreuzbeinbasiswinkel, also eine flache, aufgerichtete Kreuzbeinbasis mit Wirbelkörpern mit kleinem lumbalen Index kombiniert werden (Abb. 5), ergeben sich Lendenwirbelsäulen mit extremer Hyperlordose, die statisch instabil werden, da die Wirbelsäulen nach dorsal nun überkippen würden. Tuschen (1966) hat ebenso wie Brocher (1958) und Junghanns (1968) bei höheren Gleitgraden auch eine Verkleinerung des Kreuzbeinbasiswinkels beobachtet. Junghanns (1968) nennt dies eine „reflektorische Aufkippung des Kreuzbeines“, um ein Abgleiten des 5. Lendenwirbels zu verhindern.

Wir glauben, daß sowohl eine Formänderung des Gleitwirbels als auch die Stellungsänderung der Kreuzbeinbasis sekundär als Anpassungsvorgänge an das Wirbelgleiten aufzufassen sind, weil sich einerseits dadurch die Beanspruchung ändert, andererseits die Formänderung statisch notwendig ist (Tabelle 1). Spannungsoptisch läßt sich hierzu zeigen, daß bei steiler Kreuzbeinbasis die Beanspruchung ventral-

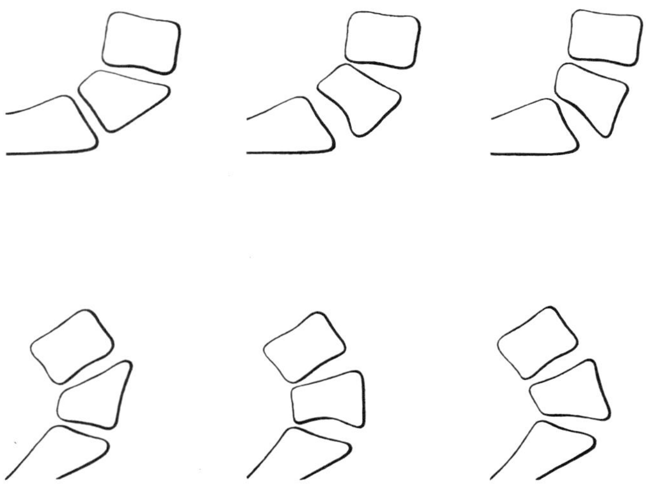

**Abb. 5.** Formen des lumbosakralen Übergangs, die sich aus der Kombination einer steilgestellten Kreuzbeinbasis mit Wirbelkörpern mit kleinem lumbosakralen Index (*obere Reihe*) und mit flacher Kreuzbeinbasis und den gleichen Wirbelkörpern (*untere Reihe*) ergeben. In der oberen Reihe ist der Kreuzbeinbasiswinkel 60°. Der lumbale Index beträgt 38, 60, 50. In der unteren Reihe ist der Kreuzbeinbasiswinkel 16°. Der lumbale Index beträgt 38, 60, 50. [Geändert nach Zaunbauer (1974) und Erdmann (1956)]

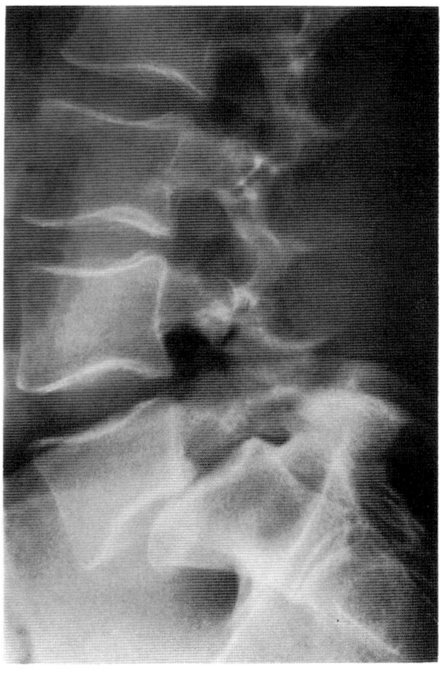

**Abb. 6.** Spondylolisthese II. Grades L5/S1. Man sieht einen sehr schmalen Lysespalt, der gegen ein rein passives Gleiten des 5. LWK auf der steilgestellten Kreuzbeinbasis spricht

seitig höher als dorsal ist, während sie bei flacher Kreuzbeinbasis sehr gleichmäßig über den Gesamtwirbel L5 und das Kreuzbein verteilt ist.

Nach den allerdings nur spärlichen Untersuchungen der histologischen Veränderungen im spondylolytischen Zwischengelenkstück erscheinen uns die Ursache für das Gleiten und der erreichte Gleitgrad ein aktiver Wachstumsvorgang zu sein. Zippel (1980) findet histologisch gegenüber der primären Lyse bei weiterem Vorgleiten zwei deutliche Veränderungen. Einerseits sind die riesenzellulären Abbaufronten nicht mehr nachweisbar, zum anderen wird die Gewebenekrose durch neugebildetes Knorpel- oder Knochengewebe ersetzt.

Danach scheint uns der Gleitgrad, unabhängig von der primären Stellung der Kreuzbeinbasis und möglicherweise unabhängig von der Form des Gleitwirbels, abhängig zu sein von der Produktion an neugebildetem Knorpel- oder Knochengewebe, im Sinne einer überschießenden, aktiven Reparation.

Je nach neugebildeter Gewebsmenge im Zwischengelenkstück wird der Wirbelkörper nach ventral vorgeschoben. Für einen so gearteten Ablauf des Gleitens sprechen drei Argumente:

*Erstens* sistiert das Gleiten mit dem Ende des allgemeinen Wachstums (Taillard 1959). Zu diesem Zeitpunkt sieht Zippel eine abgedeckelte Pseudarthrose als Lysespalt.

*Zweitens* sind histologisch stets kleinere Lysespalten gefunden worden, als es dem Gleitgrad entsprochen hätte (Brocher 1958, Zippel 1980). Dies zeigt auch die sehr schmale Lysezone in Abb. 6.

*Drittens* sind die Spondyloptosen, also die höchstgradigen Ventralverschiebungen eines Wirbelkörpers, nach Zippel ausschließlich ohne Spondylolyse gefunden worden (Zippel 1980). Bei dieser Form des Wirbelgleitens kann der schiefen Ebene einer steilgestellten Kreuzbeinbasis somit kein Einfluß auf das Gleiten angelastet werden.

Die möglichen Form- und Stellungsänderungen der Gleitbasis und des Wirbelkörpers im Gleitsegment sind nach unserer Ansicht dann sekundäre Anpassungserscheinungen.

## Literatur

Brocher JEW (1958) Die Wirbelverschiebung in der Lendengegend. 3. Aufl. Thieme, Stuttgart

Erdmann H (1956) Die Verspannung des Wirbelsäulensockels im Beckenring. Die Wirbelsäule in Forschung und Praxis, Bd. 1. Hippokrates, Stuttgart S 51–62

Junghanns H (1933) Die anatomischen Besonderheiten des 5. Lendenwirbels und der letzten Lendenbandscheibe. Arch Orthop Unfall-Chir 33:260

Kolb H (1984) Morphologische und biomechanische Ursachen der lumbalen Spondylolyse und Spondylolisthese. Inaug-Diss., Freiburg i. Br.

Leger W (1959) Die Form der Wirbelsäule mit Untersuchungen über ihre Beziehungen zum Becken und die Statik der aufrechten Haltung. Z Orthop [Beilageh] 91

Niethard FU (1981) Die Form- und Funktionsproblematik des lumbosakralen Überganges. Eine morphologische, experimentelle und röntgenologisch-klinische Studie. Die Wirbelsäule in Forschung und Praxis, Bd. 90. Hippokrates, Stuttgart

Schoen R, Tischendorf WC (1954) Krankheiten der Knochen, Gelenke und Muskeln. Handbuch der inneren Medizin. Bd. 6, Springer, Berlin

Suezawa Y, Jacob HAC (1981) Zur Ätiologie der Spondylolisthese. Experimentelle Untersuchungen über die Biomechanik des lumbosakralen Überganges. Die Wirbelsäule in Forschung und Praxis, Bd 94. Hippokrates, Stuttgart

Taillard W (1959) Die Spondylolisthesen. Die Wirbelsäule in Forschung und Praxis, Bd 11. Hippokrates, Stuttgart

Todd TW, Pyle I (1929) A quantitative study of the vertebral column by direct and roentgenoscopic methods. Amer J Physic Anthrop 12:321

Troup IDG (1976) Mechanical Factors in Spondylolisthesis and Spondylolysis. Clin Orthop 117:59–67

Tuschen B (1966) Neigung des Beckens und der Kreuzbeinbasis bei Spondylolisthese. Inaug.-Diss., Köln

Vallois HV, Lazorthes G (1942) Indices lombaires et indice lombaire total. Bull Soc anthrop 3:117

Wegener E (1928) Spondylolisthese und Präspondylolisthese. Arch Orthop Unfall-Chir 26:73

Wiltse LL (1962) The etiology of spondylolisthesis. J Bone Joint Surg [Am] 44:536

Zaunbauer W (1974) Normale Haltung und normale Beweglichkeit der Wirbelsäule. In: Diethelm L (Hrsg) Handbuch der med. Radiologie, Bd VI, Teil I. Springer, Berlin, pp 114–140

Zippel H (1980) Wirbelgleiten im Lendenbereich. Geklärte und ungeklärte Spondylolisthesisprobleme. Barth, Leipzig

# Die Bedeutung der isolierten Fraktur in der Interartikularportion bei der Entstehung der Spondylolisthesis und deren klinische Konsequenzen

J. Schüepp, H. A. C. Jacob und Y. Suezawa

Auf der Suche nach der Ätiologie der Spondylolisthesis geht es darum, erstens die krankhaften Veränderungen in der Interartikularportion zu untersuchen und in zweiter Linie die Ursachen des Abgleitens des Wirbelkörpers zu erleuchten.

Für eine echte Spondylolisthesis ist die Lyse in der Interartikularportion unabdingbar. Wir sind überzeugt, daß diese nicht konnatal ist, sondern erst im Verlauf des Lebens entsteht. Dies bestätigt auch der Fall eines 1957 geborenen Patienten, bei dem sich im Alter von 12 Jahren noch keine Lyse fand, die jedoch drei Jahre später röntgenologisch nachgewiesen werden konnte. Bisher blieb unbekannt, welche Krafteinwirkung eine solche Lyse verursachen könnte. Da sich bei gewissen Spitzensportlern vermehrt Lysen fanden, vermuten wir einen mechanischen Faktor. In einem ersten Schritt sollte also versucht werden, im biomechanischen Labor eine isolierte Fraktur in der Interartikularportion zu erzeugen und Kraftrichtung und -ausmaß zu finden, die dazu nötig wäre. Dazu war zuerst eine Untersuchung der Kraftübertragung durch die Bandscheibe und die dorsalen Elemente des Bewegungssegmentes bei physiologischen Belastungsarten nötig.

Es fand sich, daß rein axiale Kraft fast nur durch die Bandscheibe aufgenommen wird. Mit und ohne dorsalen Anteil findet sich kein großer Unterschied in der Kraftübertragung. Transversale und anteroposteriore Kräfte jedoch werden zu mehr als 90% durch den dorsalen Anteil übertragen. Bei Entfernung derselben kommt es zu einer starken ventralen Verschiebung bzw transversalen Auslenkung, die durch die dorsalen Strukturen sonst verhindert wird. In den bisherigen Belastungsversuchen kam es immer wieder zum Bruch im Bereich des Pedikels. Es galt nun herauszufinden, von welcher Richtung die Kraft einwirken müßte, um eine Fraktur in der Interartikularportion zu erzeugen. Deshalb wurde am mazerierten Lendenwirbelkörper L5 die Dehnung unter verschiedenen Krafteinwirkungen gemessen. Die Kraft wurde durch vier Stifte auf die kranialen und kaudalen Gelenkfortsätze übertragen. Gemessen wurde nun in Flexion, Neutralstellung und in Extension, was durch verschiedene Stellungen der Stifte imitiert wurde. Der Versuch wurde mit und ohne Zug am Dornfortsatz durchgeführt, was der Muskelkraft entspricht.

In maximaler Flexion ist mit und ohne Muskelkraft die Zug- und Druckdehnung in der Bogenwurzel viel größer als in der Interartikularportion. Bei Extension hingegen vergrößert sich die Dehnung in der Interartikularportion gegenüber derjenigen der Bogenwurzel.

Diese Belastungsart sollte auch am frischen Leichenpräparat zur gewünschten Fraktur führen. Lendenwirbelsäulen wurden unter Belassung von Gelenkkapseln, Bändern und Bandscheiben in Neutralstellung und Extensionsstellung zunehmend

**R.G. 1957** **P. 160634**

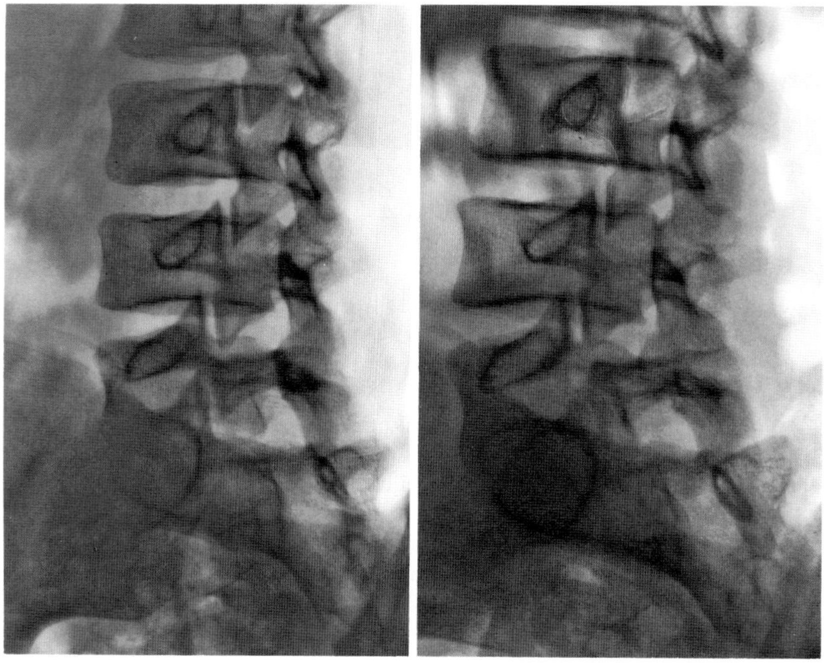

**1969** **1972**

**Abb. 1.** Entstehung einer Spondylolyse durch ein Biegemoment in der Interartikularportion, verursacht durch Druck von Gelenkforsatz L4 auf die Lamina von L5

axial belastet. Dabei wurde die Distanz von Gelenkfortsatz L4 und der Grube der Lamina L5 sowohl makroskopisch wie radiologisch beobachtet. Bei Extension von 20° und einer Belastung von 250 kp kam es plötzlich zu einem Nachlassen der axialen Kraft. Es fand sich isoliert in der Interartikularportion von L5 eine Fraktur. Die Gelenkfortsätze von L4 hatten sich in die Lamina eingebohrt. An mehreren Präparaten konnte so die isolierte Fraktur am gewünschten Ort erzeugt werden, dies bei Extension zwischen 10° und 30° und axialer Belastung. Natürlich spielen hier auch morphologische Varianten eine große Rolle (z. B. lange Interartikularportion, Lordose, Beckenkippung, flach liegende Gelenkfortsätze, Größe der Dornfortsätze, die aneinanderstoßen können). Bei einem Präparat konnte erst durch Längsspalten der Lamina im Sinne einer Spina bifida eine Fraktur erzeugt werden.

Entscheidend für die Entstehung einer Lyse ist also ein Biegemoment in der Interartikularportion. Dieses entsteht durch Druck von Gelenkfortsatz L4 auf die Lamina L5 (Abb. 1). So ist nun erklärt, warum bei gewissen Sportarten wie Speerwerfen, Gewichtheben, Kunstturnen und Delphinschwimmen vermehrt Spondylolysen vorkommen. Besonders gefährlich ist, wenn zur axialen Belastung in Extension noch eine Rotation hinzukommt mit vermehrter Belastung nur einer Laminaseite.

Dann fällt auch der sonst vielleicht bremsende Effekt der aufeinanderstoßenden Dornfortsätze weg.

Den Einfluß, den die benachbarten Etagen haben können, zeigt auch folgendes Beispiel: Bei einer 38jährigen Patientin war eine ventrale Spondylodese wegen Beschwerden bei Spondylolisthesis durchgeführt worden. Auch nach erfolgter Konsolidation der Spondylodese klagte die Patientin noch über starke Lumbalgien. Das Szintigramm war negativ, es konnte sich also nicht um eine Pseudarthrose handeln. In Funktionsaufnahmen sah man, daß in den hinteren Anteilen trotz erfolgreicher vorderer Versteifung noch viel Bewegung stattfinden mußte, klaffte doch die Lysestelle deutlich bei Inklination. Die Ursache der Schmerzen wurde im noch beweglichen unteren Anteil des Wirbelbogens L5 gesehen, auf den von den anderen Etagen weiter oben Einfluß genommen wurde. Nach der Entfernung dieses Bogens war die Patientin beschwerdefrei.

Wir haben auch ähnliche Fälle gesehen, wo trotz fester Spondylodese die Patienten über starke Schmerzen klagten. In einem Fall war eine Louis-Plattenspondylodese durchgeführt worden. Anfänglich ging es dem Patienten gut. Später klagte er immer mehr über Lumbalgien. Bei der Materialentfernung sahen wir, daß eine Lyse in der Lamina von L5 aufgetreten war und das Ende der Platte genau in diesem Bereich lag. Es ist anzunehmen, daß in Extensionsstellung das Plattenende auf die Interartikularportion gedrückt hatte, bis es zur Fraktur gekommen war. Es mußte eine erweiterte Respondylodese durchgeführt werden.

Bei einem Patienten mit Harringtonspondylodese sahen wir etwas Ähnliches. Acht Jahre nach Anbringen des Stabes fanden wir unter dem oberen Haken eine Lyse in der Interartikularportion der unteren Etage. Durch Druck vom Haken war es vermutlich zu dieser Fraktur gekommen.

Ein anderes Problem ist die Frage des Abrutschens des Wirbelkörpers nach erfolgter Spondylolyse. Wir glauben, daß dies von mehreren Faktoren abhängt:

- von der Festigkeit des Bandscheibengewebes,
- von den stabilisierenden Bändern,
- von der Lokalisation der Schwergewichtsachse, die normalerweise etwa auf Höhe der Vorderkante von L5 verläuft,
- von der Neigung und Abrundung der Deckplatte von S1,
- von der Keildeformität des lytischen Wirbelkörpers (Saraste 1984),
- vom Lordosewinkel und den Auslenkungen der oberen Wirbelsäule,
- von morphologischen Gegebenheiten des lumbosakralen Überganges z.B. von der Größe der Querfortsätze, die sich in den Beckenschaufeln verhaken können.

Luk (1985) stellte fest, daß dem Lig. iliolumbale eine besondere Bedeutung als stabilisierender Faktor zukommt. Beim Neugeborenen ist es rein muskulär angelegt und erst im Verlauf des Lebens entwickelt es sich durch Metaplasie aus Fasern des M. quadratus lumborum. Dies läßt vermuten, daß es erst durch die aufrechte Position zu einer vermehrten Beanspruchung bezüglich Stabilisierung kommt. Bei Spondylolisthesis findet sich häufiger eine Verkalkung dieses Bandes als Antwort auf die vermehrte Beanspruchung (Niethard u. Pfeil 1985).

Vidal und Marnay (1983) zeigten, daß der Balance des Beckens in anteroposteriorer Richtung bei der Entstehung des Gleitens eine wesentliche Rolle zukommt.

**G.M. 1961** **P. 297798**

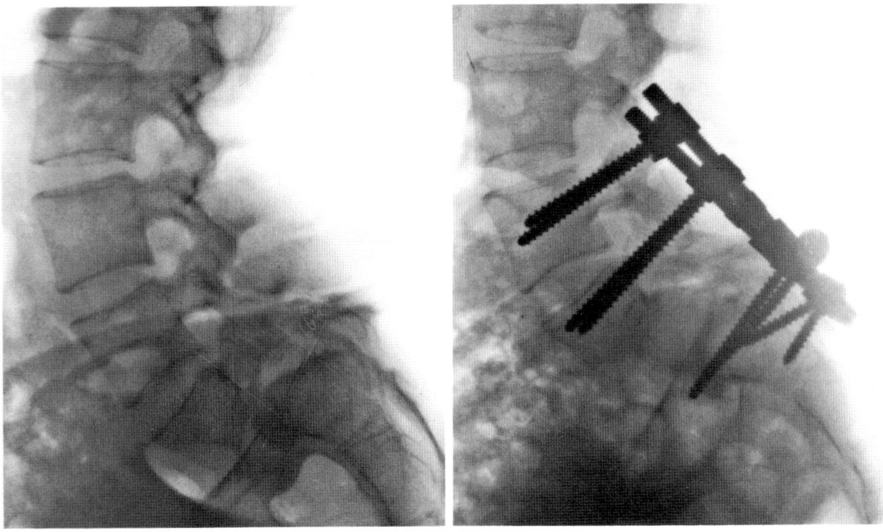

**1983** **1986**

**Abb. 2.** Spondylodese bei Spondylolisthesis mit dem „Balgrist"-Instrumentarium

Sie sind der Meinung, daß bei unausgeglichener Balance ein Abrutschen des Wirbelkörpers wahrscheinlicher ist.

Sowohl bei ventralen wie bei dorsalen Spondylodesen haben wir immer wieder ein weiteres Abrutschen des Wirbelkörpers postoperativ gesehen. Louis (1982) unterscheidet an der WS drei Säulen der Abstützung: eine vordere auf der Höhe der Wirbelkörper und zwei dorsale auf der Höhe der kleinen Gelenke rechts und links. In unserem biomechanischen Labor wurde wegen des immer wieder vorkommenden Korrekturverlusts nach Spondylodese bei Spondylolisthesis ein System entwikkelt, das alle drei Säulen der Abstützung erfaßt. Es werden Schrauben transpedikulär bis ventral in den Wirbelkörper eingebracht und mit einem Gewindestab verbunden, der eine Distraktion oder Kompression erlaubt. Unsere bisherigen Ergebnisse sind gut (Abb. 2).

Zusammenfassend kann man also sagen: bei Hyperextension und axialer Belastung kann es isoliert in der Interartikularportion zu einer Fraktur kommen durch ein Biegemoment, das durch Druck des Gelenkfortsatzes von L4 auf die Lamina L5 ausgeübt wird. Dies erklärt das gehäufte Vorkommen bei gewissen Sportarten. Diesen Mechanismus konnten wir auch an einigen klinischen Beispielen sehen. Ob es dann bei erfolgter Lyse zum Abrutsch kommt, hängt von vielen Faktoren ab.

## Literatur

Louis R (1982) Chirurgie du rachis. Anatomie chirurgicale et voies d'abord. Springer, Berlin Heidelberg New York

Luk KDK (1985) Hong Kong, St. Mauy Queen Hospital

Niethard FU, Pfeil J (1985) Untersuchungen zur Entstehung von Spondylolyse und Spondylolisthese. Orthop Praxis 10:779–784

Saraste H (1984) Spondylolysis and Spondylolisthesis, clinical and radiographic relationships and prognostic signs. Sundt Offset, Stockholm

Suezawa Y, Jacob HAC (1981) Zur Ätiologie der Spondylolisthesis. Die WS in Forschung und Praxis, Bd 94. Hippokrates, Stuttgart

Suezawa Y, Walker N (1978) Progredientes Wirbelgleiten bei schwerer Spondylolisthesis. Z Orthop 116:325–330

Vidal J, Marnay T (1983) La morphologie et l'equilibre corporel antéro-posterieur dans le spondylolisthésis L5/S1. Rev Chir Orthop 69:17–28

# Erscheinungsbilder neurogener und angiogener Sekundärveränderungen bei Spondylolisthese

U. Weber und W. Reichel

Das klinische Bild der Spondylolisthese mit seinen altersabhängigen Unterschieden ist hinreichend bekannt. Neurologische Sekundärveränderungen sind nicht obligat und werden pathogenetisch unterschiedlich interpretiert. Neurologische Begleitsymptome bei Spondylolisthesen werden sowohl als Wurzelirritationen im Foramen intervertebrale, als Wurzel/Kaudairritationen von ventral, Wurzel/Kaudairritationen von dorsal, Wurzel- oder Kaudairritationen durch begleitende Fehlbildungen und als Wurzel- oder Kaudairritation durch unabhängige Zweitkrankheiten angesehen. Sie manifestieren sich als typische mono- oder oligoradikuläre Erscheinungen, bei Kindern und Jugendlichen auch als sog. Hüftlendenstrecksteife.

Ungewöhnlichere neurologische Erscheinungsbilder können dazu dienen, die Pathogenese neurologischer Begleitveränderungen besser zu verstehen.

Die Möglichkeit von Kaudaläsionen bei der Spondylolisthese ist seit langem bekannt. Dabei wird grundsätzlich die Möglichkeit der Kompression von vorn, über die Kreuzbeinkante, und von hinten, über den Bogen des Gleitwirbels oder den darübergelegenen diskutiert.

Nicht immer allerdings ist die Pathogenese so eindeutig und eindrucksvoll wie bei einer zum Untersuchungszeitpunkt 70jährigen Patientin. 6 Jahre zuvor war wegen einer Spondylolisthese L4/L5 mit Wurzelirritation L5 links eine Laminektomie L3 bis L5 durchgeführt worden.

Bei der Nachkontrolle 6 Jahre später fand sich eine Schädigung aller Sakralwurzeln. Das klinische Bild war durch eine Schwäche der Hüftstrecker mit Unfähigkeit zur Rumpfaufrichtung gekennzeichnet. Die Röntgenaufnahme zeigte, daß es nach Laminektomie zu einer Progredienz der Spondylolisthese L4/L5 und zu einem zusätzlichen Gleitprozeß L3/L4 gekommen war. Aufgrund der Vorgeschichte ist eine Kaudakompression von dorsal praktisch ausgeschlossen wurden (Abb. 1).

Hüftlendenstrecksteifen werden vor allem im Kindes- und Jugendalter beobachtet. Weil eindeutige sensible und motorische Störungen fehlen, wird die klinische Symptomatik häufig nicht als unmittelbare Irritation der Spinalwurzeln erklärt; teilweise wird angenommen, daß es sich um einen Pseudo-Lasègue mit reflektorischer Verspannung der ischiokruralen Muskulatur, über einen Reflexbogen von den kleinen Wirbelbogengelenken ausgehend, handelt.

Bei einem 13jährigen Jungen war eine Spondylolisthese 3. Grades und eine Bogenschlußstörung auffällig. Das klinische Bild ist durch eine Kyphoskoliose der Lendenwirbelsäule mit Überhang nach links und Beckenverdrehung gekennzeichnet. Hüften und Knie werden rechtsbetont in erheblicher Beugestellung gehalten. Wiederholte neurologisch-neurophysiologische Untersuchungen über einen Zeitraum von mehr als 1 Jahr ergaben keinen Hinweis auf eine radikuläre Schädigung.

Das klinische Erscheinungsbild wird als Folge einer ausgeprägten Verkürzung der ischiokruralen Muskulatur interpretiert, so daß unter anderem auch eine opera-

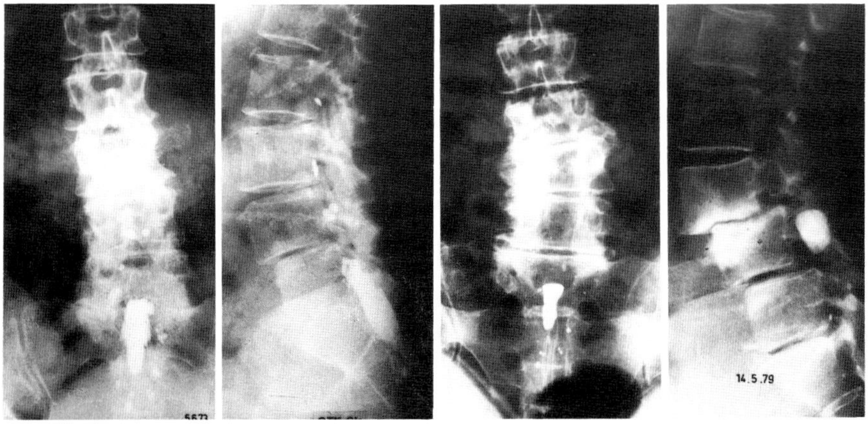

**Abb. 1.** Spondylolisthese L4/L5. 6 Jahre später, nach Dreietagen-Laminektomie, Progredienz des Gleitprozesses L4/L5 und zusätzliche Spondylolisthese L3/L4

tive Sehnenverlängerung diskutiert wurde. Erst die Computertomographie läßt neben der Bogenschlußstörung eine ungewöhnliche Fehlbildung des Proc. articularis S1 rechts erkennen (s. Abb. 3). Die operative Entfernung mit Dekompression der Wurzel S1 führt zur schlagartigen Beseitigung des pathologischen Bildes (Abb. 2).

Auf das gehäufte Vorkommen ein- oder mehrsegmentaler Bogenschlußstörungen gemeinsam mit einer Spondylolisthese ist von zahlreichen Autoren hingewiesen worden. In der Literatur werden Bogenschlußstörungen bei Spondylolisthese mit einer Häufigkeit von 30% und mehr angegeben. In der Normalbevölkerung werden derartige Bogenschlußstörungen dagegen nur mit einer Häufigkeit von etwa 6% angetroffen. Mehrheitlich wird derartigen Begleitveränderungen kein eigener Krankheitswert zuerkannt. Es scheint so zu sein, als werden bei Patienten mit Bogenschlußstörung und bei Spondylolisthese gelegentlich dorsale Mißbildungen gefunden, die sowohl für die Spondylolisthese wie auch für die einfache Bogenschlußstörung ungewöhnlich sind und die zu einer „intra“spinalen Verlagerung von Bogenanteilen führen. In derartigen Fällen ist eine (zusätzliche) dorsale Dekompression obligat. Der Nachweis der Fehlbildung ist durch die Computertomographie leicht geworden (Abb. 3).

Rasch progrediente klinisch-neurologische Symptomatik gehört nicht zum üblichen Krankheitsbild der Spondylolisthese und muß deswegen zu weiterführender Diagnostik Anlaß geben. Bei einem Patienten mit bekannter Spondylolisthese L4/L5 traten im Alter von 51 Jahren erstmals Beschwerden auf, mit rascher Progredienz innerhalb von 3 Monaten, rechtsseitiger Ischialgie und Wurzelschädigung L5. Die daraufhin eingeleitete Diagnostik führte nicht über die Diagnose einer Spondylolisthese L4/L5 hinaus.

Der Nachweis einer tuberkulösen Spondylitis im gleichen Segment, die dann die spontane Versteifung des doppelt erkrankten Segmentes zur Folge hatte, konnte erst etwa ein halbes Jahr später durch Auftreten eines ausgedehnten rechtsseitigen Psoasabszesses geführt werden (Abb. 4). Es erhebt sich die Frage, ob es sich bei dem Zusammentreffen von Spondylolisthese und tuberkulöser Spondylitis im gleichen

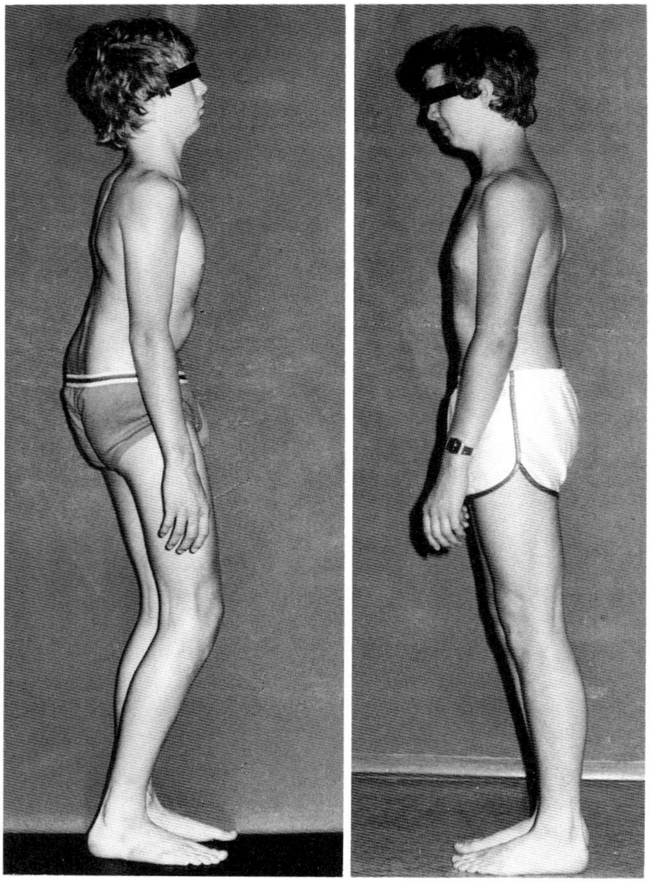

**Abb. 2.** Klinisches Bild prä- und postoperativ bei Spondylolisthese mit Wurzelkompression S 1 rechts durch begleitende Fehlbildung

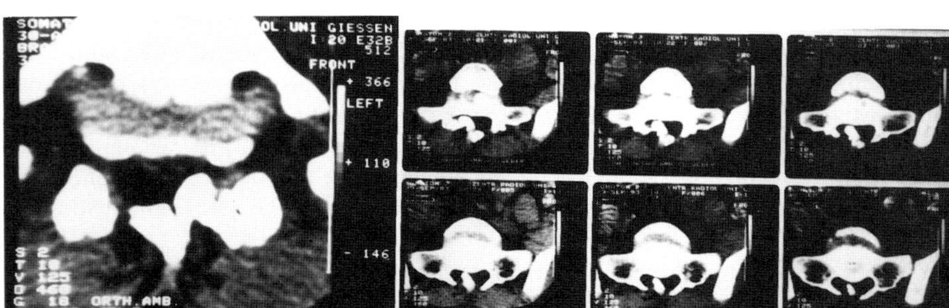


**Abb. 3.** Computertomographische Befunde bei Spondylolisthese und Bogenschlußstörung. In beiden Fällen finden sich ausgeprägte Fehlstellungen der Bogenpartien mit erheblicher asymmetrischer Einengung des Spinalkanales

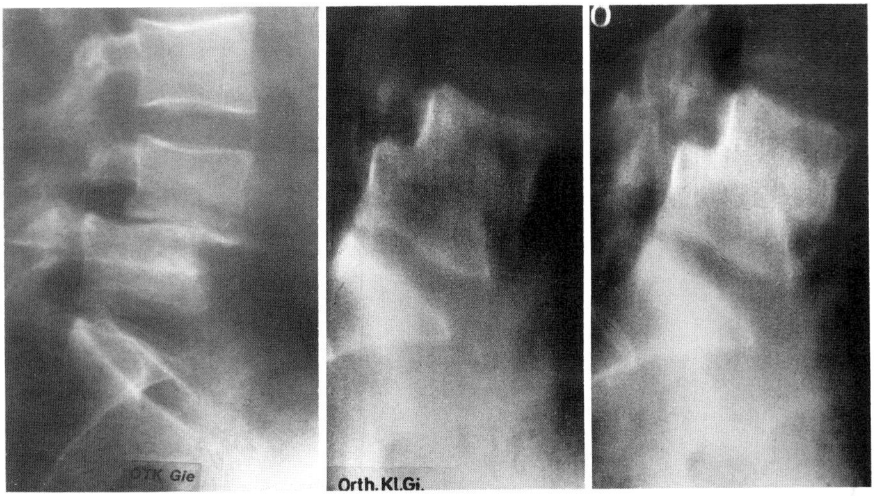


**Abb. 4.** Spondylolisthese (links) und Spondylitis tuberculosa im gleichen Segment. Ausheilungszustand rechts nach konservativer Therapie der Spondylitis tuberculosa

Segment um eine statistische Zufälligkeit handelt – bei einer Wahrscheinlichkeit eines derartigen Ereignisses von etwa 1:500000000, oder ob eine kausale Verknüpfung besteht.

Die engen topographischen Beziehungen zwischen Wirbelsäule und den großen Gefäßen des Körperstammes lassen erwarten, daß die Spondylolisthese nicht nur an neurogenen Strukturen, sondern auch am Gefäßsystem zu sekundären Veränderungen führen kann. Über sekundäre Gefäßveränderungen bei Spondylolisthesen gibt es allerdings so gut wie keine Literaturmitteilungen.

Funktionelle Beeinträchtigungen im arteriellen Hochdrucksystem haben sich bei der angiologischen Nachuntersuchung von Patienten mit Spondylolisthese im eigenen Krankengut nicht nachweisen lassen. Dagegen fanden sich, gelegentlich erhebliche, Abströmbehinderungen im venösen Niederdrucksystem.

Venenleiden im Bereich der unteren Extremitäten sind häufig; Varikosen werden bei 5–15% der Gesamtbevölkerung angetroffen. Mehrheitlich sind sie funktionell zunächst bedeutungslos. Dies trifft allerdings dann nicht mehr zu, wenn sekundäre Varizen, Folge einer Abflußbehinderung im subfaszialen Venensystem, vorliegen.

Sekundäre Varizen sind nicht nur Ausdruck eines lokal pathologischen Geschehens; sie sind gleichzeitig wegen der zugrundeliegenden Stase der klinische Hinweis auf eine perioperativ überhöhte thromboembolische Gefährdung.

Wir haben eine unmittelbare Abhängigkeit der venösen Abflußbehinderung vom Schweregrad der Spondylolisthese und von der Höhenlokalisation gefunden. Bei gleichem Abrutsch war die Abflußbehinderung größer, wenn die lumbale Spondylolisthese proximal gefunden wurde.

Die untere Hohlvene gabelt sich bei L4. Eine Spondylolisthese L4/L5 führt deswegen unter Umständen zu einer stärkeren Impression der Vene von dorsal.

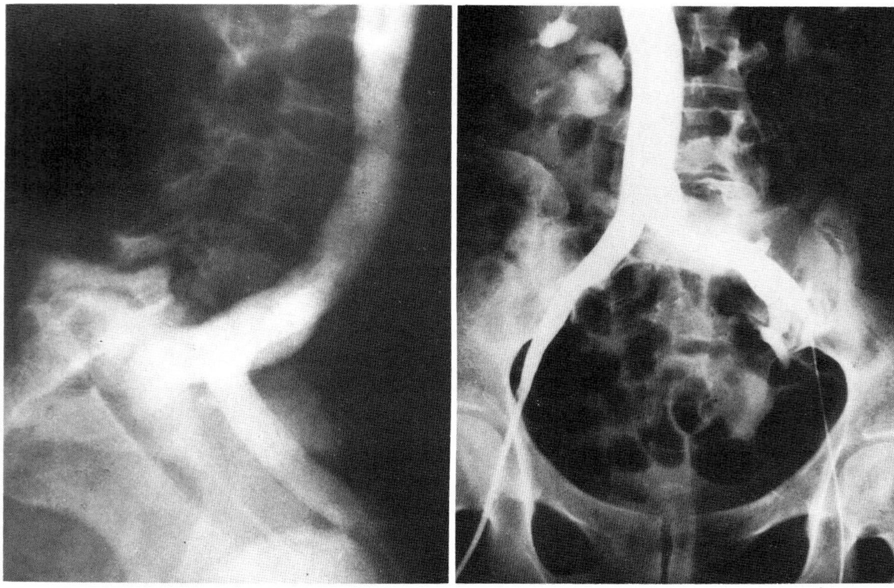

**Abb. 5.** Beckenvenenphlebographie bei Spondylolisthese L5/S1. Auf der a.p.- Aufnahme deutliche Impression der linken V. iliaca communis im Bereich der Arterienkreuzungsstelle erkennbar

Bei Spondylolisthese L5/S1, d.h. unterhalb der Teilungsstelle, ist allenfalls noch die linke Iliaca communis betroffen, weil sie nach ventral wegen der kreuzenden Arterie nicht ausweichen kann (Abb. 5).

Bei bekannter Spondylolisthese sollten klinisch auffällige venöse Erkrankungen der unteren Extremitäten, bei der häufigeren Spondylolisthese L5/S1 insbesondere linksseitige Varizen, phlebologisch abgeklärt werden; durch Ultraschalldopplersuchung, durch Venendruckmessung und, bei nachgewiesener Druckerhöhung, durch Beckenvenenphlebographie.

# CT-Diagnostik bei Wirbelgleiten

H. Hirschfelder

## Einleitung

Die Diagnose eines Wirbelgleitprozesses ist eine Domäne des konventionellen Röntgenbildes. Für den Nachweis einer Instabilität im Gleitsegment sind Funktionsaufnahmen von wesentlicher Bedeutung. Der Vorteil der Computertomographie liegt in der Darstellung von strukturellen Änderungen des Spinalkanales bei Wirbelgleitprozessen, die häufig für eine begleitende sekundäre lumbale spinale Stenose verantwortlich sind. Den radiologischen Untersuchungen kommt insofern Bedeutung zu, da die klinischen Symptome der Lumboischialgie im Rahmen von Wirbelgleitprozessen sowohl durch die veränderte Statik, als auch durch die Instabilität sowie durch eine sekundäre lumbale spinale Stenose ausgelöst werden können. In der vorliegenden Arbeit soll daher untersucht werden, ob die Computertomographie bei der Diagnose und Differenzierung einer lumbalen spinalen Stenose im Rahmen von Wirbelgleitprozessen weiterhelfen kann.

Die Untersuchung wurde an 46 Patienten mit isthmischer, spondylolytischer Spondylolisthesis sowie an 51 Patienten mit degenerativem Wirbelgleiten durchgeführt. Die Untersuchung erfolgte in kontinuierlichen Schichten, die mindestens die beiden beteiligten Wirbel in ihrer Gesamtheit komplett erfaßten.

### 1. Isthmische, spondylolytische Spondylolisthesis

Durch eine pathologische Lyse der Interartikularportion zwischen dem oberen und unteren Gelenkfortsatz eines Wirbelbogens kann ein Wirbelgleiten nach ventral verursacht werden. Da die dorsalen Wirbelanteile an diesem Gleitprozeß nicht teilnehmen, resultiert zunächst eine Erweiterung des knöchernen Spinalkanales. Eine mögliche Nervkompression wird durch die Spondylolyse selbst verursacht: durch die mechanische Fehlbelastung entwickelt sie als Pseudarthrose hypertrophe knöcherne und weichteilige Reaktionen, die teilweise erhebliche Ausmaße annehmen können.

Zu einer zentralen Stenose kommt es dann, wenn die hypertrophen Spondylolysereaktionen den Duralsack komprimieren, zu einer peripheren Stenose, wenn diese strukturellen Reaktionen der Spondylolyse den Rezessus lateralis oder das Foramen intervertebrale einengen.

Es konnten insgesamt 46 Patienten mit Spondylolyse nachuntersucht werden, bei 40 Patienten war ein Gleitprozeß in insgesamt 51 Segmenten nachweisbar. Das lumbosakrale Segment war dabei in 48% der Fälle betroffen, das Segment L4/5 in 41% der Fälle, wohingegen eine isthmische Spondylolisthesis in den Etagen L2/3 und L3/4 nur in Einzelfällen anzutreffen war.

Eine zentrale Kompression des Duralsackes durch ossäre oder fibrokartilaginöse hypertrophe Reaktionen konnte bei 15 Gleitwirbeln nachgewiesen werden. Dabei zeigte sich, daß nicht die absolute Enge das entscheidende Kriterium für das Auftreten von klinischen Symptomen ist, sondern das fehlende epidurale Fett um den Duralsack. Operative Interventionen bestätigen, daß in diesen Fällen regelmäßig innige Verwachsungen zwischen der Spondylolyse mit dem Duralsack vorliegen.

Bei lateralen Stenosen der Recessus oder Foramina war regelmäßig disloziertes hypertrophes Weichteilgewebe der Spondylolyse nachweisbar. Hinweise für einen konstitutionell eng angelegten knöchernen Wirbelkanal fanden sich nicht.

In Abbildung 1 wird die Analyse in bezug auf den Stenoseort bei isthmischer Spondylolisthesis graphisch wiedergegeben.

Computertomographische Messungen zeigten den sagittalen Spinalkanal auf durchschnittlich 23,4 mm erweitert, der Gleitprozeß betrug durchschnittlich 8,2 mm.

Es zeigt sich, daß bei über der Hälfte der untersuchten Patienten die Computertomographie eine sekundäre lumbale spinale Stenose mit Kompression neuraler Strukturen nachweisen konnte. Diese Enge wird ausschließlich durch die hypertrophe Reaktion der Spondylolyse verursacht. Erst die Computertomographie zeigt dabei die relativ häufigen weichteiligen Einengungen der lateralen Spinalkanalanteile, die mit sonstigen diagnostischen Verfahren lange nicht so gut dargestellt werden können (Abb. 2).

## 2. Degeneratives Wirbelgleiten

Über degenerative Veränderungen des Bewegungssegmentes können durch Spondylarthrosen und Bandscheibenerkrankungen Störungen des biomechanischen Gleichgewichtes eintreten, die in ein Wirbelgleiten ganz unterschiedlicher Ausprägung einmünden können.

### *a) Pseudospondylolisthesis (Anterolisthesis)*

Der Begriff der Pseudospondylolisthesis wurde 1934 von Junghanns geprägt, im englischen Sprachgebrauch ist auch der kennzeichnende Begriff der „spondylolisthesis with intact neural arch" üblich. Im Gegensatz zur isthmischen Spondylolisthesis, die mit einer Erweiterung des sagittalen Spinalkanaldurchmessers einhergeht, resultiert bei der Pseudospondylolisthesis ein Kompressionsmechanismus durch Annäherung der dorsalen unteren Gelenkfacetten des kranialen Wirbels an die Rückwand des kaudalen Wirbelkörpers. Hieraus kann sowohl eine zentrale als auch eine periphere sekundäre lumbale spinale Stenose entstehen.

In unserem Patientengut wurden 25 Patienten mit Pseudospondylolisthesen in 31 Segmenten untersucht. Das Segment L4/5 war in 49% der Fälle betroffen, das Segment L5/S1 in 29% der Fälle, das Segment L3/4 in 22% der Fälle, an der oberen LWS konnte eine Pseudospondylolisthesis nicht nachgewiesen werden.

Der durchschnittliche Gleitweg betrug 4,6 mm. Bei zentralen Einengungen war der sagittale Spinalkanaldurchmesser durchschnittlich auf 13,1 mm verringert, wobei der Ort der stärksten Enge in Höhe der Bandscheibe und nicht wie bei konstitu-

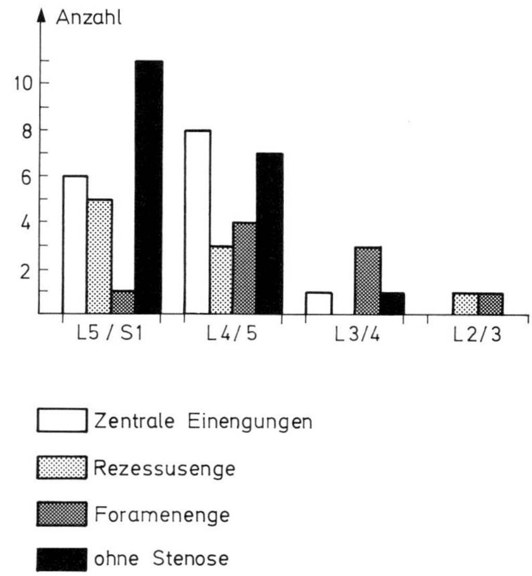


**Abb. 1.** Art der Stenose bei isthmischer Spondylolisthesis, bezogen auf den Gleitwirbel

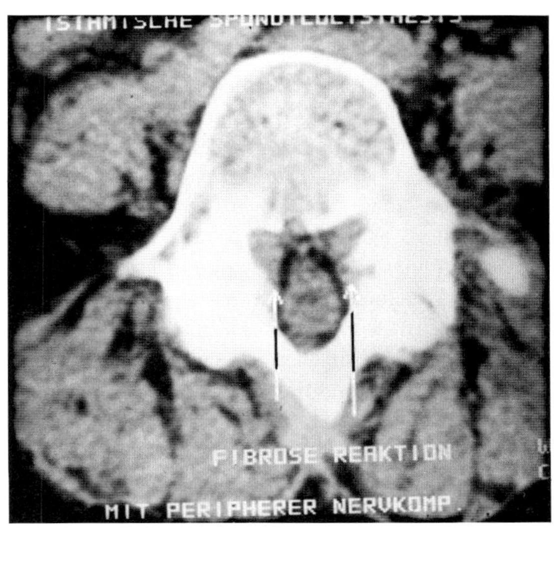


**Abb. 2.** Einengung der Recessus lateralis durch fibrokartilaginöse Weichteilreaktionen der Spondylolyse

tionell eng angelegtem Wirbelkanal in Höhe des Bogens zu messen war. Die Distanz der medialen Gelenkfacetten war durch Hypertrophie und spondylotische Reaktionen der Wirbelgelenke auf 13 mm reduziert. Auffallend war, daß eine zentrale Einengung des Spinalkanales immer mit peripherer Kompression kombiniert war. Bei einer peripheren lumbalen spinalen Stenose aufgrund einer Pseudospondylolisthesis waren die Recessus lateralis auf durchschnittlich 4,6 mm, die Foramina intervertebralia auf durchschnittlich 5,2 mm verkleinert.

Die Häufigkeit und Art von Stenosen bei Pseudospondylolisthesis werden in Abb. 3 graphisch dargestellt.

Besondere Bedeutung kommt bei dieser Art des Wirbelgleitens der Beurteilung der Wirbelgelenke zu:

Im Vergleich zu der Gelenkstellung eines Normalkollektives sind die Gelenkfacetten in ¾ der Fälle deutlich sagittalisiert. Somit kann die Pathogenese der Pseudospondylolisthesis auch im CT-Bild nachempfunden werden (Abb. 4): durch eine Sagittalisierung der Gelenke wird ein Wirbelgleiten erleichtert. Als frustaner Reparationsversuch des Bewegungssegmentes können teilweise erhebliche reaktive spondylarthrotische Randwülste der Gelenke entstehen, die weit in den Spinalkanal hinein reichen können und somit die Enge des Spinalkanales durch den Wirbelgleitprozeß zusätzlich verstärken. Mit Ausnahme eines Segmentes konnten in allen Gleitsegmenten spondylarthrotische Veränderungen festgestellt werden, die in 85% der Fälle erkennbar bei der Einengung des Spinalkanales beteiligt waren. Zusätzliche Bandscheibendegenerationen im Gleitsegment waren dagegen nur bei 31% der Gleitsegmente anzutreffen.

*b) Retrolisthesis*

Eine andere Art der degenerativen Spondylolisthesis ist mit dem Begriff der „Retrolisthesis" charakterisiert. Im Gegensatz zur Pseudospondylolisthesis tritt hier ein Rückwärtsgleiten des kranialen Wirbels ein. Dabei wird der zentrale Spinalkanal meist nicht eingeengt, es resultiert aber eine Enge der Recessus lateralis durch die Annäherung der Rückwand des kranialen Wirbelkörpers an den oberen Gelenkfacetten des kaudalen Wirbels.

Eine Retrolisthesis konnte bei 11 Patienten in insgesamt 14 Bewegungssegmenten nachgewiesen werden, wobei die Retrolisthesis im Bereich der oberen Lendenwirbelsäule gehäuft auftritt.

Eine zentrale Stenose des lumbalen Spinalkanales konnte 2mal gefunden werden, beidesmal durch eine Facettenhypertrophie verursacht, wohingegen der sagittale Spinalkanaldurchmesser normal weit war.

Periphere Stenosen verteilen sich auf 5 Recessusengen und 3 Foramenengen, wobei die Computertomographie eine periphere Stenose aufgrund einer Retrolisthesis immer doppelseitig nachweisen ließ (Abb. 5).

Auch bei der Retrolisthesis hilft das computertomographische Bild, die Pathogenese dieser Art des Wirbelgleitens besser zu verstehen: bei 71% der untersuchten Gleitsegmente mit Retrolisthesis fand sich eine deutliche Bandscheibendegeneration. Durch die dadurch bedingte Höhenabnahme wird der Gleitprozeß über die intakten Wirbelgelenke nach dorsal geleitet. Entsprechend zeigte die Beurteilung der Gelenkwinkel und Gelenksymmetrie keine Abweichung zu einem Normalkollektiv,

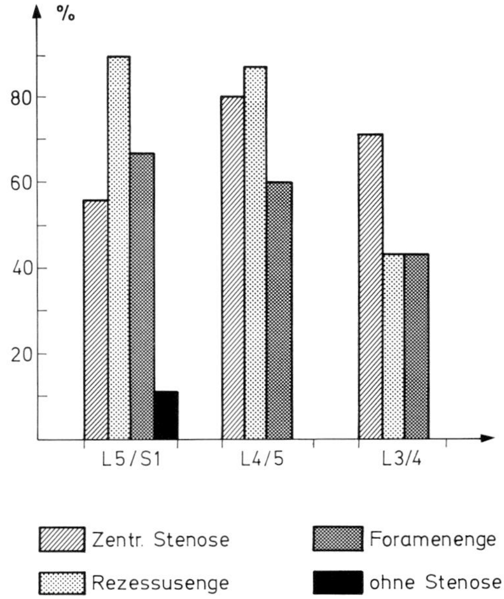


**Abb. 3.** Art der Stenose bei Pseudospondylolisthesis, bezogen auf den Gleitwirbel

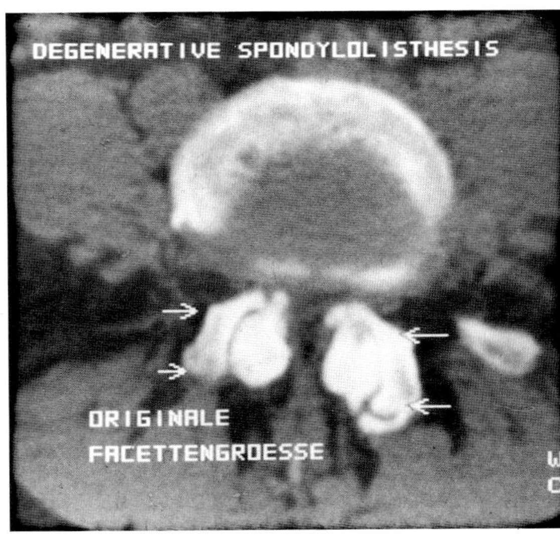


**Abb. 4.** Pseudospondylolisthesis mit Einengung des peripheren und zentralen Spinalkanales

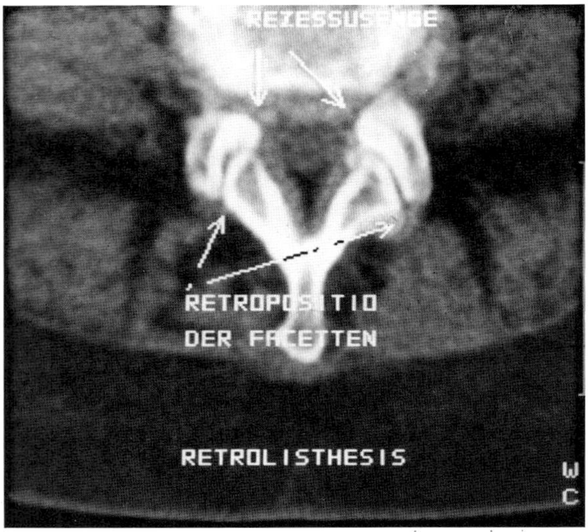


**Abb. 5.** Retrolisthesis mit Einengung beider Recessus laterales

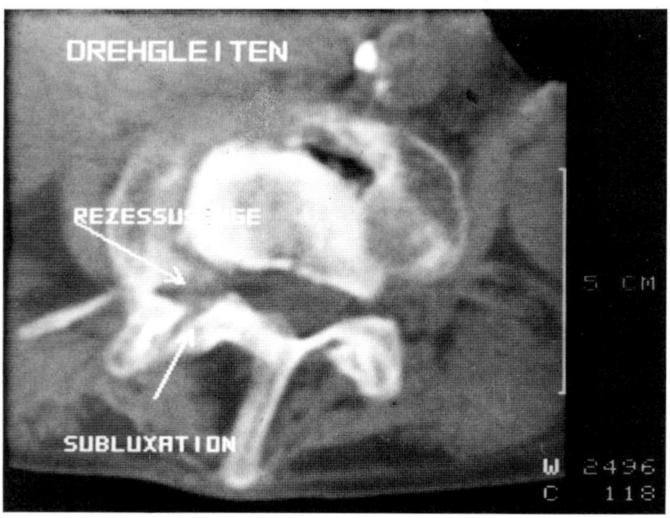


**Abb. 6.** Drehgleiten in Höhe L3/4 mit Subluxation der Gelenkfacetten. Einengung des zentralen und peripheren Spinalkanales sowie Degeneration des Bandscheibengewebes (Vakuumphänomen)

degenerative Veränderungen der Wirbelgelenke waren altersentsprechend nur bei 21% der Gleitsegmente nachweisbar.

*c) Drehgleiten*

Wenn Störungen des Bewegungssegmentes einseitig auftreten, so resultiert hieraus ein Drehgleiten. Das heißt, der obere Wirbel dreht über den unteren beteiligten Wirbel mit dem Drehpunkt über dem „gesunden" Wirbelgelenk. Hierdurch ergeben sich viele Möglichkeiten von Einengungen des Spinalkanales. Da fast regelmäßig gleichzeitig eine Skoliose mit Neigung des Wirbels in der Frontalebene auftritt, können quantitative Messungen mit der Computertomographie bei fehlender Bezugsebene nicht durchgeführt werden. Dennoch läßt sich eine qualitative Einordnung des Drehgleitens durchführen.

In unserem Patientengut haben wir 15 Patienten mit Drehgleiten an 24 Segmenten computertomographisch untersuchen können. Es zeigt sich eine Bevorzugung der mittleren Lendenwirbelsäule. Die qualitative Beurteilung der Spinalkanalweite zeigt beim Drehgleiten eine zentrale Stenose bei 29% der beteiligten Gleitsegmente. Eine zentrale Stenose war immer gleichzeitig mit einer lateralen Stenose kombiniert. Bei der Beurteilung der lateralen Stenosen war auffallend, daß eine Recessusenge meist doppelseitig, eine Foramenenge dagegen meist einseitig nachgewiesen werden konnte. Lediglich 29% der Gleitsegmente zeigten kein morphologisches Substrat einer Spinalkanaleinengung (Abb. 6).

Eine biomechanische Interpretation der computertomographischen Befunde zeigt verschiedene Ursachen für ein Drehgleiten an: gehäufte Asymmetrien der Gelenkfacetten waren bei 61%, Spondylarthrosen bei 77% und Bandscheibendegenerationen bei 50% der beteiligten Bewegungssegmente nachweisbar.

## Zusammenfassung

Der systematische Einsatz der Computertomographie bei der Diagnostik von Wirbelgleitprozessen bestätigt, daß mit dieser Methode sekundäre lumbale spinale Stenosen morphologisch erfaßt werden können. Die Aussagekraft der Computertomographie scheint dabei den übrigen radiologischen Techniken einschließlich der Myelographie weit überlegen zu sein. Eine Untersuchung des Gleitwirbelprozesses mit der Computertomographie sollte daher vor jedem geplanten operativen Eingriff durchgeführt werden: die Computertomographie kann somit unschätzbare Hinweise auf die Art und Lokalisation pathologischer Veränderungen des Bewegungssegmentes bei Wirbelgleitprozessen geben. Dadurch wird die Strategie des operativen Vorgehens entscheidend beeinflußt: eine notwendige Nervkompression kann gezielt durchgeführt werden und somit eine weite Laminektomie mit zusätzlichem Stabilitätsverlust vermieden werden.

## Literatur

Benini A (1984) Der enge Recessus lateralis. In: Hohmann D et al. (Hrsg) Neuroorthopädie 2. Springer, Berlin Heidelberg New York Tokyo, S 213–216

Newman PH (1976) Stenosis of the lumbar spine in spondylolisthesis. Clin Orthop: 116–121

Rosenberg NJ (1975) Degenerative Spondylolisthesis: predisposing factors. J Bone Joint Surg [Am]: 467–474

Rothman SLG, Glenn WV (1984) Spondylolysis and Spondylolisthesis. In: Post MJD (Hrsg) Computed Tomography of the Spine. Williams & Wilkins, Baltimore London, pp 591–615

Walker N, Schreiber A (1985) Diagnose und Therapie des engen lumbalen Spinalkanales. Orthopade 14: 122–132

Weiss TH, Treisch J, Köhler D, Claussen C (1985) Spondylolysis und -listhesis. Fortschr Röntgenstr 143:68–73

# Röntgenologische, myelographische und computertomographische Kriterien zur Instabilität der lumbalen Spondylolisthesis

G. A. Fuchs

## I. Einleitung

Die Objektivierung der Instabilität eines Bewegungssegmentes, im speziellen Fall der lumbalen Spondylolisthese, beruht, neben der klinischen Erfahrung und nachweislichen Zeichen der Hypermobilität, auf einer Standard-Checkliste, die eine Reihe klinischer und apparativer Untersuchungsverfahren beinhaltet. „Hypermobilität" als quantitativer Begriff, bedeutet nicht gleich „Instabilität", wie auch Instabilität, als qualitatives Kriterium, nicht gleich „Op.-Indikation" bedeuten muß. Erst das Auftreten klinisch-neurologischer Symptomatik, häufig kombiniert mit muskulärer Dekompensation des lumbosakralen Überganges, lassen mit weitgehender Sicherheit auf eine Instabilität eines oder mehrerer Bewegungssegmente schließen und kann eine operative Stabilisierung erforderlich machen.

Für eine unerläßlich strenge Indikationsstellung zur Operation sind präoperativ, neben der genannten klinischen Symptomatik, nach Angaben mancher Autoren die Durchführung konservativer Immobilisationstests erforderlich (Rumpfgips, Extensions-/Flexionsorthese). Ob in jedem Fall die segmentale Facettenanästhesie und Diskographie (Schulitz u. Lenz 1984) oder sogar die präoperative Thermokoagulation (Staudte et al. 1984) einzelner in Frage kommender Bewegungssegmente unerläßliche diagnostische Voraussetzung sein müssen, bleibt dahingestellt.

## II. Spondylolisthese und Instabilität

### 1. Definition – Biomechanische Aspekte

Physikalisch bedeutet *instabil:* „aus dem Gleichgewicht geraten" bzw. „nicht im Gleichgewicht befindlich", wobei hier verschiedene Gleichgewichtszustände, wie stabiles, labiles und indifferentes Gleichgewicht, unterschieden werden. Betrachtet man die funktionellen Belastungsverhältnisse eines Bewegungssegmentes am lumbosakralen Übergang vom biomechanischen Gesichtspunkt her, so wissen wir, daß die dorsalen Anteile (Bogen, Gelenke und Bänder) bei rein axialer Belastung, also bei reiner Kompressionsbelastung, wie sie physiologisch praktisch nie vorkommt, für die Kraftübertragung praktisch keine Rolle spielen. Hingegen übernehmen die posterioren Elemente bei Komplexbelastungen, einschließlich Scher- und Rotationskräften, einen Kraftanteil von ca. 65% (Lin et al. 1978, Farfan et al. 1970, Posner et al. 1982).

Nach biomechanischen Untersuchungen von Suezawa und Jacob (1981) nehmen bei reiner Transversalkraft (Schubkraft von dorsal nach ventral) die hinteren Bogenanteile, einschließlich der Wirbelgelenke, ca. 90% der gesamten Last auf. Besteht nun eine beidseitige komplette Spondylolyse, so sind vordere und hintere Abschnitte des Bewegungssegmentes nur noch durch ligamentäre und muskuläre Verbindungen über die Nachbarsegmente miteinander verknüpft. Dies führt zwangsweise zu einer verstärkten Scherkraftbelastung der Bandscheibe im Gleitsegment, die je nach muskuloligamentärer Stabilität mit frühzeitiger Degeneration antwortet. Dies bedeutet morphologisch: frühzeitige Osteochondrose mit Verschmälerung des Intervertebralabstandes und einer pathologischen Mobilität in der betroffenen Bandscheibenetage, wie dies Krämer (1973) an Belastungsversuchen an Humanpräparaten nachweisen konnte. Zusammen mit der Verschmälerung des Intervertebralabstandes tritt beim Vorliegen einer Spondylolyse in der Regel auch eine Zunahme des Gleitvorganges gerade auch im Erwachsenenalter auf (Fuchs 1983, 1985).

Tritt hierzu durch konstitutionelle oder sekundäre äußere Ursachen eine Stabilitätsminderung des ligamentären- und „Muskelkorsetts" hinzu, verliert also das veränderte Zug/Schub-Gleichgewicht in der Transversalebene seine wie auch immer geartete Kompensation, bekommt dieses Bewegungssegment *Instabilitätscharakter.*

## 2. Diagnose-Checkliste

Zur Objektivierung einer pathologischen Instabilität stehen uns als erstes Anamnese und subtile klinische Untersuchungen zur Verfügung. Funktionstests der LWS, das Ausmaß der bandartigen paralumbalen Muskelhypertrophie (Paris 1985), der lokaldorsale Kompressionsschmerz, einschließlich exakter klinisch-neurologischer Untersuchungsbefunde, ergeben einen ersten Eindruck einer evtl. pathologischen segmentalen Instabilität. Als weitere klinische und apparative Untersuchungen folgen zunächst Röntgenuntersuchungen in Form von Übersichts- und Funktionsaufnahmen, unter dem speziellen Gesichtspunkt unterschiedlicher Lagerungs-, Funktions- und Belastungsbedingungen. Bereits hierdurch sind weiterreichende Anhaltspunkte zur Definition einer evtl. Instabilität zu erhalten (Tabelle 1). Nach Untersuchungen verschiedener Autoren (Dupuis et al. 1985, Nagel et al. 1981, sowie White u. Panjabi 1978) besteht eine solche im Lumbalbereich in jedem Fall bei einer vermehrten intervertebralen Aufklappbarkeit von jeweils über 10° und einer vermehrten Translation eines Wirbelkörpers von über 10% der Deckplattenbreite. Einen wichtigen Befund stellt die Gleitdistanz bei maximaler Flexion und Reklination der benachbarten Deckplatten dar.

Bei eigenen retrospektiven Untersuchungen zwischen 1980 und 1985 konnten bei 53 gesicherten *progredienten* Spondylolisthesen von insgesamt 170 Fällen ein Gleitvorschub von durchschnittlich 3 mm festgestellt werden (Fuchs 1983). Das Ausmaß der Gleitdifferenz bei maximaler In- und Reklination scheint mit der Zunahme einer klinisch relevanten Instabilität zu korrelieren. Entsprechend sind Änderungen der intervertebralen Höhendistanz, sowie das Kippausmaß der Deckplatten zueinander im olisthetischen Bewegungssegment unter verschiedenen Funktionsbedingungen wichtige Kriterien zur Hypermobilität und Instabilität (Abb. 1 u. 2).

**Tabelle 1.** Check-Liste zum apparativ-diagnostischen Instabilitätsnachweis bei lumbaler Spondylolisthese

| I. Röntgen | II. Myelographie | III. CT | |
|---|---|---|---|
| – Übersicht<br>– Funktionsbedingung<br>Gleitausmaß<br>abnorme Dislokation<br>patholog. knöcherne Veränderung<br>– Wirbelkörper (Lumbalindex<br>– Sakralbasis (Dome-Index)<br>– Struktur (-sklerose, -lyse) | – Übersicht<br>– Funktionsbedingung<br>Dura-, Wurzelkompression<br>Nachbarsegmente<br>begrenzter Osteophytennachweis | – mit/ohne intrathekaler Kontrastmittelinstillation<br>– Funktionsbedingung<br>Wirbelgelenke<br>– Exophyten<br>– Vakuumphänomen (intradiskal, intraartikulär)<br>Diskus – Protrusion<br>– NPP<br>Wurzelirritation<br>Spinalkanalveränderungen (-stenose)<br>andere Ursachen (Tu) | statische Untersuchung |
| ↑↓⇆ Funktionsaufnahmen:<br>(> 10°/> 10%)<br>Gleitdifferenz<br>Vakuumphänomen<br>– intradiskal | Funktionsmyelogramm:<br>zusätzl. Veränderung des Protrusion-, Kompressionseffektes<br>– "bulging-effect" | Funktions-CT:<br>Ausmaß der Weichgewebseinwirkung auf<br>– Spinalkanal<br>– Wurzelbeeinträchtigung<br>Vakuumphänomen<br>– intraartikulär | dynamische Untersuchung |

Dupuis et al. definierten 1985 die Grenze des Angulationswinkels am lumbosakralen Übergang bei degenerativ veränderter aber ansonsten intakter Lendenwirbelsäule bei maximaler Flexion mit 8,2°, die ventrale Dislokation hierbei mit 3,5%, sowie den dorsalen Grenzwert mit 5,2%. Der nach eigenen Untersuchungen erniedrigte Lumbalindex bei Spondylolisthesen L5 (71, gegenüber 75–100 im Normalfall), die pathologisch veränderte Form der Sakralbasis („Dome Index" = 19, gegenüber 5–15 im Durchschnitt), wie auch das Entstehen eines schnellen Progredienzverlaufes, sind Hinweise für Stabilitätsminderung.

Beim Vorliegen einer neurologischen Symptomatik („neurogene claudicatio") sind jedoch die genannten Untersuchungsverfahren alleine oft nicht ausreichend. Neben einer exakten neurologischen Untersuchung müssen dann myelographische mit/oder CT-Untersuchungen alleine, und zwar ebenfalls unter Funktionsbedingungen, angeschlossen werden. Hierbei lassen sich neben evtl. bandscheibenbedingten Komplikationen, wie dem „bulging effect" mit und ohne Wurzelkompression, insbesondere auch knöcherne Veränderungen, wie exophytäre dorsale Randleisten- und Gelenkausziehungen mit Einengung des Spinalkanals erkennen, einschließlich zusätzlicher Beurteilungsmöglichkeit der Wirbelgelenke (Abb. 3–7). In einigen Fällen konnten wir, neben der intervertebralen Lokation, in den Wirbelgelenken selbst *Vakuumphänomene* nachweisen. Trotz der Tatsache, daß solche Änderungen ausschließlich bei fortgeschrittenen Chondrosen, Osteochondrosen bzw. Spondylarthrosen auftreten, sahen wir in einem Fall bereits bei einem 15jährigen jungen Mann mit einer relativ frischen Ermüdungsfraktur in der Interartikularportion, ein solches intraartikuläres Vakuumphänomen (Abb. 8).

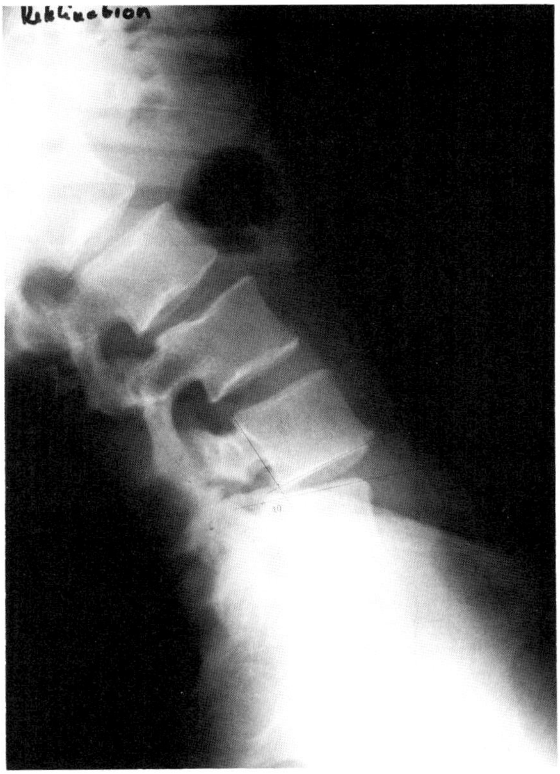

1

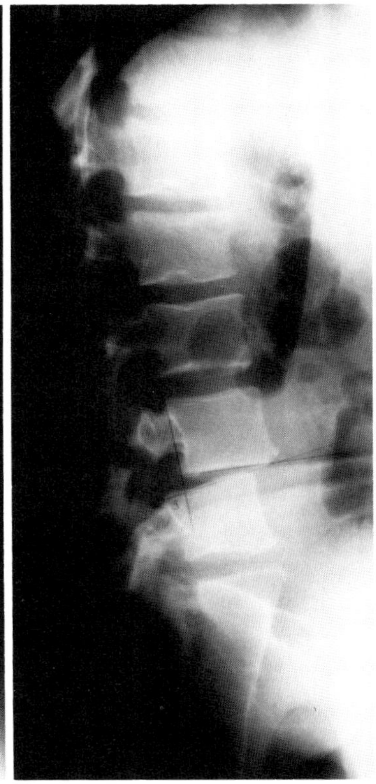

2

**Abb. 1 u. 2.** Durch reine Funktionsröntgenaufnahme der LWS nachweisbare Hypermobilität im spondylolytischen Bewegungssegment LWK III/IV von 17° ventrale Aufklappbarkeit bei maximaler Reklination (li) und 10° hinterer Aufklappbarkeit bei Inklination (re) bei 33jährigem Patienten (K.-F. ♂, geb. 14. 2. 55), unauffällige Verhältnisse in den Nachbarsegmenten

## III. Eigene Untersuchungen

Im Jahre 1984 und 1985 wurden 122 lumbale Spondylolisthesen in der Orthopädischen Klinik Marburg beobachtet:

Von den 122 Patienten waren 79 Frauen und 73 Männer. 74,6% (91) wurden konservativ oder überhaupt nicht behandelt. 25,4% (31) wurden einer operativen Therapie unterzogen. Der hohe operative Anteil geht auf die Selektion des Patientengutes zurück. Die konservativ behandelten Patienten (31) waren therapeutisch ausgeschöpft, der Beschwerde- und Behandlungszeitraum betrug mindestens 2 Jahre.

Unter den 31 operierten Patienten befanden sich 17 Frauen und 14 Männer. Das Durchschnittsalter betrug 40,2 Jahre.

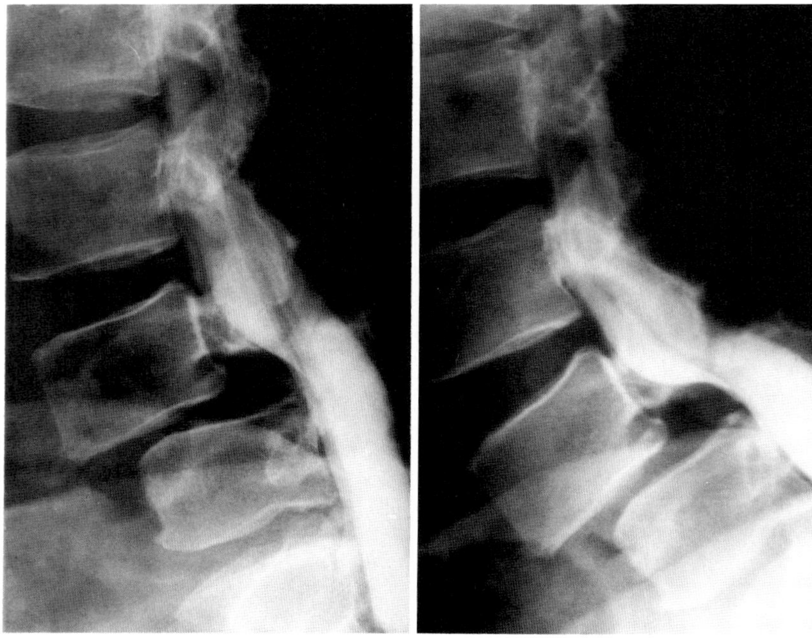

a b

**Abb. 3a, b.** Funktionsmyelogramm bei einer 44jährigen Patientin (H. F. ♀, geb. 18. 6. 41) bei Spondylolisthese LWK IV, Grad Mayerding II mit neurologischer Symptomatik L3/4 rechts; bei maximaler Inklination verstärkter Angulationswinkel **a** und verstärkter „bulging-effect“ bei Reklination **b**. Unauffällige Kontrastmittelsäule in Höhe der Nachbarsegmente

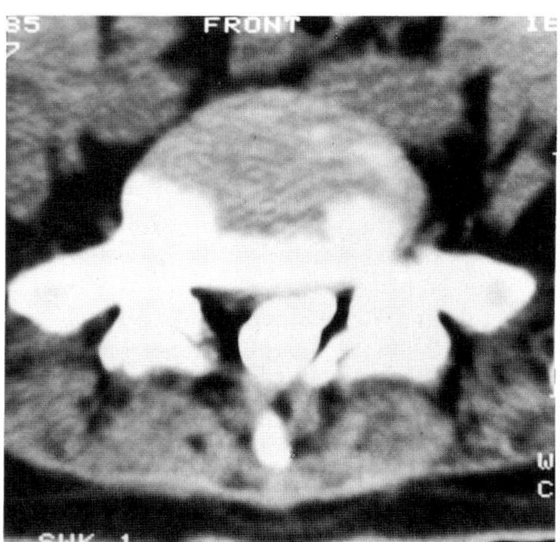


**Abb. 4.** Gleiche Patientin wie Abb. 3: Erst das CT zeigt nach intrathekaler Solutrast-Injektion eindeutig einen Wurzelabbruch LWK IV rechts (Therapie: intrakorporelle Fusion mit ventraler Nukleotomie/Sequestrotomie)

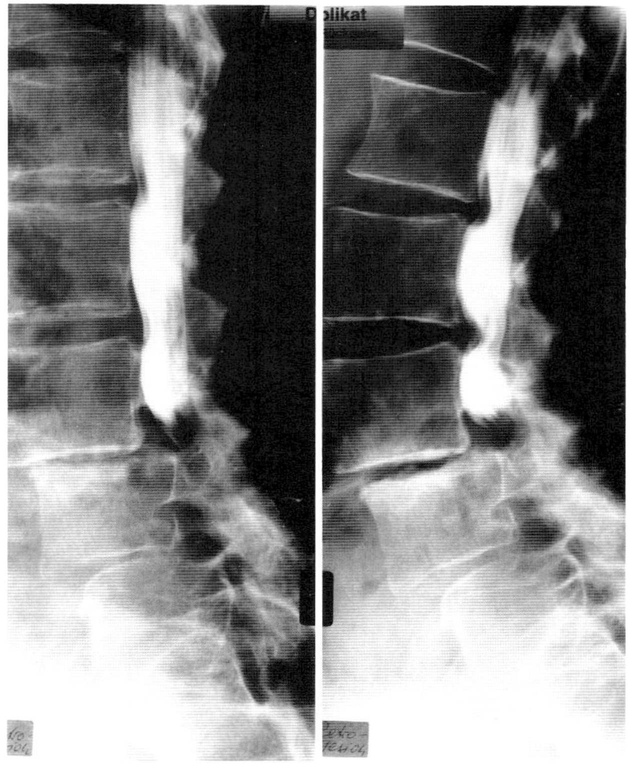

a b

**Abb. 5 a, b.** Funktionsmyelogramm bei einer 64jährigen Patientin (M.A. ♀, geb. 1. 12. 21) mit progredienter Mehrfach-Spondylolisthese LWK III und IV, intervertebralem Vakuumphänomen L 3/4, Kontrastmittelstopp Höhe LWK III, mit „bulging effect" LWK I und II, bei Extension verstärkend (re)

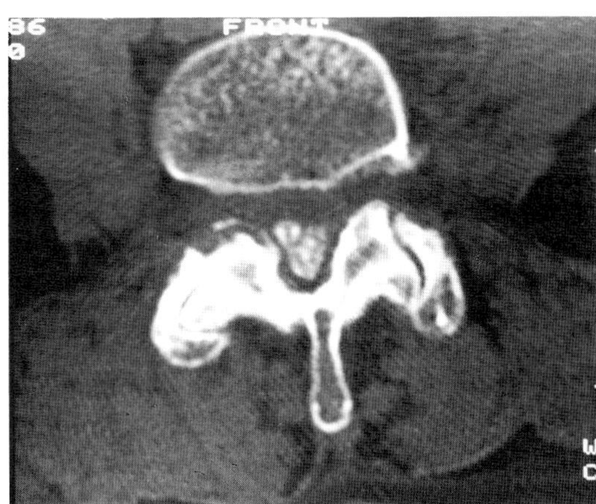

**Abb. 6.** Gleiche Patientin wie Abb. 5: Erst im CT nachweisbare mediale Gelenkexophyten mit massiver Einengung des Spinalkanals

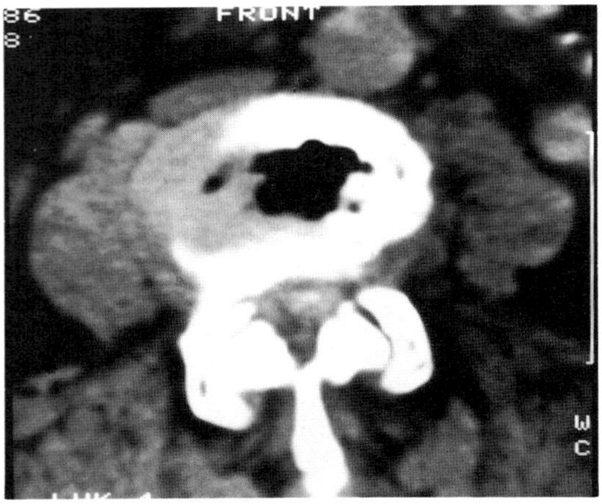


**Abb. 7.** Gleiche Patientin wie Abb. 6: CT mit intrathekaler Solutrast-Injektion: keine Darstellung des Intrathekalraumes. Intervertebrales und intraartikuläres Vakuumphänomen als Ausdruck fortgeschrittener Osteochondrose bzw. Spondylarthrose

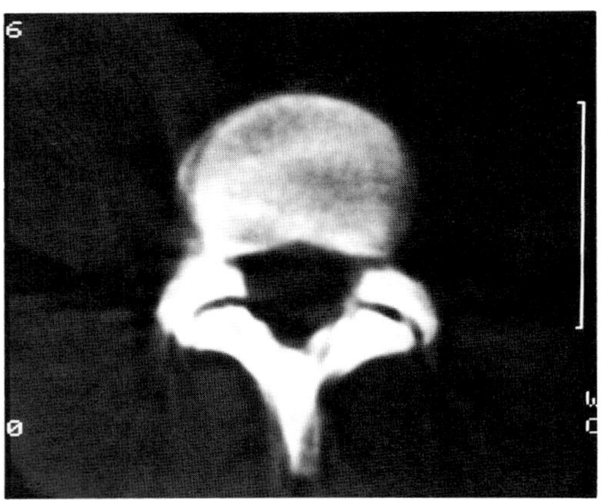

**Abb. 8.** Computertomographischer Nachweis eines intraartikulären Vakuumphänomens bei einem 15 Jahre alten Sportler (K.O. ♂, geb. 30. 6. 70) mit röntgenologisch und szintigraphisch gesicherter, sowie klinisch korrelierender frischer Ermüdungsfraktur (Lyse) beider Interartikularportionen LWK IV, nach wochenlangem intensiven Sprungtraining

Betroffen waren der 5. LWK 21× = 67,7%, 4. LWK 8× = 25,8% und 3. LWK 2× entsprechend 6,4%. Bei letzteren war einmal eine Pseudo-Spondylolisthese nicht mit Sicherheit auszuschließen. Auffallend war die relativ hohe Beteiligung von LWK 3 und 4 gegenüber früheren Untersuchungen (Fuchs 1983, Suezawa u. Jacob 1981).

Bei allen Patienten wurden neben Anamnese und klinischer Untersuchung eine fachneurologische Untersuchung vorausgeschickt und Röntgenübersichts- und Funktionsuntersuchungen, sowie ein Funktionsmyelogramm mit CT-Untersuchung durchgeführt. Bei 6 Patienten lag zusätzlich eine Nucleus-pulposus-Hernie mit entsprechender Wurzelbeeinträchtigung vor, die 4× in Kombination mit der Fusionsoperation, entweder konventionell von dorsal oder im Rahmen einer ventralen interkorporellen Fusion von ventral her ausgeräumt wurde.

Über die operative Fusionsart gibt Tabelle 2 Auskunft:

**Tabelle 2.** Aufschlüsselung der Op.-Methode der 31 operativ versorgten lumbalen Spondylolisthesen, unter Berücksichtigung evtl. kombinierter Diskus-Hernienoperationen

| Orthopädische Klinik Marburg 1984–1985<br>n = 31 operativ behandelte Spondylolisthesen | | mit NPP<br>n = 6 |
|---|---|---|
| Dorso-laterale Fusion nach WILTSE | 16 | 2 |
| Ventral interkorporelle Spondylodese | 9 | 1 |
| Kombinierte dorsale Aufrichtung (Harrington) und ventral interkorporelle Fusion (fusion circulaire) | 3 | – |
| Dorsale Dekompression nach GILL | 1 | 1 |
| Nukleotomie ohne Fusion | 2 | 2 |

Auf operative Behandlungsergebnisse soll hier nicht weiter eingegangen werden. Bis auf 4 waren die Patienten bei Entlassung weitgehend beschwerdefrei. Die Nachuntersuchung dieser Patientengruppe steht noch aus.

## IV. Diskussion und Schlußfolgerung

Der röntgenologische Nachweis einer Hypermobilität in einem olisthetischen Bewegungssegment bedeutet per se noch keine Gefügeinstabilität der Wirbelsäule (Kinder/Jugendliche!). Diese muß hinsichtlich der Pathogenität durch weitere, teils invasive diagnostische Maßnahmen, wie Funktionsmyelographie und Funktions-CT ergänzt werden. Dies gilt insbesondere für eine evtl. Indikationsstellung zu einer differenzierten operativen Therapie.

Unsere Untersuchungsergebnisse zeigen, daß eine Myelographie unter Funktionsbedingungen (wie Kopf-Fuß-Tieflage, maximale In- und Reklination etc.) zusätzliche, teils elementar-neurologische Informationen hinsichtlich der Kombination bandscheibenbedingter, entzündlicher oder tumoröser Auswirkungen auf das spondylolytische, sowie auf die benachbarten Bewegungssegmente preisgeben kann. Durch den computertomographischen Befund können neben der Lokalisation derselben, spezielle knöcherne Veränderungen, wie die Begrenzung des Spinalkanals, aber auch die Struktur der Wirbelgelenke, deutlich gemacht werden. Hierdurch entstehen, zusammen mit einem exakt erhobenen klinischen und neurologischen Status, weitere wichtige Hilfen bei der Beurteilung des Krankheitswertes einer Spondylolisthesis. Das Auftreten von intradiskalen und intraartikulären Vakuumphänomenen deutet auf schwerste, teils frühzeitige osteochondrotische Veränderungen als Folge der biomechanischen Fehlbelastung der kraftübertragenden Elemente hin. Dies beinhaltet ebenfalls eine zusätzliche Informationshilfe bei der Indikationsstellung zur Fusionsoperation mit oder ohne Revision der betreffenden oder benachbarten Bandscheibenetagen.

## Literatur

Dupuis PR et al. (1985) Radiological diagnosis of degenerative lumbar spinal instability. Spine 10:262

Farfan HF et al. (1970) The effects of torsion on the lumbar intervertebral joints: the role of the torsion in the production of disc degeneration. J Bone Joint Surg [Am] 52:468

Fuchs GA (1983) Progrediente Spondylolisthesis beim Erwachsenen. Marburger Symposium „30 Jahre Orthopädie", Marburg, Mai 1983

Fuchs GA (1985) Untersuchungen zur Progredienz der Spondylolisthesis beim Erwachsenen. Vortrag zur 72. Jahrestagung DGOT, Frankfurt/Main, Oktober 1985

Krämer J (1973) Biomechanische Veränderungen im lumbalen Bewegungssegment. In: Die Wirbelsäule in Forschung und Praxis. Bd 58. Hippokrates, Stuttgart

Lin HS et al. (1978) Mechanical response of the lumbar intervertebral joint under physiological (complex) loading. J Bone Joint Surg [Am] 60:41

Nagel DA et al. (1981) Stability of the upper lumbar spine following progressive disruptions and the application of individual internal and external fixation devices. J Bone Joint Surg [Am] 63:62

Paris StV (1985) Physiological signs of instability. Spine 10:277

Posner I et al. (1982) A biomechanical analysis of the clinical stability of the lumbar and lumbosacral spine. Spine 7:374

Schultz K-P, Lenz G (1984) Das Facettensyndrom. Klinik und Therapie. In: Neuroorthopädie, Bd 2. Springer, Berlin Heidelberg New York Tokyo, S 543

Staudte HW et al. (1984) Klinische Ergebnisse mit der Facettenkoagulation des Ramus articularis der unteren Lendenwirbelsäule. In: Neuroorthopädie, Bd 2. Springer, Berlin Heidelberg New York Tokyo, S 551

Suezawa Y, Jacob HAC (1981) Zur Ätiologie der Spondylolisthesis. In: Die Wirbelsäule in Forschung und Praxis. Bd 94. Hippokrates, Stuttgart

White AA III, Panjabi MM (1978) Clinical biomechanics of the spine. Lippincott Co, Philadelphia

# Myelographische Funktionsdiagnostik bei der Spondylolisthesis

M. Schumacher und M. Haag

Die Bedeutung von myelographischen Funktionsuntersuchungen in Extension und Flexion zum Nachweis mobiler Bandscheibenvorfälle ist von verschiedenen Autoren belegt (Assmann et al. 1976, Begg et al. 1946, Diemath et al. 1971, Thron 1979, Schumacher 1986) und auch für die Diagnostik lumbaler Spinalkanalstenosen empfohlen worden (Nelson 1973, Sortland et al. 1977, Yamada et al. 1972). Obwohl statisch-mechanische Einflüsse sich auf Gefügestörungen des lumbalen Spinalkanals besonders stark auswirken (Schreiber 1968), wurden Funktionsuntersuchungen bei der Spondylolisthesis nur von wenigen Autoren als diagnostisch wertvoll beurteilt (Capesius u. Babin 1978, Steinbeck 1974).

Eine verbesserte Funktionsmyelographie mit Gewichtsbelastung des Patienten (Schumacher 1986) wurde bei Patienten mit Spondylolisthesis eingesetzt mit dem Ziel, die klinisch häufig zu beobachtende Befund- und Schmerzverschlechterung unter körperlicher Belastung diagnostisch nutzbar zu machen.

## Material und Methode

Die Myelographie unter Gewichtsbelastung („Belastungsmyelographie") wurde bisher an 132 unausgelesenen Patienten mit lumbalen Syndromen (Bandscheibenvorfälle, Spinalkanalstenosen, Tumoren, Arachnopathien) eingesetzt. Bei der Untersuchung wurden die Patienten im Anschluß an die konventionelle Myelographie mit einem 10 kg-Gewicht an den nach vorne gestreckten Armen belastet und zusätzlich Aufnahmen in seitlicher und klinisch relevanter schräger Ebene angefertigt. Der durchschnittliche Abstand des Gewichtes von der Wirbelsäule betrug 60 cm. Aus dem Distanzverhältnis von 60 cm (Gewicht–Wirbelsäule entsprechend dem langen Hebelarm) und 6 cm (M. erector spinae–Wirbelsäule entsprechend dem kurzen Hebelarm) ergibt sich nach den Hebelgesetzen eine zehnfache Druckbelastung für die Wirbelsäule. Bei einem 10 kg Gewicht resultiert eine Druckbelastung und entgegengerichtete Zugbelastung der Erektormuskulatur von 100 kg. Bei einem mittleren Körpereigengewicht von 40 kg oberhalb einer angenommenen Belastungslinie im mittleren LWS-Drittel entspricht die durch das Hebelgewicht ansetzende Kraft dem mehr als 2,5fachen des halben Körpereigengewichts.

## Ergebnisse

Bei der Validierung der Methode an 132 unausgesuchten Patienten lieferte die Belastungsmyelographie in rund 40% zusätzliche Informationen, ohne die die endgültige

**Tabelle 1.** Ergebnisse der Belastungsmyelographie (n = 132) (Gesamtkollektiv)

| Konventionelle Myelographie | Belastungsmyelographie | Patienten |
|---|---|---|
| Diagnose sicher | Keine Befundänderung | 30% |
| Diagnose wahrscheinlich | Befundverstärkung | 29% |
| Diagnose unsicher | Verifizierung | 22% |
| Normal | Pathologisch | 19% |

**Tabelle 2.** Ergebnisse der Belastungsmyelographie bei Spondylolisthesis (n = 15)

| Konventionelle Myelographie | Belastungsmyelographie | Patienten |
|---|---|---|
| Keine Kompression | Keine Kompression | 5 |
| Leichte Kompression | Befundverstärkung | 2 |
| Leichte Kompression | Hochgradige Kompression | 5 |
| Normal | Hochgradige Kompression | 3 |

Diagnose nicht zu stellen gewesen wäre. In annähernd ⅓ führte eine Befundverdeutlichung zu einer klareren Diagnose und nur in einem weiteren Drittel ergab die Belastungsmyelographie gegenüber der konventionellen Technik keine diagnostischen Vorteile (Tabelle 1).

Als häufigste Veränderung fand sich eine Duralsackkompression mit einem durchschnittlichen Wert von 3,8 mm bei maximaler Zunahme bis zu 15 mm. Häufig erwies sich eine im konventionellen Myelogramm monosegmentale Veränderung unter Belastung als multisegmentale Läsion oder es traten verstärkte bzw. zusätzliche Wurzeltaschenkompressionen auf. Die Auswirkungen der Belastungsmyelographie im Vergleich zum Standardmyelogramm sind in Tabelle 2 zusammengefaßt.

Eine prozentuale Aufschlüsselung der geringen Fallzahl wie im Gesamtkollektiv erscheint nicht sinnvoll. Wie in der Gesamtuntersuchungsgruppe besteht jedoch die Tendenz einer deutlichen Befundverstärkung in mehr als 50%, die somit noch ausgeprägter ist als beispielsweise in der Diagnostik von Bandscheibenvorfällen.

An einigen Fallbeispielen sollen die Effekte der Belastungssituation bei verschiedenen Formen der Spondylolisthesis veranschaulicht werden.

*Beispiel 1* (Abb. 1a–c) zeigt die Gewichtsbelastung in ihrer direkten kompressiven Wirkung auf den Duralsack bei einer nur mäßig ausgeprägten degenerativen Spondylolisthesis LW5/SW1 mit zusätzlichen degenerativen Veränderungen der Nachbarsegmente. Im konventionellen Myelogramm finden sich bis auf spondylogene ventrale geringe Duralsackkompressionen keine höhergradigen Einengungen (Abb. 1a). In der Belastungssituation (Abb. 1b) kommt es bei nur diskreter Zunahme des Wirbelgleitens zu einer vollständigen Obstruktion des Duralsacks und einer Verstärkung der spondylogenen Kompressionen der kranialen Segmente. Die vollständige Rückbildung der Kompression unmittelbar nach Entlastung (Abb. 1c) beweist die Belastungsabhängigkeit des myelographischen Befundes.

Im *Beispiel 2* (Abb. 2a, b) kommt es bei weitgehend normalem Befund im statischen Myelogramm unter Belastung zu einer subtotalen Duralsackkompression LW4/5 bei nur leichter Zunahme der Spondylolisthesis. Für diese Form der Pseu-

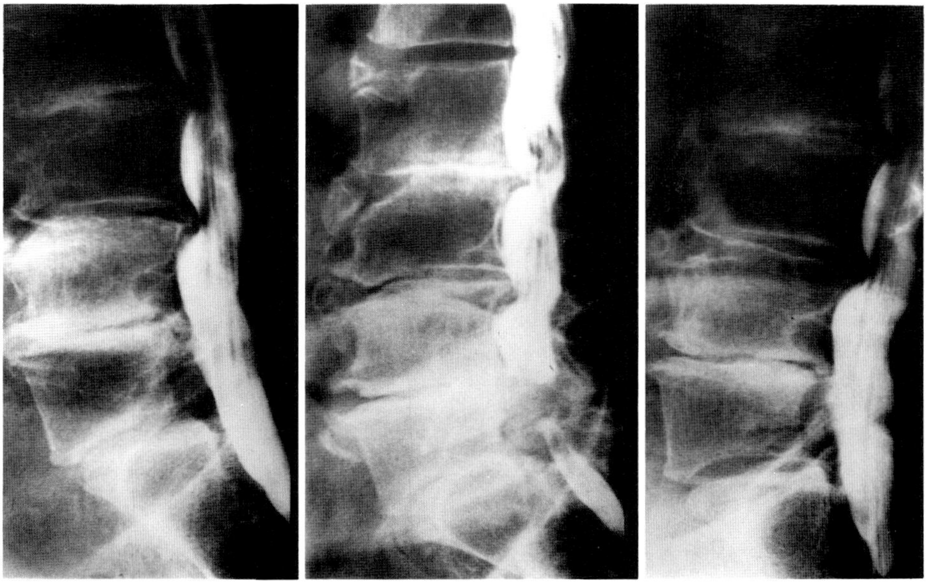

a b c

**Abb. 1a–c.** Komplette Duralsackkompression im Belastungsmyelogramm (**b**) bei normalem konventionellem Myelogramm (**a**). Im anschließend angefertigten Kontrollbild ohne Gewichtsbelastung vollständige Rückbildung (**c**)

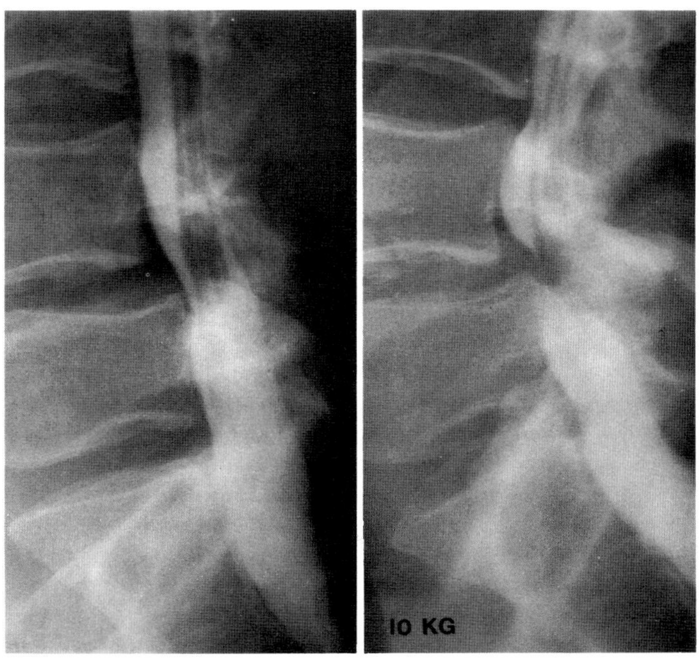


a b

**Abb. 2a,b.** Geringe Pseudospondylolisthesis LW4/5 mit annähernd normalem konventionellem Myelogramm (**a**). Im Belastungsmyelogramm (**b**) fast vollständige, vorwiegend von dorsal kommende Duralsackkompression

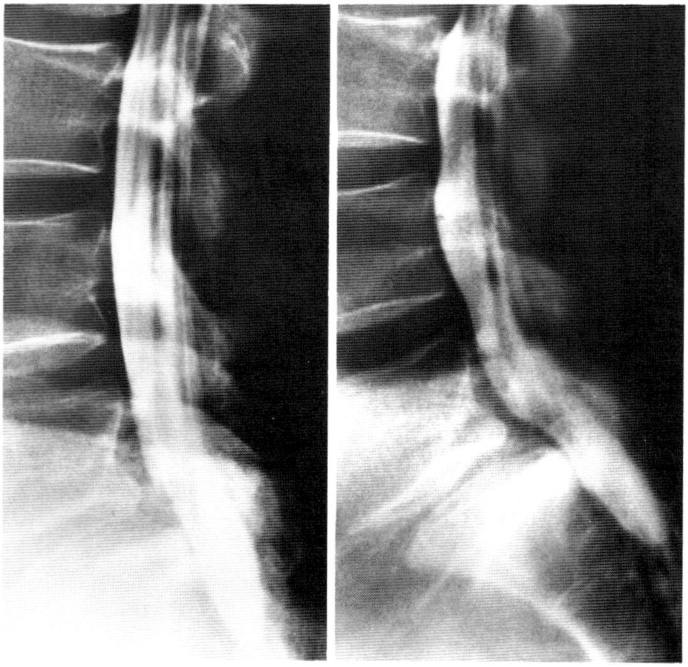

a b

**Abb. 3a, b.** Spondylolisthesis mit Lyse LW5/SW1 ohne nennenswerte Duralsackkompression im konventionellen Myelogramm (**a**). Im Belastungsmyelogramm (**b**) leichte Ausbuchtung der ventralen Duralsackwand ohne dorsale Kompressionszeichen

dospondylolisthesis ohne Lyse findet sich im Belastungsmyelogramm die charakteristische Kompression vorwiegend durch Kaudalverschiebung und Abwinkelung der kleinen Wirbelgelenke und des Wirbelbogens.

Bei der Spondylolisthesis mit Lyse (*Beispiel 3,* Abb. 3a, b) führt die Belastungsprovokation lediglich zu einer etwas verstärkten Ausbuchtung der Ventralkontur des Duralsacks ohne nennenswerte Kompressionszeichen. Soweit nach den bisher wenigen Fällen zu beurteilen, scheint dieser Befund ein differentialdiagnostisches Merkmal zwischen lytischer und nichtlytischer Form der Spondylolisthesis zu sein.

*Beispiel 4* (Abb. 4 u. 5) demonstriert die Bedeutung der funktionellen Belastungsmyelographie bei der Pseudospondylolisthesis im Vergleich zur CT-Myelographie. Fehlende Achsenbelastung wie bei der CT-Untersuchung am liegenden Patienten kann einen Normalbefund vortäuschen, da in Körperhorizontallage die Segmentverschiebung und Abkippung der Wirbelgelenke und -bögen fehlen kann. In derartigen Fällen lassen sich trotz normalem CT-Myelogramm im Belastungsmyelogramm hochgradige Duralsackkompressionen nachweisen (Abb. 5).

Durch die automatische Positionierung der Lendenwirbelsäule unter Gewichtsbelastung in Lordose können multisegmentale Läsionen besser nachgewiesen werden (*Beispiel 5,* Abb. 6). Dadurch können unklare mehrsegmentale neurologische Ausfälle häufig erst erklärt werden, wie bei diesem Patienten mit Wurzelsymptomen

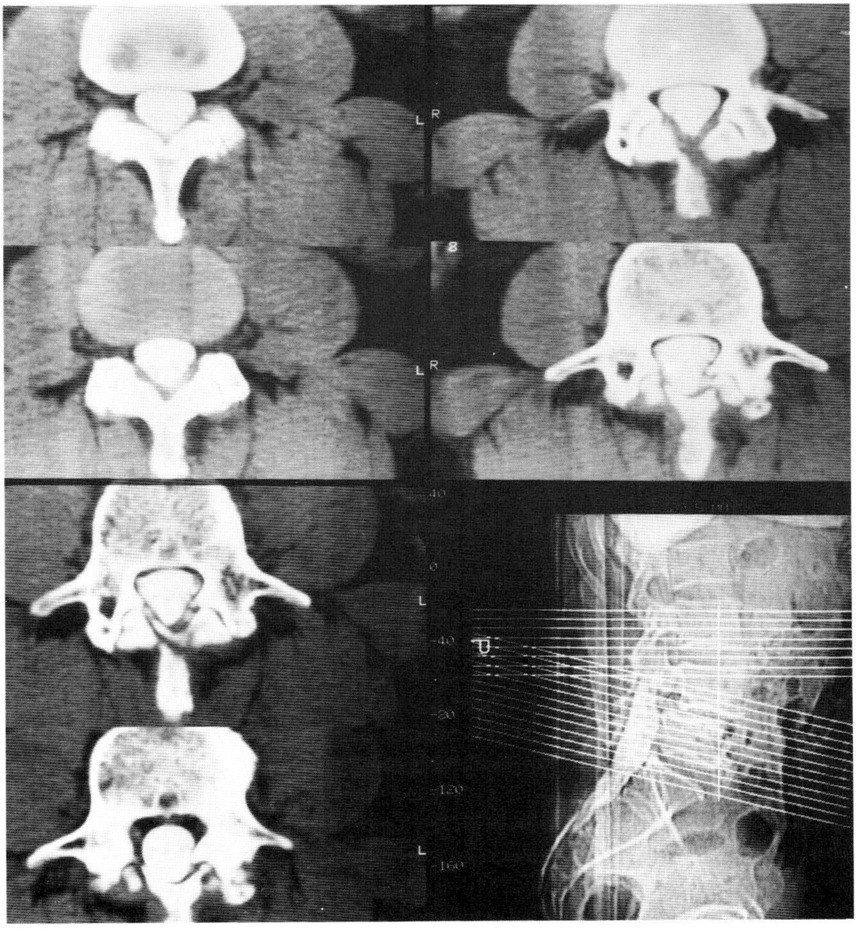

**Abb. 4.** CT-Myelogramm ohne Duralsackkompression bei deutlicher Pseudospondylolisthesis LW4/5 im Belastungsmyelogramm (Abb. 5). Nur geringe laterodorsale Kompression links durch Facettenhypertrophie

ab L3, die nicht durch den Hauptbefund einer kompletten Duralsackkompression in Höhe der Spondylolisthesis sondern durch eine zusätzliche Spinalkanalstenose LW 3/4 bedingt sind.

## Diskussion

Der radiologische Nachweis einer Spondylolisthesis bzw. Spondylolyse mittels Leerbildaufnahmen, konventionellem Tomogramm oder CT bereitet in der Regel keine Schwierigkeiten. Die Entscheidung über eine konservative oder operative Therapie

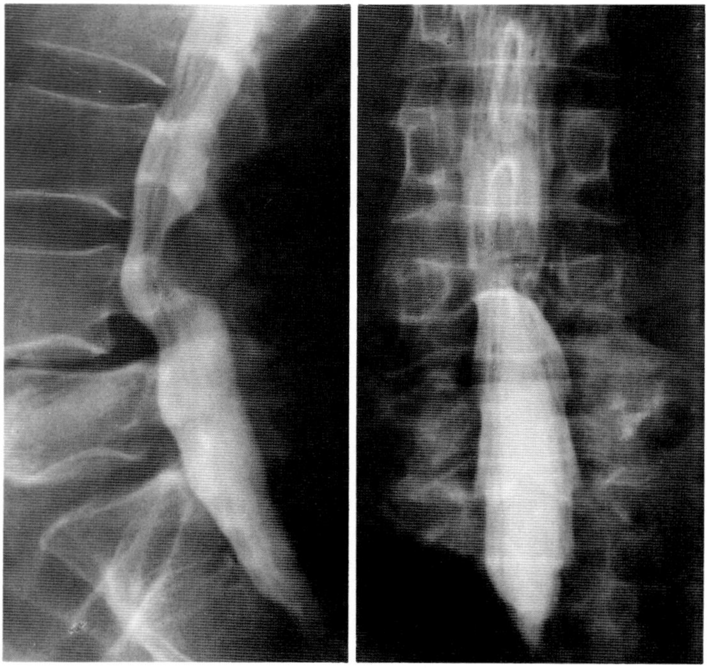

**Abb. 5.** Gleicher Patient wie in Abb. 4 mit ausgeprägter dorsaler und links-lateraler Kompression durch Verschiebung und verstärkte Kippung der kleinen Wirbelgelenke LW3/4 und des Wirbelbogens LW4

bei nachgewiesenem Wirbelgleiten wird jedoch kaum vom radiologischen Ausmaß einer Segmentverschiebung oder Spaltbildung bestimmt sondern im wesentlichen von der klinischen Symptomatik. Obwohl die Erkrankung in ihrer Symptomatik beeinflußt wird von Art und Ausmaß der statisch-dynamischen Belastung des Achsenskeletts wurden nur vereinzelt radiologische Funktionsuntersuchungen empfohlen. Im wesentlichen beschränken diese sich auf den Nachweis der Instabilität in maximaler Inklination und Reklination (Capesius u. Babin 1978, Schreiber 1968), wobei die Reklination die Segmentinstabilität am besten dokumentiert. Auf den Wert der Funktionsmyelographie in unterschiedlicher Wirbelsäulenstellung bei der Beurteilung des Wirbelgleitens wurde bisher nur von wenigen Autoren hingewiesen (Capesius u. Babin 1978, Langlotz 1981, Steinbeck 1974).

Unter dem klinischen Eindruck einer Befund- und Schmerzverschlechterung der Spondylolisthesis beim Gehen und bei körperlicher Belastung entwickelten wir die Belastungsmyelographie, die gerade diese statisch-dynamische Belastung des Achsenskeletts diagnostisch nutzt. Obwohl Eaglesham (1944) und Falconer et al. (1948) bereits auf die Möglichkeiten hinwiesen, Gewichte als befundverstärkendes Instrument einzusetzen, wurde diese Methode weder von den Autoren selbst noch später systematisch eingesetzt. Abweichend von deren Technik, die Schultern während der Myelographie mit Gewichten zu belasten, nutzt unsere Methode den größeren Effekt unter Hebelkonditionen. Durch die nach den Hebelgesetzen resultierende hohe

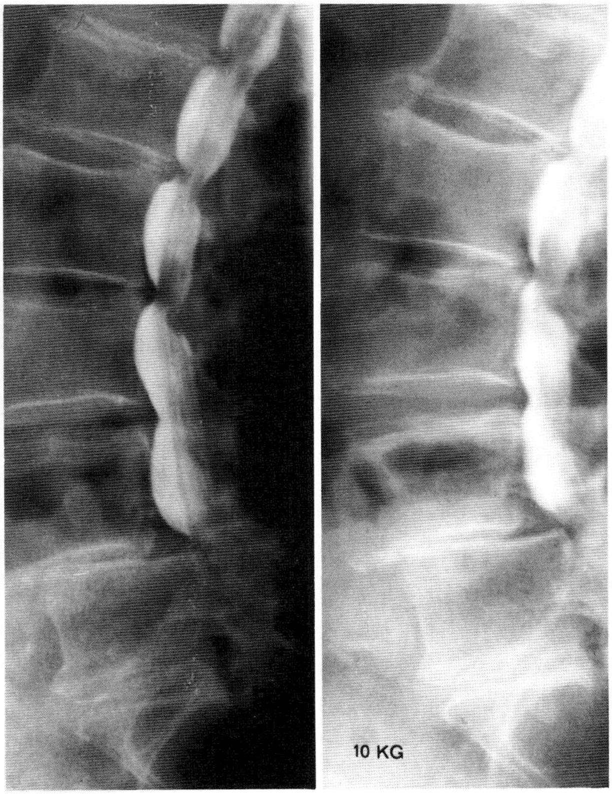


**Abb. 6.** Spondylolisthesis LW4/5 mit vollständiger Duralsackobstruktion. Im Belastungsmyelogramm (rechter Bildteil) Befundverstärkung der zusätzlichen Spinalkanalstenose LW2/3

Krafteinwirkung nimmt der Patient unwillkürlich eine starke Lordosehaltung der LWS ein, womit außer dem Gewichtseffekt auch die LWS-Stellung wirksam wird, in der Segmentverschiebungen am stärksten auftreten. Daß die Belastungskondition befundverstärkend ist, konnte in der Gruppe der unausgelesenen Patienten bereits nachgewiesen werden. Der Anteil einer eindeutigen Befundklärung im Belastungsmyelogramm gegenüber falsch negativen oder diagnostisch unzureichenden Befunden im konventionellen Myelogramm liegt in der Gruppe der Spondylolisthesis-Patienten mit 53% noch um 12% höher als in der unausgewählten Gruppe. Diese verdeutlicht den Wert der funktionellen Belastungsmyelographie gerade in der Diagnostik lumbaler Instabilitäten. Die Zunahme des myelographischen Befundes korrelierte bei diesen Patienten auch mit einer belastungsabhängigen Zunahme des Schmerzsyndroms und neurologischen Defizits und war daher hilfreich für die Indikationsstellung zu chirurgischen Maßnahmen. Die Differenzierung zwischen einer fixierten und instabilen Olisthese sowie das Ausmaß der Duralsackkompression war vollständig nur im Belastungsmyelogramm zu beurteilen. Insbesondere für den Nachweis dorsaler Duralsackkompressionen durch die kleinen Wirbelgelenke und Wirbelbögen bei der degenerativen Spondylolisthesis ist daher die Untersuchung nur mit konventionellem Myelogramm unzulänglich. Die Durchführung eines Belastungsmyelogramms erscheint uns daher besonders indiziert bei Verdacht auf eine Pseudospondylolisthesis, geringen oder unklaren Befunden im konventionellen Myelogramm, Diskrepanz zwischen klinischem Befund und Ergebnis des konventionellen Myelogramms und bei Verdacht auf mehrsegmentale Läsionen außerhalb der Höhe der Spondylolisthesis.

## Literatur

Assmann H, Besel R, Albrecht S (1976) Funktionsmyelographie mit Dimer-X bei der Diagnostik lumbaler Bandscheibenerkrankungen. Dtsch Gesundh Wesen 31:2282–2287

Begg ACh, Falconer MA, Mc Gregor M (1946) Myelography in lumbar intervertebral disc lesions. A correlation with operative findings. Br J Surg 34:141–157

Capesius P, Babin E (1978) Radiculosaccography with watersoluble contrast media. Springer, Berlin Heidelberg New York

Diemath HE, Mösl H, Kollar WAF, Strohecker J, Ortner WD, Kubin H (1971) Die lumbale Funktionsmyelographie mit Conray 60. Schweiz Arch Neurol Psychiatr 108:7–12

Eaglesham DC (1944) Observation on opaque myelography of lumbar disc herniation. Br J Radiol 17:343–348

Falconer MA, Mc Gregor M, Begg Ch (1948) Observations of the cause and mechanism of symptom production in sciatica and lowback pain. J Neurol Neurosurg Psychiatry 11:13–26

Langlotz M (1981) Lumbale Myelographie mit wasserlöslichem Kontrastmittel. Thieme, Stuttgart New York

Nelson MA (1973) Lumbar spinal stenosis. J Bone Joint Surg [Br] 55:506–512

Schreiber A (1968) Ungeklärte Spondylolisthesisprobleme. Verh Dtsch Orthop Ges 55:154–165

Schumacher M (1986) Die Belastungsmyelographie – Eine neue funktionelle Untersuchungstechnik bei Erkrankungen des lumbalen Spinalkanals. Fortschr Röntgenstr 141:642–648

Sortland O, Magnaes B, Hauge T (1977) Functional myelography with metrizamide in the diagnosis of lumbar spinal stenosis. Acta Radiol [Diagn] (Stockh) [Suppl] 355:42–54

Steinbeck W (1974) Funktionsdiagnostik bei lumbalen Myelographien. Z Orthop 112:801–804

Thron A, Bockenheimer S (1979) Technik und diagnostischer Wert lumbaler Funktionsmyelographien beim Bandscheibenprolaps. Fortschr Röntgenstr 130:81–84

Yamada H, Ohya M, Okada T, Shiozawa Z (1972) Intermittent Cauda equina compression due to narrow spinal canal. J Neurosurg 37:83–88

# Indikation zur differenzierten operativen Therapie im Ablauf der pathogenetischen Kette: Umbaustörungen der Interartikularportion – Spondylolisthese

W. PUHL und W. NOACK

Die Analyse des Patientengutes der Orthopädischen Klinik Ulm führt uns zu der Auffassung, daß Umbaustörungen der Interartikularportion und Entwicklungen bis hin zur Spondylolyse und Spondylolisthese ganz überwiegend mechanisch bedingt sind.

Die Auswertung von Röntgenaufnahmen und Computertomogrammen von 166 Patienten mit Facettensyndrom, Spondylolyse oder spondylolytischer Spondylolisthese zeigte bis zu 97% (Spondylolyse) frontal gestellte Facetten. Lediglich bei 2% der Patienten mit Spondylolyse waren sagittal gestellte Facetten im entsprechenden Bereich nachweisbar (Abb. 1). Diese Beobachtung steht mit einigen Literaturaussagen (Niethard u. Pfeil 1985) im Widerspruch.

Aufgrund der Röntgenmorphologie und zahlreicher Verlaufsbeobachtungen kommen wir zu der Auffassung, daß folgende pathogenetische Kette in fast allen Fällen anzunehmen ist: Frontal gestellte, häufig zudem elongierte oder hypertrophische Gelenkfacetten können kombiniert mit einer Hyperlordose zu Gelenkflächenschädigungen, Kerbwirkungen und nachfolgend zu Umbaustörungen der Interartikularportion führen. Spondylolyse und ggf. Spondylolisthese sind die nächsten Schritte im Krankheitsablauf.

Leitsymptom bei diesen Patienten ist die Bewegungseinschränkung (Abb. 2) und der tiefsitzende Kreuzschmerz mit Schmerzverstärkung bei Reklination (Abb. 3). Die Sicherung der Diagnose erfolgt durch Röntgenbilder der Lendenwirbelsäule in 4 Ebenen, nur ausnahmsweise einmal durch seitliche Tomogramme. Computertomogramme geben einen besseren Aufschluß über die Stellung der Facetten und erlauben zuverlässig die Beurteilung der Weite des Spinalkanals.

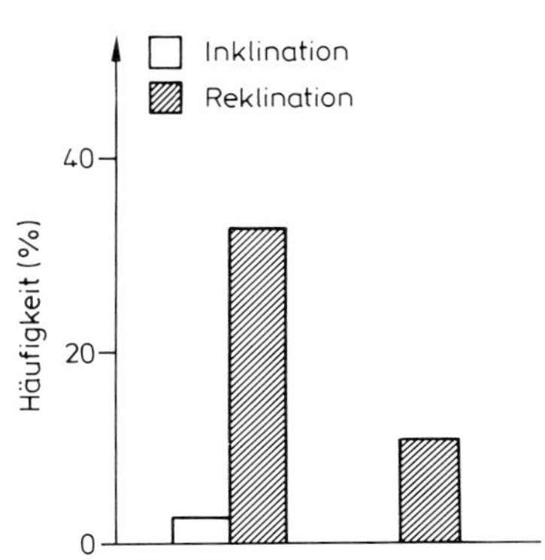


**Abb. 1.** Facettenstellung bei unterschiedlichen Beschwerdebildern im Bereich der Lendenwirbelsäule

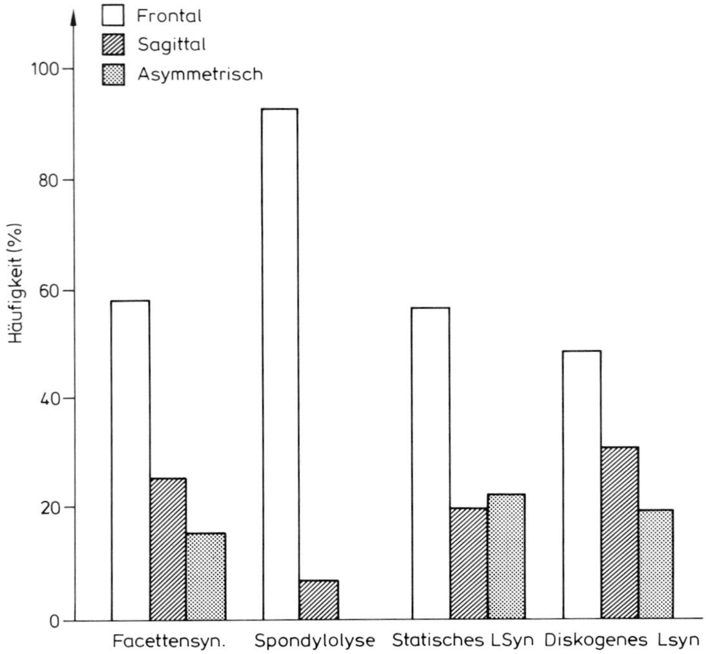


**Abb. 2.** Bewegungseinschränkung im Bereich der Lendenwirbelsäule bei Patienten mit Facettensyndrom und Spondylolyse

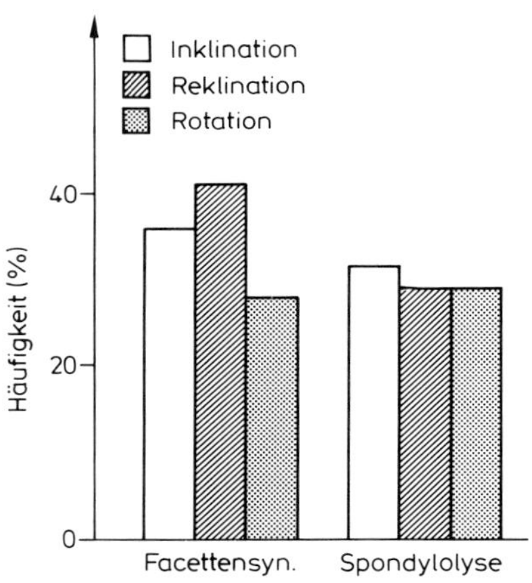


**Abb. 3.** Schmerzverstärkung bei Bewegung der LWS bei Patienten mit Facettensyndrom und Spondylolyse

Ziel der Therapie ist die Unterbrechung der pathogenetischen Kette, zunächst durch konservative Therapie, wobei die Krankengymnastik den höchsten Stellenwert besitzt. Dadurch soll eine Beckenaufrichtung erreicht, die Hüftbeugekontraktur beseitigt und die Rumpfmuskulatur gekräftigt werden. Gleichzeitig wird eine Hyperlordose beseitigt.

Bei Jugendlichen kann zur besseren Beckenaufrichtung vorübergehend zusätzlich eine Orthese, etwa das Boston-Brace eingesetzt werden.

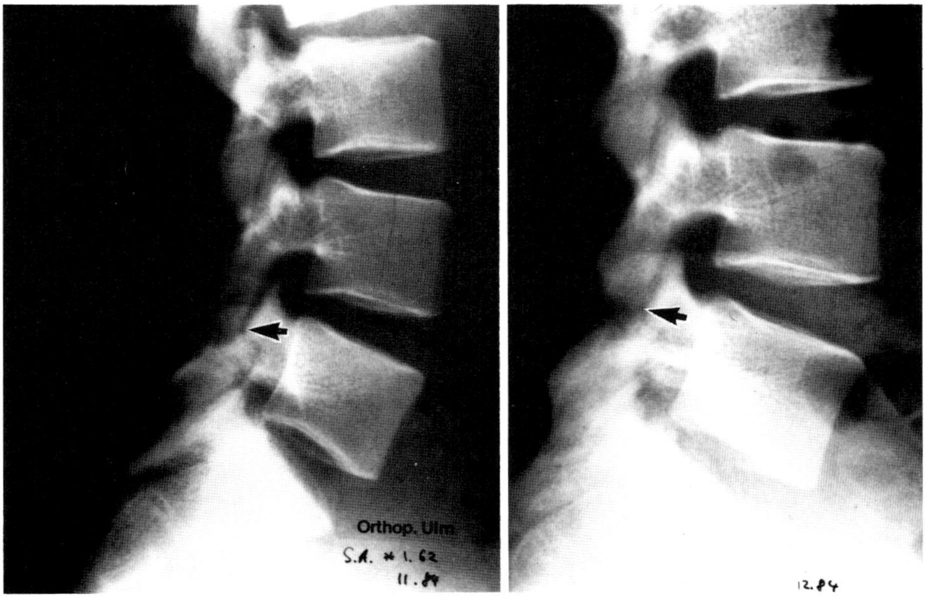

a b

**Abb. 4. a** 20jähriger Leistungssportler mit Facettensyndrom. Elongierter frontal gestellter Prozessus articularis inferior L4. **b** Zustand nach Facettenkürzung und Formung

Wird – gleich aus welchem Grunde – eine zumindest wesentliche Beschwerdeminderung nicht erzielt, so ist beim Facettensyndrom mit hartem Aufsitz der Gelenkfacetten die operative Druckentlastung durch Verkürzung und/oder Formung der Facetten die Therapie der Wahl. Wir haben hierüber bereits früher berichtet (Puhl 1985).

Seit Oktober 1984 haben wir unter 78 Patienten, die sich wegen eines Facettensyndroms vorstellten, bei 28 Patienten eine Umbaustörung zum Teil mit einseitiger Spondylolyse gesehen.

9 Patienten wurden im Sinne der Dekompression an den Facetten operiert (Abb. 4a, b). Intraoperativ wurden die röntgenologischen Befunde voll bestätigt – neben tiefen Ausmuldungen und harten Sklerosierungen fanden sich im Bereich der Interartikularportion selbst bei jungen Patienten oft ausgeprägte Arthrosen.

Von außerordentlicher Bedeutung ist, daß der Operateur exakt präoperativ feststellt, bei welchem Lordosierungsgrad Beschwerden auftreten und diese Situation unter der Operation durch Kippung des Operationstisches simuliert. So kann während der Operation das Ausmaß der Facettenkürzung sicher festgelegt werden.

Bei einseitiger Lyse führen wir zusätzlich eine Spongiosaplastik ohne weitere interne Stabilisierung durch, da wir der Auffassung sind, daß die Reststabilität in diesem Segment ausreicht, um eine Einheilung der Knochenspäne zu garantieren.

Zusätzlich zur Facettenformung und eventueller Spanplastik wird in jedem Fall die Kapsulektomie der Wirbelgelenke (Ausschaltung der Schmerzrezeptoren) vorgenommen. Alle 9 operierten Patienten waren unmittelbar nach der Operation be-

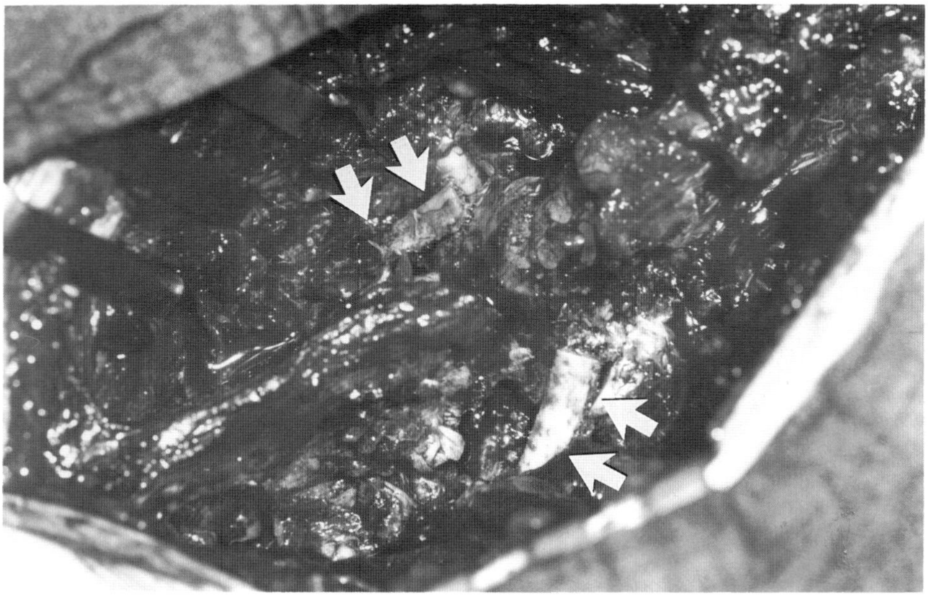

**Abb. 5.** Intraoperatives Bild einer Isthmusrekonstruktion und Defektüberbrückung mit kleinem Beckenkammspan

schwerdefrei und dieses Ergebnis hält nach bisherigen bis zu 18 Monaten reichenden Beobachtungen an.

Wenden wir uns nun dem nachfolgenden Glied in der pathogenetischen Kette, den kompletten beidseitigen Lysen, zu. Wir sahen seit Oktober 1984 28 Patienten, von denen nach ergebnisloser konservativer Vorbehandlung bei 11 Patienten eine Isthmusrekonstruktion nach Louis (1983) durchgeführt wurde.

Nach Ausräumung der Pseudarthrose und Anfrischung des Knochens wird eine Spongiosaplastik, bei großem Defekt zusätzlich eine Spananlagerung durchgeführt (Abb. 5). Die innere Stabilisierung führen wir mit der Schmetterlingsplatte nach Louis (Abb. 6, 7) oder im Segment L4/L5 mit dem Fixateur interne durch. Von 11 Patienten war 7mal der lumbosakrale Übergang und 4mal das Segment L4/L5 betroffen.

Ob bei nachgewiesener Lyse eine Olisthese auftritt, hängt von zahlreichen Faktoren, wie Festigkeit der Bandscheibe, Straffheit des dorsalen Kapselbandapparates und der verbliebenen knöchernen Führung ab.

Seit Oktober 1984 sahen wir 60 Patienten mit Spondylolisthesen in unserer Sprechstunde. 15 Patienten mußten nach erfolgloser konservativer Therapie operativ behandelt werden. Für die Wahl des operativen Vorgehens ist grundsätzlich zu unterscheiden zwischen Patienten, die lediglich über tiefsitzende Kreuzschmerzen oder belastungsabhängige Schmerzen infolge der Instabilität klagen und den Patienten, bei denen konstant oder intermittierend eine neurologische Symptomatik im Sinne von radikulären Ausstrahlungen oder eine Claudicatio spinalis existiert.

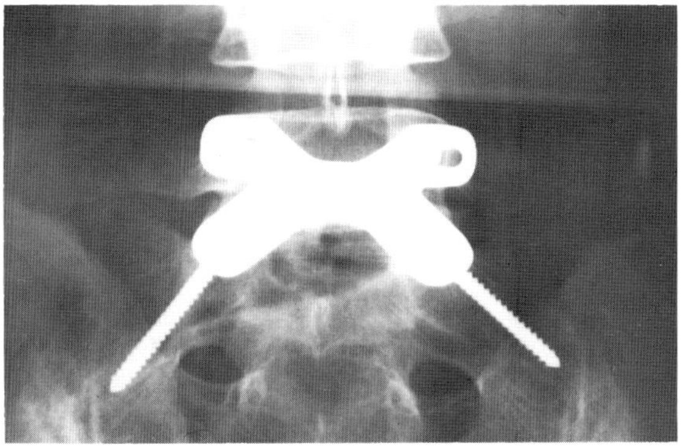

6

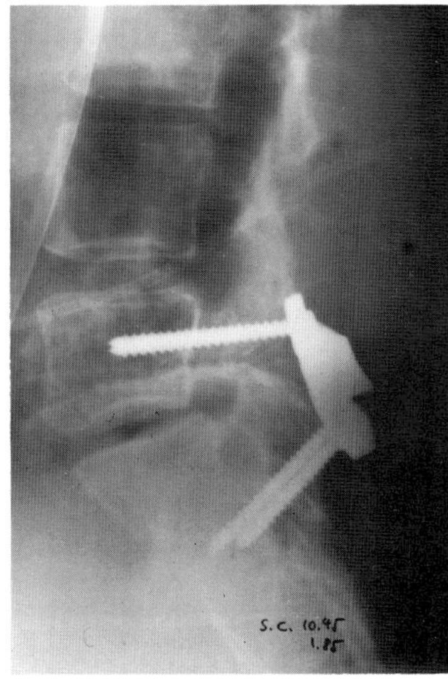

7

**Abb. 6 u. 7.** Röntgenaufnahme desselben Patienten zeigt die interne Stabilisierung mit Louis- Platte

Bei 2 Patienten ohne eine neurologische Symptomatik führten wir allein die dorso-ventrale Spondylodese ohne Reposition der Olisthese durch. Eine alleinige ventrale Spondylodese lehnen wir heute ab, weil die Instabilität dorsal erhalten bleibt und dadurch ein Mechanismus der Schmerzverursachung weiterhin existiert. Die alleinige dorsale Spondylodese über ein Segment ist, was die knöcherne Heilung anbetrifft, unsicher und wird darum von uns auch nicht durchgeführt.

Bei beiden Patienten beobachteten wir eine knöcherne Konsolidierung innerhalb von 6 Monaten. Bei einem Patienten zwangen auftretende radikuläre Beschwerden bei der Materialentfernung zur Revision des Spinalkanals und zur medialen Facettektomie, wodurch eine vollständige Beschwerdefreiheit erreicht wurde.

Bei den verbliebenen 13 Patienten mit einer Spondylolisthese wurde vor der Spondylodese der abgeglittene Wirbel reponiert. Liegt zusätzlich eine erhebliche Verschmälerung des Zwischenwirbelraumes vor, wird mit der Reposition immer eine Distraktion verbunden. Dadurch entstehen symmetrisch weite Foramina intervertebralia und die austretenden Nervenwurzeln werden sicher entlastet.

Eine zusätzliche Revision des Spinalkanals wird nach Möglichkeit vermieden; sie ist nur notwendig, wenn die radiologischen Voruntersuchungen (CT, Myelographie) knöcherne Einengungen zeigen, die den klinischen Befund (Neurologie) erklären. Eine gelegentlich vorliegende mediale Facettenhypertrophie (Abb. 8) zwingt dann zur Teilfacettektomie (Nakagawa 1984).

Ein routinemäßiges Ausräumen der Bandscheibe ist auch bei radikulären Symptomen in der Regel nicht notwendig, da Bandscheibenvorfälle in den betroffenen Segmenten überaus selten vorkommen.

Als operatives Vorgehen der Wahl hat sich bei uns die Reposition und Distraktion mit nachfolgender Stabilisierung durch den Fixateur interne (Dick 1984) bewährt. Nachdem wir in der Anfangsphase der Klinik die Spondylodese von ventral

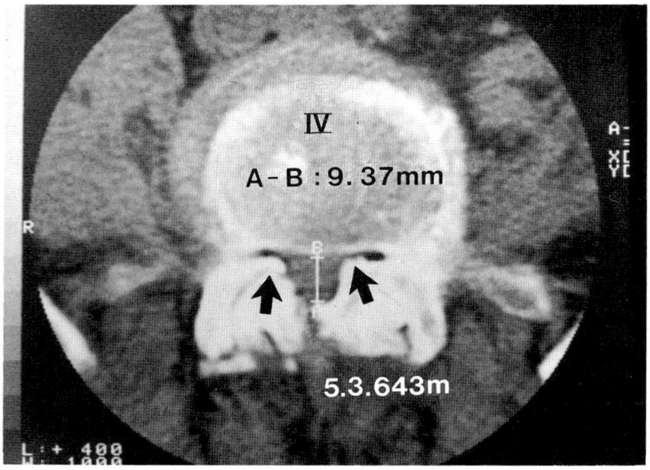


**Abb. 8.** Transversale Einengung des Spinalkanals durch mediale Facettenhypertrophie bei gleichzeitig vorliegender Spondylolisthese

9

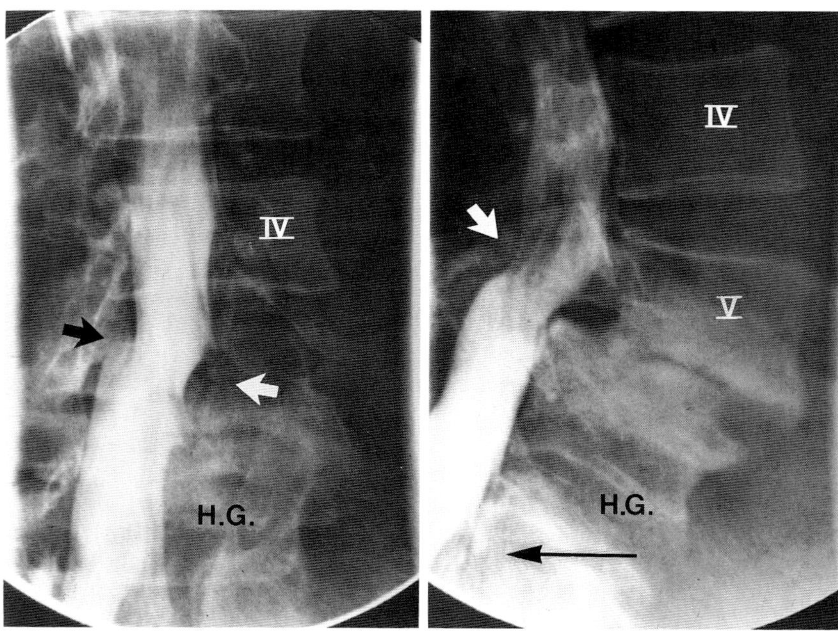


10

**Abb. 9, 10.** Myelographie bei einem Patienten mit Spondylolisthese zeigt deutliche dorsale und laterale Einengung der Kontrastmittelsäule

11
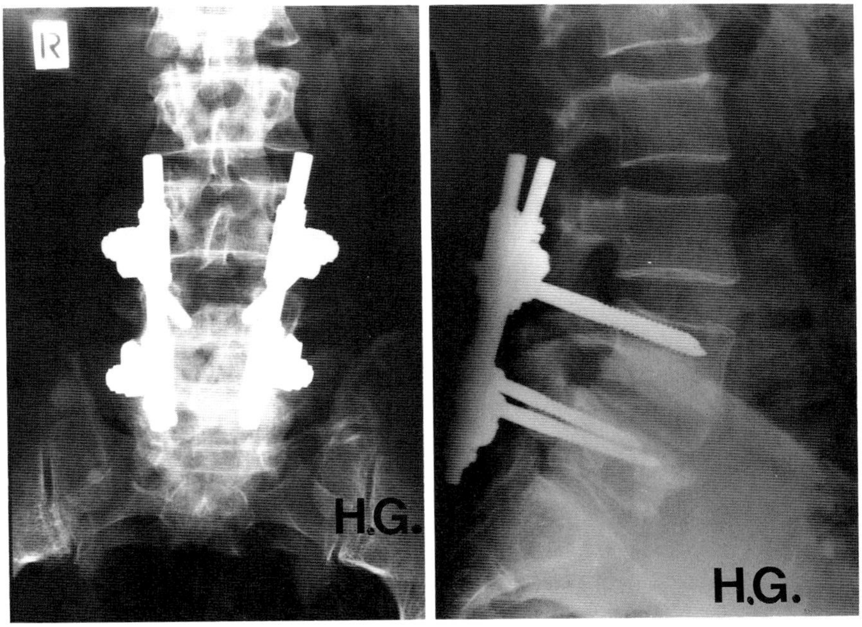

12

**Abb. 11, 12.** Derselbe Patient nach Repositions- und Distraktionsspondylodese mit Fixateur interne

in einem zweiten Eingriff 2 Wochen nach der Erstoperation angeschlossen haben, führen wir jetzt diesen Eingriff routinemäßig einzeitig durch. Nach erfolgter Reposition und Distraktion von dorsal sowie Stabilisierung mit dem Fixateur interne wird nach Wundverschluß der Patient umgelagert und sofort die ventrale Spondylodese mit einem Beckenkammspan durchgeführt (Abb. 9–12). Dafür verwenden wir sowohl für die Etage L4/L5, als auch für den lumbosakralen Übergang den transperitonealen Zugang.

Die Louis-Schmetterlingsplatte kommt bei der operativen Behandlung der Spondylolisthesen nur noch in Ausnahmefällen zur Anwendung. Lediglich wenn die Spondylolisthese im lumbosakralen Übergang vorliegt, der Gleitvorgang das Stadium Meyerding I bis maximal II nicht übertrifft und der Wirbelzwischenraum ausreichend weit ist, verwenden wir dieses Implantat. Nach Kyphosierung auf dem OP-Tisch gelingt die Reposition des Wirbels allein durch Festziehen der Schrauben. Ein geringer zusätzlicher Distraktionseffekt wird durch die kyphotische Lagerung des Patienten erreicht.

## Literatur

Dick W (1984) Innere Fixation von Brust- und Lendenwirbelfrakturen. In: Burri C, Harder F, Jäger M (Hrsg) Akt. Probleme in Chir und Orthop 28

Louis R (1983) Surgery of the spine. Springer, Berlin Heidelberg New York

Nakagawa (1984) Persönl Mitteilung

Niethard FU, Pfeil J (1985) Untersuchungen zur Entstehung von Spondylolysen und Spondylolisthese. Orthop Praxis 10:779–784

Puhl W (1985, nicht veröffentlicht) Die Bedeutung der statischen und funktionellen LWS-Hyperlordose (Facettensyndrom, Ermüdungsfrakturen, Spondylolyse, therapeutische Konsequenzen). Vortrag 3. Münchner Kongreß für sportartspezifische Verletzungen und Schäden

# Wirbelsäule in Arbeit und Beruf

# Zwangshaltungen und Bewegungsabläufe auf den Baustellen

H. Gallinat

Die bekannt große Anzahl zur Invalidität führender WS-Erkrankungen gewinnt zwangsläufig sozialmedizinisch und volkswirtschaftlich immer größere Bedeutung. Die Kosten für langandauernde Arbeitsunfähigkeit, hohe Behandlungskosten, aufwendige Rehabilitationsmaßnahmen führen zu einem nicht unerheblichen Anteil am Verbrauch des Gesamteinkommens der Bevölkerung.

Ein Maurer muß großformatige, bis zu 40 kg schwere Steine vom Boden aufheben und diese plangerecht bis auf die Höhe von 1,25 m heben. Diese Verrichtung muß er 200- bis 300mal an einem Arbeitstag vollziehen. Er muß es, wie in nachfolgenden Bildern deutlich zu erkennen, in einer für seinen Körperbau völlig ungewöhnlichen Haltung tun.

In Untersuchungen und Forschungsberichten wird das Vermauern großformatiger Steine als tätigkeitsspezifischer Risikofaktor erkannt. Als Präventivmaßnahme wird in der Regel auf notwendige sachgerechte Körperhaltung beim Heben und Bewegen von Lasten hingewiesen. Von den Arbeitsmedizinern werden Faltblätter verteilt, in denen diese Haltung aufgezeichnet ist. Es werden Schulungskurse und Trainingscamps angepriesen.

Leider sind schon vom Großformat der Steine her diese wohlgemeinten Ratschläge kaum zu berücksichtigen. Diese Steine können nicht zwischen den Knien und somit nicht mit geradem Rücken hochgehoben werden. Ebenso verhält es sich beim Absetzen der Steine auf das Mauerwerk. Durch die bis dahin errichtete Mauer ist die wünschenswert günstige Fuß- und Kniestellung nicht möglich. Hierbei möchte ich an das Gewicht bis zu 40 kg erinnern.

Bei den aufgezeigten typischen Bewegungsabläufen und erforderlichen Zwangshaltungen wird bei diesen hohen Lasten zwangsläufig auch den anderen Gelenkabschnitten wie Schultern, Ellenbogen und Händen Beachtung zu schenken sein.

Wie wirkt sich bei der statischen Arbeit (Halten der Steine) die Sauerstoff- und Nährstoffversorgung der Muskeln aus?

Welche Herz- und Kreislaufbeanspruchungen entstehen?

In einem aufschlußreichen Forschungsbericht (Projektleitung Prof. Laurig) kommen Jäger und Luttmann in der biomechanischen Analyse zu dem rechnerischen Ergebnis, daß beim Vermauern großformatiger Steine eine Druckkraft von 6 kN auf L5–S1 wirkt.

Hierbei wird davon ausgegangen, daß

1. der Maurer die Normalgröße von 1,73 m aufweist,
2. keine ruckartigen Bewegungen ausgeführt werden und
3. der Oberkörper keiner Verdrehung ausgesetzt wird.

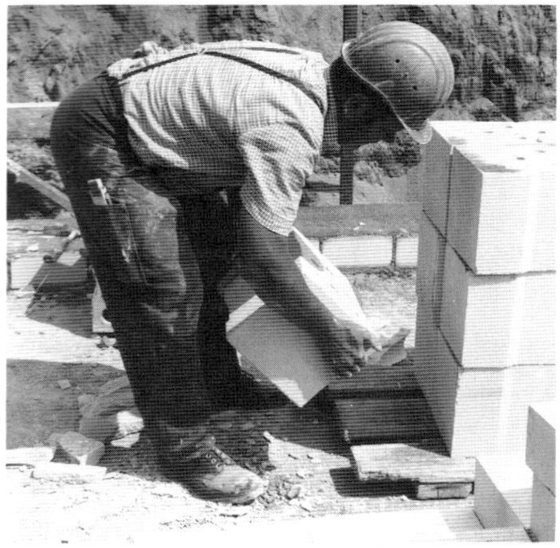

a

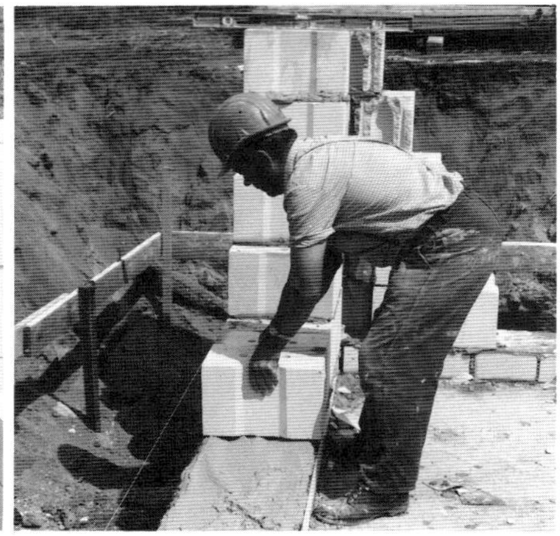

b

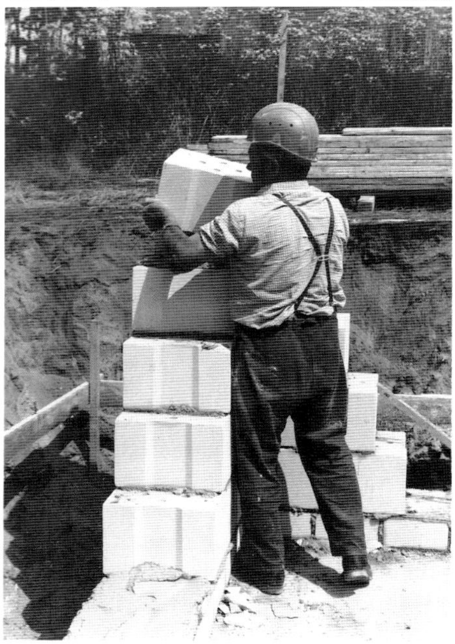

c

**Abb. 1. a** Aufnehmen des Steines. **b** Absetzen auf das Mauerwerk 2. Schicht. **c** Absetzen auf die 5. Schicht. Verdrehung des Oberkörpers. Belastung der Schultern, der Ellenbogen und Handgelenke

In der Annahme, daß diese ruckartigen Bewegungen und Verdrehungen nicht notwendig oder nicht möglich sind, wird für die Berechnung ein zweidimensionales biomechanisches Modell herangezogen.

Die Praxis (s. Abbildungen) zeigt, daß beide Bewegungen sich oft zwangsläufig ergeben.

Diese zusätzlichen Kräfte werden mit Hilfe eines dreidimensionalen Modells berechnet. Hier kommt man bei einer Lastbewegung von nur 10 kg bei ungünstiger Körperhaltung auf eine Druckkraft von mehr als 6 kN auf L 5–S 1.

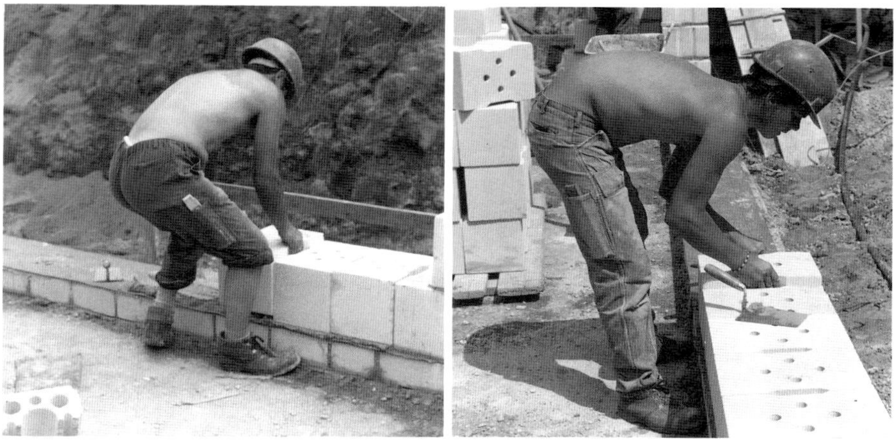

a b

**Abb. 2. a** Ungünstige Fuß- und Kniestellung, um mit dem Körper besser über den Stein zu kommen. **b** Körperhaltung eines noch jugendlichen Maurers. Das Vorbeugen ist erforderlich, um den Stein waage- und fluchtgerecht auf das Mörtelbett zu legen

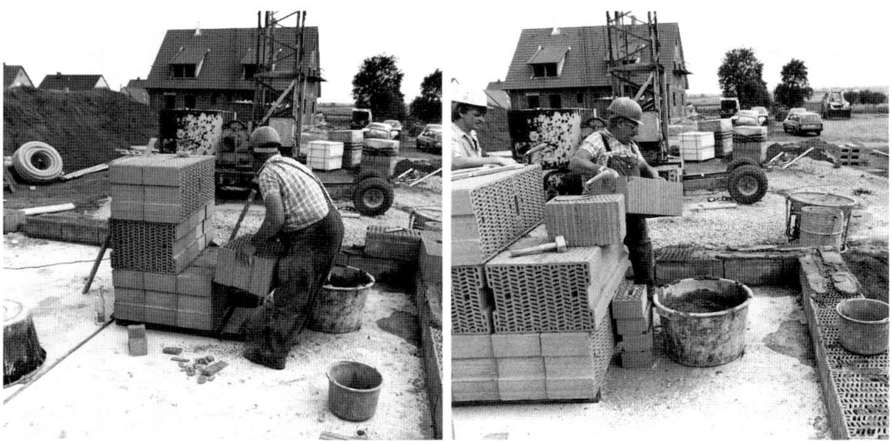

a b

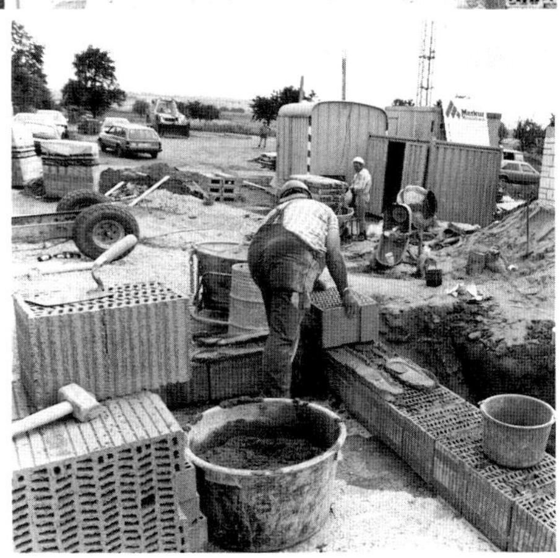

c

**Abb. 3. a** Aufheben des Steines. Das Gewicht und das Format bedingt zum gebeugten Rücken oft ein ruckartiges Anheben. **b** Selbst die Abnahme aus günstiger Höhe erfordert ungünstige statische Haltearbeit. **c** Notwendige Verdrehung beim Eckmauern a 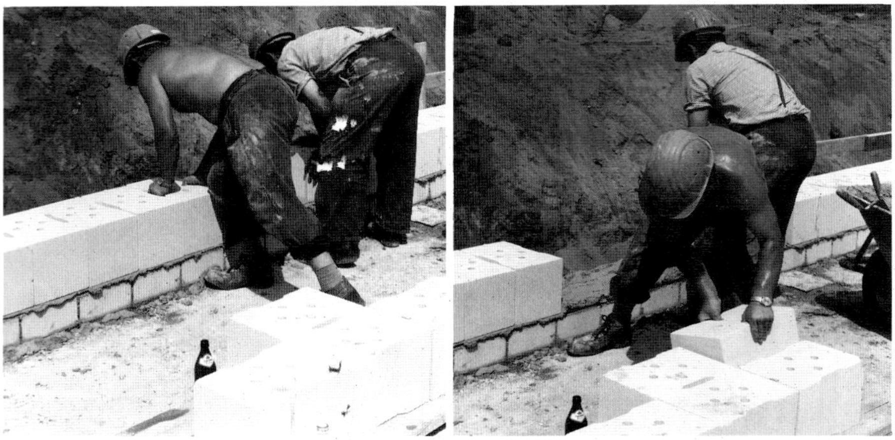 b

**Abb. 4a,b.** Typische ruckartige Aufnahme des Steins und Überschwingen mit gebeugtem Rücken zur Mauer. Die Lichtbilder wurden am Nachmittag gefertigt. Der Maurer gibt an, daß beim Aufrichten des Oberkörpers die ohnehin vorhandenen Rückenschmerzen noch größer sind

Welche Kräfte wirken dann bei einem Gewicht von 35 kg?
Bei welchen Druckkräften besteht die Gefahr der Rissebildung?

Von Interesse sind im vorgenannten Bericht auch die Wirkung erhöhter Wirbelsäulenbelastungen bei Transportarbeiten.

Bei Belasteten ist die Schadenshäufung wesentlich höher als bei Unbelasteten. Diese Häufung läßt sich insbesondere nach den ersten Tätigkeitsjahren feststellen. Die Zahl der Belasteten nimmt dann ab und gleicht sich der der Unbelasteten etwas an.

Die Aufzeichnungen dieses Berichtes beruhen auf Untersuchungen in einem industriellen Großunternehmen, durchgeführt bei Transportarbeitern (Belasteten) und Vergleichspersonen desselben Betriebes (Unbelasteten). Es ist bekannt, daß die „Auslese" unter den Belasteten sich i.d. Regel durch Umsetzung innerhalb des Großunternehmens vollzieht. Von daher ist die spätere Angleichung verständlich.

Meines Wissens liegt für das Baugewerbe keine vergleichbare Studie vor. Es wäre an der Zeit, hier mit einer Längsschnittstudie zu beginnen. Sicher wird dann auch meine Erfahrung bestätigt, daß die Abwanderung mittlerer Jahrgänge (übrigens die besten Facharbeiter) von der Baustelle eine Reaktion auf oft in jungen Jahren aufgetretene gesundheitliche Schädigung ist. Die Statistiken zeigen diese Fluktuation leider nicht an. Der noch gesunde jüngere Arbeiter wird vorgenannte Belastungen momentan noch ertragen. Er läßt im jugendlichen Eifer, aber in Unkenntnis der Gefährdung, gerne seine Muskeln spielen. Wie sieht es aber bei dem älteren, in der Regel bereits geschädigten Maurer aus, der das 50. Lebensjahr bereits überschritten hat? Hat er deswegen Anspruch, im Arbeitsprozeß geschont zu werden? Hier sollte auch die psychische Belastung beachtet werden. Diese großformatigen und extrem schweren Steine sind technisch nicht notwendig! Sie bringen nur eine geringe Kostenersparnis, der Großformatstein spart gegenüber dem 10-kg-Stein je

Wohneinheit weniger als 1% der Gesamtkosten. Darf diese geringe Einsparung durch die Gesundheit des Maurers erkauft werden?

Ist man sich des volkswirtschaftlichen Schadens bewußt, der durch Krankheit und Frühberentung entsteht?

Bei meinen fast täglichen Baustellenbesuchen werden meine Hinweise auf unfallträchtige Situationen akzeptiert. Drastisch werde ich aber von den Maurern darauf hingewiesen, daß nach ihrem Dafürhalten es mindestens genauso wichtig ist, endlich etwas gegen die immer größer werdenden Belastungen zu tun. Wer kann etwas dagegen tun?

Von den Steinherstellern werden Versetzhilfen für die Steine angeboten. Die Anzahl der in Betrieb befindlichen Geräte steht in keinem Verhältnis zur Zahl der produzierten Steine. Die Geräte werden außerdem sehr oft abgelehnt, weil der Einsatz aus räumlichen und terminlichen Gründen unrentabel wird.

In der Firmenstruktur des Bauhauptgewerbes beträgt der Anteil der Betriebe mit weniger als 20 Beschäftigten ca. 80%. Gerade hier werden großformatige Steine wie auch großflächige Schalelemente von Hand bewegt.

Ich möchte eine schlichte Forderung erheben, die von vielen unterstützt wird: Die Steine von mehr als 20 kg sind für Handversetzung zu verbieten.

Es gibt Forderungen von Ärzten, die das Gewicht bei max. 11 kg begrenzt haben wollen.

Mir als Techniker, als Angehöriger des Technischen Aufsichtsdienstes einer Bauberufsgenossenschaft, drängt sich ein Vergleich auf:

Bei Bauarbeiten werden ab 5,00 m Höhe Absturzsicherungen gefordert. Es ist eine Festlegung. Eine Schutzvorschrift, die trotzdem sinnvolles Arbeiten möglich macht, zur Sicherung aber eine eindeutige Grenze festlegt.

Ich weiß, daß es nicht allein in den Händen der Ärzte liegen kann, sich mit Gewichtsbeschränkungen festzulegen. Jeder sollte nach seinen Möglichkeiten sich für Abhilfe dieses Problems einsetzen. Die Bauarbeiter werden es Ihnen danken.

## Literatur

Laurig et al. (1985) Untersuchungen zum Gesundheitsrisiko beim Heben und Umsetzen schwerer Lasten im Baugewerbe. Forschungsbericht FB 409. Hrsg. Bundesanstalt für Arbeitsschutz, Dortmund

# Biomechanische Beurteilung der Belastung der Wirbelsäule bei der Manipulation von Lasten

A. LUTTMANN und W. LAURIG

## Einleitung

Das Skelettsystem des Menschen ist sowohl bei beruflichen als auch bei privaten Aktivitäten hohen mechanischen Belastungen ausgesetzt. Demzufolge ist auch die Zahl der orthopädischen Erkrankungen erheblich. Nach Angaben von Hettinger (1985) betreffen 18,73% aller Krankheitsfälle bei Männern und 14,80% bei Frauen das Skelettsystem. Die Krankheitsursachen sind vielfältig: Neben „tätigkeitsunspezifischen Risikofaktoren“ wie Konstitution und Trainingszustand, Wirbelsäulenanomalien und Erkrankungen wie Bluthochdruck, Diabetes mellitus oder Alkoholismus begünstigt das beruflich bedingte häufige Heben und Umsetzen schwerer Lasten als ein „tätigkeitsspezifischer Risikofaktor“ das Auftreten von Wirbelsäulenerkrankungen (Laurig et al. 1985).

## Epidemiologische Untersuchung

Die obengenannte These von Laurig et al. (1985) wird gestützt durch die Ergebnisse einer Auswertung der betriebsärztlichen Kartei eines Großunternehmens (s. Abb. 1), bei der für eine Gruppe von 245 Transportarbeitern gezeigt wurde, daß die Zahl der Personen mit Befindlichkeitsstörungen und von der Norm abweichenden Feststellungen im Bereich der Wirbelsäule um 14% höher ist als in einer etwa gleich großen Kontrollgruppe mit gleicher Altersverteilung. Abbildung 1 zeigt, daß in allen Altersklassen der Anteil der Personen mit Wirbelsäulenerkrankungen in der Gruppe der Belasteten höher ist als in der Kontrollgruppe; die größten Unterschiede treten bei den unteren Altersklassen auf.

## Ermittlung biomechanischer Kenngrößen und deren Bewertung

Ziel biomechanischer Modellberechnungen ist es, die Kräfte und Momente im Bereich der Wirbelsäule zu quantifizieren und zu prüfen, ob die mechanischen Belastungen, die insbesondere bei Tätigkeiten des Lastentransports auftreten, eine Schä-

---

Die Untersuchung erfolgte im Zusammenhang mit dem Sonderforschungsbereich 11 „Materialflußsysteme – Stückgutförderung“ der Deutschen Forschungsgemeinschaft

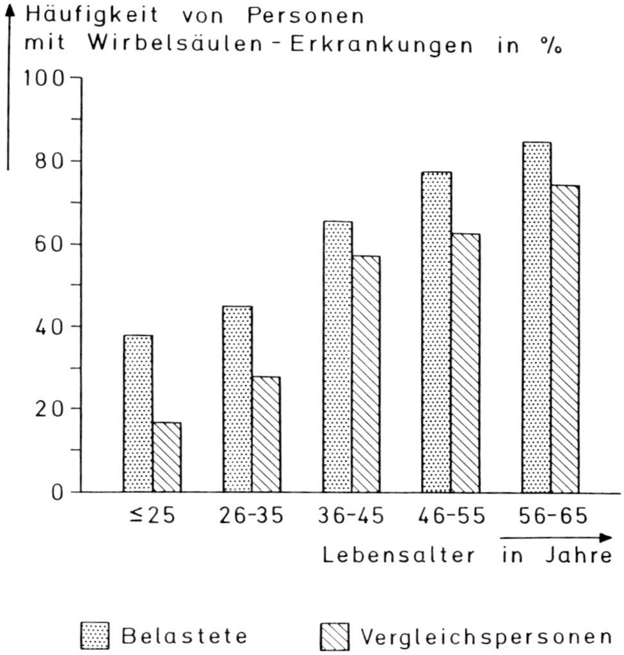


**Abb. 1.** Häufigkeit von Transportarbeitern und Vergleichspersonen mit Wirbelsäulenerkrankungen in Klassen des Lebensalters (aus Luttmann et al. 1985)

digung im Wirbelsäulenbereich verursachen können. Den Berechnungen liegt ein von Jäger u. Luttmann (1985) beschriebenes biomechanisches Modell zugrunde (s. Abb. 2), mit dessen Hilfe die Kräfte und Momente am lumbosakralen Übergang bestimmt werden können.

Die mechanische Belastung der Wirbelsäule wird bestimmt durch die Gewichte $G_i$ der Körperteile oberhalb von $LWK_5$-$SWK_1$ und durch die an der Hand angreifende Kraft $F_A$. Aus den Produkten der Kräfte mit den jeweiligen Hebelarmen $a_i$ bzw. $a_A$ ergibt sich das den Oberkörper senkende Moment. Diesem Moment wirken die Muskelkraft $F_M$ und in geringerem Maße der Bauchinnendruck $p_{abd}$ entgegen, die ein den Oberkörper aufrichtendes Moment produzieren und dadurch die Körperstellung fixieren. Mit Hilfe der erforderlichen Angaben über Körpergewicht, -abmessungen, -haltung sowie die äußere Kraft läßt sich die Druckkraft $F_{L5}$ in der Wirbelsäule berechnen.

In der beschriebenen Form ist das Modell geeignet zur Anwendung auf Körperhaltungen, die symmetrisch sind zur Sagittalebene. Für die Anwendung bei unsymmetrischen Haltungen und insbesondere bei einhändigen Lastenmanipulationen wurde das Modell entsprechend erweitert (Einzelheiten dazu in Jäger u. Luttmann 1985).

Für die weitere Anwendung der Ergebnisse der Modellrechnungen ist es erforderlich, die Momenten- und Druckkraftwerte anhand von Literaturangaben zu bewerten. Solche Bewertungskriterien erlauben es dann, Tätigkeiten und Bewegungsabläufe, die mit einem Manipulieren von Lasten verbunden sind, im Hinblick auf ein mögliches Schädigungsrisiko zu beurteilen.

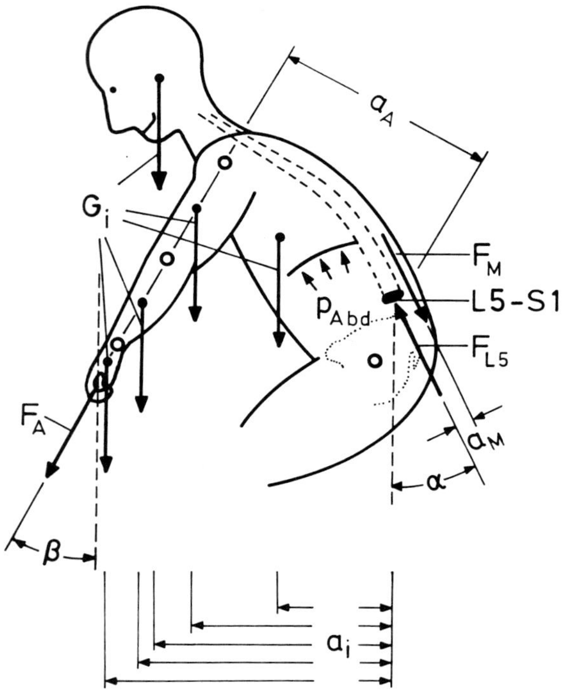


**Abb. 2.** Biomechanisches Modell des Menschen zur Berechnung der Wirbelsäulenbelastung (aus Jäger u. Luttmann 1985)

Für die Momentenwerte gibt Tichauer (1978) eine Klassifizierung an. Danach ist eine Tätigkeit, die ein Moment von 135 Nm oder mehr verursacht, als sehr schwer anzusehen, sie kann über die Dauer eines Arbeitstages nicht durchgehend ausgeübt werden und erfordert eine große Sorgfalt bei der Auswahl und Schulung der Arbeitspersonen. Arbeiten mit Momenten zwischen 85 und 135 Nm gelten als schwer, sie erfordern ausgewählte Arbeitspersonen, sorgfältige Einübung und die Berücksichtigung von Ruhepausen. Bei Momentenwerten zwischen 40 und 85 Nm gilt eine Arbeit als mittelschwer, bei Momenten unter 40 Nm als leicht.

Für die Bewertung von Druckkräften ist es sinnvoll, die auftretenden Kräfte in der Wirbelsäule mit Festigkeitswerten von Lendenwirbelkörpern und Bandscheiben zu vergleichen. Die in der Literatur angegebenen Werte streuen je nach Alter, Geschlecht und Lokalisation des Präparates in der Wirbelsäule erheblich. Unter Beachtung der Verschiedenheit des Untersuchungsgutes und der -methode leitet das National Institute for Occupational Safety and Health (NIOSH 1981) einen Grenzwert von 3400 N ab, Jäger und Luttmann (1985) geben einen Grenzwert von 4000 N an. (Diese Werte gelten für Männer, bei Frauen ist von niedrigeren Werten auszugehen.)

## Anwendungen des Biomechanischen Modells

Das angegebene Modell wurde bereits für verschiedenartige Tätigkeiten des manuellen Lastentransports angewendet, wie sie z. B. bei der Müllabfuhr (Jäger et al. 1983 a, b) oder im Bau- und Transportgewerbe (Jäger u. Luttmann 1985) angetroffen werden. Im folgenden sollen 2 typische Anwendungsbeispiele erläutert werden.

Abbildung 3 gibt die Druckkraft an $LWK_5$-$SWK_1$ beim Halten typischer Mauersteine wieder. Die angegebenen Bereiche gelten für typische „Einhandsteine" mit einer Masse zwischen 3 und 8 kg und für „Zweihandsteine" mit Massen bis 35 kg. Die Höhe der Druckkraft hängt allerdings nicht nur von der Masse der Mauersteine ab, sondern sie wird in starkem Maße auch durch die Körperhaltung beeinflußt. Bei stark vorgeneigtem Oberkörper treten schon bei geringer äußerer Last große Druckkräfte auf. Beim Halten von Zweihandsteinen werden die angegebenen Grenzwerte von 3400 bzw. 4000 N teilweise erheblich überschritten.

Abbildung 4 zeigt die Ergebnisse einer Rechnung, bei der das Verladen von Getränkekästen in den Kofferraum eines PKWs simuliert wurde (Laurig 1985). Die hohen Belastungen der Wirbelsäule, die dabei angetroffen werden, sind im wesentlichen dadurch verursacht, daß das Verladen der Gegenstände mit weit vorgeneigtem Oberkörper erfolgen muß. Daher sind die Hebelarme, unter denen die Gewichte des Oberkörpers und des Getränkekastens angreifen, groß. Bei Fahrzeugen mit niedriger Ladekante ist eine weitaus geringere Neigung des Oberkörpers erforderlich. Demzufolge ergeben sich dabei erheblich verringerte Druckkraftwerte, die deutlich unterhalb der angegebenen Risikogrenze von 4000 N liegen.

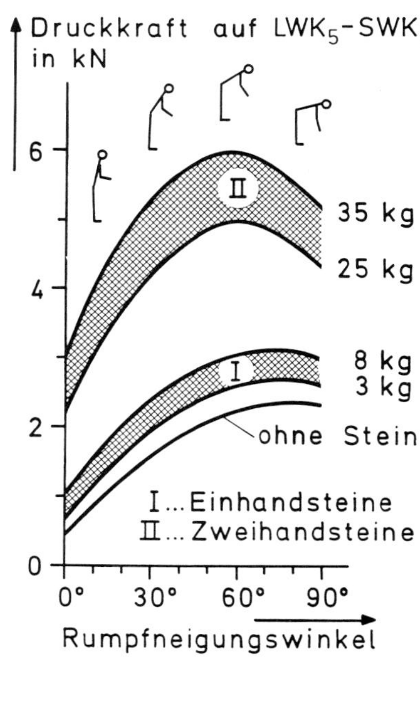


**Abb. 3.** Druckkraft auf $LWK_5$-$SWK_1$ in Abhängigkeit von der Rumpfneigung beim Halten von Mauersteinen (aus Jäger u. Luttmann 1985)

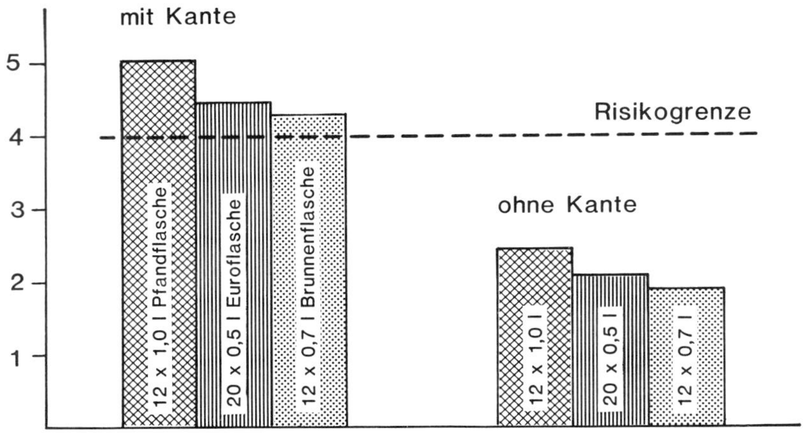


**Abb. 4.** Druckkraft auf $LWK_5$-$SWK_1$ beim Einladen von Getränkekästen in den Kofferraum eines PKW (Werte in kN, aus Laurig 1985)

## Diskussion und Ausblick

Die bisherigen Anwendungen der biomechanischen Modellberechnungen zeigen, daß diese Methode es erlaubt, verschiedenartige Tätigkeiten und Arbeitsabläufe in Hinblick auf ein Schädigungsrisiko der Wirbelsäule zu beurteilen. Weiterhin läßt die Methode die Beurteilung unterschiedlicher Gestaltungszustände einer Arbeit zu. Wird die Methode bereits bei der Konstruktion von Arbeitsplätzen angewendet, so erlaubt sie im Sinne einer „prospektiven Ergonomie" (Laurig 1984) bereits im Planungsstadium die biomechanische Beurteilung von Arbeitsplätzen und Arbeitsabläufen.

Um die Anwendung eines solchen Verfahrens auch einem Praktiker in einem Unternehmen oder einem Betriebsarzt zu ermöglichen, wird derzeit an einem computergestützten Verfahren gearbeitet, das mit Hilfe preisgünstiger Personalcomputer ein interaktives Werkzeug für die biomechanische Beurteilung von Arbeitssituationen zur Verfügung stellt. In Abb. 5 wird ein Anwendungsbeispiel gezeigt: Auf dem Bildschirm ist eine typische Situation aus dem Baugewerbe wiedergegeben, bei der eine Arbeitsperson in jeder Hand einen Mauerstein mit einer Masse von 8 kg hält. Das Schema der Person ist in der Seiten- und Vorderansicht dargestellt. Mit Hilfe entsprechender Programmbefehle kann eine beliebige Körperposition eingestellt werden. Aus der Körperhaltung und den gehaltenen Lasten wird automatisch das in $LWK_5$-$SWK_1$ wirkende Moment errechnet; bei Überschreiten des Grenzwertes von 135 Nm (Tichauer 1978) wird eine Warnung in den Bildschirm eingeblendet.

Dieses Verfahren erlaubt es auch einer in biomechanischen Berechnungen unerfahrenen Person, Tätigkeiten und Körperhaltungen daraufhin zu überprüfen, ob und inwieweit biomechanische Grenzwerte überschritten werden. Es erlaubt weiterhin die einfache Überprüfung der Wirkung von Arbeitsgestaltungsmaßnahmen.

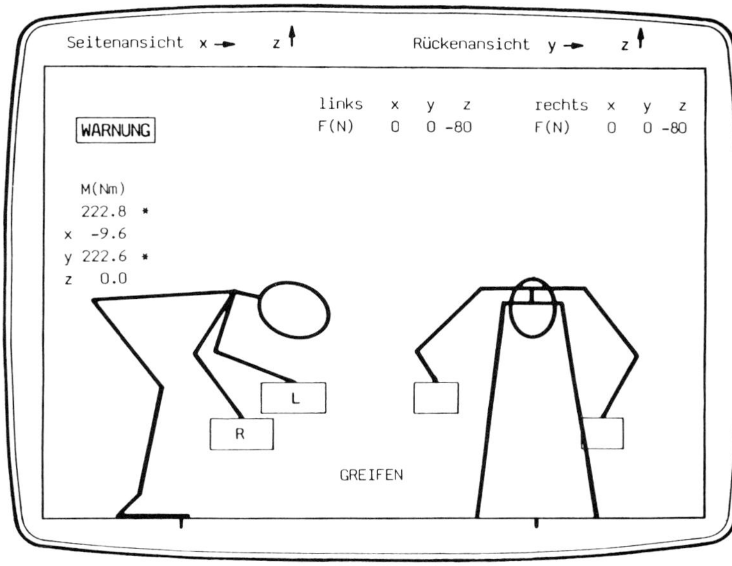


**Abb. 5.** Bildschirmdarstellung eines computergestützten Systems zur Berechnung der Wirbelsäulenbelastung (nach Laurig 1986)

# Literatur


Hettinger Th (1985) Statistics on diseases in the Federal Repubic of Germany with particular reference to diseases of the skeletal system. Ergonomics 28: 17–20

Jäger M, Luttmann A, Laurig W (1983a) Biomechanisches Modell des Transports von Müllgroßbehältern über Bordsteinkanten. Zentralbl Arbeitsmed 33:251–259

Jäger M, Luttmann A, Laurig W, Puhlvers E (1983b) Biomechanische und elektromyographische Analyse verschiedener Tätigkeiten beim manuellen Lastentransport. In: Hackenbroch MH, Refior H-J, Jäger M (Hrsg) Biomechanik der Wirbelsäule. Thieme, Stuttgart New York, p 52–57

Jäger M, Luttmann A (1985) Biomechanische Analyse ausgewählter Tätigkeiten im Baugewerbe. In: Laurig W, Gerhard L, Luttmann A, Jäger M, Nau H-E (Hrsg) Untersuchungen zum Gesundheitsrisiko beim Heben und Umsetzen schwerer Lasten im Baugewerbe. Wirtschaftsverlag NW, Bremerhaven, p 43–122 (Schriftenreihe der Bundesanstalt für Arbeitsschutz, Dortmund, Forschung – Fb Nr. 409)

Laurig W (1984) Prospektive Ergonomie – Utopie oder Wirklichkeit? Arbeitgeberverband der Metallindustrie (Hrsg), Köln (Schriftenreihe Arbeitswissenschaft des AGV Metall Köln, Nr. 8)

Laurig W (1985) Gebindegröße und körperliche Belastung des Kunden. Brauwelt 125: 1258–1260

Laurig W (1986) Prospective ergonomics, a new approach to industrial ergonomics. In: Karwowski (ed) Trends in ergonomics/Human Factors III. North-Holland, Amsterdam New York Oxford Tokyo, p 41–50

Laurig W, Gerhard L, Schlegel KF, Blank M (1985) Zusammenfassende Schlußfolgerungen zur Begrenzung des Gesundheitsrisikos. In: Laurig W, Gerhard L, Luttmann A, Jäger M, Nau H-E (Hrsg) Untersuchungen zum Gesundheitsrisiko beim Heben und Umsetzen schwerer Lasten im Baugewerbe. Wirtschaftsverlag NW, Bremerhaven, p 287–290 (Schriftenreihe der Bundesanstalt für Arbeitsschutz, Dortmund, Forschung – Fb Nr. 409)

Luttmann A, Jäger M, Schoo K-C, Laurig W, Puhlvers E (1985) Wirkung erhöhter Wirbelsäulenbelastung beim Lastentransport auf die Häufigkeit von Rückenbeschwerden. In: Laurig W, Gerhard L, Luttmann A, Jäger M, Nau H-E (Hrsg) Untersuchungen zum Gesundheitsrisiko beim Heben und Umsetzen schwerer Lasten im Baugewerbe. Wirtschaftsverlag NW, Bremerhaven, p 123–180 (Schriftenreihe der Bundesanstalt für Arbeitsschutz, Dortmund, Forschung – Fb Nr. 409)

National Institute for Occupational Safety and Health, NIOSH (1981) Work practices guide for manual lifting. NIOSH, Cincinnati (Ohio). DHHS (NIOSH) publication no. 81–122

Tichauer ER (1978) The biomechanical basis of ergonomics. Wiley, New York

# Kritische Anmerkungen zur Anerkennung von Wirbelsäulenschäden als Berufskrankheit

L. Lewandowsky

Seit Jahrtausenden gestaltet der Mensch seine Umwelt. Die Notwendigkeit, zur Existenzsicherung arbeiten zu müssen, ist ebenso alt.

Technischer Fortschritt, Arbeitsteilung, Rationalisierung und Automation haben die menschliche Arbeit grundlegend verändert.

Das Orientieren an ökonomischen, organisatorischen und technischen Prinzipien hat den Menschen nur als *einen* Faktor einkalkuliert.

Die Gesundheit des Menschen, sein Wohlbefinden und seine Zufriedenheit mit und bei der Arbeit haben sehr unter diesen Prinzipien gelitten.

Menschengerecht kann eine Arbeit nur dann sein, wenn sie keine gesundheitlichen Gefährdungen mit sich bringt und ein Höchstmaß an Wohlbefinden erreicht wird.

Diese Anforderungen an die durch Menschen zu verrichtende Arbeit werden heute im Bereich des Baugewerbes so gut wie nie erreicht.

Der Gesundheitszustand des einzelnen Bauarbeiters erfährt immer neue Beeinträchtigungen. Es treten altbekannte Schädigungen auf, es kommen neue hinzu.

Der Fortschritt der medizinischen Wissenschaft bringt es mit sich, daß immer neue Wirkungszusammenhänge zwischen persönlichen und äußeren Umständen und dem Gesundheitszustand des Menschen geklärt werden.

Soweit unter den äußeren Umständen bei diesen Zusammenhängen besondere Einwirkungen zum Tragen kommen, die bestimmte Personengruppen durch ihre Arbeit in erheblich höherem Grade betreffen als die übrige Bevölkerung, sieht unser Sozialrecht eine Zuordnung der auf solche Weise entstandenen Gesundheitsschäden zum Recht der Berufskrankheiten vor. Problematisch bleibt allerdings die Frage, welche Erkrankungen Berufskrankheiten sind und welche juristisch anerkannt werden.

Es ist für meine Kollegen vom Bau und auch für mich nicht nachvollziehbar, wenn z. B. der erkrankte Meniskus des Fliesenlegers nichts mit jahrzehntelangem Knieen oder wenn Schädigungen des Bewegungsapparates eines Bauarbeiters nichts mit dem Heben und Tragen schwerer Lasten zu tun haben sollen.

Das Verarbeiten von schweren Mauersteinen wird seit Jahren von unseren Kollegen als gesundheitsschädlich angeprangert. Wir von der Industriegewerkschaft Bau-Steine-Erden haben immer und immer wieder auf diesen Tatbestand hingewiesen und deutlich gemacht, daß es zu gesundheitlichen Störungen kommen muß.

Keine Gelegenheit wurde ungenutzt gelassen, die Aufmerksamkeit auf die Schwere der zu verarbeitenden Mauersteine zu lenken. Wenn ich hier von Schwere rede, so meine ich nicht nur die Gewichte der Mauersteine, sondern auch die damit verbundene Schwere des Arbeitsvorganges.

Hierzu ein Vergleich, der verdeutlichen soll, was es heißt, täglich 8 Stunden 8–35 kg schwere Steine zu vermauern.

Der Bundesausschuß für Leistungssport, also die Institution des Deutschen Sportbundes, die für den Leistungssport zuständig ist, d. h. für Sportler, die meist an Europa- oder Weltmeisterschaften teilnehmen oder für eine Olympiateilnahme vorbereitet werden, gibt für Gewichtheber folgendes Trainingsprogramm heraus:

Ein *88 kg* schwerer Gewichtheber soll in einer Woche durchschnittlich 153,5 kg in 314 Wiederholungen zur Hochstrecke bringen.

Er bewegt also in einer Woche 48 Tonnen. Berücksichtigt man, daß ein Hebeversuch 2 Minuten dauern darf, so bewegt er diese 48 Tonnen in 10,4 Stunden, täglich also etwas über 9 Tonnen. Lassen wir nun einmal einen Bauarbeiter 8 Stunden täglich Steine mit einem Gewicht von 15 kg vermauern. Er tut dies an seinem Achtstundentag etwa 300mal.

So vermauert er täglich ca. 6 Tonnen. Er bewegt also ⅔ des Gewichtes wie ein Schwerathlet, dessen Ziel die Olympiareife ist.

Man wird nun sagen, das ist nicht vergleichbar. Ich stimme dem zu, denn der Bauarbeiter bewegt dieses Gewicht unter viel extremeren Bedingungen als ein Gewichtheber. Dauerndes Bücken, täglich veränderte Witterungsbedingungen, und was für diesen Vergleich sicherlich eine wichtige Rolle spielt ist, daß der Bauarbeiter sogenannte Alltagskost zu sich nimmt und nicht eine bis auf das Gramm durch Ernährungswissenschaftler zusammengestellte ausschließlich auf das Bewegen schwerer Lasten abgestimmte Kost.

Gallinat hat in seinen „Untersuchungen zum Gesundheitsrisiko beim Heben und Umsetzen schwerer Lasten im Baugewerbe" als präventive Maßnahme eine Beachtung des Trainingszustandes der Rückenmuskulatur genannt. Er verweist dabei auf eine größere Beachtung des Berufsschulsportes. Weiterhin wird von Laurig der sogenannte „Trainingsverlust" diskutiert. Nach längerem Urlaub oder nach krankheitsbedingten Arbeitsunterbrechungen sollte auf einem speziellen „Anpassungs-Training" bestanden werden. Meine Meinung als Bauarbeiter hierzu: Ich kann mir nicht vorstellen, daß es gelingen wird, ein Trainingscamp einzurichten, in welchem Bauarbeiter nach ihrem Jahresurlaub auf eine bautaugliche Fitness getrimmt werden. Welcher Aufwand dazu notwendig wäre, ergibt sich aus dem von mir schon erwähnten Trainingsprogramm olympiareifer Gewichtheber.

Aus der Bau-BG-Pilotstudie 2, die das Ergebnis einer arbeitsmedizinischen Untersuchung von 24 892 Beschäftigten in der Bauwirtschaft ist, läßt sich überzeugend entnehmen, daß in der Rangordnung anamnestischer Angaben zum Gesundheitszustand die Angaben „nicht gesund, ich habe Rückenschmerzen" an dritter Stelle liegen, gleich gefolgt von der Angabe „ich habe Gliederschmerzen".

Die von Gallinat und mir aufgezeigte Schwere der körperlichen Arbeit, die ein Bauarbeiter tagaus, tagein über Jahrzehnte zu verrichten hat und die bisher vorliegenden wissenschaftlichen Erkenntnisse weisen scheinbar eindeutig darauf hin, daß die vielen Erkrankungen des Bewegungsapparates bei Bauarbeitern Berufskrankheiten sind. Weit gefehlt: nur in seltenen Einzelfällen sind die Berufsgenossenschaften bereit, Krankheiten der Wirbelsäule oder des Bewegungsapparates als Berufskrankheit anzuerkennen. Das liegt grundsätzlich wohl daran, daß im § 551 RVO festgelegt ist, daß die Bundesregierung durch Rechtsverordnung bezeichnet, was eine Berufskrankheit ist. In der Berufskrankheitenverordnung vom 8. 12. 1976 sind 55 Berufskrankheiten festgehalten.

Erkrankungen des Bewegungsapparates, insbesondere Erkrankungen der Wirbelsäule, sucht man vergebens.

Schaut man sich die zutreffende Vorschrift der RVO an und prüft die dort geforderten Voraussetzungen, so kommt man, oberflächlich betrachtet, zu dem Ergebnis, daß es doch nicht schwer sein kann, eine Erkrankung der Wirbelsäule bei einem Bauarbeiter als Berufskrankheit anerkannt zu bekommen. § 551 der RVO setzt voraus, daß die Krankheit

*1. ... nach Erkenntnissen der medizinischen Wissenschaft vorliegt,*

d.h. allerdings nicht, daß es erforderlich ist, daß diese Erkenntnisse die einhellige Meinung aller Mediziner widerspiegeln.

*2. ... durch besondere Einwirkungen verursacht wurde*

Solche Einwirkungen können sowohl physischer als auch psychischer Art sein.

Dieses Tatbestandsmerkmal muß als erfüllt angesehen werden. Das Vermauern großformatiger Steine ist, wie schon ausgeführt, eine besondere Einwirkung physischer Art.

*3. ... denen bestimmte Personengruppen durch ihre Arbeit in erheblich höherem Grade als die übrige Bevölkerung ausgesetzt sind.*

Auch hier könnte man davon ausgehen, daß diese Voraussetzung keinerlei Schwierigkeiten bereitet. Eine Abgrenzung zur übrigen Bevölkerung läßt sich bei der schon dargestellten Arbeit leicht vornehmen.

Gleichwohl sind Erkrankungen des Rückens und der Wirbelsäule des Bauarbeiters nicht in der Berufskrankheitenverordnung aufgeführt.

Untersucht man die Gründe, warum dies so ist, stellt man sehr schnell fest, daß sowohl die Juristen als auch die Mediziner hier die Verantwortlichen sind.

Die Juristen und auch die Gesetzgeber sind bei Entscheidungsfindungen nicht die schnellsten. Bezogen auf Änderungen der Berufskrankheitenverordnung sei nur darauf hingewiesen, daß die letzte Berufskrankheitenverordnung aus dem Jahre 1976 stammt. Die Schnelligkeit unserer heutigen technischen Veränderungen findet keine Berücksichtigung. Die Entwicklung der Technik und die Veränderungen der Berufskrankheitenverordnung stimmen zeitlich einfach nicht überein. Erschreckend ist, daß die bestehende Berufskrankheitenverordnung schon seit rund 10 Jahren nicht mehr verändert wurde. Hier ist der Gesetzgeber aufgefordert, Änderungen herbeizuführen.

Der § 551 Abs. 2 RVO läßt zwar auch eine Anerkennung zu, wenn über Krankheitsbilder neue medizinische Erkenntnisse vorliegen. Doch auch hier gibt es ein weiteres juristisches Hindernis, welches im Hinblick auf unsere rückenleidenden Bauarbeiter nicht unerheblich ist.

Nicht nur in der Sozialversicherung gilt der allgemeine Rechtsgrundsatz, daß ein abgeschlossener Tatbestand auch in seinen tatsächlichen Folgeerscheinungen nicht mehr in die Zeit nach der letzten Anpassung der Berufskrankheitenverordnung fällt. Danach können selbst die jüngsten medizinischen Erkenntnisse nicht mehr „neu" i.S. des § 551 Abs. 2 RVO sein.

Das heißt, daß neueste medizinische Erkenntnisse nicht *neu* sind, wenn die Erkrankungen oder Beschwerden vor der Änderung der Berufskrankheitenverordnung schon bekannt waren. Nehmen wir unsere Bauarbeiter, die tagaus, tagein schwerste körperliche Arbeit verrichten. Der dadurch entstandene Schaden an der Wirbelsäule könnte nicht in die zu ändernde Berufskrankheitenverordnung aufgenommen werden, wenn die medizinische Problematik vor der Änderung schon bekannt gewesen ist und die neuesten medizinischen Kenntnisse die bisherigen Kenntnisse nicht gerade auf den Kopf stellen. Diese juristischen Entscheidungskriterien müssen überschaubarer werden und somit auch zu Gunsten des Versicherten Änderungen erfahren.

Gesetzgeber und Rechtssprechung sind aufgefordert, für Abhilfe zu sorgen.

Aber auch die Mediziner, die bei der Entscheidungsfindung sehr stark beteiligt sind, lassen häufig eine eindeutige Stellungnahme vermissen.

Die Feststellung, ob eine Berufskrankheit vorliegt oder nicht, wird in vielen Fällen dem Mediziner überlassen. Die zuständige Berufsgenossenschaft lehnt die Entschädigungspflicht ab, da nach ihrer Überzeugung kein Kausalzusammenhang zwischen der Erkrankung und der ausgeübten Tätigkeit besteht. Das angerufene Gericht kann von sich, d.h. aus juristischer Sicht, keine Entscheidung treffen. Ihm fehlen die medizinischen Kenntnisse, um ein sachgerechtes Urteil fällen zu können. Deshalb schaltet es den Mediziner als Gutachter ein.

In vielen Fällen ist nun zu beobachten, daß der Mediziner eine eindeutige und klarstellende Aussage nicht trifft. Ich will dabei nicht verkennen, daß er es häufig auch nicht kann. Epidemiologische Untersuchungen fehlen, Befunde sind mit den derzeitigen medizinischen Kenntnissen nicht feststellbar, ein Zusammenhang zwischen Tätigkeit und Erkrankung ist nicht gegeben.

Mir drängt sich aber auf, daß bei solchen vom Mediziner verlangten Entscheidungen zu sehr an Überkommenem festgehalten wird, bestehende Untersuchungen werden unkritisch übernommen und die Möglichkeit einer anderen Ursächlichkeit überbewertet.

Ich möchte beispielhaft aus dem Gutachten von Laurig zitieren: „Die Zusammenfassung der Befunde zeigt, daß Unterschiede zwischen Anteil der Erkrankten bei den Belasteten und den Vergleichspersonen nur bei den sogenannten lumbalen Beschwerden festgestellt wurden und daß der Anteil der Personen mit degenerativen Erkrankungen oder Haltungs- und Formabweichungen der Wirbelsäule sich in beiden Stichproben nur wenig unterscheidet. Ein ähnliches Ergebnis zeigt auch, daß der Anteil der Personen mit röntgenologisch nachweisbaren Veränderungen des Skelett- und Bewegungssystems in beiden Gruppen sich nur unwesentlich unterscheidet, während eine signifikant höhere Erkrankungshäufigkeit bei den Belasteten nur für die subjektiven Schmerzsymptome zu verzeichnen ist."

Diese Aussagen beruhen auf durchgeführten Untersuchungen und sind sicherlich nicht zu beanstanden.

Meine Folgerung daraus ist eine ganz andere. Jeder medizinische Laie, und somit auch der den Sozialrechtsstreit zu entscheidende Richter, zieht daraus den Schluß, Heben und Tragen schwerer Lasten verursacht keine besonderen Krankheiten. Veränderungen der Wirbelsäule und des Bewegungsapparates treten nicht häufiger auf als in jedem anderen Berufszweig auch. Der Bauarbeiter, der täglich 4 bis 5 Tonnen bewegt, wird zwar dauernd von Rückenschmerzen geplagt, aber eine

Krankheit, insbesondere eine entschädigungspflichtige Berufskrankheit, ist das wohl nicht.

Das klingt sicherlich sehr einfach und auch etwas provokativ, zeigt aber die bestehenden Strukturen deutlich auf. Muß denn erst ein akuter Bandscheibenvorfall gegeben sein, um auf die Tätigkeit aufmerksam zu werden? Muß erst die Röntgenaufnahme Veränderungen des Skeletts sichtbar machen, um zu überlegen, inwieweit die Tätigkeit dafür ursächlich sein kann?

Kann nicht der dauernde Schmerz auch eine Berufskrankheit sein?

Muß nicht gerade in dieser Richtung versucht werden, medizinisch und somit für den Versicherten zu günstigeren Lösungen zu kommen?

Nach meiner medizinisch laienhaften Vorstellung wird auch die sogenannte Anlagebedingtheit kausal falsch eingeordnet. Was ist denn die Ursache, die etwas zu schwach ausgebildete Bandscheibe oder der viel zu schwere Mauerstein? Eine etwas verstärkte finale Betrachtungsweise ist für die Anerkennung von Berufskrankheiten sicherlich angebracht.

Überkommene Erkenntnisse sind kritisch zu würdigen, nach neuen Ergebnissen ist zu forschen und neuen Lösungen gegenüber darf man nicht verschlossen sein.

# Epidemiologische Untersuchungen zu Auswirkungen von Schwerarbeit und Ganzkörperschwingungen auf die Wirbelsäule bei Bauarbeitern

P. Stehle

Im Bauwesen ist die Kenntnis der Auswirkungen der Schwerarbeit und Ganzkörperschwingungen auf die Wirbelsäule von besonderem Interesse. Diese Belastungs- bzw. Expositionsfaktoren sind hier überdurchschnittlich zu verzeichnen und so wird auch künftig jeder fünfte Bauarbeiter durch Schwerarbeit belastet sein. Die Klärung der Kausalzusammenhänge von Exposition und Gesundheitszustand trägt dazu bei Arbeitserschwernisse abzubauen sowie die arbeitsmedizinische Betreuung und Begutachtung zu qualifizieren.

Die *Schwerarbeit* ist von den Arbeitsphysiologen mit Hilfe der Herzfrequenz und Energieumsatzmessung definiert und metrisch belegbar. Daraus die Wahrscheinlichkeit von Wirbelsäulenschäden abzuleiten, ist nicht möglich. Will man die pathogene Potenz einer Arbeit aus dieser Sicht ableiten – und das ist aufgrund der Wirbelsäulenschäden bei langjähriger Schwerarbeit notwendig – sind nicht nur die zu hebenden und zu tragenden Lasten, sondern auch die Körperhaltung, der Beugungswinkel der Wirbelsäule und ihre zwangsweise Verdrehung um die Längsachse isometrische Kontrakturen der Muskulatur des Rückens zu beachten.

Dem hat auch die arbeitsmedizinische Untersuchung zu entsprechen. Dabei ist der Stellenwert eines Röntgenbefundes für die Begutachtung der Tauglichkeit und einer Berufskrankheit zu diskutieren. Aus epidemiologischer Sicht ist die Auswertung von arbeitsmedizinischen Untersuchungen, die unter definierten methodischen Bedingungen durchgeführt werden, notwendig.

1984 diagnostizierten wir bei 110 000 Bauarbeitern in 9,5% relevante Befunde hinsichtlich degenerativer Wirbelsäulenerkrankungen und bei 4,5% deutliche Fehlhaltungen der Wirbelsäule. Damit stehen die Befunde und Beschwerden an der Wirbelsäule in der Häufigkeit an der Spitze im Vergleich zu denen anderer Organe. Bei der gleichen Auswertung wurden die Wirbelsäulenbefunde verschiedenen Berufen zugeordnet.

Über dem Durchschnitt von 14% lagen die Kraftfahrer mit 17,1%, die Betonbauer mit 16,0% die Maurer/Putzer mit 15,6%, die Zimmerer mit 15,6% und die Tiefbauarbeiter mit 15,0% – also alles Tätigkeiten, die auch aus orthopädischer Sicht Schwerarbeit leisten.

Die Tabelle 1 zeigt, daß relevante Gesundheitsschäden an der Wirbelsäule erst nach 10jähriger Belastung zu erwarten sind.

Eine große Bedeutung scheinen weitere gleichzeitig mit der Schwerarbeit auftretende Expositionen zu besitzen.

Die Tabelle 2 gibt die Ergebnisse einer Analyse der Häufigkeit von Befunden und Beschwerden an der Wirbelsäule von 12 986 Bauarbeitern an, die Schwerarbeit

**Tabelle 1.** Häufigkeit von relevanten Befunden an der Wirbelsäule in Abhängigkeit vom Alter und der Expositionsdauer durch Schwerarbeit in Prozent (n = 101 045)

| Exposition Schwerarbeit | Lebensalter 25–44 Jahre | ab 45 Jahre |
|---|---|---|
| Ohne | 8,1% | 19,6% |
| Unter 10 Jahren | 7,8% | 18,2% |
| 10 bis unter 20 Jahren | 13,8% | 21,3% |
| ab 20 Jahren | 18,2 | 28,3% |

**Tabelle 2.** Häufigkeit von relevanten Befunden an der Wirbelsäule in Prozent (n = 12 986 Werte altersstandardisiert)

| Befunde | Skelett-Bewegungssystem | Wirbelsäule |
|---|---|---|
| Schwerarbeit | 21,5% | 16,8% |
| Schwerarbeit mit zusätzlicher Exposition | 28,7% | 21,7% |
| ohne Schwerarbeit | 14,0% | 11,1% |

leisten im Vergleich mit Bauarbeitern, bei denen eine kombinierte Exposition oder keine Schwerarbeit vorliegt.

Die Ergebnisse gestatten den Hinweis, daß Schwerarbeit einen deutlichen Einfluß auf die Wirbelsäule hat und die Kombination von Expositionen wie z. B. Schwerarbeit und Lärm oder Schwerarbeit, Lärm und Teilkörpervibration, einen zusätzlich negativen Effekt aufweist. Über die Ursachen kann diese Studie nichts aussagen.

Besondere Bedeutung hat die Frage welche Auswirkungen die Überschreitung von arbeitshygienischen Normen der Schwerarbeit bei jungen Bauarbeitern bis 25 Jahren hat. Einige Aussagen dazu konnten Häublein, Stehle und Schwarze anhand einer von 1959–1973 durchgeführten Längsschnittstudie an 453 18- bis 35jährigen Bauarbeitern gewinnen, die vor der Lehre und nach 9 bis 12 Jahren untersucht wurden.

Bei der Erst- und der Nachuntersuchung wurden u. a. funktionelle Röntgenaufnahmen aller Wirbelsäulenabschnitte durchgeführt und zusammen mit den anamnestischen und klinischen Daten ausgewertet.

Zusammenfassend ergeben sich u. a. folgende Aussagen:

1. Leichte und mittelschwere Befunde an Röntgenaufnahmen der HWS bestätigen sich nicht nach 10 Jahren.
2. Der größte Anteil der röntgenologischen Befunde an der Brustwirbelsäule, die sich aus dem Wachstumsprozeß der Knochen ergeben (wie unregelmäßige Abschlußplatten der Wirbelkörper) sind unabhängig von geleisteter Schwerarbeit nach 10 Jahren nicht mehr festzustellen.
3. Der größte Teil der konstant pathologischen Veränderungen ist in der Lendenwirbelsäule lokalisiert. Sie decken sich sowohl mit den röntgenologischen Nachuntersuchungen als auch mit den angegebenen Beschwerden. Der Spondylolisthesis, der Spondylolyse und dem schwereren M. Scheuermann der unteren Brustwirbelsäule und der Lendenwirbelsäule kommt dabei eine besondere Bedeutung zu.

Die Ergebnisse dieser Untersuchungen veranlaßten uns, bei Einstellungsuntersuchungen von Lehrbewerbern für einen Beruf, der mit Schwerarbeit verbunden ist, Röntgenaufnahmen der unteren Brustwirbel- und der Lendenwirbelsäule seitlich durchzuführen. Das Ergebnis ist, daß es keine Lehrvertragslösungen gibt, bei denen Beschwerden oder Befunde der Wirbelsäule eine Rolle spielen.

Eine 1984 durchgeführte Auswertung des Gesundheitszustandes von 2298 jungen Bauarbeitern bis 25 Jahre ergab, daß für 0,8–1% der analysierten Gruppe zeitweise Veränderungen am Arbeitsplatz geschaffen werden mußten, Untauglichkeit aber nicht auftrat. Die Rate der relevanten Befunde an der Wirbelsäule betrug in dieser Gruppe 7,5–8%.

Ein weiterer Weg zur epidemiologischen Analyse der Auswirkungen der Schwerarbeit auf die Wirbelsäule sind für uns Untersuchungen anerkannter Berufskrankheiten.

Eine Analyse der Berufskrankheiten im volkseigenen Berliner Bauwesen 1974–1981 ergab, daß sich die berufsbedingten Verschleißschäden wie folgt auf die Wirbelsäulenabschnitte verteilen:

| | |
|---|---|
| $LWK_3$–$LWK_5$ | 40% |
| $LWK_4$–$SWK_1$ | 32% |
| $LWK_{3/5}$–$SWK_{5/7}$ | 14% |
| Übergang BWS/LWS | 8% |
| $LWK_{1/2}$ | 6% |

Auch hier zeigt sich die überragende Belastung der Lendenwirbelsäule.

Die Kenntnis der gesundheitlichen Auswirkungen von *Ganzkörperschwingungen* auf den Organismus, insbesondere auf die Wirbelsäule, wurden im Zusammenhang mit der Baumechanisierung wichtig. Viele Autoren beschäftigen sich mit den möglichen Zusammenhängen von Ganzkörperschwingungen und neurologischen, psychischen, internen sowie orthopädischen Symptomen und Befunden. Allerdings findet man selten exakte Beschreibungen der Exposition im Verhältnis zu den gesundheitlichen Auswirkungen.

Die Ganzkörperschwingungen stellen sich bei Baumaschinisten und Berufskraftfahrern für Bautransporte nach unseren Untersuchungen wie folgt dar:

*1. Exposition pro Schicht:*
Sie ist vom Maschinentyp, dem technischen Zustand und der Arbeitsplatzgestaltung des Gerätes, der Fahrweise des Baumaschinisten, dem Zustand der öffentlichen und Baustraßen und vom Arbeitszeitregime abhängig. Zeitstudien und Messungen der dabei vorhandenen Expositionsstärke reduzieren den Kreis der Gefährdeten.

*2. Expositionen außerhalb der regulären Arbeitszeit:*
Überstunden, Freizeitarbeit, außerberufliche Expositionen durch Benutzen von Motorrädern, Mopeds und anderen Fahrzeugen. Das intensive Betreiben von einigen Sportarten wie Rennrad, Motorrad, Autoralley-Sport ist ebenfalls im Einzelfall zu berücksichtigen.

In der Zentralen Poliklinik der Bauarbeiter begannen wir 1982 exakte integrale arbeitshygienische Expositionsanalysen, die beide genannten Aspekte berücksichtigen, durchzuführen.

Parallel dazu wurden die Baumaschinisten nach einem definierten Programm untersucht, das neurologische, psychologische, orthopädische und allgemein-medizinische Bestandteile beinhaltet. Dabei wurden die arbeitsmedizinischen und röntgenologischen Untersuchungen der Vorjahre retrospektiv genutzt. Erste Ergebnisse dieser als Längsschnittstudie angelegten Untersuchungen, die 400 Baumaschinisten an 50 Gerätetypen umfaßt, sind:

1. Die exakte Analyse und Bewertung der Exposition führt zu einer Reduzierung der Gefährdeten im Bereich der Überschreitung arbeitshygienischer Grenzwerte. Danach sind 7% der Baumaschinisten einer Ganzkörperschwingung ausgesetzt, die mit sehr hoher Wahrscheinlichkeit zu Gesundheitsschäden (ständig hohe Überschreitung der arbeitshygienischen Grenzwerte) und 32% mit einer hohen Wahrscheinlichkeit zu Gesundheitsschäden (ständig mäßige oder zeitweilig hohe Überschreitung der arbeitshygienischen Grenzwerte) führt.
   Der Kreis der in der Längsschnittstudie zu betrachtenden Expositionen reduzierte sich dadurch um über die Hälfte.
2. Die durch den Neurologen und die Psychologen durchgeführten Untersuchungen ergeben bisher keine statistisch gesicherten Zusammenhänge von Ganzkörperschwingungen und pathologischen Befunden bzw. Symptomen außerhalb der Wirbelsäule, wie sie in der Literatur beschrieben werden. Schlafstörungen und Schmerzen bezogen sich auf Beschwerden an der Wirbelsäule.
3. Es gibt keinen Zusammenhang von geäußerten Beschwerden an der Wirbelsäule und den Röntgenbefunden, d.h. die Gruppe mit Beschwerden ist statistisch nicht mit der Gruppe der pathologischen Röntgenbefunde identisch. Fast 70% der Beschwerden der exponierten Baumaschinisten beziehen sich auf die Lendenwirbelsäule. Bei 90% der Baumaschinisten begannen die Rückenschmerzen vor dem 26. Lebensjahr, also nach einer Expositionszeit unter 10 Jahren.
4. Die häufigsten Veränderungen im Röntgenbild (Randzackenbildung, Unregelmäßigkeiten der Abschlußplatten) fanden wir am Übergang der Brust- zur Lendenwirbelsäule. Dabei liegt die größte Häufigkeit bei einer Expositionsdauer bei Expositionszeiten von unter 5 Jahren und über 20 Jahren. Die Erklärung liegt wahrscheinlich in der Selektion der Baumaschinisten. Deshalb werden während der nächsten Jahre die ausgeschiedenen Baumaschinisten in die Studie mit einbezogen.

Aus den ersten Zwischenergebnissen lassen sich folgende vorläufige Schlußfolgerungen ziehen:

1. Arbeiter, die aus arbeitshygienischer Sicht grenzwertüberschreitenden Ganzkörperschwingungen ausgesetzt sind, sollten vierjährlich prophylaktisch arbeitsmedizinisch überwacht werden.
   Das Untersuchungsprogramm muß auch die gründliche funktionelle Untersuchung der Wirbelsäule sowie die röntgenologische Diagnostik der unteren BWS und der LWS seitlich beinhalten.
2. Bei der Begutachtung der Tauglichkeit ist großer Wert auf eine Analyse und Bewertung der Exposition des Baumaschinisten neben der exakten Erhebung der Anamnese und des Status zu legen.
   Dem röntgenologischen Befund allein kommt bei normalen funktionellen Verhältnissen der Wirbelsäule keine ausschlaggebende Bedeutung zu.
3. Es gibt zur Zeit keine Hinweise für eine polysymptomatische Vibrationskrankheit. Schäden und Beschwerden an der Wirbelsäule bei starker Exposition in Einzelfäl-

len sind wahrscheinlich. Die Anerkennung als Berufskrankheit im Sonderentscheid wurde in der DDR ermöglicht.

4. Die Arbeitsmediziner sollten ihren Einfluß auf die ergonomische Gestaltung der Baumaschinen, ein sinnvolles Arbeitszeitregime und eine optimale Fahrweise geltend machen, weil dadurch die Exposition durch Ganzkörperschwingungen im Bauwesen entscheidend reduziert werden kann.

# Die Humanisierung des Arbeitsplatzes am Bau

B. Spannhake

In Anbetracht der Arbeitsbedingungen in der Bauwirtschaft, angesichts der bislang erreichten Forschung über die Bauarbeitsbedingungen sowie des praktischen Arbeits- und Gesundheitsschutzes in den Baubetrieben ist weniger eine Erfolgsbilanz vorzulegen, vielmehr sind verschiedene Probleme anzusprechen.

Zwar umfaßt der Begriff der Humanisierung der Arbeit eine weite Palette von Teilzielen, wie etwa: Achtung der Menschenwürde, Möglichkeiten zur Entfaltung der Persönlichkeit und beruflicher Fähigkeiten, Gleichbehandlung verschiedener Personengruppen oder auch die Anpassung der Arbeitsanforderungen an die Leistungsfähigkeit der Beschäftigten.

Ich möchte mich hingegen auf das Problemfeld Arbeit und Krankheit bzw. genauer: Bauarbeit und Erkrankungen der Wirbelsäule konzentrieren.

Seit dem Start des staatlichen Aktionsprogramms „Forschung zur Humanisierun g des Arbeitslebens" im Jahre 1974 wurden seitens vieler Forscher der unterschiedlichsten wissenschaftlichen Disziplinen wie Sozialwissenschaften, Psychologie, Medizin u. a. neue Anforderungen und Ansprüche formuliert, die z. T. erheblich über die traditionelle Arbeitswissenschaft oder auch gesetzliche Anforderungen hinausgehen.

So werden mit großer Skepsis das traditionelle Belastungs-Beanspruchungs-Konzept und das Berufskrankheiten-Konzept betrachtet.

Danach sollen nicht mehr nur Belastungen z. B. aus der Arbeitsumgebung, der Technik oder der Arbeitshaltung berücksichtigt werden, die physikalisch oder chemisch und auf jeden Fall naturwissenschaftlich exakt gemessen und – wiederum mit naturwissenschaftlichen oder physiologischen Methoden – auf ihre je isolierte Wirkung im menschlichen Körper hin untersucht werden.

Angestrebt wird demgegenüber zum einen eine stärkere Berücksichtigung von psychischen oder auch sozialen Belastungen etwa aus der Arbeitsorganisation und den gesellschaftlichen Rahmenbedingungen der Arbeit, die nicht naturwissenschaftlich exakt erfaßbar sind.

Aber vor allem wird die Aufmerksamkeit darauf gelenkt, daß die Beschäftigten in der Regel nicht etwa punktuell von je einzelnen, isoliert zu betrachtenden Belastungen betroffen sind, sondern wir es eher mit gleichzeitig auftretenden Mehrfachbelastungen zu tun haben, die auch gleichzeitig oder in schneller zeitlicher Abfolge im Laufe eines Arbeitstages auf den Körper und die Seele des arbeitenden Menschen einwirken und ihre Spuren hinterlassen.

Es ist davon auszugehen, daß sich die Wirkung dieser Mehrfachbelastungen kaum als Summe von einzelnen Beanspruchungen beschreiben läßt.

Ich möchte hier als Beispiel einen Maurer einer kleineren oder mittleren Baufirma anführen, der in seinem Arbeitsalltag keine spezialisierte Tätigkeit auszuführen hat, sondern sowohl kleinformatige als auch großformatige schwere Steine vermauert, obendrein aber auch im Betonbau eingesetzt wird und den stark stoßenden, auf der Schulter liegenden Schlauch der Betonpumpe oder großformatige Schalungselemente handhaben muß. Obendrein ist er vielfach ungünstigen Witterungsbedingungen wie Regen, Kälte, Wind u.ä. ausgesetzt. Denkbar ist ferner, daß er, bedingt durch Zeitdruck, „ins Schwitzen kommt" und auch keine Zeit oder Gelegenheit hat, sich adäquat durch entsprechende Kleidung zu schützen. Hinzu kommt, daß er aufgrund eng gesetzter Termine bei der Bauwerkserstellung häufig Überstunden machen muß und sich von daher die Expositionszeit über den normalen Arbeitstag verlängert. Man könnte das Beispiel weiter ausschmücken. Jedoch macht es bereits so weit die Schwierigkeiten einer allein auf herkömmlichen Methoden beruhenden Belastungserfassung und Ermittlung ihrer gesundheitlichen Folgen etwa für die Wirbelsäule deutlich.

Vielmehr bedürfen sie einer Ergänzung durch weichere methodische Instrumente, wie sie z. B. die Sozialwissenschaften zur Verfügung haben. Auch muß dem Betroffenenurteil bei der Gewinnung erster Hinweise über den Zusammenhang von Arbeit und Krankheit ein größeres Gewicht beigemessen werden.

In logischer Schlußfolgerung ist die bis heute gültige Praxis der Ermittlung und Anerkennung von Berufskrankheiten zu hinterfragen. Einen Anknüpfungspunkt bietet demgegenüber der vom Gesetzgeber im Arbeitssicherheitsgesetz geprägte Begriff der arbeitsbedingten Erkrankungen; favorisiert wird eine Aufhebung der Beschränkung auf den Nachweis einer linearen Ursache-Wirkungs-Beziehung zwischen einer Arbeitsbelastung und einer Erkrankung, vielmehr gilt es in Anbetracht des großen Zeitanteils, den Menschen in ihrer Berufsarbeit verbringen, von einer arbeitsbedingten Erkrankung dann auszugehen, wenn sie überdurchschnittlich häufig in einer Tätigkeits- oder Berufsgruppe auftritt.

Dabei geht es ja nicht allein um Fragen der finanziellen Entschädigung für gesundheitlichen Verschleiß. Sondern es ist notwendig, auf frühzeitigere und präventive Gestaltungsmaßnahmen in der betrieblichen Praxis zu drängen. Dem steht das gültige Berufskrankheitenkonzept mit der restriktiven Anerkennungspraxis, die vorhandenen Handlungsbedarf verdeckt, entgegen.

Stellvertretend sei hier die Aussage eines Ingenieurs der Universität Aachen angeführt, der kürzlich beispielhaft für die Entstehung von arbeitsbedingten Krebserkrankungen forderte, daß es nicht genügen könne, „erst dann aktiv zu werden, wenn sichergestellt ist, daß dieses oder jenes wirklich zu den Ursachen zu zählen ist", sondern wonach es nötig ist, „sofort auf – zwar nicht völlig abgesicherte, aber wahrscheinliche Ursachen zu reagieren" (Heeg 1983).

Ich denke, was hier in bezug auf Krebserkrankungen gesagt wurde, sollte genauso für die Verhinderung der Entstehung von arbeitsbedingten Erkrankungen der Wirbelsäule gelten.

Wie sieht es nun mit vorhandenen Hinweisen über einen Zusammenhang von Bauarbeit und Erkrankungen der Wirbelsäule aus?

Ich habe am Anfang dieses Jahres eine recht umfassende Bestandsaufnahme von Forschungsprojekten über Arbeitsbedingungen, Belastungen und gesundheitliche Folgen bei der Bauarbeit vorgenommen (Spannhake 1986 b).

Zunächst möchte ich auf den Sachverhalt verweisen, daß verschiedene statistische Sekundärauswertungen von Datenbeständen der Sozialversicherungsträger belegen, daß Erkrankungen der Wirbelsäule und generell der Knochen und Gelenke in der Gruppe der Baubeschäftigten im Verhältnis zu den Erkrankten anderer Wirtschaftszweige überdurchschnittlich häufig auftreten.

Dieses Ergebnis erbrachten z.B. Untersuchungen des Datenmaterials des Verbandes Deutscher Rentenversicherungsträger (VDR) über die Häufigkeit und Verteilung von Krankheiten in einzelnen Berufsgruppen mit der Folge von Erwerbsunfähigkeit und stationären Heilbehandlungen zwischen 1969 und 1976 durch Blohmke und Reimer (Blohmke u. Reimer 1980).

Zum gleichen Ergebnis führte eine Auswertung der VDR-Daten über durchgeführte Rehabilitationsmaßnahmen nach einzelnen Erkrankungen zwischen 1976 und 1983, die durch die Projektgruppe Arbeitsbedingungen in der Bauwirtschaft vorgenommen wurde (Spannhake u. Eisenbach 1985).

Müller et al. wiesen anhand einer Auswertung von Daten der Allgemeinen Ortskrankenkasse Bremerhaven/Wesermünde der Jahre 1975 und 1976 im Vergleich zur durchschnittlichen Betroffenheit aller Berufe von verschiedenen Erkrankungen eine besondere Betroffenheit von Erkrankungen des Skeletts und der Muskeln bei Maurern und Bauhilfsarbeitern nach (Müller et al. 1980).

Die hier sichtbar werdende Bedeutung von Erkrankungen des Bewegungsapparates bei den Beschäftigten in der Bauwirtschaft deckt sich mit den regelmäßigen Auswertungen der von der zentralen Poliklinik der Bauarbeiter in der DDR erhobenen Daten und den Untersuchungsergebnissen von Bygghälsan, der Organisation für Betriebsgesundheitspflege und Arbeitsumgebung der Schwedischen Bauindustrie (Bräunlich u. Häublein 1971, Spannhake u. Eisenbach 1985).

Neben diesen allgemeinen statistischen Hinweisen liegen verschiedene Ergebnisse aus empirischen Forschungsprojekten vor, die den Zusammenhang von Erkrankungen der Wirbelsäule und Bauarbeit untermauern.

Im Ergebnis einer Untersuchung von Damlund et al. von der Technischen Hochschule Dänemarks zeigte sich, daß Bauarbeiter aus dem Beton- und Tiefbau signifikant häufiger an Erkrankungen der Lendenwirbelsäule erkranken als eine Vergleichsgruppe, bestehend aus Arbeitern im Handel. Als bedeutsame, die Wirbelsäule belastende Teiltätigkeiten wurden ermittelt: Heben und Tragen schwerer Lasten, Schieben, Drücken und Ziehen von Lasten, Zwangshaltungen, repetitive Arbeitsbewegungen und Vibrationen (Damlund et al. 1982).

Eine Studie des Schwedischen Zement- und Betoninstituts belegt eine allgemeine Betroffenheit der Eisenbieger und -flechter von Erkrankungen des Rückens; als diesbezügliche wichtige Belastungsfaktoren sind zum einen die langen Zeiträume, in denen eine vorgebeugte Haltung eingenommen wird, anzusehen, und zum anderen dynamische Belastungen, die zu weiteren, plötzlichen Beanspruchungen des Rückens, wie Ausrutschen und Stolpern etwa beim Tragen schwerer Lasten führen (Hjort 1983).

Wickström kommt in einer epidemiologischen Untersuchung des Skelett- und Muskelsystems von finnischen Eisenlegern, Malern und Anstreichern zu dem Schluß, daß insbesondere Unfälle die Hauptursache bleibender Veränderungen sind; das Heben und Tragen schwerer Lasten verursache Symptome der Lendenwirbelgegend; diese seien zwar zum großen Teil reversibel, sie können jedoch das Unfallrisiko mit nachfolgenden bleibenden Rückenschäden erhöhen (Wickström et al. 1983).

Diese Beispiele für bereits vorliegende Befunde sollen hier genügen. Auch wenn mit diesen Untersuchungen keineswegs alle Unklarheiten über arbeitsbedingte Wirbelsäulenleiden von Bauarbeitern beseitigt werden konnten, so vermitteln sie doch bereits jetzt aktuell einen großen Handlungs- und Gestaltungsbedarf in der baubetrieblichen Praxis zur präventiven Verhinderung von Krankheiten des Rückens.

Ich möchte von daher abschließend für verstärkte Anstrengungen zur Aufklärung der betrieblichen Praxis über den inzwischen erreichten Kenntnisstand in bezug auf das Problem Bauarbeit und Rückenleiden appellieren, auch wenn eine in Anbetracht der nach dem geltenden Berufskrankheitenkonzept eingeforderten zweifelsfreien und naturwissenschaftlich exakten Beweisführung über den Zusammenhang von Arbeit und Krankheit noch ausstehen mag.

## Literatur

Blohmke M, Reimer F (1980) Krankheit und Beruf. Angewandte Arbeitsmedizin in der ärztlichen Praxis. Verlag für Medizin, Heidelberg

Bräunlich A, Häublein H-G (1971) Weitere Ergebnisse aus Vorsorgeuntersuchungen im Berliner Bauwesen. Z Ges Hyg (Sonderdruck aus Heft 5)

Damlund M, Goth S, Hasle P, Munk K (1982) Low-back pain and early retirement among Danish semi-skilled construction workers. Scand J Environ Health 8

Heeg FJ (1983) Die Gesamtbelastung des arbeitenden Menschen. In: Zeitschrift für Arbeitswissenschaft, Heft 1

Hjort B (1983) Reinforcement work on construction sites – A general study, Stockholm

Müller R (1980) Arbeits- und Gesundheitssituation von Transportarbeitern, Forschungsbericht Nr. 253 der Bundesanstalt für Arbeitsschutz, Dortmund

Spannhake B, Eisenbach B (1985) Belastungs- und Verschleißschwerpunkte in der Bauarbeit unter Berücksichtigung bautechnischer, arbeitsorganisatorischer und wirtschaftlicher Entwicklungen, Studie im Auftrag der EG, Projekt A 24 der Bundesanstalt für Arbeitsschutz (noch unveröffentlicht). Dortmund

Spannhake B (1986a) Betriebliche Organisation und Durchführung des Arbeitsschutzes auf Baustellen des Hochbaus, Forschungsbericht 475 der Bundesanstalt für Arbeitsschutz. Dortmund

Spannhake B (1986b) Bilanzierung des Forschungsstands über Arbeitsbedingungen, Belastungen und Beanspruchungen, Möglichkeiten des Belastungsabbaus und der Arbeitsgestaltung in der Bauwirtschaft, Studie im Auftrag des Wirtschafts- und Sozialwissenschaftlichen Instituts des Deutschen Gewerkschaftsbundes (WSI), Veröffentlichung in Vorbereitung. Dortmund

Wickström G (1983) Symptoms and signs of degenerative back diseases in concrete reinforcement workers. In: Scand J Environ Health 4

# Medizinisch-technische Zusammenarbeit: Tätigkeit und Erfolge von Ergonomiemannschaften auf Baustellen

A. Englund

In Schweden gibt es ungefähr 180 000 Arbeiter auf dem Bau. Sie gehören zu allen möglichen Berufen, die auf einer Baustelle zu finden sind. Schweden ist ein Land mit großer Fläche, aber wenigen Einwohnern. Die 8 Millionen Schweden wohnen auf der gleichen Fläche, die in Zentraleuropa von 120 Millionen bewohnt wird. Bygghälsan, die arbeitsmedizinische und sicherheitstechnische Dienste für die ganze schwedische Bauindustrie ausführt, arbeitet unter diesen geographischen Bedingungen.

Wir haben 13 Regionen mit 35 festen Zentralen und 15–20 mobilen Einheiten (Bussen). Alle Teile von Schweden sind von den Bussen flächendeckend versorgt. Hier arbeiten 35 Ärzte, 90 Krankenschwestern, 25 Physiotherapeuten und 55 Sicherheitsingenieure. Ungefähr 60 000 Menschen werden jährlich zu einer Gesundheitsuntersuchung in ortsansässigen und in die mobilen Stationen eingeladen. Dazu kommen noch fast 60 000 Besuche zu den ärztlichen und physiotherapeutischen Behandlungen.

Während eines 45minütigen Gespräches mit dem Bauarbeiter gewinnt eine Krankenschwester Informationen über seine Arbeit und die damit verbundenen Belastungen, dann aber auch über seine Schmerzen und seine Krankheitssymptome. Die Krankenschwester ihrerseits gibt ihm aber auch Informationen über Verhütungsmaßnahmen, zum Beispiel Schutzmasken, Hebetechnik usw.

Das Ziel dieser Gesundheitsuntersuchungen, die alle 2–3 Jahre durchgeführt werden, lautet also:

1. Die Patienten sollen durch Ärzte und Physiotherapeuten wegen arbeitsbedingter Schäden behandelt werden können.
2. Es sollen Informationen für epidemiologische Studien über Zusammenhänge zwischen Belastungen und Schäden gesammelt werden.
3. Alle erfaßten Arbeiter sollen individuell beraten werden, und zwar die Gesunden ebenso wie die Kranken. Damit wird zugleich eine Primärprävention für alle, die noch keine Beschwerden haben, angeboten.

Wenn ein Bauarbeiter Probleme mit dem Bewegungsapparat hat, ist das Gespräch mit ihm und die Untersuchung durch einen Arzt der nächste Schritt. Meistens gehen die Bauarbeiter zu einem Physiotherapeuten, dann anschließend zur Behandlung, auch werden diagnostische Maßnahmen zur Ergründung der Ursache der Beschwerden durchgeführt.

Für die meisten Bauarbeiter kommt es darauf an, ihnen spezifische Instruktionen auf der Baustelle selber anzubieten, insbesondere Hebetechnik, Bewegungstechnik. Das wird entweder individuell oder in kleinen Gruppen durchgeführt. Als

Hilfsmittel auf der Baustelle werden Videoaufzeichnungen eingesetzt. Das wird ja im Konzept des Lehrmobils der TiefBau BG ebenfalls aufgenommen. Die Arbeiter versammeln sich und betrachten den Videofilm, um die Vor- und Nachteile verschiedener Techniken zu besprechen und an Beispielen korrekte Hebe- und Handhabungstechniken demonstrieren zu können. Dieses Problem wird auf den Baustellen durch die „Ergonomiemannschaft – Physiotherapeuten und Ingenieure" behandelt.

Weiterhin haben wir für die Bauarbeiter ein kleines Buch verfaßt „Stehen, Heben und Tragen", in dem die grundlegenden Prinzipien dieser einzelnen Bewegungstechniken dargestellt werden. (Das Buch gibt es auch in Deutsch durch die Bau-Berufsgenossenschaft in Frankfurt.)

Das Konzept der Rückenschule mit allgemeiner Information und Instruktion durch Physiotherapeuten für erhöhte Muskelkraft und Konditionsverbesserung haben wir zunehmend verlassen, vielmehr gehen wir statt dessen mehr von solchen Instruktionen aus, die für jeden Beruf und für jede Tätigkeit speziell abgefaßt sind.

Eine weitere Möglichkeit besteht in einer zumindest weitgehend individuellen Entwicklung von Hilfsgeräten und individueller Beratung bei der Arbeitsmethodik, um eine erfolgreiche Rehabilitation durchlaufen zu können. Hierzu ein Beispiel, bei dem beide Methoden angewendet werden: Bei einem LKW-Führer entstanden Kopf- und Nackenschmerzen durch einen überanstrengten Muskel, dessen Ursache ein ungünstiges Schaltgetriebe war. Dieses Schaltgetriebe konnte gegen ein Servo-Schaltgetriebe ausgetauscht werden, so daß die Schaltvorgänge erleichtert wurden. Diese Maßnahme alleine erwies sich jedoch noch nicht als ausreichend. Der LKW-Führer bekam erneut Kopf- und Nackenschmerzen, und es war ihm immer noch nicht möglich, seine Nackenmuskeln zu entspannen. Dies ist natürlich nicht auf dem Videoband zu beobachten, aber die anhaltende Muskelspannung war zu ertasten. Es wurde dann eine Bio-Feedback-Einrichtung eingesetzt, so daß dem LKW-Führer seine Muskelspannung bewußt wurde. Er wurde so in die Lage versetzt, durch ein Bio-Feedback-Training seine Muskelspannung selber zu verringern.

Für solch eine Verbesserungsarbeit setzen wir unsere medizinisch-technisch integrierte „Ergonomiemannschaft" ein, also sowohl in der Primärprävention als auch in der Rehabilitierung von Patienten.

# Medizinisch-technische Zusammenarbeit: Tätigkeit und Erfolge von Ergonomiemannschaften auf Baustellen

Å. Lindblad

Bygghälsan hat auf dem Ergonomie-Gebiet das Ziel, Unglücksfälle und gesundheitliche Beschwerden durch Arbeitsbelastung und Überanstrengung zu verhüten.

Es ist eine wichtige Aufgabe, verhütende Maßnahmen zu finden, die eine Verringerung von Beschwerden durch Arbeitsbelastung der Menschen garantieren und auch mit dem Interesse der Bauindustrie an einer effektiven Produktion vereinbar sind.

Bygghälsan hat ergonomische Arbeitsgruppen entwickelt, die aus Sicherheits-Ingenieuren und Physiotherapeuten zusammengesetzt sind. Die Ergonomiegruppen analysieren die Probleme und versuchen sie zu lösen und ihnen vorzubeugen.

Dies muß schon in der Projektierungsphase gemacht werden, also bereits in der *Planungs-, Produktions- und Entwicklungsphase* neuer Verfahren, Methoden und Geräte. Informationen und praktische Anweisungen für Gruppen und die Einzelnen stellen eine weitere wichtige Aufgabe einer Ergonomie-Arbeitsgruppe dar. Diese Aufgabe wird mit Ärzten und Krankenschwestern zusammen gelöst, wie A. Englund gezeigt hat. Schon der Planer muß also in diesen Bahnen denken.

Die Art der ergonomischen Probleme schwankt. Folglich müssen auch die entsprechenden Lösungen in bedeutendem Ausmaß voneinander abweichen. Wir möchten gerne einige Beispiele unserer täglichen Arbeit bei Bygghälsan vorstellen.

Klempner, die in engen Rohrtunneln arbeiten, haben keine Möglichkeit, ihre Arbeit in einer günstigen Arbeitsstellung auszuführen. Sie müssen vielmehr im Laufe eines Arbeitstages viel Zeit vorgebeugt kriechen, stehen und gehen. Sie müssen auch teilweise mit den Händen über ihrer Schulterhöhe arbeiten.

Kein Ergonomiker kann etwas hiergegen tun, falls keine Maßnahmen im Rahmen der Entwicklungsarbeiten ergriffen werden.

Abbildung 1 zeigt rechts die Belastungen, denen ein Klempner beim Installieren von Rohrleitungen an der Decke ausgesetzt wird.

Das gleiche Bild zeigt links einen Klempner beim Installieren von Rohrleitungen an der Wand anstatt an der Decke. Dies setzt die Belastung des Klempners auf akzeptable Werte herab.

Ist dieses von irgendwelchem wirtschaftlichen Interesse? Ja, sicher! Diese beiden Beispiele von Klempnern bei der Arbeit stammen von zwei verschiedenen Bauprojekten (Vingåker und Mariefred). Beim ersten Projekt wurden alle schweren Installationsarbeiten an der Decke ausgeführt, beim zweiten dagegen wurden die Installationsarbeiten an der Wand vorgenommen. Das Installieren von Rohrleitungen an der Wand spart Zeit (wie aus der Abbildung 2 ersichtlich ist). Und Zeit ist Geld.

Die Produktionsphase ist auch in dieses Beispiel integriert. Die hier aktuellen Maßnahmen sind im Entwicklungsstadium vorzusehen.

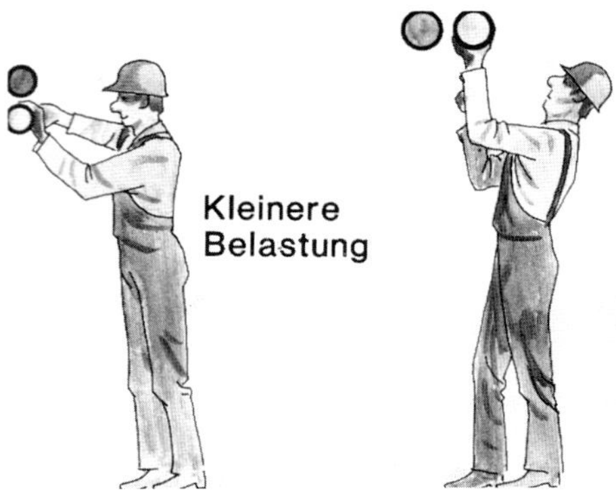


**Abb. 1**

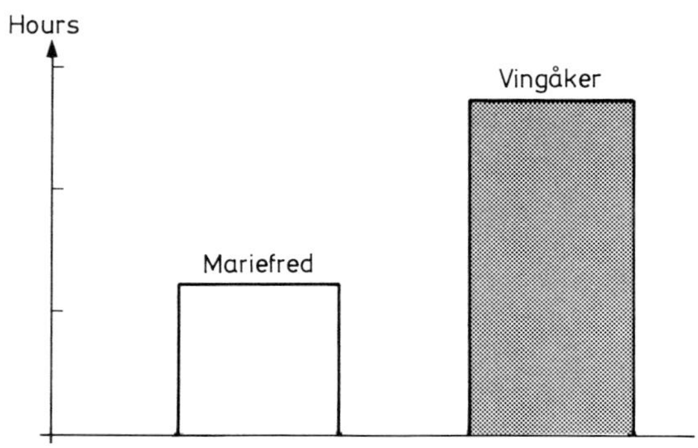


**Abb. 2**

Wir möchten Ihnen nun ein Beispiel vorführen, bei dem eine Ergonomie-Arbeitsgruppe die Entwicklung einer neuen und verbesserten Ausrüstung veranlaßte. Das Problem bestand darin, eine Vorrichtung beim Ausführen von Dachdeckerarbeiten ohne Überanstrengung von Rücken und Lende zu finden.

Eine Möglichkeit ist, zwei Arbeiter zu haben, die zusammen arbeiten und sich gegenseitig abwechseln. Dies ist indessen noch nicht ausreichend. Nach einer biomechanischen Analyse der Belastung von Rücken und Lenden in kritischen Arbeitsstellungen brachte die Ergonomie-Arbeitsgruppe Vertreter aus dem Dachdecker-Sektor zu einem Entwicklungs-Seminarium zusammen. Der Zweck des Seminars war, bessere Ausrüstung und bessere Arbeitsmethoden für Dachdeckungsarbeiten zu finden, um die mit den Schmerzen im unteren Rücken verbundenen Probleme herabzusetzen.

Hier sind Beispiele, die nur als Prototypen in Schweden geprüft sind. Das ist ein Gefährt, das die alten Asphalt-Kessel ersetzen kann. Die Vorrichtung kann 20–25 Liter geschmolzenes Bitumen aufnehmen und soll die Produktionsleistung um etwa

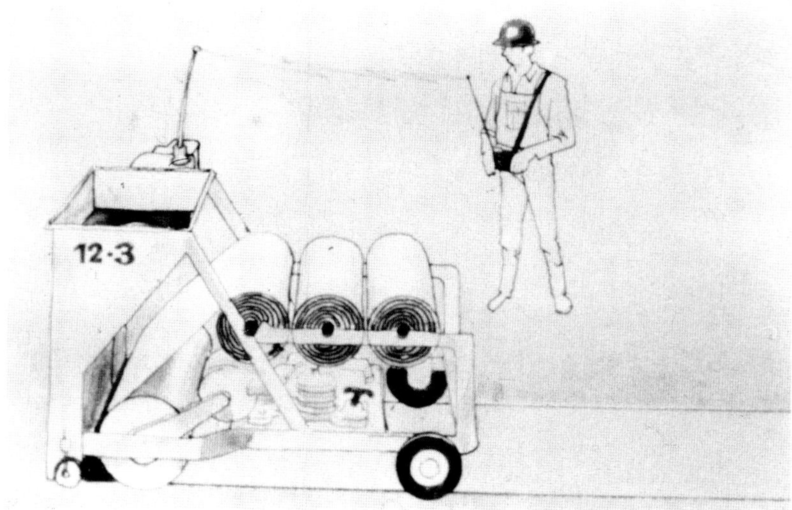


**Abb. 3**

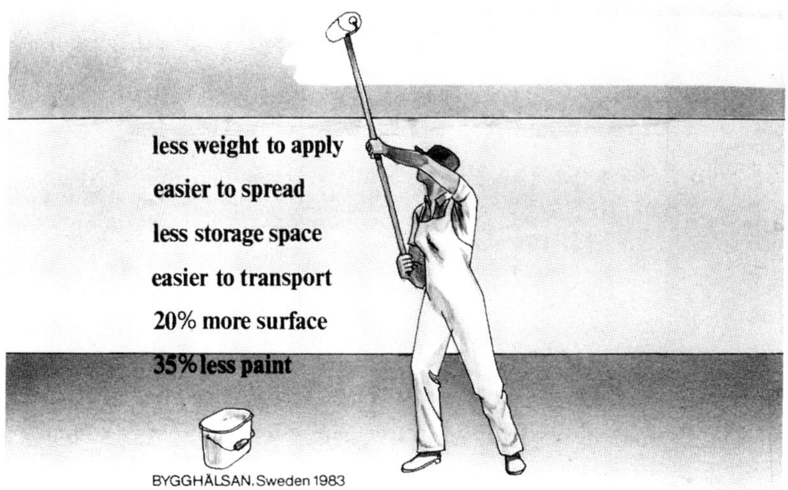


**Abb. 4**

25% erhöhen. Praktische Versuche mit der Vorrichtung zeigten bisher gute Ergebnisse.

Ein „Mondmobil" repräsentiert ein Entwicklungsstadium einer Maschine, die sowohl geschmolzenes Bitumen spritzt als auch die Dachpappe ausrollt (Abb. 3).

Ich will zum Schluß einige Beispiele von Hilfsmitteln zeigen, zu denen die Schutzingenieure Ratgeber sind (Abb. 4 u. 5).

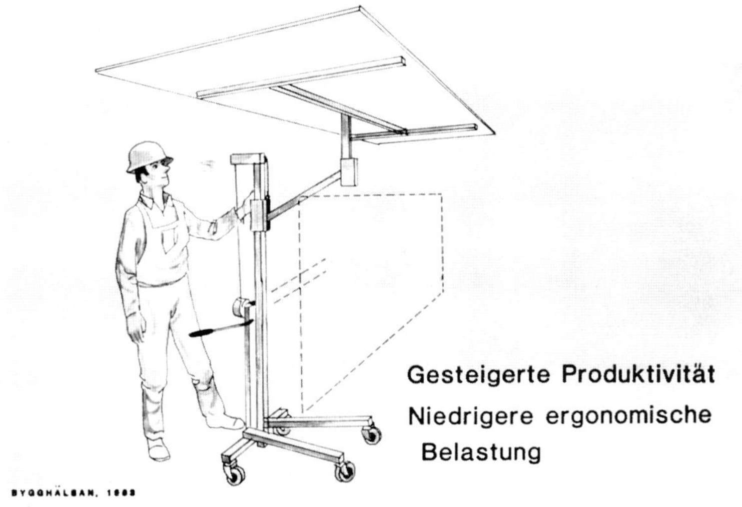


**Abb. 5**

Wir sind der Meinung, daß eine gute Prophylaxe nur möglich ist, wenn man in der technischen Entwicklung begleitende Maßnahmen frühzeitig mitberücksichtigt. Die Ergonomiemannschaften sind davon ein wichtiger Teil. Entwicklungsprojekte werden bei uns in Zusammenarbeit von Medizinern und Technikern durchgeführt.

# Auswirkungen von Vibrationen auf die Wirbelsäule

H. Dupuis

Der Mensch kann bei beruflicher Arbeit in vielfältiger Weise Vibrationen (*Synonym:* mechanische Schwingungen, Erschütterungen) ausgesetzt sein. Die vergleichsweise größte Bedeutung im Hinblick auf die Beanspruchung der Wirbelsäule hat die Vibrationsbelastung in sitzender Körperhaltung, weil die Vibrationen hierbei über das Gesäß unmittelbar auf die Wirbelsäule übertragen werden. Diese Situation ist insbesondere bei Fahrern von Lastkraftwagen, Gabelstaplern, landwirtschaftlichen Schleppern, Erdbaumaschinen, Militärfahrzeugen und bei Besatzungen von Hubschraubern gegeben.

## Belastungs-Beanspruchungs-Konzept

Eine Beurteilung der Beanspruchung der Wirbelsäule durch mechanische Schwingungen setzt eine Kenntnis der beruflich bedingten (exogenen) Belastung und eine Berücksichtigung der individuellen (endogenen) Gegebenheiten voraus. Hinsichtlich der physikalischen Schwingungsbelastung sind Amplituden, Frequenzen, Stoßhaltigkeit und die einwirkenden Schwingungsrichtungen zu berücksichtigen. Dabei ist verständlich, daß Art und Größe dieser Belastungsfaktoren in Abhängigkeit von der Fahrzeug- bzw. Maschinenart und den Fahr- und Arbeitsbedingungen sehr verschieden sein können. Zur Belastung zählen weitere mitwirkende Faktoren, wie z. B. die Art der Körperhaltung, und insbesondere die Expositionsdauer. Denn die gesamte Fragestellung unter dem Aspekt möglicher Gesundheitsschädigungen muß als eine Dosis-Wirkungs-Beziehung angesehen werden.

Neben der exogenen Belastung haben die jeweiligen endogenen Voraussetzungen des Betroffenen für das Risiko einer Beanspruchung wichtige Bedeutung. So spielt das Alter bei Beginn der Schwingungsexposition eine Rolle. Denn solange das Wachstum der Wirbelsäule nicht abgeschlossen ist, muß auch deren Belastbarkeit geringer eingeschätzt werden. Mit zunehmendem Alter vermindern sich Festigkeit und Elastizität der Wirbelsäule als Ganzes. Dieses bedeutet ebenfalls eine verringerte Belastbarkeit gegenüber mechanischen Schwingungen. Weiter ist bezüglich der Konstitution davon auszugehen, daß es bei Muskelinsuffizienz im Bereich der Rükken-, Brust- und Bauchmuskulatur an Möglichkeiten zur Unterstützung der Wirbelsäule gegenüber mechanischen Schwingungen im Sinne von „Abwehraktivität" fehlt.

Das Zusammenwirken von exogener Belastung und endogener Belastbarkeit, das als Bilanz-Problem angesehen werden kann, entscheidet über die zu erwartende Beanspruchung durch die sogenannten „Ganz-Körper-Schwingungen". Unter den akuten Wirkungen sind in diesem Zusammenhang Befindensstörungen, Schmerzwahrnehmungen und biomechanische und physiologische Reaktionen von besonderer Bedeutung. So ist bekannt, daß unter jungen Fahrern schwerer Erdbaumaschinen in den ersten zwei Jahren beruflicher Tätigkeit die Fluktuation besonders groß ist. Verantwortlich hierfür sind vor allem die starken Fahrzeugschwingungen und Stöße, die als so unangenehm und oft schmerzhaft empfunden werden, daß sie einfach nicht mehr toleriert werden. Wiederholter Schmerz muß aber wohl als erstes Zeichen eines sich manifestierenden Leidens angesehen werden.

## Akute Wirkungen auf das Stütz-System

Kenntnisse über das biomechanische Schwingungsverhalten der Wirbelsäule unter definierter Schwingungseinwirkung versetzen uns in die Lage, relative Aussagen über die Gefährlichkeit verschiedener Schwingungsfrequenzen und -amplituden zu machen. Obgleich es hierbei erhebliche methodische Schwierigkeiten gibt, konnten schon vor längerer Zeit in Zusammenarbeit mit W. Christ (1966) entsprechende Untersuchungen mit Hilfe von Röntgenkinematographie (BWS und HWS) und Bohrdrahtverfahren (LWS: in die Dornfortsätze implantierte Kirschnerdrähte) durchgeführt werden. Erst kürzlich wurden solche Versuche mit Kirschnerdrähten von Hagena (1985), unter z. T. anderer thematischer Zielrichtung, wieder aufgenommen. Hinsichtlich des Resonanz- und Dämpfungsverhaltens haben sich weitgehend übereinstimmende Aussagen ergeben: Bei vertikaler Schwingungserregung des sitzenden Menschen führt die Wirbelsäule in Abhängigkeit von der Frequenz unterschiedliche Bewegungsformen aus. Vor allem zwischen 3,5 und 5,0 Hz mit Maximum bei 4,0 Hz kommt es zu Resonanzschwingungen mit Stauchungen und Streckungen im Bereich der Wirbelsäule. Resonanz bedeutet aber nicht nur in der Technik hohe Materialbeanspruchung, sondern auch im biologischen Bereich hohe Gewebeanspruchung. Dies läßt sich auch dadurch verdeutlichen, daß die Biegeschwingungen der einzelnen Wirbelkörper in diesem Frequenzbereich besonders groß sind. Um solchen resonanzbedingten hohen Beanspruchungen entgegenzuwirken, erhöht sich gleichzeitig reflektorisch die muskuläre Anspannung, die durch Elektromyographie nachweisbar ist.

## Hypothesen zu Ätiologie schwingungsbedingter Wirbelsäulenveränderungen

Da experimentelle Versuchsanstellungen zum Entstehungsmechanismus schwingungsbedingter Wirbelsäulenveränderungen verständlicherweise nicht möglich sind, gibt es hierzu lediglich Hypothesen, die von verschiedenen Autoren aufgestellt wurden. Es sind vor allem zwei Ursachen, die in diesem Zusammenhang genannt werden (Junghanns 1979):

1. Mechanisch bedingte Überbeanspruchung.
2. Vibrationsbedingte Stoffwechselstörungen der Zwischenwirbelscheibe.

Die Hypothese der mechanisch bedingten Überbeanspruchung geht davon aus, daß Schwingungsexpositionen mit hoher Intensität und Dauer unphysiologische Belastungen darstellen, da sie unter natürlichen Lebensbedingungen, an die der Mensch seit Jahrtausenden adaptiert ist, in dieser Form nicht vorkommen. Hierzu zählen sowohl das aufgezeigte Phänomen der Resonanz der Wirbelsäule als auch das Vorkommen stochastischer, also regelloser Schwingungen mit teilweise hohen Stoßanteilen. In diese biomechanische Betrachtung sind auch die Nerven einzubeziehen. So kann die enge Verflechtung des Rückenmarkes und der segmental austretenden Nervenwurzeln mit der Wirbelsäule Ursache für mechanisch bedingte Beeinträchtigungen dieser Nerven sein. Während bei üblicher Belastung keine Gefährdung vorliegt, kann sich dies bei Abweichungen der WS-Form und -Haltung sowie bei krankhaften Veränderungen im Bereich eines Bewegungssegmentes ändern.

Bei der These der schwingungsbedingten Stoffwechselstörungen wird dagegen angenommen, daß die zur Versorgung des Bandscheibengewebes erforderliche Diffussion aufgrund von Vibrationen bestimmter Frequenzen gestört wird. Als Folge davon könnte es zu verstärkten und vorzeitigen degenerativen Veränderungen kommen.

## Epidemiologische Erkenntnisse

Wenn es auch an wissenschaftlichen Beweisen für die Ätiologie fehlt und entsprechende Experimente nicht möglich erscheinen, so kann die Epidemiologie doch helfen, Erkenntnisse zur chronischen Wirkung mechanischer Schwingungen zu gewinnen. Weltweit gibt es etwa 30–40 derartige epidemiologische Untersuchungen in Form von retrospektiven Studien, Querschnittsstudien und – leider nur selten – Längsschnittstudien. Methodisch gesehen erfüllen viele dieser Untersuchungen jedoch nicht alle notwendige Anforderungen. So fehlte es z. T. an geeigneten Kontrollgruppen, an standardisierten klinischen und röntgenologischen Untersuchungsmethoden, an ausführlichen Berufsanamnesen und genauen Messungen der Schwingungsbelastungen der Exponierten. Wenn man daher auch in der Wertung mancher Arbeiten sehr vorsichtig sein muß, so läßt sich aus dem Untersuchungsmaterial doch die Tendenz ableiten, daß hohe Schwingungsbelastungen (nach Intensität und Dauer der Exposition) zu verstärkter Häufigkeit pathologischer Wirbelsäulenbefunde führen.

Eine besonders wichtige neuere Arbeit ist die von Köhne et al. (1982) bei den Rheinischen Braunkohlenwerken an 352 Fahrern von Erdbaumaschinen durchgeführte Untersuchung. Hierbei zeigten sich folgende Resultate: Die Erdbaumaschinenführer klagten signifikant häufiger als die Kontrollgruppe nach der Schicht über Wirbelsäulenbeschwerden. Diese betrafen in mehr als zwei Drittel der Fälle den Bereich der LWS und entsprachen in dieser Hinsicht auch den pathologischen Röntgenbefunden. Die Morbiditätsstudie mit klinischen Befunden und Röntgenbefunden ergab bei 81% der Erdbaumaschinenführer im Vergleich zur Kontrollgruppe (53%) ein Lumbalsyndrom. Hierunter werden nach Krämer (1978) Erkrankungen der Wirbelsäule verstanden, die direkt oder indirekt degenerative Prozesse im Bereich der lumbalen Bandscheiben betreffen. Hierzu zählen insbesondere Spondylose, Spondylarthrose und Spondylosteochondrose, sofern diese Prozesse zu röntgenologisch nachweisbaren Veränderungen geführt haben und mit bandscheibenbedingten Beschwerden einhergehen.

Solche degenerativen Veränderungen im Bereich der Lendenwirbelsäule sind demnach nicht vibrationsspezifisch (wie z. B. auch die Knochen- und Gelenkveränderungen des Hand-Arm-Systemes bei der Berufskrankheit Nr. 2103). Sie treten jedoch vorzeitig und verstärkt auf.

## Risiko vorzeitiger und verstärkter degenerativer Veränderungen der Lendenwirbelsäule

Die epidemiologischen Untersuchungen von Köhne et al. (1982) haben eindeutig die höhere Prävalenz für das Lumbalsyndrom bei den Erdbaumaschinenführern nachgewiesen. Sieht man sich aufgrund der Berufsanamnese und der durchgeführten Schwingungsmessungen die berufliche Belastung an, so ist festzustellen, daß diese Fahrer mindestens 10 Jahre im Beruf und dabei täglich etwa 6–7 Stunden schwingungsexponiert waren. Die Schwingungsbelastung war dabei – insbesondere auf Radladern und Raddozern – mit K-Werten bis nahezu 50 als außerordentlich hoch anzusehen. Solche Belastungen übertreffen die von anderen Fahrzeugführern beträchtlich, wie graphisch ersichtlich ist. Dabei ist festzustellen, daß die in der nationalen Richtlinie VDI 2057 und der internationalen Norm ISO 2631 angegebene Richtwertkurve für beginnendes Gesundheitsrisiko erheblich überschritten wird.

Hierzu äußert sich das BMA (1985) aufgrund der Ergebnisse eines Sachverständigengespräches in einem Rundschreiben wie folgt:

„Kollektive, die solchen Belastungen – u. U. mit zusätzlichen statischen Belastungen – in erheblichem Umfang nach Intensität und Dauer (z. B. Führer bestimmter Baumaschinen) ausgesetzt sind, weisen im Vergleich zu der bekannten alterungsabhängigen Entwicklung degenerativer Veränderungen der Wirbelsäule ein erhöhtes Risiko für solche Wirbelsäulenerkrankungen, insbesondere im Bereich der Lendenwirbelsäule, auf."

Da es im Individualfalle keinen streng wissenschaftlichen Nachweis für den ursächlichen Zusammenhang zwischen beruflicher Schwingungsbelastung und Schädigung geben kann, muß sich die Beurteilung auf die Belastungsanalyse (Erhebung zur Schwingungsbelastungs-Dosis) einerseits und auf die Bewertung von Röntgenbefund und klinisch-orthopädischer Untersuchung andererseits abstützen. Liegt die Schwingungsdosis deutlich über der Richtwertkurve bei langjähriger beruflicher Tätigkeit und sind die degenerativen Veränderungen im Bereich der Lendenwirbelsäule vorzeitig und verstärkt, so ist die Schwingungsbelastung „mit hinreichender Wahrscheinlichkeit" als ursächlich anzusehen.

Es gehört zu den Aufgaben arbeitsmedizinischer und sicherheitstechnischer Prävention, Schutzmaßnahmen gegen das Risiko solcher gesundheitlicher Gefährdungen vorzusehen.

## Literatur

BMA (1985) Ärztliche Begutachtung im sozialen Entschädigungsrecht, Beurteilung von Wirbelsäulenschäden nach Vibrationsbelastung, Rundschreiben des BMA vom 24. 4. 1985, VIa6-55462-5/4 Bundesarbeitsblatt 6:59–60

Christ W, Dupuis H (1966) Über die Beanspruchung der Wirbelsäule unter dem Einfluß sinusförmiger und stochastischer Schwingungen. Internationale Zeitschrift angewandte Physiologie einschl. Arbeitsphysiologie 22:258–278

Dupuis H, Zerlett G (1984) Beanspruchung des Menschen durch mechanische Schwingungen. Schriftenreihe des Hauptverbandes der Gewerblichen Berufsgenossenschaften e.V. S. 1–147

Hagena FW (1985) Zur Biomechanik der Wirbelsäule, Habilitationsschrift München

Junghanns H (1979) Die Wirbelsäule in der Arbeitsmedizin I, 103–127, II, 132–138, 185–200. Hippokrates, Stuttgart

Köhne G, Zerlett G, Duntze H (1982) Ganz-Körper-Schwingungen auf Erdbaumaschinen, Schriftenreihe „Humanisierung des Arbeitslebens“ 32. VDI, Düsseldorf, S 1–366

Krämer J (1978) Bandscheibenbedingte Erkrankungen. 2. Aufl. Thieme, Stuttgart

# Prophylaxe von Wirbelsäulenschäden am Arbeitsplatz

J. Krämer

## Zusammenfassung

Im wesentlichen sind es drei Faktoren, die zu Schädigungen der Wirbelsäule am Arbeitsplatz führen können:

1. Langes Sitzen oder Stehen in unveränderter Haltung (Haltungskonstanz) vermindert die Stoffaustauschvorgänge im bradytrophen Zwischenwirbelabschnitt. Infolgedessen kommt es zu frühzeitigen Gewebsalterationen mit Rissen, Zermürbungen und Gefügelockerungen.
2. Anhaltende asymmetrische Belastungen des Zwischenwirbelabschnitts führen zu intradiskalen Massenverschiebungen, Vorwölbungen des Bandscheibenringes und schließlich zum Prolaps. Pathogenetisch wirksam ist insbesondere die Rumpfbeugung nach vorn mit Verschiebungen der zentralen mobilen Bandscheibenanteile nach dorsal.
3. Aber auch aus der Hyperlordosierung ergeben sich Schmerzzustände vor allem im Wirbelgelenkbereich mit chronischen Kreuzschmerzen. Durch viel Bewegung mit ständigen Haltungsänderungen, Vermeiden der Rundrückenbildung beim Heben und Tragen sowie durch das Erlernen wirbelsäulenschonender Bewegungsabläufe lassen sich Wirbelsäulenschäden am Arbeitsplatz weitgehend vermeiden.

## Wirbelsäulenschäden durch Haltungskonstanz

Die Bandscheiben des erwachsenen Menschen haben keine Blutgefäße und werden durch Diffusion versorgt. Der Stoffaustausch im Zwischenwirbelabschnitt wird durch den regelmäßigen Wechsel zwischen Be- und Entlastung beschleunigt. Bei Belastung, d.h. im Sitzen, Gehen und Stehen, werden Stoffwechselschlacken und Wasser abgepreßt, denn im Liegen saugen sich die Bandscheiben mit Wasser und Stoffwechselsubstraten wieder voll. In unserem täglichen Bewegungsablauf überwiegen bei weitem die Belastungsphasen mit Haltungskonstanz.

Haltungskonstanz wirkt sich besonders dann negativ auf den Stoffaustausch im Zwischenwirbelabschnitt aus, wenn Positionen eingenommen werden, die mit einem hohen intradiskalen Druck verbunden sind, wie z.B. die vordere unangelehnte Sitzhaltung. Menschen, die viele Stunden täglich hintereinander in dieser Position verbringen müssen, sind besonders für bandscheibenbedingte Erkrankungen wie HWS- und LWS-Syndrome anfällig. Bei einer vergleichenden Untersuchung von Angehörigen verschiedener Berufsgruppen haben wir feststellen können, daß

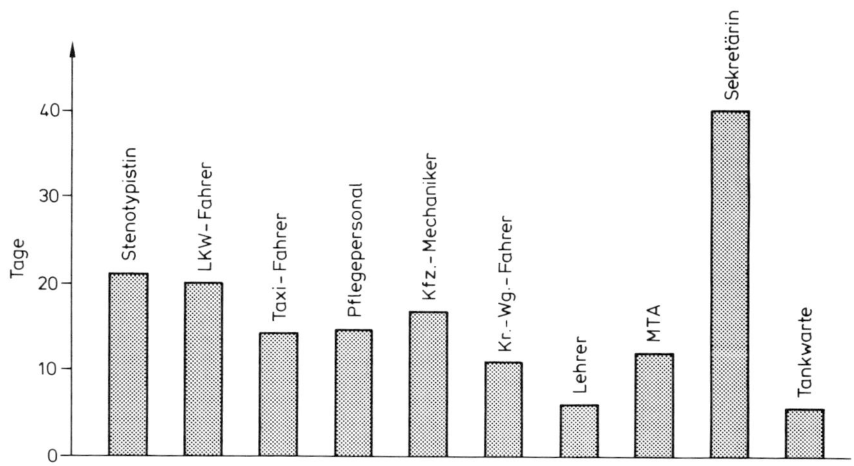


**Abb. 1.** Dauer der Krankschreibung in Tagen pro Patient innerhalb eines Jahres

Sekretärinnen, Stenotypistinnen, LKW-Fahrer wesentlich häufiger wegen bandscheibenbedingter Beschwerden krankgeschrieben werden als Angehörige anderer Berufsgruppen (Abb. 1). Eine vergleichende Untersuchung von Wirbelsäulenschäden bei Zahnärzten und gleichaltrigen Nichtzahnärzten hat ebenfalls wesentlich mehr Probleme mit der Wirbelsäule bei den Zahnärzten gezeigt als in der Kontrollgruppe. Nur erscheinen Zahnärzte wesentlich weniger in den Statistiken der Krankenversicherung, weil sie sich als Selbständige kaum krankschreiben lassen.

Prophylaktische Aspekte ergeben sich durch eine Modifikation des Arbeitsrhythmus. Sekretärinnen, Angestellte an Datensichtgeräten, Zahnärzte, LKW-Fahrer u.a. Berufsgruppen mit Haltungskonstanz sollten in regelmäßigen Abständen ihre Arbeit unterbrechen und entweder gymnastische Übungen durchführen, wie dies z.T. in einigen Fabriken Japans der Fall ist, oder kurzfristig andere Arbeiten, die zu ihrer beruflichen Tätigkeit gehören, ausführen. Weiterhin sollten sie in ihrer Freizeit Sport treiben, am besten die bandscheibenfreundlichen Sportarten wie Schwimmen, Laufen und Radfahren.

## Verlagerungen von Bandscheibengewebe durch ungünstige Körperhaltung

Aufgrund der schlechten Ernährungsbedingungen stellen sich beim Bandscheibengewebe in den unteren Abschnitten der Hals- und Lendenwirbelsäule Risse und Gefügelockerungen ein. Aus dem ursprünglich glasig-gallertigen Diskusgewebe des Jugendlichen entwickelt sich schon beim 20–30jährigen ein scholliger Zerfall des zentralen mobilen Bandscheibengewebes mit Radiärrissen im Anulus fibrosus. Durch diese Risse verlagern sich bei asymmetrischer Belastung des Zwischenwirbelabschnitts die zentralen mobilen Anteile in die Peripherie und wölben den Anulus fibrosus vor. Unter bestimmten Bedingungen kommt es sogar zum Prolaps mit Ein-

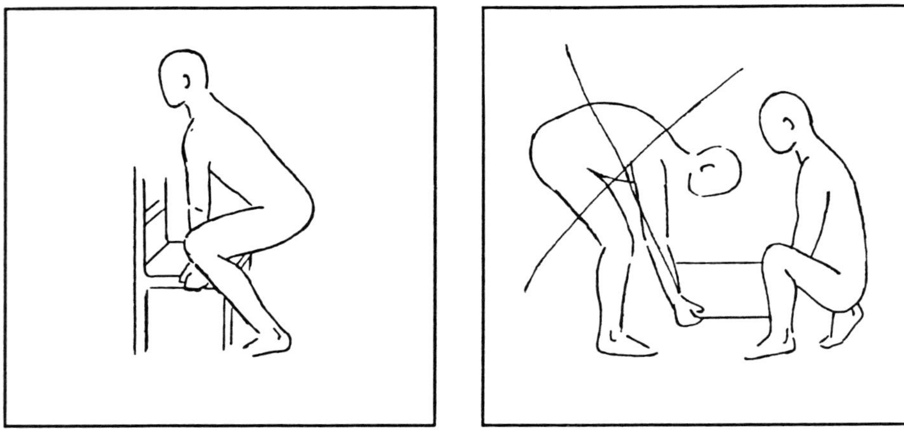

**Beim Bücken und Heben in die Hocke gehen und so nahe wie möglich an den Gegenstand heran.**

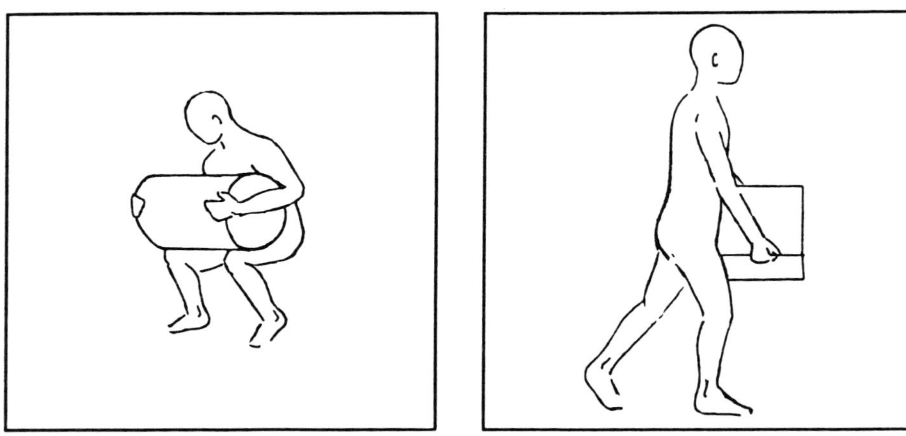

**Last dicht am Körper halten, Knie als Umladestation benutzen.** **Last dicht am Körper tragen, Arme gestreckt halten.**

**Abb. 2.** Prophylaxe von Wirbelsäulenschäden am Arbeitsplatz durch richtiges Heben und Tragen (Krämer 1986 b)

dringen von Bandscheibengewebe in den Wirbelkanal oder in das Foramen intervertebrale. Es entstehen die bekannten Krankheitsbilder wie Lumbago und Ischialgie.

Pathogenetisch wirksam ist die Vorderkantenbelastung der lumbalen Bewegungssegmente vor allem dann, wenn eine Torsion damit verbunden ist. In der Anamnese unserer Prolapspatienten finden sich dementsprechend oft derartige Fehlhaltungen und Bewegungsabläufe. Da am Arbeitsplatz und im Haushalt zwangsläufig auch schwere Gegenstände gehoben und getragen werden müssen, ergeben sich zur Prophylaxe gewisse Verhaltensrichtlinien, die wir in unserer Rückenschule zusammengefaßt haben. Schwere Gegenstände sollten nur mit geradem Kreuz und angewinkelten Kniegelenken angehoben werden. Die entsprechenden Empfehlungen

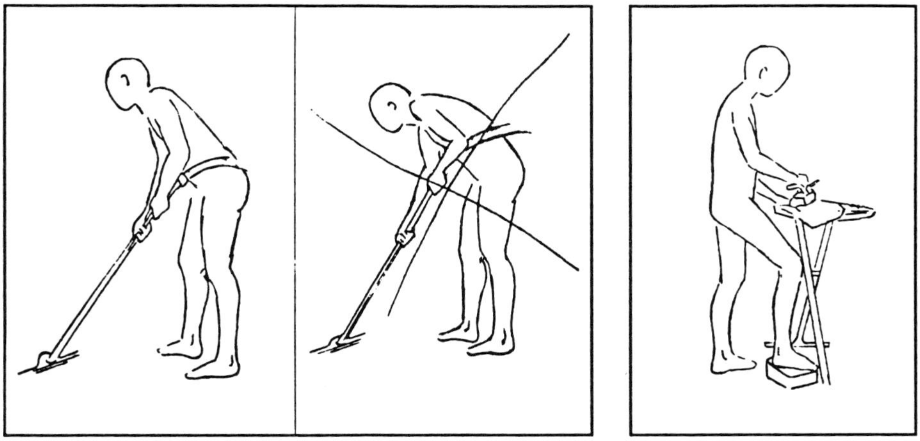

**Langstielige Geräte benutzen und am oberen Ende anfassen, um den Rundrücken zu vermeiden.**

**Beim Stehen ein Bein aufsetzen, um das Hohlkreuz zu vermeiden.**

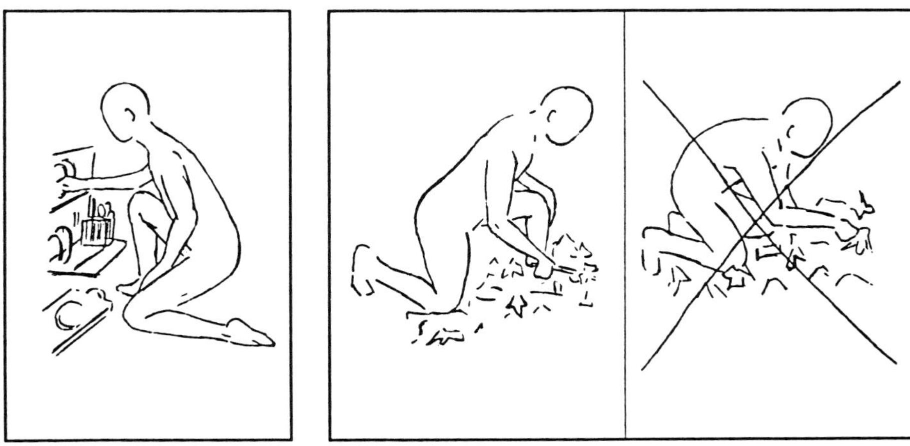

**Beim Arbeiten am Boden ein Bein aufsetzen, um das Kreuz zu stabilisieren.**

**Abb. 3.** Prophylaxe von Wirbelsäulenschäden in Haushalt und Garten (Krämer 1986b)

der Rückenschule lauten: gehe beim Bücken in die Hocke, halte den Rücken gerade, trage Lasten dicht am Körper, vermeide die Drehbewegung, gehen lieber einige Schritte. Die gleichen Empfehlungen gelten nicht nur für die berufliche Tätigkeit, sondern selbstverständlich auch bei der Haus- und Gartenarbeit sowie bei der täglichen Routine (Abb. 2 u. 3).

## Hohlkreuzschmerzen am Arbeitsplatz – Facettensyndrom

Die druckabhängigen Flüssigkeitsverschiebungen im Zwischenwirbelabschnitt führen zu Volumenänderungen der Bandscheiben, die für unsere unterschiedliche Körpergröße morgens und abends verantwortlich zu machen sind. Durch den altersbedingten Abbau der wasseranziehenden Mukopolysaccharide verlieren die Bandscheiben im Laufe des Lebens an Höhe. Die Wirbelgelenke verschieben sich dadurch teleskopartig ineinander, so daß die Wirbelgelenkkapseln unter eine vermehrte Spannung geraten. Wenn nun nach längerem Sitzen und Stehen eine zusätzliche Höhenminderung hinzukommt, entstehen Kreuzschmerzen. Diese verstärken sich durch Hyperlordose bei einer Insuffizienz der Bauchmuskeln mit Beckenkippung nach vorn. Kreuzschmerzen durch Hyperlordose finden sich in vielen Berufsgruppen, z. B. bei den Verkäuferinnen, die den ganzen Tag stehen müssen, aber auch in anderen Berufsgruppen. Prophylaktische Hinweise ergeben sich aus einer regelmäßigen Gymnastik zur Kräftigung der Bauchmuskeln mit Aufrichtung des Beckens und den Empfehlungen der Rückenschule, daß man, soweit möglich, beim Stehen z. B. die Beine im Hüftgelenk anwinkeln soll, um die Lendenlordose abzuflachen.

Die richtige Verhaltensweise zur Prophylaxe von Wirbelsäulenschäden nicht nur am Arbeitsplatz, sondern auch beim Sport und in der Freizeit, sind in den 10 Rükkenschulregeln zusammengefaßt:

*Die 10 Rückenschulregeln*

1. Du sollst dich bewegen.
2. Halte den Rücken gerade.
3. Gehe beim Bücken in die Hocke.
4. Hebe keine schweren Gegenstände.
5. Verteile Lasten und halte sie dicht am Körper.
6. Halte beim Sitzen die Knie höher als die Hüfte und stütze den Oberkörper ab.
7. Stehe nicht mit geraden Beinen.
8. Ziehe beim Liegen die Beine an.
9. Treibe Sport, am besten Laufen, Radfahren oder Schwimmen.
10. Trainiere täglich deine Wirbelsäulenmuskeln.

## Wer ist besonders gefährdet? – Risikofaktoren

Eigentlich gelten prophylaktische Maßnahmen zur Vermeidung von Wirbelsäulenschäden für jeden Menschen, denn pathologisch-anatomische Untersuchungen haben gezeigt, daß praktisch alle Menschen nach dem 25. Lebensjahr die oben genannten degenerativen Veränderungen in den unteren Abschnitten der Hals- und Lendenwirbelsäule aufweisen. Einige sind jedoch besonders gefährdet: Die Häufung von bandscheibenbedingten Erkrankungen in bestimmten Familien weist auf einen dispositionellen Faktor hin. Oft liegen dieser Häufung sogenannte prädiskotische Deformitäten zugrunde. Es handelt sich um Form- und Funktionsstörungen am Bewegungsapparat, die zu bandscheibenbedingten Erkrankungen führen wie z. B. Achsenabweichungen der Wirbelsäule in der Frontal- und Sagittalebene mit asymmetrischer Beanspruchung der Zwischenwirbelabschnitte, Beinlängendifferenzen, Hypermobilitäten. Auch erworbene Deformierungen der Wirbelsäule wie in

**Tabelle 1.** Bandscheibenbelastung bei beruflichen Tätigkeiten

| A Bandscheibenbelastende Arbeiten | | B Weniger bandscheibenbelastende Arbeit |
|---|---|---|
| Bandscheibenbelastung durch Haltungskonstanz | Bandscheibenbelastung durch schweres Heben, Tragen und Bücken | |
| Büroangestellte | Bauarbeiter | Lehrer |
| Zeichner | Gärtner | Pförtner |
| Musiker | Kfz-Handwerker | Hausfrau |
| Friseur | Landarbeiter | Parkplatzwärter |
| Chirurg | Forstarbeiter | Arzt |
| Zahnarzt | Bergleute | Tankstellenwart |
| Bandarbeiter | Lieferfahrer | Lagerist |
| Feinmonteur | Transportarbeiter | MTA |
| Schneider | Schwerindustriearbeiter | Krankenschwester |
| Kraftfahrer | Putzfrau | Krankengymnastin |
| Anstreicher | Lagerarbeiter | Masseur |
| Fußpfleger | | Kindergärtnerin |
| Koch | | Postzusteller |
| Kellner | | Lieferant (unter 10 kg) |
| Pilot | | Stewardess |
| Zugführer | | |
| Kassierer | | |
| Datotypistin | | |
| Kranführer | | |
| Fliesenleger | | |

Fehlstellung verheilte Wirbelfrakturen und Entzündungen führen in den benachbarten Segmenten gehäuft zu intradiskalen Massenverschiebungen und Überlastungen der Wirbelgelenke.

Solche Schäden gilt es durch genaue Erhebung der Anamnese und Untersuchung zu erkennen.

Weiterhin spielt das Lebensalter eine Rolle: Kreuz- und Ischiasschmerzen treten bevorzugt im mittleren Lebensabschnitt, das heißt zwischen dem 35. und 50. Lebensjahr, auf, wenn also die meisten Menschen noch mitten im Beruf stehen. In jüngeren Jahren ist die Elastizität des Bandscheibengewebes noch ausreichend groß, später beim älteren Menschen kommt es zur Fibrosierung des Zwischenwirbelabschnitts mit der sog. wohltätigen Teilversteifung im Alter (Idelberger).

Der dritte Risikofaktor an einem Bandscheibensyndrom zu erkranken ist schließlich die Arbeit selbst. Bandscheibenbelastend sind alle Tätigkeiten, die längeres Stehen oder Sitzen erfordern und in halbgebückter Rumpfhaltung ausgeübt werden müssen und weiterhin mit dem Heben und Tragen schwerer Gegenstände verbunden sind. In Tabelle 1 sind einige Tätigkeiten aufgeführt.

Abschließend ist festzustellen, daß Menschen im mittleren Lebensabschnitt mit familiärer Belastung und einer bandscheibenbelastenden beruflichen Tätigkeit sich besonders vorsehen müssen. Sie sollten die Regeln der Rückenschule beachten und in ihrer Freizeit einer wirbelsäulenfreundlichen Sportart nachgehen.

## Literatur

Krämer J (1986a) Bandscheibenbedingte Erkrankungen. Thieme, Stuttgart (2. Auflage)

Krämer J (1986) Bandscheibenschäden, Vorbeugen durch Rückenschule. Heyne, München

Kruse M, Rezai M (1980) Frequenz und Intensität bandscheibenbedingter Erkrankungen in 10 verschiedenen Berufen. Medizinische Dissertation, Düsseldorf

# Wirbelsäulenbeschwerden bei Orchestermusikern

H. COTTA und E. SCHNEIDER

Das Berufsbild des Orchestermusikers ist nicht allein durch seine produktive bzw. reproduktive Auseinandersetzung mit den Werken der Meister gekennzeichnet, sondern auch mit regelmäßiger täglicher Probenarbeit und Aufführungspraxis verbunden. Unter diesen Vorzeichen ist die körperliche Belastung mit der eines Arbeiters vergleichbar. Bisher liegen über dabei zu erwartende Beschwerden am Haltungs- und Bewegungsapparat von Berufsmusikern nur wenige Untersuchungen vor (Skrgatic et al. 1979, Zergollern et al. 1979).

Aus dem statistischen Jahrbuch 1985 ist zu entnehmen, daß in 43 Theater- und 39 Kulturorchestern in der Bundesrepublik Deutschland ca. 5700 Musiker beschäftigt sind.

Um eine Übersicht über deren orthopädische Leiden zu erhalten, führten wir unter den Mitgliedern dreier bedeutender deutscher Symphonieorchester eine Umfrage durch. Bei 255 ausgegebenen Fragebögen lag die Rücklaufquote um 37%. Von den 11 Frauen und 83 Männern waren 28 Bläser, 48 Geiger bzw. Bratscher und 12 Cellisten oder Bassisten. 6 Musiker fielen nicht unter die genannten Instrumentalgruppen. 24 der 94 Musiker gaben keine Beschwerden am Haltungs- und Bewegungsapparat an. Darunter waren überdurchschnittlich viele Blech- und Holzbläser. 74% der Geiger und Bratscher einerseits sowie der Cellisten und Bassisten andererseits berichteten über orthopädische Leiden. Dabei lag die Altersgruppe der 40–60jährigen mit 82% eindeutig an der Spitze. 87 von 100 Musikern, die ein Leiden am Haltungs- und Bewegungsapparat angaben, nannten Beschwerden an der Wirbelsäule bzw. den angrenzenden Weichteilstrukturen. Hierbei fiel vor allem der hohe Prozentsatz der Geiger und Bratscher auf, die mit 92% den höchsten Anteil stellten. 18% davon berichteten über Sensibilitätsstörungen an den oberen Extremitäten, 67% beschrieben eine Körperfehlhaltung. Die entsprechenden Zahlen lagen bei den Bläsern und anderen bei 84%, bei den Cellisten und Bassisten bei 78%, wobei periphere neurologische Ausfälle an den oberen Extremitäten jeweils von weniger als 10% der Befragten angegeben wurden. Der Anteil derjenigen, die eine Körperfehlhaltung nannte, lag bei den Bläsern und anderen um 62, bei den Bassisten und Cellisten um 57%.

In allen Instrumentalgruppen wurden die Wirbelsäulenbeschwerden hauptsächlich am Übergang von der Halswirbelsäule zur Brustwirbelsäule angegeben – am eindrücklichsten bei den Geigern, am wenigsten bei den Cellisten.

Selbstverständlich ist eine eindeutige Zusammenstellung der Diagnosen gerade an der Wirbelsäule mit ihren nicht immer faßbaren Beschwerden- und Schädigungsbildern anhand von Fragebögen problematisch und anfechtbar.

Immerhin ist den Angaben zu entnehmen, daß aus den hauptsächlich genannten Beschwerden der wirbelsäulenbegleitenden Weichteilstrukturen eine erhebliche Beeinträchtigung der Musiker in ihrem Beruf resultiert.

**Tabelle 1.**

| Berufliche Konsequenzen | |
|---|---|
| Qualitätsminderung des Instrumentalspiels bei | 43% |
| Ausfallquote | 43% |
| Durchschnittliche Ausfalldauer | 10 Wochen (wenige Tage bis 1½ Jahre) |
| Erfolgreiche Behandlung bei | 76% |

43% der Befragten gaben eine Minderung der Qualität ihres Instrumentalspieles an, die auch im Klangkörper eines großen Orchesters hörbar wird. Somit ist auch die Ausfallquote mit ebenfalls 43% beachtlich und nicht überraschend. Die Zeitspannen betrugen zwischen wenigen Tagen und 1½ Jahren bei einem Mittel von 10 Wochen (Tabelle 1).

Bei den genannten Beschwerdebildern ist es naheliegend, daß die überwiegende Zahl von Behandlungen konservativ erfolgte. Lediglich 2 der befragten Musiker wurden an einem lumbalen Bandscheibenvorfall operiert. Ein direkter Zusammenhang mit der Tätigkeit als Instrumentalist ist bei diesen beiden Patienten – einem Cellisten, einem Geiger – nicht nachweisbar.

24% der Patienten gaben an, daß die Behandlung zu keinem zufriedenstellenden Resultat geführt habe, obwohl die Palette orthopädischer und paramedizinischer Techniken ausgenutzt wurde. Bemerkenswert ist hierbei, daß die Musiker vor allem bei Auslandstourneen in exotische Länder vornehmlich fernöstliche Therapeuten aufsuchten und sich mittels deren Praktiken wie Akupunktur, manuellen Therapien und anderen z. T. erfolgreich behandeln ließen. Jeder 5. Geiger hatte eine Akupunkturserie hinter sich.

Wenn man sich vor allem bei den Streichern die zum Spiel benötigten und ausgeführten Bewegungen betrachtet, ist man berechtigt, von festgelegten Bewegungsmustern zu sprechen.

Diese Bewegungsmuster können in dem vorgegebenen Rahmen zu den genannten Beschwerden führen.

Bei den Streichern wird das Spiel durch einen das Instrument und den Bogen umgreifenden pulsierenden Spannungsring der Arme und des Schultergürtels mit dem Brust-/Halswirbelsäulenübergang als Zentrum bestimmt. Der Klangkörper des Instruments legt die Ebene der Hauptbewegungsrichtung fest – bei den Geigern und Bratschern mehr zur Horizontalen, bei den Cellisten und Bassisten eher zur Frontalen orientiert (Abb. 1).

Das Violinspiel wird bewegungsmäßig von zwei Eckpositionen eingeklammert:

1. dem Ton an der Spitze des Bogens mit der linken Hand in der ersten Lage nahe an der Schnecke als weit ausholende Haltung und
2. dem Ton am Frosch des Bogens mit der linken Hand in hoher Lage oder in Flageolettposition nahe dem Corpus des Instruments als eng umfassende Position (Abb. 2).

Dabei bleibt der Kreis Schultergürtel – linker Arm – Bogen – rechter Arm – Schultergürtel idealerweise frei aufgehängt, wobei die Geige eine zwischen Kinn und linkem Schlüsselbein basierende Diagonale ergibt.

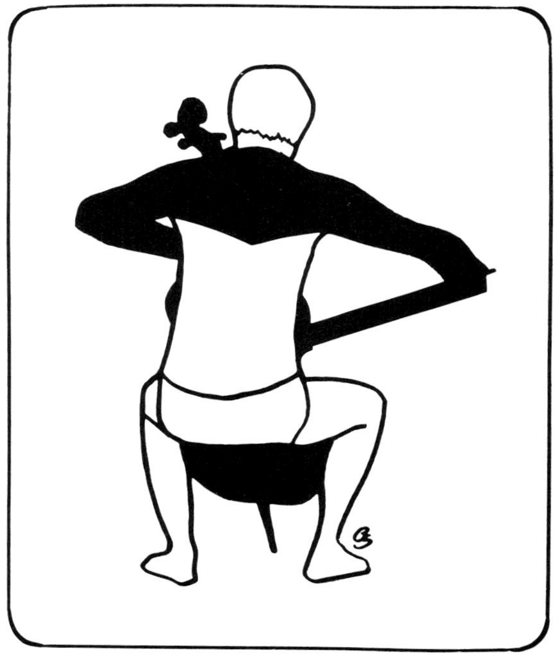


**Abb. 1.** Sitzhaltung eines Streichers (Cellisten) beim Instrumentalspiel mit Darstellung des „Spannungsrings" Schultergürtel – linker Arm – Bogen – rechter Arm – Schultergürtel (schwarz)

Die muskuläre Stabilisierung des Bewegungszentrums wird durch den M. trapecius, die Mm. rhomboidei und den M. levator scapulae gebildet, die hauptsächlich vom 1. Halswirbel bis zum 4. Brustwirbel ausgehen. Sie bilden unter anderem das anatomische Korrelat zu den von den Musikern geklagten Beschwerden.

Wie Abb. 2 zu entnehmen ist, baut sich die Brustwirbelsäule hartnäckig in einer rechtskonvexen Skoliosehaltung auf, wobei das rechte Schulterblatt angehoben wird. Die Halswirbelsäule wird nach links gedreht und in Kyphosestellung gebracht.

Skrgatic bestätigt diesen Befund in einer Studie über Streicher des Zagreber Philharmonischen Orchesters (1979).

Der seinerzeit berühmte Arzt Bennati wies in einem Bericht über Paganini auf eine abnorme Dehnbarkeit der Muskelpartien zwischen den Schulterblättern hin und suchte dabei unter anderem nach einer Erklärung für das phänomenale Spiel seines Patienten (Bennati 1831, Farga 1983).

Bei den Cellisten und Bassisten ist der Bewegungsumfang, den beide Arme zurückzulegen haben, ausgedehnter. Wie bereits erwähnt, ist die Bewegungsebene eine andere, das Bewegungszentrum und die beteiligte Muskulatur jedoch dieselbe wie bei den Geigern und Bratschern. Auch hier baut sich, ebenso wie beim sitzenden Orchestergeiger, die Brustwirbelsäule mit einer leichten Seitausbiegung nach rechts auf. Die Lendenwirbelsäule fällt in eine Steilstellung bis kyphotische Stellung vor.

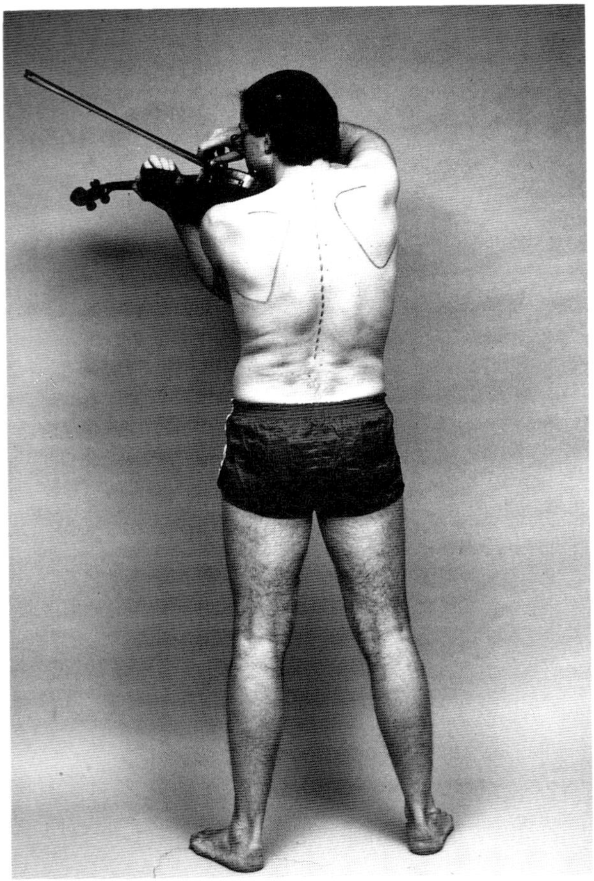

**Abb. 2.** Haltung eines Streichers (Geiger) mit Darstellung der Dornfortsatzreihe und der Schulterblätter in der eng umfassenden Position

Die Analysen der Bewegung und Beschwerden lassen sich somit zusammenfassen:

1. Das Spiel der Streicher wird durch Bewegungsstereotypen bestimmt, deren Ausgangspunkt die von der gesamten Hals- und kranialen Brustwirbelsäule ausgehende Muskulatur ist.
2. Hier finden sich die meisten Beschwerden, die vornehmlich die Weichteile betreffen.
3. Die Brustwirbelsäule wird in eine rechtskonvexe Seitausbiegung gedrängt.
4. Auch bei anderen Instrumentalgruppen, die eine Beanspruchung des Schultergürtels erfordern, finden sich ähnliche Beschwerden.
5. Der Berufsorchestermusiker ist dadurch in seiner Leistungsfähigkeit so beeinträchtigt, daß die Ausfallszeiten überdurchschnittlich hoch werden.
6. Die Behandlungsergebnisse sind nicht immer zufriedenstellend, wobei auch sogenannte Außenseitermethoden gerne beansprucht werden.

## Literatur

Bennati F (1831) Notice physiologique sur Paganini. Rev. Paris, 3, 2, 52

Farga F (1983) Geiger und Geigen. Müller, Rüschlikon/CH s 205–206

Skrgatic M, Krapac L, Zergollern J (1979) Radiological Analysis of the Spine by Professional Musicians, Lij. vjes. 101:379–382

Statistisches Jahrbuch 1985, 16.24 Öffentliche Theater 1983/84. S 380

Zergollern J, Bielen M, Skrgatic M, Nicolic R (1979) The Painful Shoulder Syndrome in Musicians Playing in the Orchestra of the Croatian National Theatre. Lij. vjes. 101:249–250

# Arbeitsmedizinische Probleme in der Krankenpflege: Häufigkeit und Bedeutung von Lendenwirbelsäulenerkrankungen

M. Schumacher, F. Hofmann, U. Stössel und U. von Heyden

Nach Untersuchungen von Dixon et al. (zit. n. Krämer 1978) ist bei Arbeitern mit einem Ausfall von zwei Tagen pro Arbeiter und Jahr infolge von Lendenwirbelsäulenerkrankungen zu rechnen. Während bei einer Reihe von Berufen Häufigkeit, berufsspezifische Ursachenfaktoren und sozialmedizinische Auswirkungen von Erkrankungen des Stützskelettes untersucht wurden, liegen hierzu nur wenige Daten beim Krankenhauspersonal vor (Albrecht et al. 1982, Junghanns 1979, Kretzschmar 1976, Troschke 1974). Obwohl die medizinische und volkswirtschaftliche Bedeutung von Erkrankungen der Lendenwirbelsäule erkannt und akzeptiert ist, erfassen Einstellungs- und arbeitsmedizinische Vorsorgeuntersuchungen des Klinikpersonals dennoch nicht speziell Erkrankungen des Bewegungs- und Stützapparates. Um deren Relevanz für die in Krankenhäusern Beschäftigten zu erfassen, wurden daher mittels eines Fragebogens die Häufigkeit, Altersverteilung, Lokalisation, Ursachenfaktoren, Auswirkungen auf die Berufstätigkeit und Wahl der Therapie ermittelt.

## Untersuchungsmethode

Die Befragung wurde an insgesamt 376 Klinikangehörigen bzw. Krankenpflege-, Krankengymnastik- und MTA-Schülern durchgeführt, die in die Kliniktätigkeit integriert waren. Die 113 Beschäftigten (43 Schwestern, 31 Ärzte, 16 MTA/RTA, 13 Verwaltungsangehörige, 11 Arbeiter/Handwerker) wurden für die statistische Auswertung wegen der geringen Fallzahl gemeinsam bewertet. Der 40 Punkte umfassende Fragebogen erfaßte neben der Familien- und Eigenanamnese Fragen zur Art der Tätigkeit, insbesondere das Ausmaß der körperlichen Belastungen, außerberufliche körperliche Tätigkeiten, die Häufigkeit von Lumbalgien oder Lumboischialgien, deren Therapiemaßnahmen und auf Lumbalbeschwerden zurückzuführende Arbeitsausfälle, Durch eine detaillierte Befragung zu Lokalisation der Schmerzen, Schmerzausstrahlung, Schmerzmaximum, Paresen, Sensibilitätsstörungen und Aufzeichnung der Schmerzmaxima und Schmerzprojektionen in ein Körperschema wurde versucht, die Art des Lumbalsyndroms genauer zu bestimmen. Vier Fragen mit 21 Unterteilungen dienten der Eruierung evtl. auslösender Faktoren im Rahmen der beruflichen Tätigkeit. Die Probanden wurden außerdem aufgefordert, den Prozentanteil beruflicher Belastung für die Beschwerdeverursachung zu schätzen. Um überstatistisch häufige Angaben von Lendenwirbelsäulenbeschwerden herauszufinden, erfaßten wir zusätzliche Persönlichkeitsmerkmale und korrelierten sie mit der subjektiven Einschätzung der Befragten zur allgemeinen Lebenssituation, Zukunftsperspektive, Bewältigung von Konfliktsituationen, persönlichen Überforderung und Bewertung der eigenen Berufssituation.

Bei der Untersuchung der möglichen Ursachenfaktoren wurde außerdem die Übergewichtigkeit berücksichtigt und mit der Häufigkeit von Lumbalsyndromen korreliert. Das Sollgewicht wurde nach Broca für Männer und Frauen unterschiedlich berechnet.

## Ergebnisse

Insgesamt gaben 27% der Schüler und 49% der Beschäftigten Lendenwirbelsäulenbeschwerden an. Die Altersverteilung zeigt ein Überwiegen der Lumbalgien in den jüngeren bis mittleren Altersstufen (71,5% Lumbalgien gegenüber 47,6% Lumboischialgien der Befragten bis 39 Jahre). Vom 40. Lebensjahr an dominieren Lumboischialgien (52,4% gegenüber 28,5%). Durch die medizinische Vorbildung der meisten Befragten war die Zuordnung der Beschwerdeform und betroffenen Segmente in ⅔ der Fälle möglich. Hilfreich war besonders die bildliche Darstellung im Körperschema. Lumbalgien (48,1%) waren in beiden Gruppen häufiger als Lumboischialgien (29,2%). Die Verteilung auf die Lumbalsegmente ist in Tabelle 1 aufgeführt. In einem Drittel war weder aus den Antworten der Einzelfragen noch nach der Schemazeichnung die Segmenthöhe hinreichend sicher zu lokalisieren.

Häufigkeit, Auftreten, Dauer und Belastungsabhängigkeit der Schmerzen wurden als sehr wechselhaft beschrieben (86,6% bei den Schülern, 84,4% in der Beschäftigtengruppe). Mehr als die Hälfte der Befragten gaben einen engen Zusammenhang mit Belastungen am Arbeitsplatz und 61% auch außerhalb der beruflichen Tätigkeit an (Tabelle 2). Als besonders belastend wurde das Heben und Umlagern bettlägriger Patienten beschrieben. Je etwa ein Drittel halten die unmittelbaren Be-

**Tabelle 1.** Beschwerdetyp und Segmentlokalisation

| | Schüler (n = 263) | Beschäftigte (n = 113) |
|---|---|---|
| Lumbalgie | 17,1% | 31,0% |
| Lumboischialgie | 10,6% | 18,6% |
| $L_5/S_1$ | 60,7% | 57,1% |
| nicht lokalisiert | 35,7% | 33,3% |
| andere Segmente | 3,6% | 9,6% |

**Tabelle 2.** Schmerzempfinden und subjektive Beurteilung von Beschwerdeursachen

| | |
|---|---|
| – Beschwerden nach Belastung | 58,2% |
| – Beschwerden bei Belastung | 53,2% |
| – Beschwerden auch in arbeitsfreier Zeit | 61,1% |
| – Beschwerden arbeitsbedingt zu 1/3 | 33,3% |
| – Beschwerden arbeitsbedingt zu 2/3 | 33,9% |
| – Beschwerden arbeitsbedingt zu 3/3 | 32,8% |

lastungen durch die Arbeit zu unterschiedlichen Teilen für krankheitsauslösend (Tabelle 2).

Zwischen der Häufigkeit von Lumbalsyndromen in Abhängigkeit von der Körpergröße zeigte sich keine Korrelation; so sind sehr große Probanden über 1,85 m nicht häufiger von Lumbalsyndromen betroffen als kleine unter 1,60 m. Ebenso korrelierten die Absolutgewichte nicht mit einer erhöhten Häufigkeit von Lumbalsyndromen. In beiden Gruppen ergab sich ebenso kein Zusammenhang zwischen Übergewicht und Häufigkeit von Lumbalgie oder Lumboischialgie (Tabelle 3). Für die Vergleichsberechnung zugrundegelegt wurde ein Übergewicht von mehr als 10%.

Die Beschwerden führten bei 16,8% der Schüler und 46,8% der Beschäftigten zur Arbeitsunfähigkeit. Die Anzahl der Krankschreibungen wurde in der Gesamtzahl subsumiert und reichte bis zu 8mal (3,6% der Schülergruppe, 4,5% der Beschäftigtengruppe).

Auffällige Unterschiede ergaben sich bei der Wahl der Therapiemittel. Während Schüler sich von einer krankengymnastischen Behandlung und Chiropraxie bessere Heilungschancen erhofften, sank die Rate bei den Beschäftigten. Chiropraxie wurde fast nicht, Homöopathie überhaupt nicht in Anspruch genommen. In der Beschäftigtengruppe liegt der Anteil von medikamentöser, konservativ stationärer und operativer Therapie 3–5mal so hoch (Tabelle 4).

**Tabelle 3.** Körpergewicht und Lumbalsyndrom

| | Schüler (Übergewicht > 10%) | Beschäftigte (Übergewicht > 10%) |
|---|---|---|
| Lumboischialgie | 17,5% | 40,0% |
| Keine Lumboischialgie | 15,5% | 33,3% |
| | p = 0,9316 nicht signifikant | p = 0,7135 nicht signifikant |

**Tabelle 4.** Arbeitsunfähigkeit und Therapie bei Lumbalsyndromen

| Schüler (in % [a]) | | Beschäftigte (in % [a]) |
|---|---|---|
| Krankschreibung | 16,8 | 46,8 |
| Ärztl. Behandlung | 68,6 | 88,2 |
| KG | 30,9 | 25,2 |
| Chiropraxis | 8,4 | 1,8 |
| Massage | 8,4 | 25,2 |
| Homöopathie | 4,2 | 0,0 |
| Spritzen | 12,6 | 30,6 |
| Medikamente | 7,0 | 36,0 |
| OP | 1,4 | 5,4 |
| Chemonukleolyse | 1,4 | 5,4 |
| Station/Therapie | 2,8 | 16,2 |

[a] Durch Therapiekombination mehr als 100%.

**Tabelle 5.** Subjektives Krankheitsgefühl

| „Sehr gesund" | ← Beschwerden arbeitsbedingt → | „Relativ gesund" |
|---|---|---|
| 50% | zu 1/3 | 34% |
| 25% | zu 2/3 | 34% |
| 25% | zu 3/3 | 32% |

**Tabelle 6.** Bewertung der persönlichen Lebenssituation, Berufssituation und Zukunftsperspektive

| | | Lumbalsyndrom | Kein Lumbalsyndrom |
|---|---|---|---|
| Berufssituation | positiv | 96,3% | 92,7% |
| | negativ | 3,7% | 7,3% |
| Lebenssituation | positiv | 72,0% | 76,7% |
| | negativ | 28,0% | 23,3% |
| Zukunftsperspektive | positiv | 52,7% | 62,6% |
| | negativ | 47,3% | 37,4% |

Heilpraktiker wurden von keinem der Befragten aufgesucht. Die Bewertung des subjektiven Krankheitsgefühls mit den Alternativen „relativ gesund" oder „sehr gesund" zeigte, daß etwa je ein Drittel der Befragten sich als relativ gesund einstuften, unabhängig davon, ob die Beschwerden nur zu einem Drittel oder vollständig auf Arbeitsplatzbelastungen zurückgeführt wurden (Tabelle 5).

Trotz Lumbalbeschwerden „sehr gesund" fühlten sich überwiegend die Befragten, die ihre Beschwerden als geringer arbeitsbedingt einschätzen.

Die zur Überprüfung von Aggravationstendenzen, gezielten Fehlangaben, gesteigertem Kausalitätsbedürfnis oder larvierter Depression eingesetzte Fragenskala zur Berufssituation, Lebenssituation und Zukunftsperspektive ergab keine signifikanten Gruppenunterschiede der Befragten mit und ohne Lendenwirbelsäulenbeschwerden (Tabelle 6).

## Diskussion

Der Anteil an Arbeitsunfähigkeit, Heilverfahren und Berufsförderungsmaßnahmen infolge chronischer Wirbelsäulenleiden ist beträchtlich. Nach Ellwanger (1976, zit. n. Junghanns 1979) werden 31,2% aller Heilverfahren und 46,95% der Berufsförderungsmaßnahmen wegen bestehender Wirbelsäulenleiden durchgeführt. Nach Berufsgruppen unterschiedlich hoch erzwingen Lumbalgien von 30–75% (Magora 1970, zit. n. Junghanns 1979) einen Berufswechsel, der bei Krankenpflegepersonen nach 11jähriger Berufstätigkeit 47% beträgt. Detailliertere Analysen über die Häufigkeit von LWS-Syndromen und ihre sozialmedizinische Bedeutung liegen nur vereinzelt vor. Angaben zu LWS-Syndromen schwanken zwischen 35 und 72% (Kretzschmar 1976, Müller et al. 1984, Troschke 1974). Die Angaben von Kretzschmar (1976) über eine Gesamthäufigkeit von LWS-Syndromen bei Krankenschwestern in 43% decken sich mit dem Ergebnis unserer Untersuchung, worin erwartungsgemäß auch die altersabhängige Beschwerdezunahme bestätigt wird. Wie in anderen Untersuchungen wurden die Beschwerden von den Befragten in unmittelbarem Zusammenhang mit der beruflichen Tätigkeit gesehen. Die Ergebnisse dekken sich mit Angaben anderer Autoren (Kretzschmar 1976, Albrecht et al. 1982), bei denen die Befragten zwischen 60 und 86% ihre Tätigkeit als stark körperlich belastend angaben. Die Abhängigkeit der Beschwerden durch Belastungen am Arbeitsplatz spiegelt sich auch bei unserem Kollektiv in der Tatsache wider, daß *alle* Befragten eine arbeitsbedingte Beschwerdeauslösung vermuten. Unterschiedlich ist nur deren Ausmaß. Die Einschätzung einer 100% arbeitsbedingten Schmerzauslösung bei einem Drittel der Befragten entspricht jedoch wahrscheinlich eher einem besonders ausgeprägten Kausalitätsbedürfnis und widerspricht den üblichen pathophysiologischen Vorstellungen von der Entstehung von Lumbalsyndromen. Wie jedoch die subjektive Einschätzung des Gesundheitszustandes sowie die Überprüfung der Persönlichkeitsmerkmale zeigt, zeichnet sich diese Gruppe nicht durch besondere Arbeitsunwilligkeit, Unzufriedenheit am Arbeitsplatz oder defätistische Lebenshaltung aus. In die Bewertung des subjektiven Krankheitsgefühls geht offensichtlich die Bereitschaft mit ein, krankmachende Faktoren am Arbeitsplatz zu akzeptieren. Nur so läßt sich erklären, daß jeweils ein Drittel der Befragten, die unterschiedlich von 30–100% die Beschwerden auf körperliche Belastungen am Arbeitsplatz zurückführen, sich dennoch als relativ gesund einstufen. Ein ähnliches Verhalten ist beispielsweise von Asbestarbeitern bekannt, die Lungenerkrankungen häufig als unvermeidliche Berufserkrankungen schicksalhaft akzeptieren.

Trotz aller Einschränkungen, die eine Vorfelduntersuchung und Befunderhebung durch Fragebogen beinhaltet, ist aus den vorgelegten Daten zu entnehmen, daß Erkrankungen der Lendenwirbelsäule bei dem Klinikpersonal berufsspezifische Bedeutung haben. Für die Praxis ergibt sich bei Schülern vor Aufnahme der Krankenpflegeausbildung die Forderung nach einer entsprechend erweiterten arbeitsmedizinischen Vorsorgeuntersuchung, die prädisponierende Faktoren wie z. B. einen durchgemachten M. Scheuermann, Bandscheibenleiden in der Vorgeschichte oder eine Spondylolisthesis als negatives Auswahlkriterium berücksichtigen sollte. Für das bereits im Arbeitsprozeß stehende Personal wäre anzustreben, Arbeitsplatzveränderungen, Mobilität im Einsatz und geeignete Arbeitstechniken und Arbeitshilfen, wie von Stubbs et al. (1983) propagiert, gezielter zu nutzen.

## Literatur

Albrecht H, Büchner E, Engelke DR (1982) Arbeitsmarkt und Arbeitsbedingungen des Pflegepersonals in Berliner Krankenhäusern: Analysen und Maßnahmevorschläge. Berlin Verlag, Berlin

Junghanns H (1979) Die Wirbelsäule in der Arbeitsmedizin. Hippokrates, Stuttgart

Krämer J (1978) Bandscheibenbedingte Erkrankungen. Thieme, Stuttgart

Kretzschmar K (1976) Das Symptom Kreuzschmerz bei der berufstätigen Schwester. Dtsch Gesundh-Wesen 31:1603–1605

Müller R, Schwarz F, Weisbrod H, König P (1984) Fehlzeiten und Diagnosen der Arbeitsunfähigkeitsfälle von neun Berufen. Forschungsbericht 359. Bundesanstalt für Arbeitsschutz, Dortmund

Stubbs DA, Buckle PW, Hudson MP, Rivers PM (1983) Back pain in the nursing profession II. The effectiveness of training. Ergonomics 26:767–779

Troschke vJ (1974) Medizinsoziologische Strukturforschung im Krankenhausbereich – Soziale Konflikte im Krankenhaus. DFG-Forschungsbericht

# Zur Abhängigkeit des Bandscheibenprolaps bei der beruflichen Belastung – Präoperative Randbedingungen und postoperative Auswirkung aus beruflicher Sicht

D. GEBAUER, G. WASMER und N. BÜCHL

## 1. Einführung

Im Zeitraum von Januar 1975 bis einschließlich Juni 1981 wurden an der Staatlichen Orthopädischen Klinik München-Harlaching 402 Patienten wegen eines Bandscheibenleidens operiert. Aus diesem Patientengut wurden stichprobenartig 201 Patienten angeschrieben mit der Bitte, sich einer Nachuntersuchung zu unterziehen. 96 Patienten folgten der Einladung, sie wurden im Juni und Juli 1985 untersucht. Es ergab sich ein Beobachtungszeitraum von 4–10 Jahren seit der Operation, wobei der Durchschnitt bei 6,5 Jahren lag. Ein wesentlicher Teil der Nachuntersuchung betraf die beruflichen Randbedingungen der Patienten im Zusammenhang mit dem operativen Eingriff.

## 2. Alters- und Geschlechtsverteilung

Die Altersverteilung der Patienten läßt ein Bevorzugen des 4. und 5. Dezenniums erkennen, die zusammen 66% des Patientengutes erfassen. Mit 22% liegt das 6. Dezennium an 3. Stelle, während die übrigen Altersgruppen nur geringfügig betroffen sind. Das Verhältnis der Geschlechter entspricht mit 52 Männern zu 44 Frauen einem Prozentsatz von 54,2 zu 45,8%. Zum Zeitpunkt der Operation waren 46% der Männer und 43% der Frauen übergewichtig.

## 3. Berufsgruppe, körperliche Belastung, Körperhaltung

Arbeiter bzw. Angestellte waren mit 30 bzw. 34 Patienten gleich häufig betroffen, der Anteil der Hausfrauen betrug immerhin fast 20%. Als besondere Gruppe sind die Kraftfahrer mit 5 Patienten zu nennen. Während nur 8 Patienten schwere körperliche Arbeit verrichteten, arbeiteten mit 62 Patienten fast ⅔ nur mit leichter körperlicher Belastung. 33% der Patienten gaben an, überwiegend eine sitzende Berufstätigkeit auszuüben, während 16% während der Arbeit vorwiegend eine stehende Körperhaltung einnahmen. Die Mehrzahl von 51% aller Patienten nahm bei ihrer beruflichen Tätigkeit keine vorwiegende Körperposition ein.

## 4. Operationsverfahren

Es wurde in 72% der Operationen eine Fenestrotomie und in 28% der Fälle eine Hemilaminektomie durchgeführt. Die Laminektomie war besonders dem medialen Massenvorfall und der knöchernen Spinalstenose vorbehalten. Sie mußte nur in 3 Fällen durchgeführt werden.

## 5. Stationärer Aufenthalt, postoperative Arbeitsunfähigkeit

Die Dauer der gesamten stationären Behandlung lag durchschnittlich bei 29 Tagen, die postoperative stationäre Phase betrug durchschnittlich 19 Tage. Bei den 9 Patienten mit einer Mehretagen-Operation war sie mit 22 Tagen geringfügig erhöht.

Die Dauer, für die die berufstätigen Patienten nach der Entlassung aus stationärer Behandlung krankgeschrieben waren, war durchschnittlich 12 Wochen. Der relativ hohe Anteil der über 4 Monate krankgeschriebenen Patienten gliederte sich in 8 Arbeiter, von denen nach eigenen Angaben 5 einer mittelschweren und 3 einer schweren körperlichen Belastung ausgesetzt waren, und 10 Angestellte. Bei 2 dieser Angestellten verzögerte sich der Arbeitsbeginn, da postoperativ eine Wundinfektion bzw. eine Spondylitis komplizierend hinzugetreten waren. In 2 anderen Fällen mußte aufgrund eines echten Rezidivs bzw. einer Narbenverwachsung später eine Reoperation durchgeführt werden.

## 6. Postoperative Berufsausübung

Als wichtiges Kriterium für die Erfolgsbeurteilung einer Bandscheibenoperation gilt die weitere Berufsausübung. So konnten 48 Patienten entsprechend 70% aller Berufstätigen ihrem alten Beruf wieder nachgehen, wobei teilweise körperlich schwerere Handgriffe von Arbeitskollegen abgenommen wurden. 27 Patienten waren zum Zeitpunkt der Operation Hausfrauen und Rentner. Umschulungsmaßnahmen bzw. ein Berufswechsel erfolgten bei 10 Patienten. 8 Patienten wurden vorzeitig berentet und in 3 weiteren Fällen war nach abgewiesenen Rentenanträgen noch keine definitive Entscheidung gefallen.

## 7. Diskussion

In Übereinstimmung mit der Literatur ergibt sich eine typische Altersverteilung der Patienten mit der Bevorzugung des 4. und 5. Dezenniums. Die Bedeutung der körperlichen Belastung im Beruf wird in der Literatur unterschiedlich beurteilt. Viernstein (1966) vertrat die Ansicht, daß der Bandscheibenvorfall durch schwere körperliche Arbeit gefördert wird bzw. frühzeitiger auftritt. Der Anteil an Patienten, die Berufe mit schweren körperlichen Arbeiten ausübten, wurden in der älteren Literatur mit bis zu ⅔ angegeben (Friberg 1946, Fraser 1966). Nach neueren Untersuchungen scheint jedoch der Bandscheibenvorfall in seiner Entstehung unabhängig von der Schwere der Arbeit zu sein (Schuler 1983). Auch in unserem Patientengut waren lediglich 8% einer schweren körperlichen Belastung ausgesetzt.

Auffallend ist im Gegensatz dazu, daß 65% der Patienten eine leichte Arbeit vorwiegend im Sitzen ausübten. Nach verschiedenen biomechanischen Untersuchungen ist der intradiskale Druck bei der üblichen Arbeitssitzhaltung doppelt so hoch wie im Stehen. Langes Sitzen scheint deshalb für die Entstehung eines Bandscheibenschadens von größerer Bedeutung zu sein als die Beanspruchung durch körperliche Arbeit. Daher ist auch der Anteil der Berufsfahrer unter den Bandscheibenpatienten überproportional hoch, in unserem Patientenkreis waren es 5%. Die postoperative Arbeitsunfähigkeit nach Entlassung betrug durchschnittlich etwa 15 Wochen, wobei Vogt (1974) und Roch (1975) mit 16–26 Wochen eine längere Dauer angaben.

Die Aussichten, nach der Operation im gleichen Beruf weiterzuarbeiten, dürfen nach den eigenen Ergebnissen und im Vergleich mit der Literatur als günstig beurteilt werden. 62–87% der Patienten üben den alten Beruf weiter aus.

Das Ausmaß der Einschränkung der Wirbelsäulenmotilität und dabei auftretender Bewegungsschmerz sind ein wichtiger subjektiver Faktor der Erfolgsbeurteilung der Operation durch den Patienten. Eine leichte Verringerung der Lendenwirbelsäulenmotilität ohne Bewegungsschmerz läßt sich nach Moreno (1982) postoperativ besonders bei befriedigenden Endergebnissen feststellen. In unserem Patientengut war bei der Beweglichkeitsprüfung ein deutlicher Unterschied zwischen den Operationsmethoden nachweisbar. Dabei waren 81% der Patienten mit Hemilaminektomie bzw. Laminektomie zumindest im endgradigen Bereich gegenüber 48% des gesamten Krankengutes schmerzbedingt bewegungseingeschränkt. Bei den 9 Patienten, die eine 2-Etagen-Operation hatten, war die Beweglichkeitseinschränkung der Lendenwirbelsäule bzw. der Bewegungsschmerz nicht höher als beim gesamten Kollektiv. Auch bei der Frage, ob die Patienten subjektiv ein Instabilitätsgefühl wie „schwaches Kreuz“ o.ä. empfinden, war kein Unterschied zwischen den einzelnen Operationsmethoden feststellbar.

Möglicherweise sind deshalb die vermehrten Bewegungsschmerzen nach Hemilaminektomie bzw. Laminektomie nicht durch Instabilität, sondern durch vermehrte Narbenverwachsungen bedingt, zumal auch im Röntgenbild nach Hemilaminektomie/Laminektomie keine vermehrten knöchernen Abnützungen erkennbar waren.

## 8. Zusammenfassung

Insgesamt deuten unsere Ergebnisse an, daß kein vermehrtes Auftreten des Nucleusprolaps bei schwerer körperlicher Arbeit zwangsläufig angenommen werden kann. Es fanden sich keine eindeutigen Hinweise, daß postoperative Krankschreibung und Berentungstendenz mit dem Operationsverfahren korrelierten. Sitzende Körperhaltung ohne wesentliche Positionsveränderung, besonders in Verbindung mit Erschütterungen – wie sie beim Kraftfahrer in typischer Weise vorkommt –, muß als Prädisposition für einen Bandscheibenvorfall gelten. Die therapeutische Maßnahme des operativen Eingriffs muß auch aus beruflicher Sicht befürwortet werden, da weit mehr als ⅔ der operierten Patienten in ihrem alten Beruf weiter arbeiten können.

## Literatur

Fraser WNC (1966) The operative treatment of prolapsed discs in the lumbar region. NZ Med J 65:437–443

Friberg S, Hirsch C (1946) On late results of operative treatment for intervertebral disc prolapses in the lumbar region; preliminary report. Acta Chir Scand 93:161–168

Moreno-Torre JJ (1982) Mobility of the lumbar spine after laminectomy for disc herniation. Rev Esp Circ Osteoartic 17/100:225–240

Roch W (1975) Zur gutachterlichen Beurteilung des operierten Bandscheibenschadens. Beitr Orthop Traumatol 22:147–149

Schuler P et al. (1983) Nachuntersuchungsergebnisse nach lumbalen Bandscheibenoperationen. Orthop Praxis 3, 179–183

Viernstein K et al. (1966) Diagnose und Behandlung des lumbalen Bandscheibenvorfalls. Z Orthop 101:1–11

Vogt K-H (1974) Ergebnisse nach lumbaler Bandscheibenoperation. Z Orthop 112:821–822

# Soziale Konsequenzen bei komplizierten Verläufen nach lumbaler Bandscheibenoperation

A. Koulousakis und R. A. Frowein

## Einleitung

Neben der Beseitigung des Schmerzsyndroms und der Besserung der neurologischen Ausfälle sind die soziale und berufliche Eingliederung der an einem lumbalen Bandscheibenvorfall operierten Patienten unsere Ziele.

Die Wiedererlangung der vollen Arbeitsfähigkeit war immer ein Kriterium zur Beurteilung des Therapieerfolges (Jochheim et al. 1961).

Die medizinisch-soziale Problematik bei lumbalem Bandscheibenvorfall wurde in der Literatur mit unterschiedlichen Schwerpunkten oft ausdiskutiert (Oldenkott 1971 und 1976, Schramm et al. 1978, Krämer 1978 und Junghanns 1979). Die zunehmende Zahl der operierten Patienten – 20 000 wurden 1981 nur in Neurochirurgischen Kliniken in der Bundesrepublik Deutschland operiert –, die zwangsläufige Zunahme der nicht zufriedenstellenden Verläufe und die erschwerten Bedingungen auf dem Arbeitsmarkt mit Beginn der 80er Jahre haben uns veranlaßt, den sozialen Konsequenzen bei komplizierten Verläufen nach lumbalen Bandscheibenoperationen nachzugehen.

## Krankengut und Auswertungsmethode

Es wurden die Arbeitsfähigkeit und soziale Eingliederung von 308 an einem lumbalen Bandscheibenvorfall operierten Patienten untersucht. 209 komplikationslose Verläufe stehen 99 Verläufen mit Rezidiven und/oder komplizierten bzw. verzögerten Verläufen gegenüber (Abb. 1). Durch eine Fragebogenaktion wurde eine Katamnese bis 5 Jahre nach der Operation registriert. Weiterhin wurden selektiv Patienten in der Neurochirurgischen Ambulanz untersucht.

## Ergebnisse

Von 209 komplikationslosen Verläufen liegen 144 dokumentierte Antworten über den Beginn der Tätigkeit und der Arbeitsverhältnisse vor (Abb. 2). 4 weitere Patienten verstarben kurz nach der Operation an verschiedenen Ursachen, 2 Patienten waren bereits vor der Operation pensioniert. Bei weiteren 36 Patientinnen handelte es sich um Hausfrauen, die postoperativ auf keine fremde Hilfe angewiesen waren. Von 23 Patienten liegen bezüglich der Arbeitsfähigkeit keine Katamnesen vor, alle Patienten verließen die Klinik beschwerdefrei.

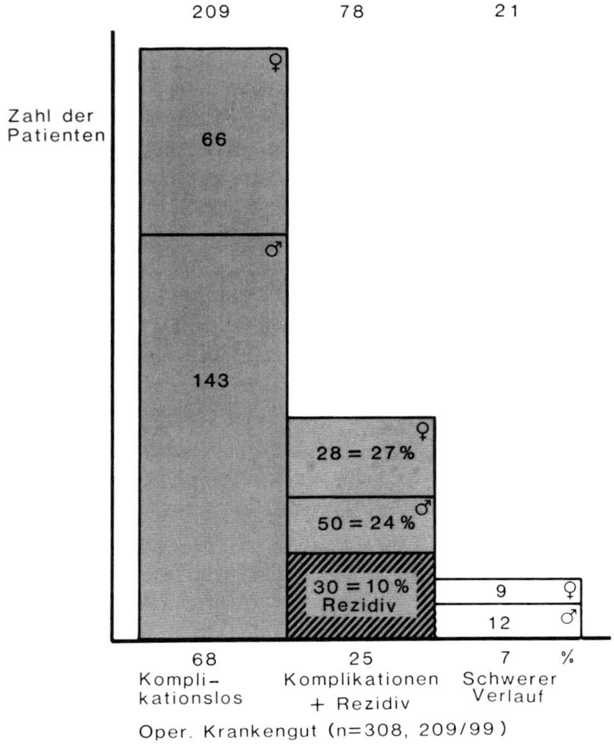


**Abb. 1.** Operiertes Krankengut (n = 308, 209/99)

Von den sich in Arbeitsverhältnissen befindenden Patienten nahmen ca. die Hälfte (64 = 44%) ihre frühere Tätigkeit innerhalb der ersten 3 Monate wieder auf. Weitere 42 Patienten nahmen ihre Tätigkeit mit Ablauf des 3. Monats auf, so daß insgesamt 73% arbeitsfähig wurden. Weitere 26 Patienten nahmen ihre Tätigkeit innerhalb der ersten 6 Monate auf, so daß insgesamt 91% der Patienten innerhalb der ersten 6 Monate berufsfähig wurden.

Schließlich wurden zwei Patienten innerhalb des ersten Jahres arbeitsfähig. Nur 2 Patienten wurden arbeitsunfähig aufgrund anderer Probleme, 5 Patienten wurden altersentsprechend invalidisiert und 3 Patienten konnten nach Umschulung schließlich vollschichtig arbeiten.

Betrachtet man die Kurve der zweiten Gruppe der Rezidive und/oder verzögerten Verläufen (Abb. 3) ist eine deutliche Verschiebung der Zeit der Wiederaufnahme der Tätigkeit zu erkennen. Während in der ersten Gruppe die meisten Patienten – unabhängig von der Schwere des Berufes – innerhalb der ersten 3 Monate arbeitsfähig wurden, erreichen in dieser Gruppe die meisten Patienten ihren präoperativen Zustand erst innerhalb der ersten 6 Monate. Wenn man die Rezidive und alle verzögerten Verläufe zusammen auswertet, ergibt sich, daß in dieser Gruppe 13% der 61 in Arbeitsverhältnissen befindenden Patienten innerhalb der ersten 3 Monate ihre Tätigkeit aufnehmen konnten. Insgesamt nahmen 39% ihre Tätigkeit mit dem Ende des 3. Monats auf, 75% innerhalb der ersten 6 Monate. 8% der berufstätigen Patien-

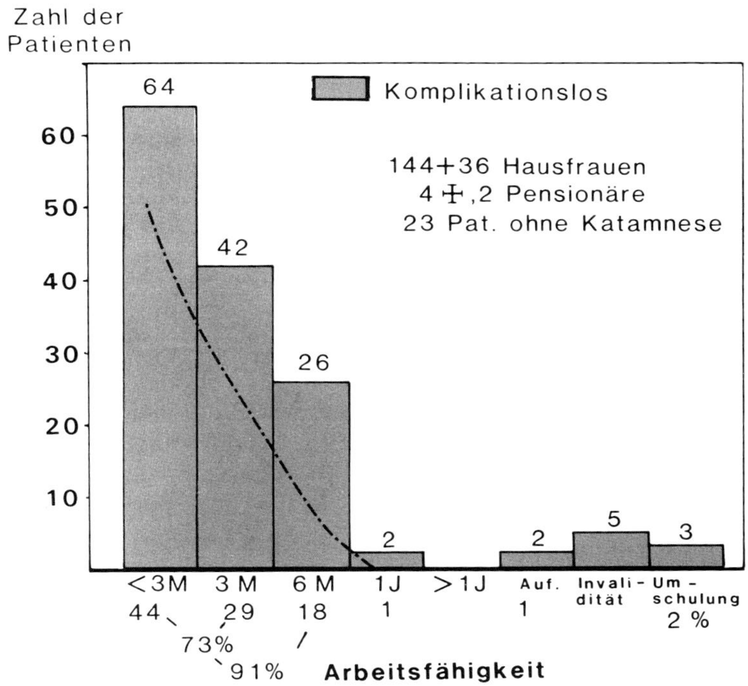


**Abb. 2.** Arbeitsfähigkeit bei komplikationslosen Verläufen

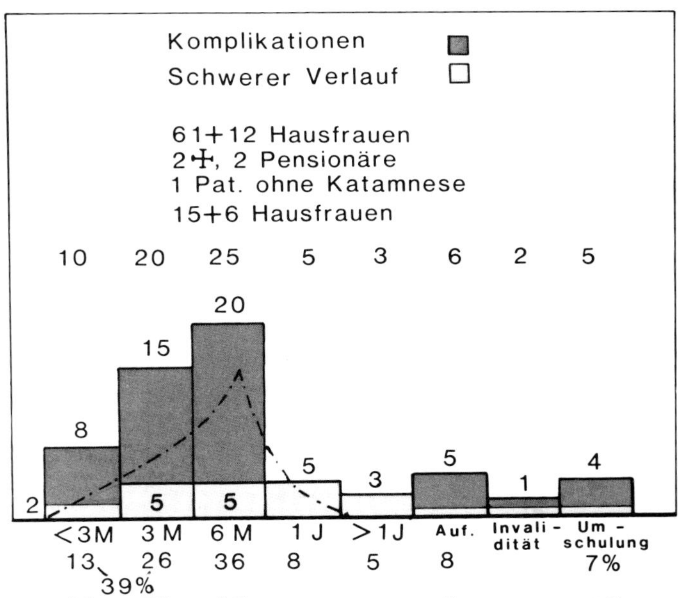


**Abb. 3.** Arbeitsfähigkeit bei komplizierten und schweren Verläufen

ten mit einem verzögerten Verlauf oder Rezidiv wurden arbeitsfähig bis zum Ende des ersten Jahres, 5% nach Ablauf des ersten Jahres. Zwei Patienten wurden altersentsprechend invalidisiert. 5 Männer im Alter zwischen 32 und 46 Jahren mit einem Beruf mit schwerer körperlicher Arbeit mußten umgeschult werden. 6 Patienten = 8% dieser Gruppe blieben dauernd arbeitsunfähig. Bei allen Patienten war der Schmerz das führende Symptom, das zur Arbeitsunfähigkeit führte. Es handelt sich um Männer mit einem Durchschnittsalter von 36 Jahren. 5 Patienten übten einen schweren Beruf aus, 1 Patient war als kaufmännischer Angestellter tätig. Bei 5 Patienten wurde innerhalb von 1–4 Jahren eine Rezidiv-Operation durchgeführt. Auch nach dieser Rezidiv-Operation wurden sie nicht arbeitsfähig.

## Diskussion

Zur Wiedererlangung der Arbeitsfähigkeit der Patienten trugen zum einen der ausgeübte Beruf, zum anderen das Fortbestehen der Schmerzen entscheidend bei. Angestellte oder Patienten mit einem schweren Beruf machten den ersten Arbeitsversuch viel später als Selbständige (Abb. 4).

Eine persistierende Schmerzsymptomatik war in diesem Zusammenhang bedeutsamer als das Vorhandensein neurologischer Ausfallserscheinungen im Sinne von Paresen. In einigen Fällen führte auch eine Rezidiv-Operation nicht zur Wiedererlangung der Arbeitsfähigkeit. 2 Arbeiter in einem Alter von 33 und 37 Jahren und 1 Schlosser von 35 Jahren waren bereits vor der ersten Operation arbeitsunfähig und blieben es auch sowohl nach der ersten als auch nach der zweiten Operation. Ein 40jähriger Presser blieb nach der ersten sowie nach der Rezidiv-Operation nach 2 Jahren arbeitsunfähig. 4 Jahre nach der ersten Operation mußte er berentet werden. Ein Patient war bereits vor der ersten Operation berentet.

Im Gegensatz dazu konnte ein 61jähriger selbständiger Altwarenhändler mit einer Peronaeusparalyse innerhalb von 2 Monaten unterstützt auf Krücken seinen Beruf wieder ausüben. Ebenso konnte ein 48jähriger Verkaufsleiter trotz Rezidiv-Operation und traumatisch bedingter Kompressionsfraktur des 3. LWK mit hoch-

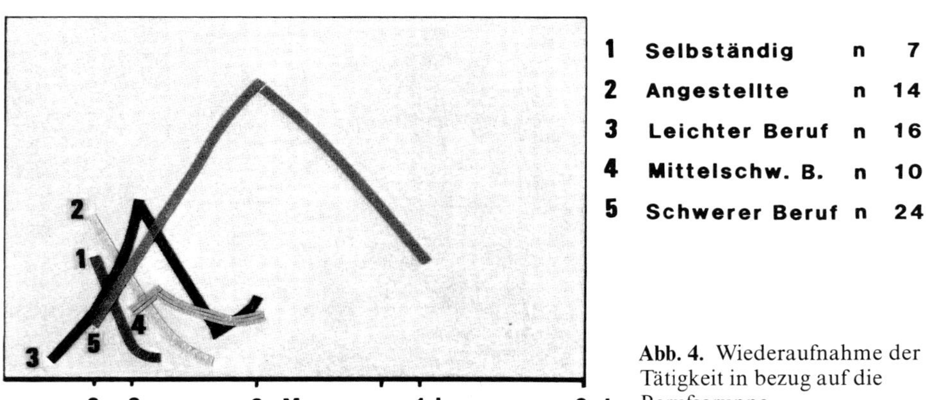


**Abb. 4.** Wiederaufnahme der Tätigkeit in bezug auf die Berufsgruppe

gradigen Paresen mit Hilfe einer Schiene und eines Stützkorsetts 3 Monate nach der Rezidiv-Operation wieder arbeiten.

Frührezidive, Wundheilungsstörungen und gleichbleibende oder neu aufgetretene neurologische Ausfälle haben nur den Aufenthalt im Krankenhaus verlängert und haben kaum die Arbeitsfähigkeit beeinträchtigt. 3 Patienten mit schweren neurologischen Ausfällen, die bereits präoperativ bestanden und sich postoperativ nicht besserten, konnten innerhalb der ersten 3 bzw. 4 Monate wieder ihrer Tätigkeit nachgehen. Schließlich konnten 4 weitere Patienten, bei denen es postoperativ zu mittel- bis hochgradigen Paresen gekommen war, ihren Beruf nach 3 Monaten wieder aufnehmen. Alle Patienten waren schmerzfrei.

## Zusammenfassung

Es wurden die Arbeitsfähigkeit und soziale Eingliederung von 308 an einem lumbalen Bandscheibenvorfall operierten Patienten untersucht. 209 komplikationslose Verläufe stehen 99 Verläufen mit Rezidiven und/oder verzögertem Verlauf gegenüber. In der ersten Gruppe nahmen 73% der Patienten ihre frühere Tätigkeit innerhalb der ersten 3 Monate wieder auf, 91% innerhalb der ersten 6 Monate. Kein Patient wurde arbeitsunfähig.

In der Gruppe der verzögerten Verläufe und/oder Rezidive ist eine deutliche Verschiebung der Zeit der Wiederaufnahme der Tätigkeit zu erkennen. Die meisten Patienten erreichen in dieser Gruppe ihren präoperativen Zustand erst innerhalb der ersten 6 Monate. Zu dieser Verspätung trugen verschiedene Faktoren bei, u. a. längerer Aufenthalt im Krankenhaus, verlängerte Erholungsphasen, hauptsächlich jedoch anhaltende Schmerzen, die durch ein Rezidiv oder Verwachsungen bedingt waren. Insgesamt nahmen 39% ihre Tätigkeit mit dem Ende des 3. Monats auf, 75% innerhalb der ersten 6 Monate. 5 Männer im Alter zwischen 32 und 46 Jahren mit einem Beruf mit schweren körperlichen Arbeiten mußten umgeschult werden. Schließlich wurden 6 Patienten = 8% dieser Gruppe arbeitsunfähig.

## Literatur

Jochheim KA, Loew F, Rütt A (1961) Lumbaler Bandscheibenvorfall. Konservative und operative Behandlung. Springer, Berlin Göttingen Heidelberg

Junghanns H (1979) Die Wirbelsäule in der Arbeitsmedizin. Teil I und II. Bd. 78 und 79. Hippokrates, Stuttgart

Krämer J (1978) Bandscheibenbedingte Erkrankungen. Thieme, Stuttgart

Oldenkott P (1971) Zur medizinischen und medizinisch-sozialen Problematik beim lumbalen Bandscheibenvorfall. Tübingen, Habilitation 1971

Oldenkott P (1977) A Study of the Medical and Social Problems Involved in Cases of Prolapse of an intervertebral Disc in the lumbar Region. In: Wüllenweber R, Brock M, Hamer J, Klinger M, Spoerri O (eds) Lumbar disc adult hydrocephalus. Adv Neurosurgery 4. Springer, Berlin Heidelberg New York, S 28

Schirmer M (1981) Indikationen zur Nachoperation nach lumbalen Bandscheibenoperationen. Dtsch Med Wochenschr 106:373–377

Schramm J, Oppel F, Umbach W, Wüllenweber W (1978) Komplizierte Verläufe nach lumbaler Bandscheibenoperation. Ergebnisse einer Sammelstatistik. Nervenarzt 49:26–33

# Arbeitsfähigkeit nach lumbaler Bandscheibenoperation

N. WALKER, E. HAMMERSCHMIDT und H. MOLL

Die Resultate nach Bandscheibenoperation werden in der Literatur recht unterschiedlich angegeben. In Abhängigkeit von der Formulierung der Nachuntersuchungskriterien erhält man Angaben von 97% guter Resultate bis zu 60% (Howe u. Frymoyer 1985). Diese breite Streuung resultiert in einem Fall aus den vorwiegend subjektiven Angaben der Patienten über Schmerzverbesserung, im anderen Fall unter Einbezug objektiver Parameter wie Wiederaufnahme der früheren Berufstätigkeit, Gebrauch von Schmerzmitteln und dauernder oder intermittierender physikalischer Therapie.

1984 wurden in der Klinik Markgröningen, Orthopädie II, 350 Patienten an einer lumbalen Diskushernie operiert. Wir haben diesen Patienten im Januar 1986 einen Fragebogen zur Erfassung des jetzigen Status im Erwerbsleben und der Restbeschwerden zugesandt, welcher von 256 Patienten bis Ende März 1986 zurückgesandt wurde. Insgesamt konnten 231 Fälle in unsere Auswertung einbezogen werden, 130 Männer und 101 Frauen. Am häufigsten betroffen waren Patienten, die zwischen 35 und 54 Jahre alt waren. Das Niveau L4 war gleich häufig wie das Niveau L5 operiert und nur in 6% waren andere lumbale Niveaus operiert worden. In 41 Fällen mußte eine 2-Etagen-Operation durchgeführt werden, wovon 12mal lediglich eine Revision ohne Bandscheibenentfernung durchgeführt werden mußte. Auffällig ist die um 50% höhere Zahl der linksseitigen verglichen mit den rechtsseitigen Eingriffen.

Die untersuchten Patienten gliederten wir nach zwei Gesichtspunkten in Gruppen: Zum einen nach dem jetzigen Status im Erwerbsleben in Berufstätige, Erwerbsunfähige und Arbeitslose. Die Gruppe der Hausfrauen ordneten wir dann der Gruppe der Berufstätigen zu, wenn sie ihren Haushalt selbständig versorgen konnten; Hausfrauen, die bei der Hausarbeit eingeschränkt waren, ordneten wir der Gruppe der Erwerbsunfähigen zu. Zum anderen bildeten wir bezüglich der klinischen, radiologischen und intraoperativen Befunde folgende Gruppen: Standardgruppe ohne vertebrale Besonderheiten; Gruppe mit lumbosakralen Übergangsstörungen, Übergangswirbeln, Blockwirbelbildung und Spina bifida occulta; Gruppe mit Spondylolyse und Spondylolisthesis; Gruppe mit Pseudospondylolisthesis und Segmentlockerung; Patienten mit engem Spinalkanal; Patienten mit Kyphose und Skoliose, ausgenommen die antalgisch bedingten Fehlhaltungen; Gruppe, bei denen die Diskushernienoperation 1984 bereits die zweite Diskushernienoperation war und die iatrogene Risikogruppe, welche von uns doppelt belegt wurde.

Letztere Gruppe zeigte gegenüber der Standardgruppe keine schlechteren Ergebnisse, weswegen sie in der folgenden Auswertung nicht mehr gesondert aufgeführt ist. Operationskomplikationen betrafen 20mal eine verstärkte intraoperative Blutung mit Blutverlust von mehr als 500 ml, 10mal eine iatrogene Duraverletzung, einmal wurde eine Kompresse belassen und einmal unbemerkt das falsche Niveau operiert.

Die Zuordnung zur Erwerbstätigkeit und einzelnen vertebragenen Problemgruppen zeigt, daß sich 68% (146) unserer Standardgruppe zuordnen lassen und davon 87% (127) wieder im Berufsleben stehen (Tabelle 1).

Die vertebralen Besonderheiten wie Spina bifida occulta etc. beeinflussen das Ergebnis in bezug auf die Arbeitsunfähigkeit nicht wesentlich. Dies ist identisch mit früheren Untersuchungen wie die von Schmitt et al. (1984). Bei Segmentlockerung, wie man in den beiden Röntgenbildern sehen kann (Abb. 1), ist die Prognose bezüglich postoperativer Berufstätigkeit deutlich ungünstiger, ebenso in der Gruppe mit primär engem Spinalkanal; von 12 Patienten sind 6 erwerbsunfähig. Wie sehr lange Arbeitsunfähigkeit in heutiger Sicht die Chancen der Wiedereingliederung behindert, zeigt die Gruppe der Rezidiv-Diskushernien-Patienten. Von 20 Patienten sind nach mehr als einem Jahr nur 50% wieder berufstätig – eine Zahl, die mit den Ergebnissen einer größeren Statistik von Schuler et al. (1983) übereinstimmt.

Wir haben die 172 Patienten, die jetzt wieder berufstätig sind, nach ihrer jetzigen Tätigkeit befragt. Nur 7% haben postoperativ eine neue Tätigkeit, die im Vergleich zur präoperativen als leichter eingestuft werden muß. 93% sind postoperativ wieder in ihrer alten Tätigkeit beschäftigt, welche bei 47% eine hohe körperliche Arbeitsbelastung mit regelmäßigem Heben von mehr als 10 kg sowie regelmäßige weite Autofahrten beinhaltet.

Auch die Arbeitsunfähigkeit bei den wieder eingegliederten Patienten zeigt wesentliche Unterschiede. Im Durchschnitt betrug sie 17 Wochen bei einer Spanne von 4–58 Wochen. Die durchschnittliche Nachbehandlungszeit beträgt in der Standardgruppe 14,5 Wochen, im Vergleich zu 18 Wochen bei der Standardgruppe mit zusätzlichen nicht vertebragenen Risiken und durchschnittlich 21,5 Wochen bei der Gruppe mit primär wirbelsäulenbedingten Problemen (Tabelle 2).

Bei der Korrelation von Erwerbsfähigkeit und weiteren Risikofaktoren kann man bei dem von uns untersuchten Patientengut sehen, daß von insgesamt 203 Patienten, die präoperativ berufstätig waren, jetzt 31 erwerbsunfähig sind, das entspricht 15%. Davon sind 39% mit weiteren Risikofaktoren wie z.B. Nierenerkran-

**Tabelle 1.** Erwerbsfähigkeit nach DH-OP 1984 (n = 214)

| Tätigkeit / Gruppe | n | Berufstätige | Erwerbsunfähige | Arbeitslose |
|---|---|---|---|---|
| n | 214 | 172 | 31 | 11 |
| Standard | 146 | 127 | 10 | 9 |
| Spina bifida<br>Übergangswirbel<br>Blockwirbel | 21 | 18 | 3 | |
| Spondylolyse<br>Spondylolisthesis | 2 | 2 | | |
| Pseudospondylolisthesis<br>Segmentlockerung | 8 | 3 | 5 | |
| ESK | 4 | 2 | 1 | 1 |
| Kyphose<br>Skoliose | 13 | 10 | 3 | |
| Z.n. DH – OP | 20 | 10 | 9 | 1 |

**H.B. 1. 1. 39**

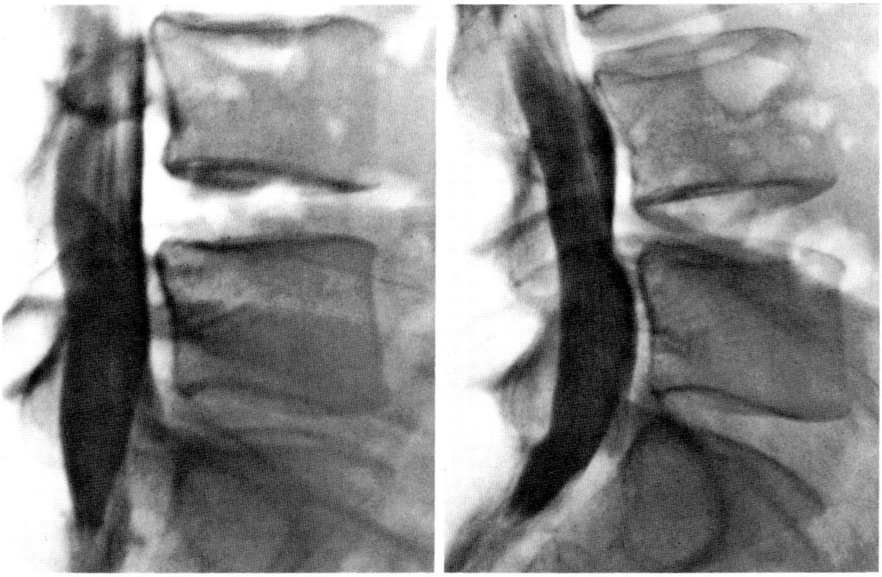

**10. 84**

**Abb. 1.** Pat. H.B., geb. 1. 1. 39. Mehrjährige rezidivierende Lumboischialgie mit akuter Verschlimmerung einige Wochen präoperativ. In den Funktionsaufnahmen, die am stehenden Patienten im seitlichen Strahlengang unter Durchleuchtungskontrolle durchgeführt werden, erkennt man im linken Bild den klaffenden dorsalen Zwischenwirbelraum; die fehlende Impression des Duralsackes läßt ein freies oder gedecktes Luxat ausschließen. Bei der rechtsseitigen Reklinationsuntersuchung entsteht eine flachkugelige Impression des Duralsackes. Sie ist als Dorsalverschiebung des Anulus fibrosus zu deuten, evtl. mit Bandscheibenriß und mit geringer Wahrscheinlichkeit mit einem gedeckten, flachgedrückten Luxat. Die vermehrte Segmentbewegung entspricht einer lokalen Instabilität, die in diesem Falle primär nukleotomiert und dann 3 Monate später wegen Persistenz starker vertebraler Symptome mit einer Spondylodese behandelt wurde

**Tabelle 2.** Vergleich der Erwerbsfähigkeit von Standardgruppe zu Risikogruppe

| | Berufstätige | Durchschn. Nachbehandlungszeit (Wochen) | Erwerbsunfähige | Arbeitslose |
|---|---|---|---|---|
| | 172 | 17 | 31 | 11 |
| Standard ohne weitere Erkrankungen | 114 | 14,5 | 7 | 9 |
| Standard mit weiteren Erkrankungen | 13 | 18 | 3 | – |
| Gruppen außer Standard | 45 | 21,5 | 21 | 2 |

**Tabelle 3.** Anteil der Patienten mit weiteren Erkrankungen, welche die Erwerbsfähigkeit beeinflussen[a]

| | Pat. | Berufstätige | Erwerbsunfähige nach DH-OP |
|---|---|---|---|
| | 203 | 172 | 31 |
| Mit weiteren Erkrankungen | 31 | 19 | 12 ≘ 39% (v. 31)<br>≘ 6% (v. 203) |
| Ohne weitere Erkrankungen | 172 | 153 | 19 ≘ 11% (v. 172)<br>≘ 9% (v. 203) |

[a] z. B. Hypertonie, Nierenerkrankung, Herzinfarkt, Coxarthrose, Herzschrittmacher.

kungen, Herzinfarkt, Herzschrittmacher, Hypertonie oder schwerer Coxarthrose belastet. Anders formuliert, von den 31 Patienten mit weiteren allgemeinmedizinischen Risikofaktoren werden nach Diskushernienoperation 39% erwerbsunfähig. Im Vergleich dazu jedoch nur 11% der Patienten ohne weitere Erkrankungen (Tabelle 3).

Postoperativ sind 23% der Patienten völlig beschwerdefrei. 71% klagen über gelegentliche Lumbalgien oder Ischialgien. Zu ähnlichen Ergebnissen kommt Biehl (1974) in einer retrospektiven Untersuchung und Walker und Kehr (1979) mit der Betrachtung von Langzeitverläufen nach lumbaler Diskushernienoperation (Tabelle 4).

Zusammenfassend sind die Ergebnisse nach Diskushernienoperation unter dem Operationsmikroskop (Methode nach Yaşargil 1972; Walker 1978) als durchaus gut zu bezeichnen. Die Mehrzahl der Patienten ist damit wieder voll in das Berufsleben reintegriert.

Auf Problempatienten und Restbeschwerden ist bei Indikationsstellung und ärztlicher Aufklärung besonders intensiv einzugehen.

**Tabelle 4.** Beschwerden nach DH-OP 1984

| | Pat. | Keine Beschwerden | Vertebragen | | Radikulär | | Vertebragen + Radikulär | |
|---|---|---|---|---|---|---|---|---|
| | | | gelegentl. | ständig | gelegentl. | ständig | gelegentl. | ständig |
| | 230 | 53<br>23% | 75<br>33% | 5<br>2% | 21<br>9% | 1<br>0% | 66<br>29% | 9<br>4% |
| Standard | 155<br>100% | 40<br>26% | 57<br>37% | 4<br>3% | 13<br>8% | | 36<br>23% | 5<br>3% |
| Problem-Gruppen | 75<br>100% | 13<br>17% | 18<br>24% | 1<br>1% | 8<br>11% | 1<br>1% | 30<br>40% | 4<br>5% |

## Literatur

Biehl G (1974) Subjektive Ergebnisbeurteilung bei 640 Bandscheibenoperationen aufgrund einer Fragebogenaktion. Z Orthop 112:825–827

Howe J, Frymoyer J (1985) The Effects of Questionnaire Design on the Determination of End Results in Lumbar Spine Surgery. Spins 10 (9):804–805

Schmitt O, Fritsch E, Hassinger M, Schmitt E (1984) Epikritische Langzeitergebnisstudie nach lumbalen Bandscheibenoperationen. In: Hohmann D, Kügelgen B, Liebig K, Schirmer M (Hrsg) Neuroorthopädie 2. Springer, Berlin Heidelberg New York Tokyo, S 410–416

Schuler P, Clemens D, Rossak K (1983) Nachuntersuchungsergebnisse nach lumbalen Renucleotomien. Z Orthop 121:33–36

Walker N (1978) Die Operation der lumbalen Diskushernie unter dem Operationsmikroskop. Z Orthop 116:597–598

Walker N, Kehr P (1979) Langzeitverläufe nach lumbaler Diskushernien-Operation. Orthopädie 8:211–214

Yaşargil MG (1972) Die klinischen Erfahrungen mit der Mikrotechnik. Schweiz Arch Neurol Psychiatr 111:493–504

# Langzeitergebnisse nach fusionsloser zervikaler Bandscheibenoperation (Diskektomie) unter besonderer Berücksichtigung einiger arbeitsmedizinischer Aspekte

H. Bertalanffy, H. R. Eggert und J. Gilsbach

Zur Behandlung der zervikalen Radikulo- und Myelopathie wird an der Neurochirurgischen Universitätsklinik Freiburg seit 1976 die ventrale Diskektomie ohne Interponat angewandt. Im folgenden werden die Langzeitergebnisse unter arbeitsmedizinischen bzw. sozialmedizinischen Gesichtspunkten dargelegt.

## Patienten

Von 1976 bis 1983 wurden 251 Patienten mit einer zervikalen Diskopathie im Alter von 25 bis 79 Jahren (durchschnittl. 50,1 Jahre) operativ behandelt, 66 (26%) Frauen und 185 (74%) Männer. Die Verteilung entsprechend der Symptomatik (Radikulo-Myelopathie) und Art des Vorfalls (soft/hard disc) wird in Tabelle 1 dargestellt.

**Tabelle 1.** Verteilung der Patienten nach Symptomatik und Art des Vorfalls

| | Radikulopathie | | Myelopathie | | Gesamt | |
|---|---|---|---|---|---|---|
| Soft disc | 83 | 33% | 27 | 11% | 110 | 44% |
| Hard disc | 63 | 25% | 78 | 31% | 141 | 56% |
| Gesamt | 146 | 58% | 105 | 42% | 251 | 100% |

Das Operationsverfahren besteht in der möglichst vollständigen Entfernung der Bandscheibe über einen ventralen Zugang und dem Abtragen der dorsalen Randwülste der Wirbelkörper sowie der dorsalen Anteile der Uncovertebralfortsätze (Hirsch 1960; Murphy u. Gado 1972; Dunsker 1976; Seeger 1982) (s. Abb. 1a–c).

164 Patienten (65%) konnten ein bis acht Jahre postoperativ klinisch und röntgenologisch nachuntersucht werden. Die Wertung der klinischen Spätergebnisse erfolgte nach den von Roosen und Grote (1980) angegebenen Kriterien. Die Mittelwerte wurden entsprechend der Graduierung von 1–5 berechnet und miteinander verglichen.

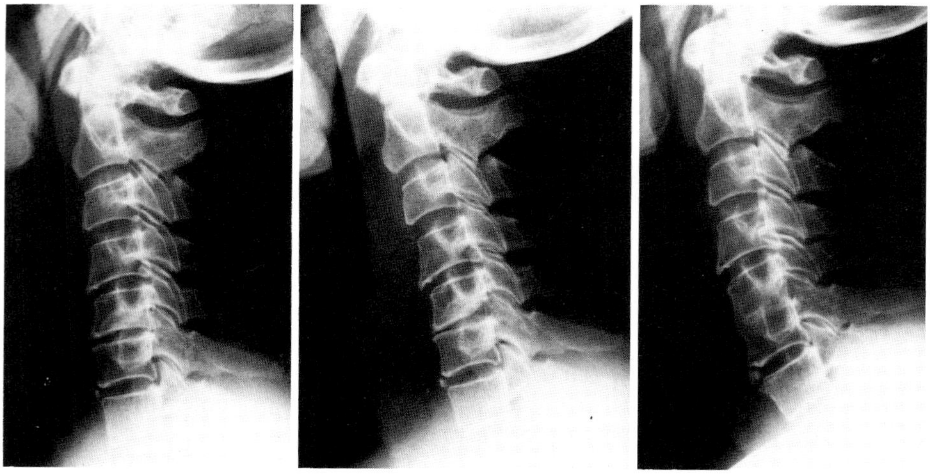

a b c

**Abb. 1 a–c.** Seitl. Röntgenaufnahmen der HWS vor der Diskektomie in C 5/6, 2 Tage danach und 3 Jahre postoperativ bei einem 53jährigen Patienten

## Ergebnisse

72,5% der Patienten erzielten ein sehr gutes und gutes Ergebnis (Tabelle 2).

Patienten mit soft disc Vorfällen und radikulären Beschwerden erzielten das beste (Mittelwert 1,50), Patienten mit hard disc Vorfällen und medullären Beschwerden das schlechteste Spätergebnis (Mittelwert 2,75).

Zur Beurteilung des Zusammenhangs zwischen der präoperativen Tätigkeit und dem Verlauf der zervikalen Diskopathie wurden die Patienten entsprechend ihrer Tätigkeit (bezogen auf die körperliche Arbeit) 4 Gruppen zugeordnet (Tabelle 3). Die Gruppe der Patienten mit Hausarbeit bestand zu 88% aus weiblichen Patienten, die anderen 3 Gruppen zu 83%–87% aus männlichen. Wir fanden keine signifikanten Unterschiede auf dem 5%-Niveau zwischen diesen 4 Gruppen hinsichtlich Erkrankungsmodus (allmählich/plötzlich). Art des Vorfalls (soft disc/hard disc), Symptomatik (Radikulopathie/Myelopathie), klinisches Spätergebnis, Anzahl der diskektomierten Segmente (mono-/multisegmental) und Dauer der prä- sowie postoperativen Arbeitsunfähigkeit.

**Tabelle 2.** Klinische Spätergebnisse

| Grad | I (sehr gut) | II (gut) | III (befried.) | IV (unveränd.) | V (verschlecht.) |
|---|---|---|---|---|---|
| Anzahl | 74 | 45 | 28 | 13 | 4 |
| % | 45 | 27,5 | 17 | 8 | 2,5 |

**Tabelle 3.** Präoperative Tätigkeit

| | n | (%) | Klin. Spätergebnis |
|---|---|---|---|
| Schwere Tätigkeit (z. B. Bauarbeit) | 42 | (25) | 2,14 |
| Mittelschwere Tätigkeit (z. B. Tischler) | 62 | (38) | 1,82 |
| Leichte Tätigkeit (z. B. Büroarbeit) | 39 | (24) | 2,07 |
| Hausarbeit | 21 | (13) | 1,76 |
| | 164 | (100) | |

**Tabelle 4.** Rentenverfahren

| | n | (%) | Spätergebnis |
|---|---|---|---|
| Nicht berentet | 97 | (63) | 1,61 |
| Präop. in Ruhestand | 20 | (13) | 2,55 |
| Verfahren in Schwebe | 11 | (7) | 3,36 |
| Postop. berentet | 26 | (17) | 2,00 |
| | 154 | (100) | |

**Tabelle 5.** Präoperativ berufstätige Patienten

| | n | (%) | Spätergebnis |
|---|---|---|---|
| Postop. gleiche Tätigkeit | 99 | (69) | 1,76 |
| Postop. berentet | 22 | (16) | 2,10 |
| Beruf aufgegeben od. Arbeitsplatz gewechselt | 13 | (9) | 2,61 |
| Rentenverfahren in Schwebe | 9 | (6) | 3,55 |
| | 143 | | |

Die Dauer der präoperativen Arbeitsunfähigkeit betrug im Mittel 3,5 Monate, die der postoperativen 4,5 Monate. Sie war vor der Diskektomie länger bei Patienten mit sogenannten harten Vorfällen und medullären Beschwerden, nach der Operation jedoch unabhängig von der Symptomatik und Art des Vorfalls.

112 Patienten (68%) benötigten postoperativ eine konservative Nachbehandlung, wobei Patienten mit hard disc- und multisegmentalen Vorfällen sowie jene mit einem schlechteren Spätergebnis als Patienten ohne konservative Therapie signifikant häufiger betroffen waren.

Patienten mit einem schwebenden Rentenverfahren zum Zeitpunkt der Nachuntersuchung wegen zervikaler Residualbeschwerden hatten ein deutlich schlechteres Spätergebnis als alle anderen (Tabelle 4).

66% der Patienten übten postoperativ die gleiche Tätigkeit wie präoperativ aus, 9% der Patienten mußten wegen anhaltender Restbeschwerden (z. B. Schmerzen unter Belastung, Paraspastik) entweder den Beruf aufgeben oder eine leichtere Tätigkeit übernehmen (Tabelle 5).

## Diskussion

Das Überwiegen der männlichen Patienten im Gesamtkollektiv wirft die Frage des Zusammenhangs zwischen Berufstätigkeit und Geschlecht einerseits sowie Pathogenese und Verlauf der zervikalen Diskopathie andererseits auf. Unsere Untersuchung ergab, daß die präoperative Tätigkeit keinen (statistisch gesicherten) Einfluß auf den Verlauf der zervikalen Diskopathie ausübt, wenn diese bereits aufgetreten ist. Inwieweit die präoperative Tätigkeit an der Pathogenese der zervikalen Diskopathie mitbeteiligt ist, läßt sich aus unserer Untersuchung nicht klären.

Die Symptomatik und Art des Vorfalls spielte im Hinblick auf die Arbeitsunfähigkeit nur vor der Operation eine Rolle. Der chronische Verlauf bei Patienten mit einer zervikalen Myelopathie und hard disc-Vorfällen bewirkte auch eine längerdauernde Arbeitsunfähigkeit als bei Patienten mit radikulären Beschwerden und weichen Bandscheibenvorfällen. Nach der Operation traten diesbezüglich keine Unterschiede auf. Andererseits fanden wir Unterschiede hinsichtlich der Notwendigkeit einer postoperativen konservativen Therapie; hard disc- und multisegmentale Vorfälle erwiesen sich in diesem Falle als nachteilig, wie bei anderen Autoren auch (Lunsford et al. 1980).

Das klinische Spätergebnis wurde von einem Rentenverfahren in Schwebe deutlich negativ beeinflußt. Bei unseren Patienten mit einem laufenden Verfahren handelte es sich hauptsächlich um männliche Patienten (Durchschnittsalter 48 Jahre), mit überwiegend hard disc-Vorfällen und radikulären Beschwerden, die häufig multisegmental, besonders in den Höhen C 4/5 und 5/6 erkrankt waren, und die überdurchschnittlich häufig gleichzeitig an lumbalen Beschwerden litten. 13 (9%) unserer Patienten konnten wegen anhaltender zervikaler Restbeschwerden postoperativ nicht mehr die gleiche Tätigkeit ausüben wie präoperativ. Es waren hauptsächlich männliche Patienten (im Mittel 45 Jahre) mit überdurchschnittlich häufig aufgetretenen hard disc-Vorfällen (monosegmental, besonders C 6/7 und C 7/Th 1) und medullären Beschwerden. Auch bei diesen Patienten bestanden überdurchschnittlich häufig eine gleichzeitige lumbale Diskopathie, so daß anzunehmen ist, daß diese hierbei ursächlich beteiligt ist.

Prinzipiell sind die Langzeitergebnisse nach zervikaler Diskektomie ohne Interponat (Wilson u. Campbell 1977, Cuatico 1981, O'Laoire u. Thomas 1983) den Ergebnissen nach zervikaler Diskektomie mit Interponat vergleichbar (Cloward 1962, Robinson et al. 1962, Lunsford et al. 1980).

## Zusammenfassung

1. Die präoperative Tätigkeit beeinflußte nicht entscheidend den Verlauf der zervikalen Diskopathie.
2. Die Dauer der Arbeitsunfähigkeit war vor der Operation länger bei Patienten mit medullären Beschwerden und harten Vorfällen und nach der Operation unabhängig von der Symptomatik und Art des Vorfalls.
3. ⅔ der Patienten mit einer zervikalen Diskopathie benötigten postoperativ eine konservative Behandlung, vorwiegend jene mit hard disc- und multisegmentalen Vorfällen.
4. ¼ der Patienten trat postoperativ in den Ruhestand oder strebte eine Rente an.
5. Etwa ⅔ der berufstätigen Patienten konnten nach der Operation die alte Tätigkeit wieder ausüben.

## Literatur


Cloward RB (1962) New method of diagnosis and treatment of cervical disc disease. Clin Neurosurg 8:93–132

Cuatico W (1981) Anterior cervical discectomy without interbody fusion. An analysis of 81 cases. Acta Neurochir (Wien) 57:269–274

Dunsker SB (1976) Anterior cervical discectomy with and without fusion. Clin Neurosurg 24:516–521

Hirsch C (1960) Cervical disc rupture. Diagnosis and therapy. Acta Orthop Scand 30:172–186

Lunsford LD, Bissonette DJ, Jannetta PJ, Sheptak PE, Zorub DS (1980) Anterior surgery for cervical disc disease. Part 1: Treatment of lateral cervical disc herniation in 253 cases. J Neurosurg 53:1–11

Murphy MG, Gado M (1972) Anterior cervical discectomy without interbody bone graft. J Neurosurg 37:71–74

O'Laoire SA, Thomas DGT (1983) Spinal cord compression due to prolapse of cervical intervertebral disc (herniation of nucleus pulposus). J Neurosurg 59:847–853

Robinson RA, Walker AE, Ferlic DC, Wiecking DK (1962) The results of anterior interbody fusion of the cervical spine. J Bone Joint Surg [Am] 44:1569–1587

Roosen K, Grote W (1980) Late results of operative treatment of cervical myelopathy. In: Grote W, Brock M, Clar HE, Klinger M, Nau HE (eds) Advances in Neurosurgery, Vol 8, pp 69–77

Seeger W (1982) Microsurgery of the spinal cord and surrounding structures. Springer, Wien New York

Wilson DH, Campbell DD (1977) Anterior cervical discectomy without bone graft. J Neurosurg 47:551–555

# Begutachtung

# Rentenbegehren und Rentenneurose: Definition, Strategie in der Begutachtung

D. Soyka

Die Gutachtensituation unterscheidet sich grundsätzlich von der gewohnten Arzt-Patient-Begegnung. Ist diese a priori auf gegenseitiges Vertrauen und die Erwartung fürsorglicher ärztlicher Hilfe ausgerichtet, so wird der Arzt bei jener als Hilfsperson einer das Gutachten anfordernden Instanz zu besonders kritischer und objektiver Urteilsfindung verpflichtet, während der Begutachtete vor dem Problem steht, dem Gutachter während eines meist kurz bemessenen Spielraums seine gesundheitlichen Probleme deutlich machen zu müssen. In vielen Fällen mag die Situation aus der Sicht des Begutachteten unproblematisch sein, weil Vorgeschichte und Befunde eine klare, seinen Interessen entsprechende Aussage erlauben. In anderen Fällen freilich mag der Begutachtete unsicher bleiben, ob der Gutachter die Situation richtig einschätzen wird. Ein Verdeutlichen der Sachlage durch den Begutachteten ist unter diesen Umständen legitim und muß nicht unbedingt auf ein unangemessenes Rentenbegehren hinweisen. Der Gutachter kann vom Begutachteten nicht ein streng objektiven Maßstäben gerecht werdendes Verhalten erwarten, denn der Begutachtete setzt sich zwangsläufig wie jeder Patient mit seinen Gesundheitsproblemen subjektiv auseinander und kann nur entsprechend agieren.

Hier spielt die individuelle Persönlichkeitsstruktur eine prägende Rolle, und Gleiches gilt für das traditionelle Rollenverständnis des Begutachteten. So kann etwa aus der Tatsache, daß sich ein ausländischer Rentenbewerber in der Gutachtensituation anders verhält als ein Einheimischer, nicht ohne weiteres auf inadäquates Rentenbegehren geschlossen werden. Jeder verhält sich so, wie es seinem angestammten Lebensraum entspricht. Glaubt der Gutachter, einen Mangel an Objektivität oder eine überstarke Verdeutlichungstendenz zu spüren, so sollte er sich bewußt sein, daß auch er selbst nicht immer frei von subjektiven Eindrücken bleibt, sei es daß der Begutachtete auf ihn einen mehr sympathischen oder antipathischen Eindruck macht, sei es, daß der Gutachter nach dem Aktenstudium dem Begutachteten mit einer bereits vorgefaßten Meinung entgegentritt. Wenn verschiedene Gutachter bei demselben Patienten und einem klar gegebenen Sachverhalt zu unterschiedlichen Schlußfolgerungen gelangen, so sind dafür sicher nicht immer und ausschließlich objektiv fundierte Meinungsunterschiede maßgeblich. Geht es um den Verdacht einer Rentenneurose, so konstatiert Krauss [2] sarkastisch: „Oft genug spiegelt die gegebene Darstellung mehr das Neurosenbild des Gutachters als die Struktur der Neurose des Begutachteten.“

## Begriffsdefinition

Teusch und Engelmeier [8] unterscheiden vier Gruppen von Rentenbewerbern mit einer besonderen Begehrenshaltung:

1. Aggravierende oder sogar simulierende Rentenbewerber.
2. Patienten mit einer allgemeinen neurotischen Persönlichkeitsstruktur, die auch in der Untersuchungssituation das Verhalten bestimmt.
3. Rentenbewerber mit einer neurotischen Prädisposition, bei denen es im Anschluß an ein subjektiv erschütterndes Ereignis (wie etwa einen Unfall) zu einer Reaktion oder Aktualneurose gekommen ist, die im Zusammenspiel mit einem überlangen Rentenkampf chronifiziert wurde.
4. Körperlich kranke Rentenbewerber, deren psychische Symptomatik Ausdruck einer Reaktion oder einer Mitbeteiligung der Hirnfunktionen ist.

Als *Simulation* bezeichnet man die bewußte und absichtliche Vortäuschung oder Nachahmung von Krankheitssymptomen, um für krank gehalten zu werden. Hier geht es also um gezielte Täuschungsmanöver durch Demonstration eines Krankheitsbildes, dem eine objektive Entsprechung fehlt und das der Simulant seinen Vorstellungen entsprechend darstellt. Simulation findet sich meist bei einfach strukturierten Rentenbewerbern. Das demonstrierte Krankheitsbild entspricht recht primitiven und selbstverständlich auch unmedizinischen Vorstellungen, so daß sich die Situation leicht durchschauen läßt.

Der Begriff *Aggravation* kennzeichnet eine absichtliche und meist zweckgerichtete Übertreibung tatsächlich vorhandener Krankheitssymptome, soweit diese vom Begutachteten beeinflußbar sind, sowie subjektiver Krankheitsempfindungen. Auch die Aggravation wird demnach definitionsgemäß mehr oder weniger bewußt mit dem Ziel einer Vorteilserlangung gestaltet. Der Unterschied gegenüber der Simulation liegt darin, daß die Aggravation auf einem tatsächlichen Krankheitsgeschehen und/oder als Krankheit bewerteten Befindensstörungen aufbaut. Aggravation bedeutet immer, daß seitens des Begutachteten überstarke Verdeutlichungstendenzen erkennbar sind, aber nicht jede Verdeutlichungstendenz erfolgt aggravatorisch im Sinne einer absichtlichen Übertreibung und gezielten Rentenbegehrung (s. o.).

Die *Rentenneurose* ist eine besondere Form der Begehrungsneurose, gekennzeichnet durch ein hartnäckiges, dem Antragsteller eher unbewußtes Streben nach Rente als Entschädigung für Krankheit oder Unfall. Man hat die Rentenneurose auch ironisch als einen Zustand definiert, der aus Angst entsteht, durch Habsucht aufrechterhalten, durch Rechtsanwälte ständig genährt und durch ein in Kraft getretenes ablehnendes Gerichtsurteil geheilt wird [3]. Im Gegensatz zu Simulation und Aggravation geht es bei der Rentenneurose um eine dem Antragsteller halbbewußte oder völlig unbewußte Demonstration funktioneller körperlicher Symptome, und da sich diese auf wirkliche Körperschädigungen aufpfropfen können, kann die Unterscheidung schwer werden.

In vielen Fällen entspricht die Rentenneurose nicht einer Neurose im Sinne der psychoanalytischen Lehre, sondern letztlich einer zweckbedingten Fehlhaltung, die man auch als psychogene Wunsch- und Zweckreaktion bezeichnen könnte. Bei anderen Patienten kann sich hinter der Rentenneurose freilich auch eine tieferliegende

„echte“ Neurose verbergen. Ziel der rentenneurotischen Bemühungen ist dann nicht einfach der Wunsch nach sozialer Sicherung, sondern evtl. eine echt empfundene neurotische Angst, Invalide zu werden, die Familie nicht mehr ernähren zu können usw. Oft eröffnen Unfall oder Krankheit die Möglichkeit, eine Sonderstellung innerhalb der Familie oder im Beruf und damit einen Machtzuwachs zu erreichen. Umgekehrt können die Krankheitsfolgen auch den persönlichen oder beruflichen Lebensraum gefährden, so etwa, wenn sich familiäre Bindungen durch die Auswirkung der Krankheit lösen und wenn weitere Berufsaussichten eingeengt sind [4]. Häufig entwickelt sich die Rentenneurose auf dem Boden einer besonderen individuellen Prädisposition, beispielsweise bei infantilem Wesen mit Ängstlichkeit, Unselbständigkeit, Anklammerungsbedürfnissen, oder auch auf dem Boden von Interessenlosigkeit, Mangel an menschlichen Bindungen, Gemütskälte.

Ob die Rentenneurose für sich als Krankheit zu bewerten ist, wird sehr unterschiedlich gesehen. Für Scheid [4] gehören Neurosen nicht zu den Krankheiten im engeren Sinn, und die Unfall- oder Entschädigungsneurosen stellen etwas grundsätzlich anderes dar als eine Organkrankheit. Der Neurotiker ist nicht krank, und neurotische Symptome sind weder krankhaft noch Krankheitszeichen. Nicht der Unfall oder eine vorhandene körperliche Krankheit verursacht die Neurose, vielmehr ist diese der Ausdruck einer abnormen Verarbeitung des Unfall- oder Krankheitserlebnisses auf dem Boden einer besonderen Persönlichkeitsstruktur. Dem steht die Vorstellung gegenüber, daß es sich bei Neurosen allgemein und auch bei den sogenannten Begehrungs- oder Rentenneurosen im engeren Sinne um krankhafte Störungen handelt [5, 8]. In der Praxis wird zwischen den Begriffen Simulation, Aggravation und Rentenneurose nicht immer scharf unterschieden.

## Strategie in der Begutachtung

Der Verdacht auf ein besonderes Rentenbegehren aus bewußten oder unbewußten Motiven heraus ergibt sich immer dann, wenn zwischen der aktenkundigen Krankengeschichte und den objektiv zu erhebenden Befunden einerseits und den Angaben sowie dem Verhalten des Begutachteten andererseits eine erhebliche Diskrepanz deutlich wird. Während Simulation kaum übersehbar ist, wird die gutachterliche Stellungnahme bei aggravierenden oder rentenneurotischen Antragstellern dadurch erschwert, daß tatsächliche körperliche Beschwerden und Symptome vorliegen können. Schmerzen auf dem Boden einer Osteochondrose der Lendenwirbelsäule oder eine leichte Skoliose werden zu einer schweren Fehlhaltung der Wirbelsäule ausgestaltet, aus leichten Lähmungserscheinungen einzelner Unterschenkelmuskeln wird eine weitgehende Lähmung des gesamten Beines, aus einer radikulär begrenzten Sensibilitätsstörung ein sensibles Quadranten- oder Halbseitensyndrom usw. Dazu kommen in aller Regel unspezifische und kaum objektivierbare Klagen über Schmerzen, Kraftlosigkeit, allgemeine Nervosität, Reizbarkeit, Gedächtnisstörungen. Bei dem von Teusch und Engelmeier [8] untersuchten Patientenkollektiv zeigte über die Hälfte der Probanden eine starke Klopfschmerzhaftigkeit der Wirbelsäule, oftmals ein positives Zeichen nach Lasègue. Bei der körperlichen Untersuchung wurden Schmerzen geäußert. Hacken- und Fersengang wurden häufig mit schmerzverzerrtem Gesicht ausgeführt. Die Kraftprüfung wurde von lautem Stöhnen begleitet. Man sah funktionelle Gangstörungen, grobe Fehlleistungen bei Zielbewegungen usw.

Daß der Gutachter zunächst einmal bemüht sein muß, aus der aktenkundigen Vorgeschichte und den eigenen Untersuchungen heraus ein möglichst objektives Bild zu gewinnen, bedarf keiner weiteren Vertiefung. Mit der Verfeinerung der diagnostischen Möglichkeiten wird auch der diagnostische Aufwand immer umfangreicher und kostspieliger. Die Klagen über Lumboischialgien oder über Ermüdungserscheinungen bei längeren Wegstrecken als Ausgangspunkt eines Rentenantrages werden kaum noch negativ im Sinne des Antragstellers zu beurteilen sein, wenn nicht auch mit Hilfe einer spinalen Computertomographie oder einer NMR-Tomographie Besonderheiten wie eine Lumbalstenose sicher ausgeschlossen werden konnten.

Lassen sich bestimmte pathologische Befunde erheben wie z.B. Reflexabweichungen an den unteren Extremitäten, so ist bei einer oft schon langjährigen Bandscheibenanamnese zu prüfen, ob den Befunden überhaupt ein aktueller Krankheitswert zukommt oder ob es sich nicht lediglich um Residuen einer früher durchgemachten Schädigung handelt.

Psychogene Symptombildungen und -verstärkungen wechseln je nach Akzeptanz durch die allgemeine Bevölkerung. Das massive Schütteln und Zittern heimkehrender Kriegsteilnehmer aus dem 1. Weltkrieg verschwand, als sich die Psychogenie allgemein herumgesprochen hatte und damit der erstrebte Eindruck von Krankheit und Hilfsbedürftigkeit nicht mehr durchgesetzt werden konnte. Entsprechende Symptombildungen fehlten während und nach dem 2. Weltkrieg.

Heute begegnet man bei den Rentenbewerbern anderen unscharfen Symptomen wie Depressivität und Schmerz. Der Begriff Depressivität selbst ist beinahe schon ein medizinisches Modewort geworden und wird vor allem von denjenigen benutzt, die sich scheuen, den klar definierten Begriff der Depression einzusetzen. Depressivität kann im Einzelfall bedeuten, daß eine echte endogene bzw. zyklothyme Depression vorliegt und daß die geklagten körperlichen Beschwerden insofern einer larvierten Depression entsprechen. Häufiger handelt es sich jedoch nicht um endogene Verstimmungszustände, sondern um eine neurotische Verstimmtheit, die besonders stark zu einer Umsetzung in körperliche Beschwerden disponiert. Ist dies der Fall, so sollte man wiederum nicht beschönigend von psychosomatischen Beschwerden sprechen, denn darunter versteht man im engeren Sinn körperliche Krankheitszustände, die von der Psyche her unter Vermittlung des vegetativen Nervensystems induziert werden, nicht aber körperliche Beschwerden, die der neurotische Patient in seinen Körper projiziert bzw. konvertiert und die damit einen Symbolcharakter aufweisen.

Der Schmerz ist ein von der Gesellschaft akzeptiertes Krankheitssymptom und damit, nicht zuletzt auch wegen seiner ungenügenden Objektivierbarkeit, ein beliebtes rentenneutisches Symptom geworden. Wer Schmerzen hat, hat Anspruch auf Therapie, auf Rücksicht, ggfs. auch auf Entschädigung oder Rente. Für den Gutachter wird die Situation außerordentlich schwierig, wenn tatsächlich morphologische Befunde vorliegen, die erfahrungsgemäß mit Schmerz einhergehen können. Oft bleibt ihm nichts anderes übrig, als sich in der Bewertung auf die sogenannte allgemeine Erfahrung zu beziehen, womit man dann hofft, spezielle individuelle Faktoren möglichst ausklammern zu können. Aber ganz sicher unterliegt der in somatisch orientierten Denkkategorien verhaftete Arzt leicht einer Fehleinschätzung des Phänomens Schmerz, neigt beispielsweise dazu, in röntgenologisch faßbaren degenerativen Wirbelsäulenveränderungen ein adäquates Korrelat für die geklagten Schmerzen zu sehen und damit den Leidenszustand zu somatisieren, der in Wirklichkeit einer neurotisch-depressiven Konversionssymptomatik entspricht.

Zwischen Neurotizismus, Depressivität und Schmerz bestehen enge Korrelationen. An der Neurologischen Universitätsklinik in Kiel haben wir eine Patientengruppe mit typischen lumbalen Bandscheibenbeschwerden vor und nach Behandlung eingehend psychologisch und insbesondere auch testpsychologisch untersuchen lassen. Dabei zeigte sich, daß in der Gruppe der Nichtgebesserten die Variable Depressivität schon vor Beginn der Behandlung höhere Werte aufwies als in der Gruppe der Gebesserten. Hasenbring et al. haben darüber 1984 referiert. Auch von anderen Autoren wurde über ein erhöhtes Ausmaß an depressiver Verstimmung bei erfolglos behandelten Patienten berichtet.

Bleibt nach sorgfältiger Analyse der aktenkundigen Vorgeschichte und der erhobenen Befunde ein Verdacht auf Aggravation bzw. rentenneurotisches Begehren, so sollte stets eine psychiatrisch-psychologische Zusatzbegutachtung mit einer unter neurosenpsychologischen Gesichtspunkten erhobenen biographischen Anamnese sowie testdiagnostischen Untersuchungen veranlaßt werden. Ziel dieser Zusatzbegutachtung ist nicht nur Ausschluß oder Objektivierung rentenneurotischer Tendenzen, sondern im Interesse des Patienten auch eine Stellungnahme, inwieweit einer festgestellten neurotischen Fehlhaltung für sich Krankheitsbedeutung zukommt.

Hilfreich sind testpsychologische Untersuchungen mit Prüfung der Intelligenz und Leistungsfähigkeit, der konzentrativen Belastbarkeit, der Ausdauer sowie zur Erfassung der Persönlichkeitsstruktur. In Betracht kommen hier der Hamburg-Wechsler-Intelligenztest für Erwachsene (HAWIE), der Aufmerksamkeits-Belastungstest nach Brickenkamp sowie unter den Persönlichkeits-Fragebogen das Freiburger Persönlichkeitsinventar (FPI), das Eysencksche Persönlichkeitsinventar (EPI) oder das Minnesota-Multiphasic-Personality-Inventory (MMPI). In der Gruppe der eigentlichen Rentenneurotiker wird meist eine hochgradige Konfliktabwehr deutlich. Häufig stellt sich in den Persönlichkeits-Fragebogen eine Abwehrhaltung dar, wie sie sich in den sogenannten Lügen- oder Einstellungsskalen widerspiegelt. In der Gutachtensituation gehen die Rentenbewerber nur mit großem Mißtrauen an die gestellten Fragen heran und sind bemüht, sich in einem besonders günstigen Licht darzustellen. Aus diesen Tests ergeben sich Hinweise auf ausgeprägte körperliche Affektresonanz, Neigung zu Konversionssymptomen, Depressivität, verletztes Selbstwertgefühl, emotionelle Unreife. Im MMPI können die Skalen für Hysterie, Psychasthenie, Hypochondrie, Depression Hinweise geben.

Bei Simulanten und aggravierenden Antragstellern imponieren häufig groteske Minderleistungen bei der Prüfung der Intelligenz und Gedächtnisleistungen sowie bei den Konzentrationsprüfungen. Diese Gruppe unterscheidet sich bei der Beantwortung von Persönlichkeits-Fragebogen und Leistungstests deutlich von den Neurotikern und Rentenneurotikern, indem sie sich als „besonders normal", in besonderem Maße beherrscht, ausgeglichen, ungezwungen, kontaktfähig darstellen [8].

In einer katamnestischen Untersuchung konnte Teusch [7] zeigen, daß eine umfassende Sachabklärung im Rahmen der psychiatrischen Begutachtung zu einer raschen und einvernehmlichen Beendigung des Rechtsstreites führen kann.

## Literatur


1. Foerster K (1984) Neurotische Rentenbewerber. Enke, Stuttgart
2. Krauss P (1962) Zur Begutachtung von Neurotikern auf Berufs- und Erwerbsunfähigkeit. Fortschr Neurol Psychiatr 30:135–154
3. Peters UH (1977) Wörterbuch der Psychiatrie und Medizinischen Psychologie (2. Aufl.). Urban & Schwarzenberg, München
4. Scheid W (1985) Lehrbuch der Neurologie (3. Aufl.). Thieme, Stuttgart
5. Schlierf Ch (1985) Die Rentenneurose: Ein psychosoziales Arrangement, Teil I. Psychother Psychosom Med Psychol 35:8–16
6. Strasser F (1978) Zur Nosologie und Psychodynamik der Rentenneurose. Nervenarzt 45:228–232
7. Teusch L (1984) Ein katamnestischer Nachtrag zur Rentenneurosen-Studie. Fortschr Neurol Psychiatr 52:113–114
8. Teusch L, Engelmeier MP (1980) Eine empirische Studie zur Frage der Rentenneurose. Fortschr Neurol Psychiatr 50:207–214

# Begutachtung von Wirbelsäulenveränderungen mit neurologischer Symptomatik in Arbeit und Beruf

J. Jörg

Begutachtungen zur Pathogenese spinaler oder radikulärer Syndrome gestalten sich immer dann schwierig, wenn Wirbelsäulenveränderungen nachweisbar sind, der arbeitsmedizinische oder traumatische Zusammenhang aber zweifelhaft bleibt. Heranziehung aller anamnestischen und klinischen Daten, Röntgenbefunde im Verlauf, Brückensymptome etc. können den Gutachter wohl in seiner Argumentation stützen, keiner wird aber vor Fehlurteilen geschützt, wenn die Fakten zweideutig sind. Es überrascht daher nicht, daß die Wirbelsäulenbegutachtung ein Eldorado für die größte Zahl von Gefälligkeitsgutachten oder Unsicherheitsgutachten geworden ist, die besonders dann entstehen, wenn die normale Krankheitsentwicklung nicht im Blickfeld des Gutachters bleibt. Versucht man als Gutachter, anamnestische Angaben wie Schmerzen, Schwindel, Mißemfindungen, Paresen auch durch den pathologisch-neurologischen Befund zu stützen und nicht durch die röntgenologisch meist nachweisbaren chronisch degenerativen Wirbelsäulenveränderungen, so kann man sich meist vor neurologischen Fehlbeurteilungen schützen.

Die Breite des Themas erlaubt es, nur vier Krankheitsbilder schwerpunktmäßig anzusprechen, bei denen Arbeit, Umwelt, Unfall und Beruf in der Begutachtung der Pathogenese besondere Berücksichtigung finden müssen:

1. Die Syringomyelie, bei der vorwiegend endogene, aber auch exogene Mechanismen eine Rolle spielen können.
2. Das Schleudertrauma der Halswirbelsäule.
3. Die zervikale spondylogene Myelopathie.
4. Bandscheibenprotrusionen bzw. -prolaps mit radikulären Syndromen, bei der am häufigsten Umwelteinflüsse in der Literatur diskutiert werden.

Bevor die vier Krankheitsgruppen besprochen werden sollen, ist zur Beurteilung einer Berufskrankheit folgende Definition zu berücksichtigen: Berufskrankheiten sind nach § 551 Abs. 1 RVO Krankheiten, „die nach den Erkenntnissen der medizinischen Wissenschaft durch besondere Einwirkungen verursacht sind, denen bestimmte Personengruppen durch ihre Arbeit in erheblich höherem Grade als die übrige Bevölkerung ausgesetzt sind". Unter dieser Prämisse kann keine der vier Krankheitsbilder als Berufskrankheit anerkannt werden.

## 1. Syringomyelie

Die Syringomyelie ist eine progrediente Erkrankung des Rückenmarkes, pathogenetisch liegt hier in der Mehrzahl eine genetische und bzw. oder eine embryologische

Fehlentwicklung zugrunde. Gelegentlich spielt aber auch ein hereditärer Faktor eine Rolle, wie wir vor kurzem an einem monozygoten diskordanten Syringomyelie-Zwillingspaar und einem ebenfalls an Syringomyelie erkrankten Bruder der Zwillinge zeigen konnten (Maleßa u. Jörg 1986). Zu der embryologischen Fehlentwicklung zählen peristatische Faktoren, wie hypoxämische und andere Keimschädigungen, die dann später erst zur Krankheitsmanifestation führen.

Auslösefaktoren für die im mittleren Lebensalter eintretende Krankheitsmanifestation sind umstritten, wir meinen in Übereinstimmung mit Hertel und Hild (1972), daß nicht selten auch schwere körperliche Belastungen im Sinne von chronischen Mikrotraumen zur Verstärkung einer dysraphischen Störung beitragen können. Für diese Annahme spricht die Erfahrungstatsache, daß Syringomeyliepatienten in der Mehrzahl Männer sind (Verhältnis 2:1 Männer zu Frauen) und schwerarbeitende Berufe deutlich häufiger gefunden werden.

Während die Frage der chronischen Mikrotraumata noch umstritten ist, kann man immer wieder Bagatellunfälle der Wirbelsäule beobachten, die bei entsprechender Rückenmarksvorschädigung zu schweren intramedullären Halsmarksyndromen im Sinne einer pathologischen Reaktion führen können. Definitionsgemäß kommt es bei solchen pathologischen Reaktionen im Laufe weniger Wochen wieder zu einer Symptomenverbesserung bzw. die Symptome sind voll reversibel. Während der Zusammenhang von Traumen und pathologischer Reaktion meist leicht feststellbar ist, werden chronische körperliche Belastungen nur selten von den Patienten als vorübergehende oder dauernde Verschlimmerung bemerkt, da die Patienten gehäuft indolent und einfach strukturiert sind und Schmerzen wohl spontan, auf Grund der dissoziierten Sensibilitätsstörung nicht aber als Folge einer unmittelbaren körperlichen Belastung erlebt werden.

Während die Mehrzahl der sogenannten traumatischen Syringomyelien in Wahrheit Syringomyelien sind, die auf dem Boden eines geringen Traumas allenfalls als Verschlimmerung (pathologische Reaktion) oder Pseudoentstehung anzusehen sind, sind *echte traumatische Syringomyelien* ohne Vorschädigung des Rückenmarks ausgesprochen selten. In Gutachten sollte immer dann von einer traumatischen Syringomyelie gesprochen werden, wenn sich eine progrediente Rückenmarkserkrankung typischer Ausprägung nach einer Contusio spinalis entwickelt; diagnostisch spricht die Mehrzahl der Autoren nicht von einer traumatischen Syringomyelie, sondern besser von einer progredienten zystischen Myelopathie.

## 2. Die zervikale spondylogene Myelopathie

Die chronische zervikale spondylogene Myopathie ist in der Regel nicht als Unfallfolge anzusehen, in seltenen Fällen kann es aber nach schweren HWS-Frakturen mit sekundären spondylotischen Randzackenbildungen nach einem entsprechenden mehr oder weniger langen zeitlichen Intervall zur Entwicklung einer spondylogenen Myelopathie traumatischer Genese kommen. Solche Entwicklungen sind auch nach hohen Densfrakturen mit Pseudarthrosenbildung möglich, wir konnten ein solches progredientes Querschnittssyndrom auf dem Boden einer Pseudarthrosenbildung nach erlittener traumatischer Densfraktur 20 Jahre nach einem Unfall beobachten.

Die Frage, ob Patienten in schwerarbeitenden Berufen häufiger an einer zervikalen spondylogenen Myelopathie erkranken, ist zu verneinen. Wir haben 21 Patienten mit einem chronisch progredienten Verlauf retrospektiv nachuntersucht, es handelte sich um 6 Frauen und 15 Männer. 7 Patienten gingen wohl früher einer schwerarbeitenden beruflichen Tätigkeit wie Bergmann etc. nach, bei 13 Patienten war aber allenfalls eine nur geringe körperliche Belastung anzunehmen, als Berufe wurden Büroangestellte, Lehrer oder Hausfrauen genannt.

Die Begutachtung der MdE wird wesentlich durch den Grad der schlaffen Parese an den oberen Extremitäten und die spastische Gangstörung bestimmt. Je nach der beruflichen Betätigung sind aber auch die nicht selten zu beobachtenden Sensibilitätsstörungen an den oberen Extremitäten und die damit auch erklärte beeinträchtigte Feinmotorik besonders zu berücksichtigen, vegetative Störungen wie Miktionsstörungen spielen meist keine besondere Rolle.

## 3. Das Schleudertrauma der Halswirbelsäule

Reine Schleuderverletzungen der Halswirbelsäule sind Folge einer stoßartigen gerichteten Beschleunigung oder Abbremsung des Rumpfes, welche eine entgegengesetzt gerichtete plötzliche Kopfbewegung mit einer entsprechenden Verbiegung der Halswirbelsäule zur Folge hat. Dadurch kann es zu Läsionen im Bereich des ligamentären Halteapparates, der perispinalen Weichteile, der Zwischenwirbelscheiben und der knöchernen Strukturen der Halswirbelsäule kommen. Für den Schweregrad einer Schleuderverletzung spielt die Frage der Kombination einer Anteversion oder Retroversion oder eine alleinige Hyperflexion oder Hyperextension meist eine sekundäre Rolle. Bei starken Flexionen mit Zerreißung von Ligamenten oder gar einer Dislokation von Wirbeln kann es auch zu einer Verletzung der im Wirbelkanal verlaufenden Halsmarkstrukturen kommen. Entsprechend den pathologisch-anatomisch meist gesetzmäßig gefundenen Veränderungen vor allem in den zwei obersten oder den zwei untersten Bewegungssegmenten der Halswirbelsäule findet sich klinisch in der weitaus überwiegenden Mehrzahl der Fälle das Bild eines subokzipitalen Syndroms oder eines unteren Überstreckungssyndroms. Beim *subokzipitalen Syndrom* stellen sich Nackenschmerzen und eine schmerzhafte Bewegungseinschränkung des Kopfes bis hin zur Blockierung im Sinne eines akuten Tortikollis meist sofort nach dem Trauma oder spätestens innerhalb von ein bis zwei Tagen ein; in der Mehrzahl gehen zumindest bei nicht versicherungspflichtigen Schleudertraumen diese Beschwerden nach etwa einem halben Jahr zurück. In der Mehrzahl der Gutachtenfälle ohne objektivierbaren pathologischen Untersuchungsbefund ist auch nach den Untersuchungen von Wiesner und Mumenthaler (1975) ein Abschluß innerhalb von ein bis zwei Jahren möglich.

*Beim unteren Überstreckungssyndrom* (Jörg 1976) ist es bevorzugt zu einer Überkippung in der unteren HWS gekommen und man kann gar nicht so selten auch radikuläre sensible Reiz- oder Ausfallssyndrome nachweisen, da die in den Intervertebrallöchern fixierten Spinalnerven gezerrt werden können. Berufliche Beeinträchtigungen, die länger als ein Jahr anhalten, sind aber auch in diesem Falle die Ausnahme. Immer ist aber zu berücksichtigen, ob das Schleudertrauma eine vorbeschädigte

**Tabelle 1.** Schleudertrauma der Halswirbelsäule

1. Das subokzipitale Syndrom
2. Das untere Überstreckungssyndrom
3. Sonderformen (< 10%)
   a) Zentrales Halsmarksyndrom
   b) Vorderes Marksyndrom
   c) Hinteres Marksyndrom

Wirbelsäule trifft, da nach aller Erfahrung eine degenerativ vorgeschädigte Halswirbelsäule wohl vulnerabler gegenüber traumatischen Einwirkungen ist.

In weniger als 10% der Schleudertraumen können medulläre Symptome das Krankheitsbild beherrschen (Tabelle 1); im günstigsten Falle findet sich das Bild einer Commotio spinalis, bei dem nur für Minuten oder wenige Stunden Zeichen einer Rückenmarksschädigung im Sinne einer Tetraparese nachweisbar sind. Bei einer Contusio spinalis ist das akute zentrale Halsmarksyndrom von einem vorderen und hinteren Marksyndrom zu unterscheiden. Das *akute zentrale Halsmarksyndrom* tritt besonders bei älteren Patienten mit zervikaler Spondylose auf und entsteht durch den Kneifzangenmechanismus, bei dem das Rückenmark zwischen Wirbelkörper und Ligamentum flavum gequetscht wird. In der Umgebung des Zentralkanals finden sich Nekrosenblutungen und Oedeme. Vorderhornzellschäden führen zu schlaffen Paresen an den oberen Extremitäten, die oberen Extremitäten sind an den inkompletten Lähmungen stärker noch als die unteren Extremitäten beteiligt, weil ihre Bahnen am weitesten innen liegen. Blasen- und Mastdarmstörungen können fehlen, da die steuernden Fasern in den äußeren Anteilen der Seitenstränge ziehen. Sensibilitätsstörungen sind unterschiedlich ausgeprägt, wir sahen zweimal dissoziierte Sensibilitätsstörungen in den unteren Zervikalsegmenten C7/C8 und schlaffe Paresen vom Vorderhorntyp im gleichen Segmentbereich.

Kommt es bei den Schleudertraumen auch zu Kompressionsfrakturen durch Überbeugen nach vorne oder Luxationen der HWS, so ist ein *vorderes Marksyndrom* häufiger zu beobachten, das klinische Bild ist nicht selten durch die Kompression der A. spinalis anterior geprägt (Meinecke 1984). Röntgenverlaufsuntersuchungen erbringen auch nicht selten den Nachweis einer isolierten Bandscheibenläsion im Sinne einer *traumatischen Protrusion,* wobei im Röntgenbild nach ein bis zwei Monaten erst die Höhenverminderung des Zwischenwirbelraumes, Abknickungszeichen und Randzackenbildungen sichtbar werden. Während nun bei in Vordergrund stehender Hyperflexion der HWS häufiger isolierte Bandscheibenschädigungen mit traumatischen Protrusionen und vorderem Marksyndrom häufiger sind, werden in der Literatur Hyperextensionen der Halswirbelsäule eher mit einem hinteren Marksyndrom in Beziehung gesetzt; umstritten ist dabei, ob ursächlich bei der Überbeugung nach rückwärts eine Läsion der hinteren Spinalarterien eintreten soll.

Für die Begutachtung des Neurologen ist die Erfahrungstatsache wichtig, daß in der Mehrzahl der Röntgenbefunde von Schleuderverletzungen keine pathologischen Befunde zu erheben sind, wenn man einmal von der initial nicht seltenen Steilstellung der HWS absieht. Unstrittig ist aber die Tatsache, daß es insbesondere bei den leichten Schleudertraumen der Halswirbelsäule zu psychischen Störungen mit depressiven Einfärbungen kommen kann. Gerade nicht abgeschlossene Gerichtsverfahren können bei Patienten zur Entwicklung einer Eigendynamik beitragen im Sinne einer neurotischen Fehlentwicklung, wenn eine Persönlichkeitsstörung bereits vor dem Unfall vorgelegen hat. Bescheide von Versorgungsämtern können solche neurotischen Fehlentwicklungen fördern, wenngleich sie in der Persönlichkeit der Patienten verankert sind und nicht als Ausdruck einer Unfallneurose aufgefaßt werden dürfen. Bemerkenswert ist unsere Erfahrung, daß solche meist neurastheniform geprägten neurotischen Syndrome in Dreiviertel der von uns beobachteten Erkrankungsfälle bei Frauen vorlagen und privat versicherte Patienten deutlich häufiger einer aktiven, auch operativen Therapie zugeführt wurden.

Zenner (1985) kommt in seiner retrospektiven Untersuchung an Begutachtungsfällen zu dem Schluß, daß für die Chronifizierung beim posttraumatisch zervikookzipitalen Syndrom nach Auffahrunfällen eine Verletzung der Halswirbelsäule im Kopfgelenkbereich und eine gestörte Funktion des „Rezeptorenfeldes im Nacken" zu suchen ist. Wenn Zenner Beschwerden wie Nackenschmerzen, Schwindel, Taubheit in Händen und Armen, Schlafstörungen, Erschöpfungsgefühl, Antriebsminderung etc., diesem Pathomechanismus alleine zuordnet, möchten wir zu bedenken geben, daß in seiner Studie keine Angaben hinsichtlich einer Fremdanamnese gemacht wurden und eine Kontrollgruppe fehlt, bei der keine Begutachtung aufgrund anstehender Entschädigung notwendig war.

Wiesner und Mumenthaler (1975) weisen darauf hin, daß es selten auch zu organischen zerebralen oder encephalen Symptomen durch Hirnerschütterung, Hirnkontusion oder gar ein subdurales Hämatom auch im Rahmen einer Schleuderverletzung der HWS kommen kann und hierbei als Folgeerscheinungen ähnlich wie beim Schädeltrauma vegetative Symptome beobachtet werden können. Zu Recht betonen die Autoren aber auch, daß Verschlüsse großer zervikaler Arterien nach Schleuderverletzungen, insbesondere eine Vertebralisthrombose, ausgesprochen selten sind, nach Hyperextensionstraumen aber beschrieben wurden. Von einem zervikoenzephalen Syndrom sollte man nach unserer Auffassung im Rahmen eines HWS-Schleudertraumas nur sprechen, wenn initiale Bewußtseinsstörungen bis hin zur Bewußtlosigkeit, Schwindel und weitere vegetative Begleiterscheinungen beobachtet werden konnten. Die Angabe einer Erinnerungslücke reicht aber für die Annahme einer Bewußtlosigkeit nicht aus.

Die Sichtung der Literatur und unsere eigenen Erfahrungen zeigen, daß bei der Begutachtung einer HWS-Schleudertraumaverletzung ein starres Schema unmöglich ist, erhebliche vegetative und auch psychosomatische Faktoren mitspielen können. In der Mehrzahl der Fälle ohne objektivierbaren neurologisch-pathologischen Untersuchungsbefund ist aber von einer Ausheilung spätestens nach ein bis zwei Jahren auszugehen. Wir stimmen der Analyse von Farbmann (1973) zu, der bei 166 unkomplizierten Schleuderverletzungen immer dann vier Faktoren nachweisen konnte, wenn eine besonders lange Beschwerdedauer angegeben wurde; er fand eine belastete medizinische Vorgeschichte, eine besonders intensive Behandlung der Unfallfolgen, eine besondere emotionale Symptomatik und in Korrelation dazu eine immer noch nicht abgeschlossene Versicherungsstreitigkeit. Dem Patienten ist daher zur Abkürzung der Beschwerdedauer sowohl eine Vereinfachung der Therapie als auch ein möglichst schneller Abschluß der Versicherungsangelegenheit besonders nützlich. Für den Autofahrer in Freizeit und Beruf muß die Forderung nach fest in die Sitzlehne eingebauten Nackenstützen auf allen Sitzen durchgesetzt werden.

## 4. Diskopathien mit Wurzelreiz- oder Wurzelausfallssyndromen

Die untere LWS und HWS sind aufgrund ihrer anatomischen Konstruktion und ihrer hohen mechanischen Beanspruchung für akute und chronische Diskopathien prädestiniert. Die Degeneration des nicht vaskularisierten Nucleus pulposus und Anulus fibrosus beginnt schon ab dem 20. Lebensjahr und läßt eine konstitutionelle Bereitschaft, d.h. bestimmte anlagebedingte Gewebseigentümlichkeiten im Sinne eines Mißverhältnisses zwischen Belastbarkeit und Belastung erkennen. Dieses Mißverhältnis ist aber die Voraussetzung für die Entstehung der Mehrzahl der Bandscheibenerkrankungen.

Wenngleich ungewöhnlich schweres Heben und Tragen, längeres Arbeiten in Zwangshaltung, Vibration durch Arbeiten mit Preßlufthämmern etc. oder Arbeiten unter extremen Witterungseinflüssen die Bandscheiben und damit die Wirbelsäule besonders belasten und daher bei bestehender Bandscheibenerkrankung nicht erlaubt werden sollten, gelten diese Zusammenhänge nicht bei der Beurteilung der Verursachung der Diskopathien mit Wurzelreiz- oder Ausfallssyndromen. Grüninger (1985) hat die Statistiken des Verbandes der Rentenversicherungen des Jahres 1982 verglichen und konnte zeigen, daß die Quote der Diagnose „Degenerative Wirbelsäulenleiden" der jeweiligen unterschiedlichen Berufsgruppen zwischen 25 und 38% liegt. Landwirte, Bergleute, Lehrer und männliche Bürokräfte liegen mit 25–28% im unteren Bereich, Gesundheitsdienstberufe, Maurer, weibliche Bürofach- oder Bürohilfskräfte mit 35–38% im oberen Bereich. Unabhängig von der Berufsart sind Frauen um 5–10% häufiger betroffen. Die Lehrmeinungen sind aber in der Literatur nicht einhellig. Bei englischen Dockarbeitern und Hochleistungssportlern werden überdurchschnittlich häufig eine Spondylolisthesis beschrieben, bei Bergleuten soll nach Billenkamp eine frühzeitigere und gradmäßig schwerere Spondylosis auftreten als bei Handwerkern in Übertagearbeit (Diller 1979a, b). Schieche und Weise (1981) beobachteten bei Hochofenarbeitern vermehrt Wirbelsäulenveränderungen der mittleren BWS als Folge der einseitigen und physiologischen Belastung beim Rinnenausbau und meinen, daß bei genügend langer Exposition bei Metallurgen mit dem Auftreten subjektiver Wirbelsäulenbeschwerden die Berufsunfähigkeit anzuerkennen ist und eine Berufskrankheit vorliege. Mach et al. (1976) fanden bei Hafenumschlagarbeitern gehäuft osteochondrotische und spondylotische Verschleißerscheinungen der Wirbelsäule. In den zahlreichen vorwiegend von Orthopäden durchgeführten Untersuchungen wird wohl ein Zusammenhang zwischen funktionsmechanischer Beanspruchung der Wirbelsäule durch Arbeit oder Sport und dem Eintritt einer Diskopathie beschrieben, es wird aber nicht bei den körperlich schwer arbeitenden Berufen ein vermehrtes Auftreten von Wurzelreiz- oder Ausfallssyndromen gesehen und entsprechend auch nicht als Berufskrankheit anerkannt (Anthes 1979; Kelsey 1975). Friedebold und Koppelmann (1980) haben Bandscheibenerkrankungen mit Wurzelreiz- oder Ausfallssyndromen nicht in der Reihe der Berufskrankheitenverordnung (BKVO) aufgeführt.

Der Ablehnung einer Anerkennung als Berufskrankheit für Wurzelreiz- oder Ausfallssyndrome steht aber nicht die Tatsache entgegen, daß es beim Heben von Lasten und dabei noch stärker bei gleichzeitiger Vornüberbeugung zu erheblichen Diskusdruckbelastungen am Lenden-Kreuzbein-Übergang kommt und daher bei Patienten mit frühzeitigen Diskopathien und rezidivierenden Wurzelreiz- oder Ausfallssyndromen keine Schwerarbeit erlaubt werden darf; nach Diller zählen hierzu das Heben und Tragen von Lasten, längerdauernde Zwangshaltungen, Stehen, Überkopfarbeit, Bückstellung, Vibrationseinflüsse (motorgetriebene Arbeitsfahrzeuge) und überwiegende Arbeit im Freien (Nässe, Kälte, Zugluft).

Als Berufskrankheit ist aber eine *Wirbelsäulentuberkulose* immer dann anzuerkennen, wenn der Nachweis einer beruflichen Tätigkeit in einer infektionsgefährdeten Abteilung erbracht werden kann und ein eigentlicher Zusammenhang besteht.

Ebenso wie Diskopathien mit Wurzelsyndromen als Berufskrankheit keine Anerkennung finden können, haben sich auch keine Berufsgruppen herauskristallisieren lassen, bei denen gehäuft osteochondrotische Halswirbelsäulenveränderungen für die Entstehung von Schwindel auf dem Boden einer vertebrobasilären Insuffizienz in Frage kommen. Überhaupt wird die HWS-Osteochondrose als Pathogenese für eine *Arteria-vertebralis-Kompression* überschätzt, da übersehen wird, daß eine Kopfdrehung vorwiegend auch zu einer Erregung der Vestibularorgane führt, hypoxämisch vorgeschädigte Integrationszentren aber auch im Hirnstamm diese Afferenzen nicht mehr adäquat verarbeiten können und so unabhängig von der A. vertebralis-Versorgung das subjektive Gefühl Schwindel entstehen kann (Kömpf u. Engelhardt 1985). Ein A. vertebralis-Kompressionssyndrom auf dem Boden spondylotischer Randzackenbildungen ist ausgesprochen selten, wenn auch möglich, ohne daß aber zwingend damit immer zur Diagnosestellung ein chronisches Nackenhinterhauptkopfschmerzsyndrom mit radikulären Schmerzen in Höhe C 6 in Kombination mit einer vertebrobasilären Insuffizienz nachweisbar sein müssen.

Ein *traumatischer Bandscheibenvorfall* bei gesunder Wirbelsäule kommt nur sehr selten vor, da auch im Bereich der LWS wie HWS der Grundsatz gilt, daß Knochen eher brechen als daß Bänder reißen. Ein traumatischer Bandscheibenvorfall ist aber anzuerkennen, wenn es unmittelbar nach einem Trauma zu einer spinalen Nervenläsion gekommen ist oder wenn bei fehlender neurologischer Initialsymptomatik als Folge des Traumas im Verlauf von 4–6 Monaten röntgenologisch eine isolierte zunehmende Höhenminderung des Zwischenwirbelraumes, ggf. mit Abknickung der Wirbelsäulenachse und sekundärer Randzackenbildung erkennbar wird. Nur für diesen relativ seltenen Fall einer traumatischen Verursachung eines Bandscheibenvorfalles während bzw. in Ausübung des Berufes ist das Ereignis als Arbeitsunfall im Sinne des § 548 RVO zu behandeln, nicht jedoch als Berufskrankheit zu werten (Anthes 1979).

In der Mehrzahl der vermuteten traumatischen Bandscheibenvorfälle liegen aber nur inadäquate, d.h. geringe Gewalteinwirkungen auf die Wirbelsäule vor, und es kann dieser „gewaltbedingte" Vorfall des bereits gelockert gewesenen Bandscheibengewebes allenfalls als eine vorübergehende Verschlimmerung eines vorbestehenden Leidens angesehen werden. Nach allgemeiner ärztlicher Erfahrung muß nämlich in solchen Fällen angenommen werden, daß in absehbarer Zeit auch ohne Gewalteinfluß mit Wahrscheinlichkeit ein Vorfall zu erwarten gewesen wäre. Kühn et al. (1975) legen auf eine schwere, umschriebene und adäquate Gewalteinwirkung bei der Zusammenhangsbeurteilung besonderen Wert.

Im Rahmen von *Wirbelkörperfrakturen* und *Luxationen* traumatischer Genese sind Wurzelschädigungen häufiger zu beobachten, eine Begutachtung des Unfallzusammenhanges macht in diesen Fällen meist keine Schwierigkeiten.

Bei der Beurteilung der beruflichen Leistungsfähigkeit ist zwischen akuten und chronischen Wurzelreiz- oder Ausfallssyndromen zu unterscheiden: *Akut* auftretende oder subakute Wurzelreiz- wie Wurzelausfallssyndrome verursachen meist eine Arbeitsunfähigkeit für einige Wochen. *Chronische* Lumbal- oder Zervikalsyndrome auf dem Boden von Osteochondrosen bieten kaum Grund zur Annahme einer Erwerbsunfähigkeit. Man muß aber ggf. auf andere Arbeiten mit geringer körperlicher Belastung verweisen und dafür sorgen, daß bei vorübergehender Erwerbsunfähigkeit eine Rehabilitation zur funktionellen Leistungsverbesserung, Belastungserprobung und beruflichen Anpassung durchgeführt wird. Die Verläufe *chronischer Wurzelreizsyndrome* zeigen, daß es meist zu einer Stabilisierung kommt, die eine angepaßte berufliche Tätigkeit erlaubt.

Problematisch sind Patienten nach *Mehrfachoperationen* im Lumbalbereich. Hier ist bei der Arbeitsfähigkeit auch der häufige Analgetikaabusus zu berücksichtigen. Wenn die Wirbelsäulenbeweglichkeit erheblich eingeschränkt ist und radikuläre Ausfallssyndrome bestehen, muß bei Patienten ab dem mittleren Lebensalter für körperliche Arbeiten eine erhebliche Beeinträchtigung in der Leistungsfähigkeit anerkannt werden. Bei der Beurteilung von Wurzelreiz- oder Ausfallssyndromen – sei es traumatischer oder degenerativer Ursache – muß die Frage der beruflichen Belastung immer nach individuellen Gesichtspunkten beantwortet werden. Die Gradeinteilung der MdE nach sogenannten Gliedertaxen verbieten sich immer dann, wenn häufige Sekundärschäden oder große immaterielle Schäden vorliegen, wie dies bei Querschnittsgelähmten nahezu die Regel ist. Gerade diese psychischen Schäden müssen aber in der Begutachtungspraxis besondere Berücksichtigung finden.

## Literatur


Anthes R (1979) Der Bandscheibenschaden – eine Berufskrankheit? Zentralbl Arbeitsmed Arbeitschutz Prophyl 29:79–80

Billenkamp G (1972) Körperliche Belastung und Spondylosis deformans. Fortschr Geb Röntgenstr Nuklearmed 116:211–216

Diller WF (1979a) Wirbelsäulenerkrankungen und berufliche Belastbarkeit aus wirksärztlicher Sicht. Zentralbl Arbeitsmed Arbeitsschutz Prophyl 29:76–78

Diller WF (1979b) Wirbelsäulenveränderungen als Folge beruflicher Einflüsse. Zentralbl Arbeitsmed Arbeitsschutz Prophyl 29:70–71

Farbmann AA (1973) Neck sprain. Associated factors. JAMA 223:1010–1015

Friedebold G, Koppelmann J (1980) Begutachtung. In: Witt, Rettig, Schlegel, Hackenbroch, Hupfauer (Hrsg) Orthopädie in Praxis und Klinik, Bd. I. Thieme, Stuttgart New York, 14.1–14.31

Grüninger W (1985) Berufliche und soziale Probleme bei der lumbalen Bandscheibenerkrankung. In: Kügelgen B, Hillemacher A (Hrsg) Die lumbale Bandscheibenerkrankung in der ärztlichen Sprechstunde. Springer, Berlin Heidelberg New York Tokio

Hertel G, Hild J (1972) Syringomyelie und Trauma. Arch Psychiatr Nervenkr 216:393–408

Jörg J (1976) Die Beurteilung traumatischer Schäden an Rückenmark und Wirbelsäule. Med Welt 27:603–610

Jörg J (1985) Neurologische Allgemein- und Intensivtherapie. Springer, Berlin Heidelberg New York Tokio

Junghanns H (1980) Wirbelsäule und Beruf. Hippokrates, Stuttgart

Kelsey JL (1975) An epidemiological study of the relationship between occupations and acute herniated lumbar intervertebral discs. Int J Epidemiol 4:197–205

Kömpf D, Engelhardt A (1985) Die Bedeutung der Halswirbelsäule in der Neurologie. Int Prax 25:119–126

Kühn R, Graner H, Soukup P (1975) Erfahrungen bei der gutachterlichen Beurteilung des Nucleus-pulposus-Prolaps. Beitr Orthop Traumatol 22:145–147

Mach J, Heitner H, Ziller R (1976) Die Bedeutung der beruflicher Belastung für die Entstehung degenerativer Wirbelsäulenveränderungen. Z Gesamte Hyg 22:352–354

Maleßa R, Jörg J (1986) Diskordante Syringomyelie-Zwillinge bei familiärer Syringomyelie. Nervenarzt (in Druck)

Meinecke F-W (1984) Rückenmarksschäden. In: Rauschelbach H-H, Jochheim K-A (Hrsg) Das neurologische Gutachten. Thieme, Stuttgart

Schieche M, Weise H (1981) Wirbelsäulenveränderungen als Folge körperlich schwerer Arbeit bei Hüttenwerkern. Z ärztl Fortb 75:821–824

Schmieders H et al. (1984) Schriftenreihe Arbeitssicherheit und Arbeitsmedizin in der Bauwirtschaft. Bau-BG Pilotstudie 2 Frankfurt am Main

Steinhäuser J, Bolt W (1980) Arbeit und Verkehr. In: Witt, Rettig, Schlegel, Hackenbroch, Hupfauer (Hrsg) Orthopädie in Praxis und Klinik, Bd I. Thieme, Stuttgart New York 12.1–12.26

Wiesner H, Mumenthaler M (1975) Schleuderverletzungen der Halswirbelsäule, eine katamnestische Studie. Arch Orthop Unfall-Chir 81:13–36

Zenner P (1985) Das posttraumatische zerviko-okzipitale Syndrom unter besonderer Berücksichtigung von Begutachtungsproblemen. In: Hohmann D, Kügelgen B, Liebig K (Hrsg) Neuroorthopädie 3. Springer, Berlin Heidelberg New York Tokyo, S 536–548

# Begutachtung von Wirbelsäulenveränderungen in Arbeit und Beruf aus orthopädischer Sicht

J. Krämer, A. Hedtmann und R. Steffen

## Einleitung

Wirbelsäulenerkrankungen spielen in orthopädischen Polikliniken und Fachpraxen eine große Rolle. Wir haben bei einer Umfrage des Arbeitskreises degenerative Wirbelsäulenerkrankungen ermittelt, daß jeder 5. Patient in der orthopädischen Ambulanz und sogar jeder 2. in einer orthopädischen Fachpraxis wegen einer Wirbelsäulenerkrankung diagnostiziert und behandelt wird. Dabei stehen die degenerativen Erkrankungen mit den Hals- und Lendenwirbelsäulensyndromen ganz im Vordergrund. Auch andere Wirbelsäulenveränderungen, wie z. B. der Zustand nach Scheuermann, Fraktur oder Spondylitis kann man im weitesten Sinne zu den degenerativen Wirbelsäulensyndromen rechnen. Entsprechend häufig wird der Orthopäde auch mit Gutachtenfragen bei Wirbelsäulenerkrankungen konfrontiert. Bei einer Zusammenstellung unserer Gutachten für Sozialgerichte, Unfallversicherungen und Rentenversicherungen standen degenerative Wirbelsäulenerkrankungen ganz im Vordergrund, wobei hier wiederum am meisten die Lendenwirbelsäule betroffen ist. 30% aller vorzeitig gestellten Rentenanträge enthalten unter den 3 Hauptleiden die Diagnose „Wirbelsäulensyndrom" (Abb. 1). Das Durchschnittsalter dieser Patienten liegt zwischen dem 50. und 60. Lebensjahr, also etwa 10 Jahre nach dem Haupterkrankungsgipfel.

Bei der Begutachtung von Wirbelsäulenveränderungen in Arbeit und Beruf ergeben sich verschiedene Fragestellungen wie Krankschreibung, Antrag auf Berufs- bzw. Erwerbsunfähigkeit, Minderung der Erwerbsunfähigkeit nach einem anerkannten Unfall und schließlich die Frage, ob Wirbelsäulenschäden als Berufserkrankung im Sinne der Berufskrankheitenverordnung anerkannt werden sollten.

## Arbeitsunfähigkeit – Krankenversicherung

Die Statistiken unserer Krankenversicherungen weisen aus, daß etwa 20% aller krankheitsbedingten Arbeitsniederlegungen – Krankschreibungen – wegen eines Hals- oder Lendenwirbelsäulensyndroms erfolgen. In der Tat ist es so, daß Patienten mit einem akuten Zervikal- oder Lumbalsyndrom nicht in der Lage sind, ihrer beruflichen Tätigkeit nachzugehen. Schon allein das Aufsuchen des Arbeitsplatzes mit Benutzen des PKW oder öffentlichem Verkehrsmittel bereitet erhebliche Schwierigkeiten und ist wegen der oft erforderlichen Einnahme von Analgetika gefährlich. Die Dauer der Krankschreibung hängt vom Krankheitsbild sowie von der auszuübenden Tätigkeit ab. Patienten, die einer körperlich anstrengenden Arbeit nachgehen, wie z. B. Bauarbeiter, Arbeiter in der Land- und Forstwirtschaft, sollten länger

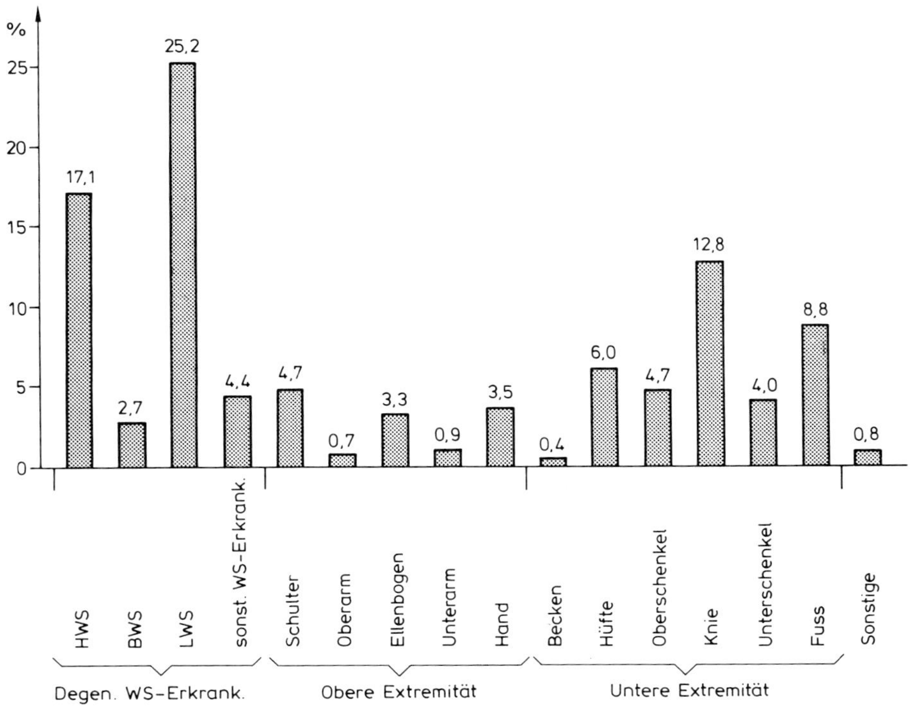


**Abb. 1.** Verteilung der 946 orthopädischen Hauptleiden in % bei 469 fachorthopädischen Gutachten

geschont werden als z. B. Leute mit leichterer Arbeit, die ihre Haltung öfter wechseln können. Unsere Zusammenstellung über den prozentualen Anteil der Patienten, die innerhalb eines Jahres wegen eines Hals- oder Lendenwirbelsäulensyndroms krankgeschrieben werden mußten, zeigt einen hohen Anteil bei den Sekretärinnen und Stenotypistinnen, also Schreibkräften und neuerdings bei Angestellten an Datensichtgeräten. Auch die Dauer der Arbeitsunfähigkeit spiegelt sich in dieser Statistik wider.

## Berufs- und Erwerbsunfähigkeit – Rentenversicherung

Der hohe Anteil von Schreibkräften und Sekretärinnen unter den Patienten mit bandscheibenbedingten Erkrankungen vor allem im HWS-Bereich findet sich auch bei den Anträgen zur Kur, die von der Rentenversicherung getragen wird (Abb. 2).

Wenn ein Patient wegen rezidivierender Wirbelsäulensyndrome häufig und langfristig krankgeschrieben werden muß, stellt sich die Frage, ob er für seine berufliche Tätigkeit noch geeignet ist. Bei bandscheibenbelastenden Berufen sollte man frühzeitig eine Umschulung beantragen.

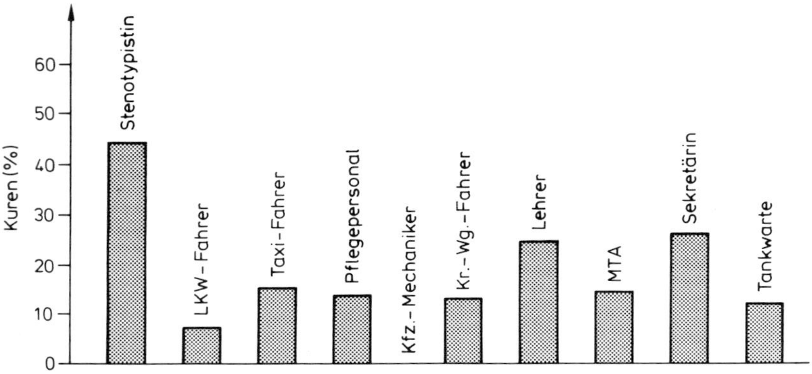


**Abb. 2.** Prozentsatz bewilligter Kuranträge in 10 verschiedenen Berufsgruppen

Erwerbsunfähigkeit bedeutet, daß die Betroffenen nicht mehr in der Lage sind, auch leichteste körperliche Arbeiten noch regelmäßig auszuführen. Was die Wirbelsäulensyndrome anbetrifft, so sind es im wesentlichen 2 Erkrankungszustände, die hierfür in Frage kommen: einmal schwerwiegende Lähmungserscheinungen, z. B. nach Verletzungen oder Operationen mit Kaudasymptomatik und deutlicher Gangbehinderung und 2. das therapieresistente Postdiskotomiesyndrom. Man versteht darunter anhaltende Schmerzzustände aufgrund von Verwachsungen im Epiduralraum nach der lumbalen Bandscheibenoperation (Diskotomie). Aufgrund ihrer positionsabhängigen Beschwerden sind diese rückenoperierten Problempatienten nicht mehr in der Lage, schmerzfrei zu sitzen, zu stehen oder zu gehen. Im Myelogramm sieht man narbige Einengungen des Durasackes und im CT die Verklebungen des Durasackes und der Nervenwurzeln an der Wand des Wirbelkanals. Im Operationssitus finden sich dann ausgedehnte Vernarbungen im Epiduralraum unter Einbeziehung der Nervenwurzeln. Das Lösen dieser Verwachsungen führt zu weiteren Vernarbungen, so daß sich die Patienten oft mit jeder weiteren Operation verschlechtern.

## Akutes Wirbelsäulensyndrom und Unfall

Viele Patienten behaupten, sich ihr akutes Bandscheibensyndrom, ggf. einen Bandscheibenvorfall, bei der Arbeit zugezogen zu haben. In der Regel wird der Bandscheibenvorfall jedoch als Arbeitsunfall abgelehnt, weil die Bedingungen zur Anerkennung nicht erfüllt sind. Es handelt sich meistens um arbeitsübliche Haltungen und Bewegungsabläufe, wie z. B. das Anheben eines Gegenstandes oder längeres Sitzen, welches ein Bandscheibensyndrom ausgelöst hat. Als Unfallfolge kann ein Bandscheibenvorfall nur dann anerkannt werden, wenn ein adäquates Trauma vorgelegen hat, die Schmerzen sofort nach dem Ereignis eingesetzt haben und der Patient vorher völlig beschwerdefrei war. Streitig ist meistens der Unfallhergang. Bei einer von außen kommenden Gewalteinwirkung, wie z. B. beim Sturz, Schlag u. ä. ist der Zusammenhang klar. Bei der unerwarteten Kraftanstrengung muß ein Überraschungsmoment vorhanden sein. Eine unerwartete Kraftanstrengung liegt z.B. vor, wenn mehrere Arbeiter einen Gegenstand gleichzeitig anheben und durch Kippen der Last oder Versagen eines Arbeitskollegen die ganze Last ruckartig auf nur einen einzelnen übertragen wird. Beim Auftreten eines akuten Bandscheibensyndroms nach einer unerwarteten Kraftanstrengung oder nach einem Unfall wird das Trauma auch nur teilursächlich gewertet, als vorübergehende nicht richtunggebende Verschlimmerung eines in der Anlage vorhandenen Leidens, und auch nur für die Dauer des Beschwerdeschubes. Aus unseren experimentellen Untersuchungen mit Kompressionsversuchen an Wirbelkörperbandscheibenpräparaten und auch aus der Wirbelsäulentraumatologie wissen wir, daß bei allen möglichen Gewalteinwirkungen eher der Wirbelkörper bricht, als daß es zu einer Verletzung der Bandscheibe kommt. Häufig sind kombinierte Wirbelkörperbandscheibenverletzungen, aber nie isolierte Bandscheibenrupturen, es sei denn, der Anulus fibrosus weist bereits degenerative Risse auf.

Für die Minderung der Erwerbsfähigkeit bei Wirbelsäulenerkrankungen gibt es gewisse Richtlinien. Es wird hierbei der Hundertsatz geschätzt, den der Beschädigte an seiner normalen Erwerbsfähigkeit aufgrund der Erkrankung verloren hat. Bei lokalen Zervikal- und Lumbalsyndromen, wenn also die Beschwerden auf die betroffene Wirbelsäulenregion beschränkt bleiben und nicht in die Extremitäten ausstrahlen, liegt die MdE zwischen 10 und 30%. Bei den Wurzelsyndromen, sei es lumbal oder zervikal, kommt ein Hundertsatz bis zu 50% in Frage. Bei schwerwiegenden Wurzelschädigungen und Kauda-Syndromen kann der Hundertsatz selbstverständlich höher liegen. Bei der MdE-Bewertung von degenerativen Wirbelsäulenerkrankungen ist zu berücksichtigen, daß bandscheibenbedingte Erkrankungen einen wechselhaften Verlauf zeigen. Phasen mit stärksten Schmerzen und Bewegungseinschränkungen wechseln mit beschwerdefreien Intervallen ab. Es können somit hierbei nur MdE-Mittelwerte gegeben werden. Weiterhin sind Verlauf und Prognose der Wirbelsäulenerkrankungen mit einzubeziehen. Alle bandscheibenbedingten Wirbelsäulensyndrome zeigen im Laufe der Jahre eine Tendenz zur Spontanbesserung. Austrocknung und Fibrosierung der Zwischenwirbelabschnitte führen zur Verfestigung des Zwischenwirbelabschnitts mit der von Idelberger so bezeichneten „wohltätigen Teilversteifung der Wirbelsäule im Alter“. Frequenz und Intensität der Lumbagoattacken und Ischiasbeschwerden lassen nach.

Problematisch ist immer die Beurteilung eines anerkannten Wirbelsäulenschadens als Unfallfolge, wenn nach einem relativ geringfügigen Wirbelsäulentrauma, wie z.B. bei einem Schleudertrauma mit dem Schweregrad I, dauernde Schmerzen und Bewegungsbehinderungen verbleiben. In diesen Fällen muß, falls nicht Simulation vorliegt, ein Vorschaden der Wirbelsäule als unfallfremder Mitwirkungsfaktor angenommen werden.

## Wirbelsäulenerkrankung als Berufsschaden – Berufskrankheitenverordnung

Unter Berufskrankheit versteht man gesetzlich festgelegte Gesundheitsschäden, welche bei der Ausübung bestimmter Berufe entstehen und von denen die Berufsaus-

**Tabelle 1.** Körperlich schwer Arbeitende

| Mehr von Wirbelsäulenschäden betroffen | | Kein Unterschied | |
|---|---|---|---|
| Kellgren et al. | 1952 | Friberg u. Hirsch | 1950 |
| Lindemann et al. | 1953 | Hult | 1954 |
| Maintz | 1953 | Hohl | 1958 |
| Buetti-Bäuml | 1954 | Nathan | 1959 |
| de Blécourt | 1954 | Reischauer | 1959 |
| Braun | 1969 | Viernstein et. al. | 1960 |
| Wagenhäuser | 1969 | Gross | 1966 |
| | | Weigert u. Hipp | 1966 |
| | | Junghanns | 1968 |
| | | Schröter | 1971 |
| | | Krämer et al. | 1978 |
| | | Nachemson | 1981 |

übenden bevorzugt und in zeitlich engem Zusammenhang mit dieser Tätigkeit befallen werden. Berufskrankheiten sind in Deutschland seit 1925 versicherungsrechtlich den Arbeitsunfällen gleichgestellt. Die Entschädigungspflicht obliegt der jeweiligen Berufsgenossenschaft. Typische Berufskrankheiten am Bewegungsapparat sind z. B. Preßluftschäden am Ellenbogen und Meniskusschäden bei Bergleuten.

Auch für die Verschleißerkrankungen an der Wirbelsäule hat man immer wieder berufliche Belastungen verantwortlich gemacht. Es gibt Statistiken, die ein Überwiegen bandscheibenbedingter Erkrankungen bei körperlich schwer Arbeitenden und bei körperlich nicht schwer Arbeitenden herausstellen und solche, die keinen Unterschied zeigen (s. Tabelle 1).

Wir haben bei unseren statistischen Erhebungen kein absolutes oder relatives Überwiegen von Schwerarbeitern unter den Patienten mit Bandscheibenvorfällen oder anderen bandscheibenbedingten Erkrankungen gefunden.

Nachemson (1976) hat in einer Sammelstatistik aus verschiedenen Ländern die Zahlen so zusammengefaßt, daß zwischen Schwerarbeitern und Angestellten kein Unterschied besteht. Unsere Untersuchungen weisen darauf hin, daß sogar eher die sogenannten leichten Arbeiten, wie die der Sekretärin, häufiger Bandscheibensyndrome verursachen als körperlich schwere Arbeiten. Die Konsequenz, Wirbelsäulenschäden bei Schreibkräften, Zahnärzten und Angestellten an Datensichtgeräten als Berufserkrankung anzuerkennen, möchte ich hieraus jedoch noch nicht ziehen. Mit den Möglichkeiten der wirbelsäulengerechten Gestaltung des Arbeitsplatzes, den regelmäßigen Ausgleichsbewegungen bei statisch anspruchsvoller Arbeit und der Wirbelsäulengymnastik in der Freizeit bestehen ausreichend Möglichkeiten, die Frequenz und Intensität von Wirbelsäulenstörungen auch in diesen Berufsgruppen zu reduzieren.

## Literatur

Krämer J (1986) Bandscheibenbedingte Erkrankungen (2. Aufl.). Thieme, Stuttgart
Krämer J (1986) Bandscheibenschäden. Vorbeugen durch Rückenschule. Heyne, München
Kruse M, Rezai M (1980) Frequenz und Intensität der bandscheibenbedingten Erkrankungen in 10 verschiedenen Berufen. Med Diss Düsseldorf
Nachemson A (1976) The Lumbar Spine: An Orthopaedic Challenge. Spine 1:59
Virnich U (1982) Bedeutung und Häufigkeit bandscheibenbedingter Erkrankung in der orthopädischen Begutachtung. Med Diss Düsseldorf

# Sachverzeichnis